营养药物概论

吉爱国　主编

科 学 出 版 社
北 京

内 容 简 介

营养药物是药物的重要组成部分。本书结合国内外营养药物领域的研究进展和临床实践，综合阐述了营养药物的概念、内容、分类和特点及研究思路；营养药物的药剂学、药理学；以蛋白质、糖类、脂类、维生素、矿物质和核酸等营养素为基础的营养药物和中药营养药物；与营养药物研究开发密切相关的肠道微生物、药理营养素；营养药物在恶性肿瘤、心血管疾病、糖尿病、高血压、高脂血症、胃肠道疾病、肝胆疾病、脑和神经系统疾病、儿科疾病、老年病、免疫系统疾病、口腔疾病、创伤、孕妇和乳母等临床领域中的应用。

本书适合药学、医学、营养学等学科领域的教师、医护人员、研究人员和学生阅读，也可供从事营养药物及其他营养制品研发生产的企业参考。

图书在版编目(CIP)数据

营养药物概论/吉爱国主编. —北京：科学出版社，2018.9

ISBN 978-7-03-057490-9

Ⅰ. ①营… Ⅱ. ①吉… Ⅲ. ①营养学-药物学-概论 Ⅳ. ①R9

中国版本图书馆 CIP 数据核字(2018)第 107065 号

责任编辑：朱 瑾 郝晨扬/责任校对：严 娜

责任印制：张 伟/封面设计：无极书装

科学出版社 出版

北京东黄城根北街 16 号

邮政编码：100717

http://www.sciencep.com

北京厚诚则铭印刷科技有限公司 印刷

科学出版社发行 各地新华书店经销

*

2018 年 9 月第 一 版 开本：889×1194 1/16

2019 年 1 月第二次印刷 印张：20 3/4

字数：703 000

定价：168.00 元

(如有印装质量问题，我社负责调换)

《营养药物概论》编辑委员会

主　编： 吉爱国　山东大学

编　委：（按姓氏拼音排序）

陈　浩　山东大学
陈芳媛　青岛昂必立实业有限公司
陈玉娟　华熙福瑞达生物医药有限公司
褚福龙　北京市海淀区食品药品监督管理局
崔宁珊　威海康好生物科技有限公司
刁红霞　青岛海大生物集团有限公司
吉　恺　中日友好医院
贾世伟　广州力恩普科技有限公司
李　策　山东大学
李　霞　山东大学
李学香　莱州市人民医院
梁　浩　山东大学
刘　旭　山东大学
刘世利　山东大学
宋淑亮　山东大学
王凤霞　齐鲁工业大学（山东省科学院）生物研究所
王晓晨　枣庄矿业集团中心医院
王玉玲　青岛双鲸药业有限公司
王允山　山东大学第二医院
王志浩　山东大学齐鲁医院
武建卓　广东省药品检验所
徐藜栩　山东大学

杨洞庭　辉瑞投资有限公司
于嵩林　首都医科大学附属北京天坛医院
于晓晓　山东大学齐鲁医院
张　娥　山东大学
张　莉　山东大学
张月杰　山东理工大学
赵　钊　山东大学齐鲁医院
赵厚明　山东大学口腔医院
庄静静　山东大学

前　言

营养药物是临床药物的重要组成部分。近年来，临床营养支持和营养治疗的重要性越来越受到重视，营养药物和其他营养制剂的重要意义也日渐凸显。从有利于营养药物的研发、应用、生产和人才培养等方面考虑，我们感到有必要对营养药物进行系统的梳理和探讨。目前，国内尚未见到专门论述营养药物的书籍，我们希望以本书抛砖引玉。

国内外关于营养药物的概念有不同的解读。不同的概念涵盖的营养药物的种类差别比较大。在本书中，我们以营养药物的药物属性为基础，对营养药物的定义提出了我们的观点。相应的，基于我们对营养药物概念的理解，在本书中对营养药物的内涵、分类、特点、研究内容、临床应用等方面的问题进行了初步的归纳和探讨。

虽然以传统营养药物和维生素等为代表的现代营养药物在临床上的应用已经有很久的历史，但是近几十年来，营养的概念在临床上主要体现在营养支持的范畴。实践表明营养支持可以改变疾病的治疗效果，缩短住院时间，降低医疗费用。随着科技发展和对营养作用认识的不断深入，人们逐渐认识到“现代营养支持的意义已不再只是维持氮平衡、提供能量等，更重要的是提供细胞所需的营养底物，保证正常代谢的进行，改善组织、器官的功能与结构”。营养支持“不仅仅是纠正和预防治疗对象的营养不足，更重要的是通过其中特异营养素的药理作用达到治疗的目的”。营养支持的概念扩展为营养支持治疗，并进一步明确了营养治疗的概念。营养治疗不是一个新的概念，今天所说的营养治疗比过去有了更加清晰明确的临床意义，有了更加成熟的技术规范和营养药物等一系列产品。治疗的概念有广义和狭义之分。从严格意义上讲，保健食品等不能宣称有治疗作用。而目前流行的营养治疗理念里则包括了各种各样的食品和营养制剂的应用。这应当是基于对治疗概念的广义理解，即有助于伤病治疗和康复而产生的。这都是可以理解和事实上被广泛接受的理念。本书讨论的营养药物着重强调其药物的属性，尽可能以严格意义上的药物和治疗概念进行归纳和表述。由于各种原因，有的编者在编写中也会将相关的内容和概念扩展到广义的范围，也希望读者能够理解。

2016 年 10 月 25 日，中共中央、国务院印发了《“健康中国 2030”规划纲要》，对我国健康产业的发展起到了规范、指导和促进作用，我国的健康产业迎来了前所未有的大好发展机遇。营养产品是健康产业的重要组成部分。营养支持和营养治疗需要开发更多的产品和技术，也需要教育的推动和理论上的指导。编写这样一本书，有利于做好这方面的工作。

按照我国的管理法规，营养药物、特殊医学用途配方食品(特医食品)、保健食品、膳食补充剂、药膳等营养产品都有其具体明确的含义和丰富的内容。例如，特医食品要“在医生或者临床营养师指导下使用”，标签和说明书内容“不得涉及疾病预防、治疗功能”；保健食品的标签、说明书的主要内容不得涉及疾病预防、治疗功能，并声明“本品不能代替药物”。对各类营养制品按照有关法规的解释进行综合梳理，有利于促进健康产业的发展，也有利于我们在健康产业的营养领域更好地开展工作。本书着重阐述营养药物的概念和作用，希望能够通过对营养药物的科学阐释，为健康产业的健康有序发展创造有利条件。本书是营养药物专著，我们在编写时围绕着营养药物主题进行阐述。由于不同类型的营养制品在现实中常常配合使用，本书的临床部分有时会涉及特医食品、医院膳食等其他营养制品形式，这不影响本书的主题，作为必要的扩展和补充可能更有利。我们要求编者在涉及不同营养制品使用时加以适当说明。读者在阅读中结合各类营养制品的实际应用，会对不同的营养制品有更加清晰的区分和科学使用。

本书中所阐述的营养药物的内容和范围主要有以下几方面的考虑：①在 2015 版《中华人民共和国药典》(简称《中国药典》)和现行药物手册收录的药物范围内进行归纳和选用；②充分尊重临床医生的意见；③参考国内外学术期刊和著作等；④选用中药、中成药时，与中医药方面的专业人员进行充分的交流。

本书主要以药学、医学、营养学、临床营养学等学科的理论、技术和研究应用成果及资料为基础进行编写，综合介绍营养药物的理论、功能、技术和研发等内容，为医药界、学术界、企业界、教育界和对这一领域感兴趣的读者提供一本有价值的参考书。

全书由 26 章构成。第一章绪论部分概括阐述了营养药物的概念、内容、分类、特点和我们对营养药物研究开发等相关问题的初步认识。第二章和第三章分别阐述了营养药物的药理学和药剂学。第四章至第九章按照物质分类对蛋白质类、糖类、脂类、维生素类、矿物质类和核苷酸类等主要营养素药物进行了系统阐述。第十章讨论了中药营养药物，希望从营养药物的角度对补益类中药的营养药物实质进行探讨。第十一章系统地讨论了肠道微生物菌群与营养药物的相关问题。第十二章讨论了药理营养素的研究应用。第十三章至第二十六章概括阐述了常见疾病相关的营养药物，作为本书的临床部分。这一部分没有严格按照临床疾病分类或科室进行编写，而是基于比较突出的问题分别进行讨论。编者既有临床经验丰富的医生，也有富有研究开发经验的研究人员。

本书的中心议题是营养药物。本着科学求实的态度和学术自由的精神，本书鼓励各章的编者围绕营养药物这个主题，在各自编写的章节内阐述各自的观点，介绍国内外的研究成果和经验。本书是知识介绍和学术探讨的专著，不负有指导用药的责任。读者需要在医生指导下使用营养药物。

营养药物的应用已有非常悠久的历史，从现代药学、营养学、临床营养学等学科发展的角度来看，又是一个充满挑战的新领域，许多概念、内容、研究和评价方法等尚在酝酿完善之中，不同的学科背景、文化背景、职业背景等都会有不同的理解和认知。我们本着尽可能客观的态度，组织编写本书，目的在于抛砖引玉，更好地促进这一领域的健康发展。不当之处，真诚欢迎各方面的专家给予批评指导。我们也真诚地希望能够与各方面的专家、学者、企业家等进行交流。

本书得到国家自然科学基金项目（项目编号：81371455）和威海市重大科技专项“海藻健康产品技术创新平台”（项目编号：2013 ZD 004）支持，在此表示感谢！

2017 年 10 月于山东大学（威海）

目　录

第一章 绪　论

第一节 引　言

营养药物是临床上使用的一类非常重要的药物，在临床治疗、伤病康复、疾病预防、保持身体健康等多方面都具有非常重要的意义。

人体的营养状况与疾病的发生、发展、治疗和康复密切相关。资料分析显示，死亡病例中约有 1/3 患者的最后死因是营养不良。临床患者如果出现明显营养不良，将严重影响药物治疗或手术治疗的效果，术后并发症的发生率和手术死亡率都高(孙秀发，2004)。

近年来，营养治疗和营养支持的重要作用受到越来越多人的认可；医学、营养学、药学和生物学等学科的发展不断地深化和扩展人们对营养的认识；对营养与癌症、心脑血管病、退行性疾病等重大慢性病的关系也有了更加深刻的认知。在此背景下，营养药物的研究、开发、生产和应用也受到越来越多的关注。

营养作为一个过程，是贯穿生命全程始终的最基本的事件和内容，包括食物和其他营养物质的摄取、吸收、同化、合成、分解和排泄。在这个过程中，这些被摄取的物质参与了机体内复杂的生理生化转化反应。营养不仅维持着机体的正常功能和日常运转，也是伤病康复的重要基础。无论是手术治疗还是药物治疗，以及伤病的康复都离不开营养的作用。

营养支持和营养治疗可以显著改善伤病的治疗效果、缩短住院时间、降低医疗费用。营养治疗和营养支持需要使用多种营养制剂，其中营养药物是最重要、最关键的营养制剂之一。

营养药物是以营养素、营养调节物质等活性成分为效应物质基础的药物。除了以营养素为基础的营养药物以外，随着分子营养学、医药学等学科的发展，许多过去没有被归类为营养药物的药物或源自食物、食材的药理营养素不断地扩展着人们对营养药物的认识。例如，神经营养因子等许多具有促进生长发育的生物药物；许多具有免疫调节作用的药物；中医药临床大量使用的具有营养药物特征的滋补类中药等。

本章就营养药物的概念、特点、分类、内容和营养药物的研究等方面的问题进行初步的探讨。

第二节 营养药物的概念

一、对营养概念的认识和分析

营养药物是药物的一个门类，其本质是药物，其特征是营养，即通过提供营养素、营养调节物质，改善营养状况，达到治疗、预防和康复目的的药物。为了更好地理解和认识营养药物的概念，我们需要对营养的概念和内涵进行必要的分析和认识。

(一)营养的概念

营养(nutrition)是指机体从外界获取食物或营养物质满足自身生理需要的过程。这个过程包括食物和营养物质的摄取、消化、吸收、同化、生物合成、体内利用、分解代谢和排泄等复杂、丰富的内容。

营养学(nutriology)是研究人体健康和食物之间关系和规律的科学，是阐述食物中的营养素和其他物质(如膳食纤维、植物化学物质等)在机体保养、生长、繁殖、劳作和患病等过程中与机体相互作用的科学。它涉及生理学、生物化学、食物化学、医学、化学、卫生学、心理学、社会学、经济学等多个学科。营养学研究食物中的各种营养素及其他膳食成分；研究这些物质对人体健康和疾病的作用与关系，以及这些物质之间的相互作用；研究不同条件下人体对营养素的需要量；研究人体摄入、消化、吸收、运转、利用、排泄食物中这些物质的各个过程；研究保存与增加食物中营养素含量的方法，以及合理膳食结构的科学依据等。现代营养学还包含了饮食与环境保护等营养生态学的内容（中国营养学会，2016）。

营养是生命过程须臾不可缺少的组成部分。从细胞水平到整体水平，从生命的孕育、生长、衰老到伤病的防治，始终伴随着营养物质的运化、滋养和支撑。从某种意义上来说，没有营养就没有生命，生命过程自始至终都是一个营养过程。

（二）营养概念的内涵

营养概念的内涵很丰富，主要可概括为以下几个方面。

（1）营养的基本内涵之一是营养物质。营养物质包括多种外源的和内生的营养素、营养调节物质。营养物质为机体提供能量、构成机体的物质材料和各类功能性活性物质。营养物质供应的关键问题是充足和均衡，包括各种营养素的均衡、能量代谢和物质代谢的平衡等。

（2）营养是一种状态。营养保证了机体整个生命系统得以稳定存在。这种稳定存在是一种动态的平衡状态，始终与外界保持着能量、物质、信息的交流。若营养物质缺乏或不均衡，则机体系统不能正常运转，疾病随之而来。生命系统稳定存在还表现为系统所具有的多方面的缓冲能力和自我调节适应能力。这种稳定状态是伤病治疗康复的最重要的基础。没有这个基础的存在，一切治疗手段都无从谈起。所以，通过改善营养状况，恢复伤病机体的这种稳定状态，是保证治疗有效和成功的前提条件。

（3）营养是一个营养代谢动力学（nutrikinetics, NK）过程，即机体作用于营养物质的过程，包括食物和营养物质的摄取、消化、吸收、分布、转化、合成代谢、分解代谢、排泄等环节。通过 NK 过程持续不断地为机体提供能量、结构物质、调节物质等复杂多样的物质，周布全身，直至每一个细胞。NK 过程受机体内部机制复杂、精密的调控。一旦这个过程出现障碍，机体的营养状况必然出现异常。

（4）营养是一个营养效应动力学（nutridynamics, ND）过程，即营养物质作用于机体、产生影响的过程。营养的作用不仅仅是提供能量和结构物质，还为机体提供大量种类繁多的调节物质、防护物质、辅助性物质等。复杂多样的营养物质参与了机体从基因表达调控到蛋白质功能，从细胞周期到生老病死，从正常运转到伤病康复等生命活动的全部过程。

NK 和 ND 都包括复杂的物理、化学和生理生化事件，都对营养有重要意义，是营养药物研究的基本关注点和切入点。

（5）营养物质的需求和代谢具有差异性。虽然每一个细胞都需要营养物质的滋养，但是不同的组织、器官和细胞对营养物质的需求是有差异的；不同的年龄、不同的生长发育阶段、不同的健康状况等对营养物质的需求不同；因遗传基因的差异，不同个体对营养物质的需求和作用也具有差异。

（6）营养是机体的一种基本的运行和调节机制。这种运行机制存在于每一个细胞和整个机体的各个系统之中。这种机制受到需求的驱动、基因的调节和控制、体内外环境的影响，体现在生长、发育、繁殖、衰老、免疫、修复和心理活动等各种生命活动过程之中。

（7）肠道菌群是营养过程的重要参与者。

二、营养素与营养物质

营养素（nutrient）是指食物中具有营养功能的化学成分。现代营养学通常将机体必需的营养素归纳为六大类，即蛋白质类（包括多肽和氨基酸）、碳水化合物类（糖类）、脂类、维生素类、无机盐类（矿物质）和水。也有些资料将膳食纤维列为第七大营养素。从物质结构调整和化学性质上看，膳食纤维可以归为糖类。机体不能自我合成，或者因为产生的量不足而必须从外部来源获得的营养素被看作必需营养素。大量需要的营养素称为宏量营养素，需要量很少的营养素称为微量营养素。

生物体的生命过程对外界营养物质的需要和依赖是极其丰富和复杂的。营养素并不仅仅限于上述六大类或七大类。从理论上讲，凡是在机体发育、生长、运动、康复等生命过程中所需要的物质都可以看作营养素，如氧气，虽然氧气没有被列入营养素的清单。事实上，伴随着科技进步和人们认识的不断深入，营养素的概念一直在不断地丰富和发展。现在，核酸、植物化学物质和许多来自动物、微生物的活性物质已经被纳入营养素的研究、讨论和应用范畴。随着现代生命科学、医药学、营养学等学科的发展，人们对营养物质及其功能的认知正在不断扩展和深化。

我们在本书中论述营养药物时所涉及的营养素主要有九类。除了上面提到的包括膳食纤维在内的七大类营养素以外，增加了核酸(nucleic acid)和药理营养素(pharmaconutrient)两类营养素。

核酸是生物体中重要的生物大分子，是一切生物细胞的基本成分之一，对生物体的遗传、繁殖、生长、发育、衰亡等重大生命过程起着主宰作用。核酸及其组成成分核苷酸和核苷是重要的营养物质。

药理营养素是一个相对比较新的概念。它通常指的是上述七大类营养素之外的，来自膳食和食材的，对机体具有生理活性的营养物质。我们在本书中将现代营养学中介绍的植物化学物质和来自动物和微生物食材的种类繁多的活性物质归为药理营养素加以讨论。

营养素在体内主要有三方面的功能：提供机体所需要的能量，为机体的生物合成提供原料，为机体的生命活动提供其他功能性物质。营养素的种类和内涵既复杂又在不断发展变化中，营养素的功能也是极其复杂和丰富多彩的。

对营养素、营养物质和营养概念的科学、深入、全面的理解是认识营养药物非常重要的前提。科学的营养药物概念需要建立在医学、药学、营养学(尤其是临床营养学和分子营养学)的基础上，建立在对营养概念深刻理解的基础上。

三、营养药物的定义

营养药物(nutrition drug)是补充营养物质，调节营养机能，改善机体营养状况的药物。这主要包含三方面的含义：第一是补充营养素等营养物质，实现机体对各类营养物质需求的平衡；第二是通过营养药物调节和恢复机体的营养机制，达到改善机体营养状况的目的；第三是通过营养药物提供各类生理调节物质和保护物质，这是营养机能的重要内容。

营养药物的概念和定义随着人们对营养物质和营养作用的认识不断发展变化。

营养药物的概念曾经主要用来表述营养素药物(nutrient drug)，即补充营养素的药物。例如，补充能量的糖类、脂类药物，补充蛋白质和氨基酸的药物，补充维生素和矿物质的药物等。

1989年，美国新泽西州医学改革非营利机构的主席和创始人斯蒂芬·德费利斯(Stephen DeFelice)博士提出一个新的词汇 nutraceutical(Kalra, 2003; Chauhan, 2013)。他将 nutrition 和 pharmaceutical 两个英文词汇各取一部分，组成了这个新词汇 nutraceutical，专门用来表达营养药物的概念。斯蒂芬·德费利斯博士对 nutraceutical 表述的定义是："营养药物是有助于医疗和健康的食物或食物的一部分，包括疾病的预防和治疗。这种产品涵盖从分离的营养素，膳食补充剂和特殊膳食到基因工程设计的食品，草药产品，燕麦片、汤和饮料等加工的食品"。

斯蒂芬·德费利斯博士创立的词汇 nutraceutical 从字面上体现了营养药物的意思，也产生了一定的影响，但是在这个词汇的定义中将食物、营养素、膳食补充剂、特殊膳食、燕麦片、汤和饮料都一概归在 nutraceutical 名下，使得这个概念与普通食物、保健食品(功能食品)、膳食补充剂等概念混在一起，难以区分，偏离了药物的本意。换句话说，nutraceutical 实质上描述的是食物而不是药物。如果用这个词汇代表营养药物，按照创立者的本意，则营养药物与其他营养产品在研发、生产、监管和使用等方面都容易产生混淆。尤其是在我国目前食品和保健食品市场上常见夸大宣传的状况下，这种营养药物的定义不仅很难被接受，反而容易被有意无意地误用。

在美国，nutraceutical 是一种药品级的、标准化的营养制剂，不列入药品监管目录，而是作为膳食补充剂和食品添加剂由美国食品药品监督管理局(FDA)在《联邦食品、药品和化妆品法案》授权下监管的。Nutraceutical 一词在美国没有法律上的意义，根据产品的配方和上市的宣传分别作为药物、膳食补充剂、配方食品或者食物进行管理(Wikipedia, 2017)。

按照加拿大的法律，nutraceutical 可以作为食品或者药品在市场上销售。"nutraceutical"和"functional food”(功能食品)这两个术语没有法律意义上的区别，指的是“从食物中分离或纯化的产品，一般以医药的形式销售，证明有生理学上的益处或者对慢性病有预防作用，通常不与食物相关联”(Wikipedia, 2017)。这个解释说明，按照加拿大的法律，nutraceutical与功能食品是相似的或同义的。

国内有文章认为，当功能食品有助于疾病或功能紊乱的预防和治疗(除了贫血)时，它将被称为营养药物(肖昕和尹大力，2004)。这种阐释虽然突出了这类产品的医药价值，但是与功能食品、营养补充剂等仍然没有严格的区分。因此，在研发、生产、监管、使用等各方面还是会出现问题。

客观上，营养药物与保健食品、医院制剂、营养补充剂等产品的物质基础和功能有相似或相同之处，容易引起混淆。而在实际操作中，这种混淆则会引出诸多问题。因此，有必要对营养药物的概念加以探讨和分析，给出更加科学、严谨、规范的定义。

综合各方面的观点，根据营养药物应当具有的内涵和定位，结合我国市场上药品、保健食品、膳食补充剂、特殊医学用途配方食品、加工食品等产品种类繁多的现状，作者认为，更加科学严谨的营养药物的定义应当表述为：营养药物是通过补充营养物质、调节机体营养机能、改善机体营养状况从而达到预防、治疗伤病或增强体质目的的药物。这种药物包括蛋白质(氨基酸、多肽)、糖、脂肪、维生素和矿物质等营养素药物；消化酶、干酵母、益生菌等具有帮助消化，调节肠道微生态环境的药物；生长因子等有助于调节机体营养机能和生长发育功能的药物；补益类中药及以其为基础研制的补益类药物；类胡萝卜素、多酚类、萜类等以药理营养素为基础研制的对机体具有保护作用和生理调节作用的药物等。

营养药物与其他营养制品在法规和监管方面所确定的商品属性的明确区别。虽然不同的营养制品所含的活性成分相同或相似，但是以药物形式提供营养物质、调节机体营养机能、改善机体营养状况的营养药物有其特殊的临床用途，市场定位，研发、生产和使用要求。

药物是监管最严格的商品或产品。营养药物作为药物的一个门类，必须按照国家有关药物管理的法规进行研发、生产、管理、销售和使用。

这个定义的第二个重要含义是，营养药物不仅仅是补充营养素的药物。如上所述，营养药物具有补充营养物质、调节机体营养机能、改善机体营养状况等三方面的基本功能和作用；营养药物包括营养素药物、生长因子等生物药物、酶和微生态调节剂等生物制品、补益类中药和药理营养素药物等。

四、营养药物与保健食品的区别

保健食品和营养药物在成分和功能上会有交集，如维生素、氨基酸等成分。但是保健食品是食品，不是药品，不能宣称具有治疗作用，这是二者的本质区别。

(一)保健食品的含义

保健食品(health-care food)有时也被称为功能食品(functional food)。功能食品这个概念最早由华盛顿医学院提出。它是指益于健康的营养成分含量超过通常水平的那些食品。由于东、西方文化的差异等，保健食品概念的内涵也有区别(梁艺英，2012)。

我国《保健食品注册管理办法(试行)》对保健食品的定义是：保健食品是指声称具有特定保健功能或者以补充维生素、矿物质为目的的食品，即适宜于特定人群食用，具有调节机体功能，不以治疗疾病为目的，并且对人体不产生任何急性、亚急性或者慢性危害的食品。

这里非常明确地指明，保健食品是食品而不是药品，能够调节人体某种机能，对机体没有任何急性、亚急性或者慢性危害。

(二)保健(功能)食品与药品的异同

(1)药品是用于治疗疾病的特殊产品。

(2)保健食品虽然具有调节人体某种机能的作用，但是它的本质仍然是食品。

(3)保健食品具有特定保健功能，但是它不是人类赖以治疗疾病的产品。

(4) 保健食品和药品都要按照有关法规和程序进行科学的评价、申报、生产、监管。但是，二者的评价标准不同。

国家食品药品监督管理总局(CFDA) 2016 年 2 月 27 日发布的《保健食品注册与备案管理办法》中没有关于保健食品定义的新表述。

保健食品是食品的一个特殊种类，介于其他食品和药品之间。保健食品与其他食品的主要区别在于：①保健食品强调具有特定保健功能，而其他食品只强调提供营养成分；②保健食品具有规定的服用量，而其他食品一般没有食用量的严格规定；③保健食品根据其保健功能的不同，具有特定适宜人群和不适宜人群，而其他食品一般不进行区分。

五、营养药物与特殊医学用途配方食品的区别

在我国，特殊医学用途配方食品(简称特医食品)与肠内营养制剂基本上是一个概念，或者说肠内营养制剂就是特殊医学用途配方食品(石汉平，2016)。肠内营养制剂作为临床营养支持和营养治疗的主要制品形式之一已经应用了 40 多年。在《特殊医学用途配方食品注册管理办法》实施之前，肠外营养制剂和肠内营养制剂都作为药品进行监管。

2010 年卫生部组织制定了《特殊医学用途婴儿配方食品通则》(GB 25596—2010)，2013 年国家卫生和计划生育委员会(简称国家卫生计生委)第 11 号公告公布了《特殊医学用途配方食品通则》(GB 29922—2013)和《特殊医学用途配方食品良好生产规范》(GB 29923—2013)两项国家标准。2016 年 7 月，国家食品药品监督管理总局正式颁布实施了《特殊医学用途配方食品注册管理办法》，肠内营养制剂被纳入特医食品的范畴。按照新的规定，特医食品不是药品。因此，在专业规范的语境中，不宜再用营养治疗来描述肠内营养制剂的作用。

国家卫生计生委发布的《〈特殊医学用途配方食品通则〉(GB 29922—2013)问答》给出了特医食品的定义，解释了特医食品和药品的区别(国家卫生计生委，2015)。

“特殊医学用途配方食品是为了满足进食受限、消化吸收障碍、代谢紊乱或特定疾病状态人群对营养素或膳食的特殊需要，专门加工配制而成的配方食品。该类产品必须在医生或临床营养师指导下，单独食用或与其他食品配合食用”。“特殊医学用途配方食品属于特殊膳食用食品”。“此类食品不是药品，不能替代药物的治疗作用，产品也不得声称对疾病的预防和治疗功能”。

特医食品的定义说明，其是一类特殊的食品，这类特殊食品在用于“进食受限、消化吸收障碍、代谢紊乱或特定疾病状态人群”时，必须在医生或临床营养师的指导下进行。

虽然特医食品不是药品，但是特医食品的研究成果和临床实践对营养药物研究具有非常重要和直接的借鉴和指导意义。

六、营养药物与药膳的区别

药膳(herbal cuisine, medicated food)是传统中医药的重要组成部分，是在中医药基本理论指导下将食物与药物有机结合并经过适当烹饪之后，用于养生保健和防治疾病的特殊食品。

药膳是食品，不是药品。中医药认为药食同源，药材和食材都有其“药性”。食物偏性小，药理作用缓慢，没有或极少产生不良反应；药物偏性大，药理作用强，有一定的不良反应(顾景范等，2009)。药膳要根据食材和药材药性的四气五味和升降沉浮等进行合理的配伍，以符合中医药原则和食用者易于接受的烹制方式进行制作。近年来，随着中医药和健康产业的发展，药膳在传统文献和实践的基础上有了较大的发展和普及。但是，应当注意这种具有中医特色的功能性食品的特殊性，不能只看到其有利于健康的一面，还要注意到其药物偏性的一面。应当根据食用者不同年龄、不同疾病、疾病的不同阶段等各方面的因素慎重选择，不宜滥用(汪少云，2007)。药膳在中医的指导下制作和食用更加安全有效。

虽然药膳含有丰富的营养成分和某些药用成分，在中医药的语义中具有治疗疾病、养生保健的作用，但是与保健食品的情况相似，药膳是特殊食品，不是药品，不属于药品监管的范围。所以不宜将药膳归于

营养药物。

七、营养药物与营养素补充剂的区别

营养药物不同于营养素补充剂(nutrient supplement)。

根据国家食品药品监督管理总局2005年5月20日颁布执行的《营养素补充剂申报与审评规定(试行)》的解释(国家食品药品监督管理总局，2005)，“营养素补充剂是指以补充维生素、矿物质而不以提供能量为目的的产品。其作用是补充膳食供给的不足，预防营养缺乏和降低发生某些慢性退行性疾病的危险性”。

这个规定是根据《保健食品注册管理办法(试行)》制定的，即规定了营养素补充剂只能在保健食品概念的范围内解释。在我国，将营养素补充剂纳入保健食品审评中心审评。

这个规定明确要求营养素补充剂“仅限于补充维生素和矿物质。维生素和矿物质的种类应当符合《维生素、矿物质种类和用量》的规定(国家食品药品监督管理总局，2005)”。这和美国采用的膳食补充剂(dietary supplement)的概念有所不同。

1994年，美国食品药品监督管理局(FDA)在《膳食补充剂健康与教育法》(DSHEA)中对膳食补充剂的定义是“一种旨在补充膳食的产品(而非烟草)，它可能含有一种或多种如下膳食成分：维生素、矿物质、草本(草药)或其他植物、氨基酸，用于增加每日总摄入量来补充膳食的食物成分，或以上成分的一种浓缩物、代谢物、成分、提取物或组合产品等(赵丹宇，1999)”。由此可见，美国的膳食补充剂所涵盖的成分要更加宽泛。不过，DSHEA也要求膳食补充剂产品上使用的各种类型的声明(宣传)不得是某种膳食补充剂与疾病诊断、预防、缓解和治疗的关系，也就是说不能宣称对疾病具有诊断、预防、缓解和治疗作用。

八、小结

本节的探讨是希望通过加深对营养和营养药物内涵的理解，给出更加科学合理的营养药物的定义，促进营养药物领域健康有序地发展。

对营养药物的概念，不同国家和不同学科领域的专家学者从不同的角度有不同的理解和表述。作者认为，营养药物是药物而非食品是比较关键的一点。如果将营养药物界定为食品，那么至少在我国目前的市场状况下，营养药物与保健食品、营养(素)补充剂等营养制品将难以真正区分和有效监管。而如果将营养药物界定为药物，则营养药物就应当按照药物的有关法规和程序进行研发、生产、储运、销售、监管和使用。

将营养药物明确界定为药物有以下益处。

(1)有利于避免营养药物与保健食品等营养产品的概念相混淆。

(2)有助于营养药物的研发、生产和使用。

(3)有利于满足临床对营养药物的需求和规范使用。

(4)有利于中医药等营养药物资源的开发。

(5)有利于健康产业的发展。

(6)有助于改变目前保健食品和食品市场夸大宣传等混乱状态。

第三节　营养药物的内容、分类和特点

一、营养药物的内容

营养药物涵盖的内容比较广泛。第一，传统意义上的营养药物主要指的是补充营养素的药物，即营养素药物，这些药物在药物手册上通常归为营养补益类药物，如各类维生素药物、复合氨基酸药物、脂肪乳等。第二，各种具有促进生长发育和提高机体营养机能的生物药物，如神经生长因子、表皮生长因子、细胞生长因子等。第三，具有滋补强壮功能的中药，如阿胶、人参、枸杞子等。第四，由药理营养素构成的药物，如芦丁、橙皮苷、花粉制剂、白藜芦醇等。第五，肠道微生态调节剂。肠道菌群因其对营养和健康的多方面的重要意义，使得肠道微生态调节剂成为营养药物研究的重要内容。另外，营养素药物也包括增

强免疫力、改善营养状况的其他药物。

(一)营养素药物

营养素药物(nutrient drug)是目前临床上使用最为广泛的营养药物。这些药物在临床上常归为营养补益类药物(中国药物大全编委会，2005)。由于临床上往往根据药物防治疾病的功能归类，有许多营养素药物也按照其具体的治疗功能归为其他药物类别。例如，叶酸、维生素 B_{12} 等归为维生素药物；生物药物红细胞生成素、生化药物肝浸膏归为抗贫血药物；右旋糖酐、缩合葡萄糖、人血白蛋白等归为血容量扩张药；香菇多糖、猪苓多糖等归为调节免疫功能的药物。

(二)生物药物

生物药物(biopharmaceutical, biologics)是从生物体、生物组织、细胞、体液等生物系统和生物材料中制造的用于预防、诊断、治疗和康复、保健的药品，包括生化药物(biochemical drug)、生物技术药物(biotechnological drug)和生物制品(biological product)。生化药物、生物技术药物和生物制品各有其具体的含义(中国药学会《药学大辞典》编辑委员会，2006)。生物药物通常是这3类药物的统称。

生物药物具有悠久的历史，如通过生化分离手段制备的蛋白质、氨基酸、糖类等药物，这些药物中有许多属于营养药物。随着分子生物学和现代生物技术的发展，生物药物在种类、研制方法、功能等多方面都在迅速发展。许多具有生长调节、改善营养状况、增强机体抗病能力的生物药物大量上市，不断丰富和扩展着营养药物的种类和范围。

生物药物大多根据其防治疾病的功能进行归类。以前人们往往不把具有营养调节改善功能、促进生长发育功能、提高机体抵抗疾病功能的生物药物看作营养药物。现在这种情况正在发生变化。有的专家学者将生长激素、胰岛素样生长因子等生物药物放在药理营养素的范畴进行讨论(石汉平等，2012)。实际上，从营养药物的角度认识和应用生物药物，无论对于药物的临床使用、研究开发，还是更深层次地理解生物活性物质的作用机制都是非常重要且有意义的。

(三)中药

中医药(traditional Chinese medicine)不同于西医药的显著特点之一是从整体上进行调理和治疗。这包括通过调节患者自身的防病抗病机制和增强患者自身防病抗病能力来达到治疗和康复的目的。因此，在中医药漫长的发展历程中，人们发现和创造了大量具有滋补强壮功能的药物。从现代医药学和营养学的角度来看，这些补益类中药(药材或方剂)具有营养药物的实质和特点。

中医药是一个伟大的宝库，也是我国的优势。认识和挖掘这个宝库需要从多方面入手。我们希望能够用营养药物的理念阐释部分中药的营养药物实质，从营养药物的角度认识中药、研发中药，为治未病(preventive treatment of disease)开辟一条道路。因此，滋补类中药是营养药物研究的重要内容。

(四)药理营养素

药理营养素(pharmaconutrient)也称为特殊营养素，目前着重于研究营养素对于免疫及临床预后的药理作用。使用药理营养素提高危重症患者免疫力及改善临床结局成为现今临床营养研究的一个热点(洪莉，2017)。20世纪90年代以来，一系列研究发现，某些营养物质不仅能够防止营养缺乏，还能够以特定的方式刺激免疫细胞，增强免疫应答功能，维持正常适度的免疫反应，调控细胞因子的产生和释放，减轻过渡炎症反应，维护肠屏障功能等(孙秀发，2004)，由此掀开了药理营养素研究的新篇章。药理营养素通常指的是除了具有营养功能之外，对伤病还具有预防和治疗功能的营养素(Burgos et al., 2015)。近年来研究报道较多的免疫营养素(immunonutrient)就是典型的药理营养素。代表性的免疫营养素有精氨酸(arginine)、ω-3脂肪酸(ω-3 fatty acid)、谷氨酰胺(glutamine)、核苷酸(nucleotide)、β-胡萝卜素(β-carotene)和支链氨基酸(branched-chain amino acid)等(Kim, 2011; Kim and Wischmeyer, 2013)。

来自食物、食材和机体内部的营养物质种类繁多，一方面随着各类组学技术的应用，蛋白质、多糖、脂类等营养素的复杂功能及其在体内代谢产生的代谢物的复杂功能不断地被揭示；另一方面种类繁多的植物化学物质和动物、微生物活性物质所具有的多种多样的生理功能也在不断地丰富着人们的知识积累。药理营养素是描述这些特殊营养物质的恰当的概念。因此，药理营养素应当是一个表述具有基本营养功能之外药理活性的营养物质的术语。

中国临床肿瘤协会推荐的《肿瘤营养学》将生长激素、兴奋剂、免疫增强剂、胰岛素样生长因子、精氨酸、支链氨基酸、核苷酸、谷氨酰胺、抗氧化剂、维生素 C 等都纳入肿瘤营养药理的讨论范畴（石汉平等，2012），反映了药理营养素概念的不断发展变化及其在临床上的重要意义。

在本章中，我们将来自人类机体内部和植物、动物、菌类、微生物等食材的种类繁多的活性物质归为药理营养素类，也包括硒等微量元素。

现代营养学中介绍的植物化学物质（顾景范和郭长江，2009；顾景范等，2009）与天然药物化学（裴月湖等，2016）研究的植物生物活性物质有较多的交集。植物化学物质被界定为“除传统营养素（但不包括类胡萝卜素）以外的具有生物学活性的植物次级代谢产物”，国内外研究报道的植物化学物质已有万余种。其中研究较多，生物学活性较为显著的有槲皮素、原花青素、白藜芦醇、茶多酚、番茄红素、叶黄素、有机硫化物、大豆皂苷、大豆异黄酮、异硫氰酸盐类、植物甾醇、叶绿素等（顾景范和郭长江，2009；林晓明，2017）。这些物质与天然药物化学研究的活性成分高度重合。

药理营养素的研究不仅大大扩展了营养素的内容和范围，深化了人们对营养概念和营养功能的认识，而且使得营养学与药学形成学科交叉，有利于促进这两大学科的互相借鉴学习和创新发展。

（五）肠道微生态调节剂

肠道微生态调节剂（gut microbioecologics）是一类特殊的、非常重要的、有巨大潜力的营养药物。

其特殊性表现在使用活菌体、菌体成分、代谢物及生长促进物质等，通过调节肠道菌群，营造、调整和恢复肠道的正常微生态环境，达到提供营养物质和其他生理活性物质，改善机体的营养状况，保护消化系统营养环境，消除不利于肠道健康和营养供应的有害因素等的治疗目的。

其重要性建立在肠道正常菌群对健康的重要性上。肠道正常菌群是机体的重要组成部分，对于营造和保证机体的营养环境，通过生物转化为机体提供营养物质，产生有利于抑制肿瘤、防治心脑血管病和调节免疫力等功能的活性物质，消除腹泻、便秘、毒素等对营养供应的不利影响等具有不可替代的重要作用。

其巨大的潜力主要是基于以下几点。

（1）肠道菌群拥有巨大的、不同于人类的基因组。通常的估计是，肠道菌群所含的基因是人类基因的10～100倍（Marchesi et al., 2016）。

（2）肠道菌群可形成复杂的微生态环境。肠道菌群并不是简单地附着和堆积在肠道中，而是有组织、有结构、有功能的复杂的微生态系统，其作用相当于一个内分泌器官（Clarke et al., 2014）。

（3）肠道菌群是人类经过长期进化选择出来的特殊的菌群，与人类机体有必要和必需的互补性。

（4）肠道菌群是营养药物研究开发的巨大资源和有力工具。

（5）肠道菌群具有多方面的生理功能。

另外，肠道菌群与中医药的关系也值得深入研究。传统中药以口服为主，药物成分与肠道菌群的相互作用是研究中医药的重要途径，也是认识肠道菌群的一个重要途径。两者的结合对于以中药和肠道菌群为基础进行营养药物研发具有双重的意义和价值。

肠道微生态调节剂能够有效地调节由各种原因引起的肠道微生态失调，已经在临床实践和科学研究中获得广泛认可和大量证据。随着人体微生态学等学科研究的深入和发展，肠道微生态调节剂的品种和应用也越来越广泛。肠道微生态制剂是营养药物的特殊的重要组成部分。

二、营养药物的分类

如上所述，按照涵盖的范围，营养药物可以大致归纳为营养素药物、生物药物、中药、药理营养素和肠道微生态调节剂药物 5 个部分。营养药物的具体类别可以从物质成分、功能、临床应用等不同的角度进行划分。

按照药物的临床应用，可以将营养药物分为肿瘤营养药物、心脏营养药物、神经系统营养药物、血液系统营养药物、消化系统营养药物、呼吸系统营养药物、皮肤营养药物等。

我们在这里以营养药物所含有的物质成分的化学本质为基本依据，参照其功能进行分类和简要描述。

(一) 蛋白质、肽和氨基酸类

蛋白质及其组成部分或分解产物肽、氨基酸是通常所说的六大营养素之一。蛋白质、肽和氨基酸各自包含丰富的种类，功能也多种多样。

1. 蛋白质

蛋白质(protein)是人体中最重要的功能分子之一，在机体内发挥着复杂多样的生理功能。主要包括：构成和修补细胞、组织、器官和整个机体；构成酶、激素、抗体、生长因子等功能分子；构成神经组织和神经递质；构成结缔组织；帮助输送氧气和养分；维持体液平衡；调节人体内的新陈代谢；提供能量等。

蛋白质类营养药物主要依据其结构和功能分类，如蛋白质激素、蛋白质类细胞生长调节因子、黏蛋白、胶原蛋白、血浆蛋白等。

从营养学上来看，所含必需氨基酸种类齐全、量足的蛋白质被称为完全蛋白质，如鸡蛋中的卵蛋白、奶中的酪蛋白。结构中缺少必需氨基酸的蛋白质被称为不完全蛋白质，如玉米胶蛋白、明胶蛋白。

根据蛋白质与其他成分结合的情况，可以分为单纯蛋白和结合蛋白。结合蛋白是指与糖基结合构成的糖蛋白，与脂类结合构成的脂蛋白，与核酸结合构成的核蛋白，与金属结合的金属蛋白等。

另外，按照蛋白质的溶解性，可分为球蛋白、白蛋白、组蛋白等；根据其等电点，可分为碱性蛋白和酸性蛋白等。

2. 肽

根据所含有的氨基酸残基的数量，肽(peptide)分为寡肽和多肽。肽类营养药物主要依据其作用功能、机制及存在的部位分类，如多肽类激素、多肽类细胞生长因子等。

肽类营养药物在保证机体的正常生长发育，调节多种生理功能，增强免疫力等多方面具有非常重要的作用。

3. 氨基酸

目前已经发现的氨基酸(amino acid)类化合物有数百种，用作药物的氨基酸有 100 余种，包括构成人体蛋白质的 20 种氨基酸。许多游离和结合状态的氨基酸也是非常重要的，如牛磺酸。

氨基酸是重要的营养药物，如临床上经常使用的各种复合氨基酸药物。氨基酸一方面为机体提供蛋白质、多肽合成的材料；另一方面作为功能性成分发挥作用，在治疗消化道疾病、肝病、胃和十二指肠溃疡、脑及神经系统疾病、创伤、风湿性关节炎、银屑病、重金属中毒，以及增强免疫力、抗肿瘤等多方面都具有重要意义(王春晓和钦传光，2014)。

(二) 糖类

糖是多羟基的醛或酮及其衍生物。由碳、氢、氧 3 种元素组成的糖，也称为碳水化合物(carbohydrate)。按照含有单糖数量的多少，糖类(sugar, saccharide, carbohydrate)可分为单糖、双糖、寡糖和多糖。

随着糖科学技术的发展，越来越多的除碳、氢、氧外还含有其他元素的糖类被认识和开发利用，如含有硫元素的硫酸软骨素、透明质酸等酸性黏多糖，含有氮元素的壳聚糖等氨基多糖。这些多糖常被称为活性多糖，是开发糖类营养药物的重要资源。

自然界中，糖类经常与其他物质结合形成糖复合物。结构中以糖成分为主的按照糖命名，如蛋白聚糖；以其他部分为主的则按其他成分的物质命名，如糖脂、糖肽、糖蛋白等。糖苷是糖或糖的衍生物与另一非糖物质(苷元或配基)形成的一类化合物。黄酮类、萜类、苯丙素类、生物碱类等几乎所有的天然产物都可以与糖或糖的衍生物形成糖苷。糖苷是种类非常丰富的药理营养素的重要组成部分。

膳食纤维是不能够被人体消化吸收的多糖，也被称为非淀粉多糖，包括纤维素、半纤维素、果胶、树胶等，也包括部分非糖物质，如木质素等(顾景范等，2009)。

膳食纤维在减少心脑血管疾病、预防糖尿病、减少胃肠道疾病、控制肥胖等方面具有重要意义。随着膳食纤维和肠道微生物等方面的研究进展，膳食纤维作为重要的营养药物也受到了越来越多的关注。

糖类物质结构复杂、种类繁多，其生理活性也多种多样。主要包括：供给能量，构成细胞和组织的成分，节省蛋白质和保护某些蛋白质不被消化，协助脂肪的充分氧化，控制细胞的通透性，参与蛋白质糖基化作用，对脂类和胆酸的作用，发酵及排便作用，以及解毒、识别、黏着、润滑作用和活性多糖的其他各种生理作用等。

糖类物质多种多样的生理功能奠定了糖类营养药物研发应用的科学基础。临床上应用的糖类营养药物既包括为机体提供能量的糖类营养素药物，如葡萄糖、果糖等，也包括具有其他治疗作用的活性多糖，如具有增强免疫力作用的香菇多糖、能够防治糖尿病引起的肾衰的岩藻聚糖硫酸酯等。活性多糖和糖衍生物已经成为目前和今后糖类营养药物研究开发的重点之一。

(三)脂类

脂类(lipid)是脂肪(fat)、类脂(lipoid)及其衍生物的总称，包括脂肪、脂肪酸[如二十二碳六烯酸(DHA)、二十碳五烯酸(EPA)、亚油酸、亚麻酸]、磷脂(如卵磷脂、脑磷脂)、糖脂(如神经节苷脂、脑苷脂)、萜类(如角鲨烯)、固醇及类固醇类(如胆固醇、麦角固醇)、胆酸、色素类等。不同种类的脂类在体内发挥的生理功能也是多种多样的。

1. 脂肪类

脂肪是为机体提供能量的重要来源。脂肪乳是重要的肠外营养制剂，为机体提供能量和必需脂肪酸，协助脂溶性维生素和胡萝卜素等的吸收。脂肪也是机体储存能量的主要方式。脂肪还具有保持体温、保护内脏器官等保护功能。

2. 脂肪酸类

脂肪酸(fatty acid)包括普通的脂肪酸和必需脂肪酸(essential fatty acid)。必需脂肪酸是人体自身不能合成的脂肪酸，必须通过食物等外源营养物质供给。这些脂肪酸主要包括两种：一种是ω-3系列的α-亚麻酸；另一种是ω-6系列的亚油酸。必需脂肪酸及其代谢产物具有广泛的生理功能，是维持人体健康必不可少的成分。EPA、DHA、亚油酸、亚麻酸和花生四烯酸等多不饱和脂肪酸是重要的脂类营养药物。近年来的许多研究结果表明，来自海洋和植物的ω-3脂肪酸能够降低心血管疾病的死亡率(Bowman and Russel, 2008)。

3. 磷脂类

磷脂(phospholipid)是指含有磷酸的脂类。磷脂可分为两大类：磷酸甘油酯(phosphoglyceride)和鞘磷脂(sphingomyelin)。体内含量较多的有卵磷脂、脑磷脂、磷脂酰丝氨酸、磷脂酰甘油、心磷脂、磷脂酰肌醇和神经鞘磷脂等。

磷脂是细胞膜、核膜、线粒体膜和内质网膜等生物膜的重要成分，此外，磷脂还具有促进生长、营养神经和大脑、平衡内分泌、提高免疫力、增强肝的再生和解毒功能、增强耐力，以及乳化作用等多方面的重要生理功能。

4. 糖脂类

糖脂（glycolipid）是糖与脂质结合所形成的物质的总称。糖脂主要分为两大类：糖基酰基甘油（glycosylacylglycerid）和鞘糖脂（glycosphingolipid）。鞘糖脂又分为中性鞘糖脂和酸性鞘糖脂。糖脂既是细胞表面标志物质，又是细胞表面抗原的重要组分。神经节苷脂和脑苷脂是两类重要的鞘糖脂。

神经节苷脂是重要的营养药物，对神经再生有重要的促进作用。例如，单唾液酸四己糖神经节苷脂钠注射液用于治疗血管性或外伤性中枢神经系统损伤、脊髓损伤、脑损伤、小儿脑瘫、新生儿缺氧缺血性脑病、糖尿病周围神经病变、周围神经病变等多种疾病。

5. 固醇类

固醇类（steroid）是环戊烷多氢菲的衍生物，又称类固醇。植物固醇有β-谷固醇、豆固醇、菜籽固醇等，具有降血脂、抑制肿瘤、防治前列腺肥大和免疫调节等多方面的作用。动物固醇主要有胆固醇、类固醇激素和胆汁酸等。其中以胆固醇最为重要。胆固醇在体内可以转化生成胆汁酸盐、维生素 D_3、肾上腺皮质激素、性激素等多种具有重要生理功能的类固醇化合物。

6. 萜类

萜类（terpene）化合物是由异戊二烯或异戊烷以各种方式联结而成的一类天然化合物。有的脂类具有萜类的结构，如角鲨烯、辅酶 Q_{10}。角鲨烯（squalene）属于开链三萜，又称鱼肝油萜，具有改善心脏功能、保护肝、抗疲劳、增强机体免疫能力等多种生理功能。辅酶 Q_{10}（coenzyme Q_{10}）在线粒体内将营养物质转化为能量的过程中起到重要的作用，另外还具有明显的抗脂质过氧化作用。辅酶 Q_{10} 是临床上常用的营养药物，用于心血管疾病和肝炎、癌症等疾病的综合治疗。

（四）维生素类

维生素（vitamin）是生物体所需要的不同于蛋白质、脂肪和碳水化合物的有机化合物，在食物的天然成分中含量极少，对机体的正常生理功能至关重要，如果缺少或不足将引起特殊的缺失综合征，人体内合成量不能满足机体生理功能需要（小杰拉德 • F. 库姆斯，2009）。

目前有 13 种物质或物质群被普遍认为是维生素。维生素的结构和功能是多种多样的，归纳起来也有一些共同点：①在自然界维生素以维生素原的形式存在于动物、植物、微生物等各类生物体中；②维生素在体内的作用主要是参与机体新陈代谢的调节；③维生素在体内不产生能量，也不构成机体组织和细胞的组成成分；④大多数的维生素一般不能由生物体自身合成，或者合成量不足，需要不断地从膳食等外部来源中获得；⑤人体对维生素的需要量很小，但是如果缺乏就会引起相应的维生素缺乏症。过量服用维生素也会引起中毒。

维生素通常按照其溶解性质分为脂溶性维生素和水溶性维生素两大类。

脂溶性维生素包括维生素 A、维生素 D、维生素 E（生育酚）和维生素 K 四类。维生素 A 不是单一的化合物，而是一系列视黄醇（又称为维生素 A）的衍生物。

水溶性维生素包括维生素 B_1（硫胺素）、维生素 B_2（核黄素）、维生素 B_6（吡哆醇）、维生素 B_{12}（氰钴胺素）、维生素 C（抗坏血酸）、烟酸（尼克酸、维生素 PP）、叶酸、泛酸、生物素、胆碱等。

维生素是临床上经常使用的与多种疾病有关的营养药物。

（五）矿物质和微量元素

人体组织含有的元素中，碳、氢、氧、氮 4 种元素主要组成蛋白质、脂肪和碳水化合物等有机物，其余各种元素基本上以无机化合物的形式存在，统称为矿物质（mineral）或无机盐。也有一些元素参与体内有机化合物的构成，如某些酶、激素、血红蛋白等。矿物质是构成人体组织和维持正常生理活动的重要营养素。

矿物质元素根据其在人体内含量的多寡分为常量元素（macroelement）和微量元素（microelement）。常量元素也称为宏量元素。在体内的含量大于体重的0.01%的矿物质元素称为常量元素，包括钙、磷、钾、钠、镁、氯、硫等7种，都是人体必需的元素。在体内的含量小于体重的0.01%的矿物质元素称为微量元素(在组织中的浓度不超过250 μg/g)。微量元素种类多，在体内含量小，但具有重要的生理功能，缺乏、不平衡或摄入过量都会不同程度地引起人体生理的异常或引发疾病。目前，人体内微量元素根据已知的重要性分为3类。第一类是必需微量元素，包括碘、硒、锌、铜、铁、铬、钴、钼等8种；第二类是可能的必需微量元素，包括锰、硅、钒、镍、硼等5种；第三类是低剂量时可能是必需的，但是有潜在毒性的元素，包括锡、氟、铝、铅、镉、汞、砷、锂等8种(顾景范和郭长江，2009)。

矿物质元素缺乏或不足时，通常是通过无机盐的形式加以补充，如碳酸钙、氯化钾、氟化钠、碘化钾、硫酸亚铁、亚硒酸钠等。也有的是以有机化合物的形式补充，如葡萄糖酸亚铁、乳酸亚铁、葡萄糖酸锌等。

(六)核酸、核苷酸和核苷类

核酸(nucleic acid)是生物体中重要的生物大分子，是一切生物细胞的基本成分之一，对生物体的遗传、繁殖、生长、发育、衰亡等重大生命过程起着主宰作用。核酸及其组成成分核苷酸和核苷是重要的营养素。这类物质的营养药物主要是核苷酸、核苷及其衍生物，如营养心肌的营养药物肌苷。

核苷酸(nucleotide)是一类由嘌呤碱或嘧啶碱、核糖或脱氧核糖及磷酸3种物质组成的化合物。核苷酸类化合物的重要生物学功能主要有以下8个方面(李勇和徐美虹，2016)：①增强免疫力的功能；②促进生长发育的功能；③调节肠道菌群的功能；④抗氧化功能；⑤辅助降血脂的功能；⑥缓解体力疲劳的功能；⑦对肝的辅助保护功能；⑧辅助改善记忆的功能。

临床上使用的核苷和核苷酸营养药物有三磷酸腺苷二钠(ATP)、三磷酸鸟苷钠(GTP)、三磷酸胞苷钠(CTP)、辅酶A(CoA)等，用于防治血小板减少、白细胞减少、肝组织损伤、急慢性肝炎、心血管疾病和肌肉萎缩等疾病。

(七)生物药物类

生物药物(biopharmaceutical, biological medicine)主要包括生物技术药物、生化药物和生物制品。这些药物中有些已经归类在其他类型的营养药物中，如蛋白质、肽、氨基酸、脂类、糖类、核酸等。随着现代生物技术的发展，近几十年来，有许多促进机体生长发育、增强免疫力的新型营养药物被应用到临床。这类药物以近年来迅速发展的生长因子类药物为主，如造血生长因子、表皮生长因子、神经营养因子等(汤仲明，2007；吴梧桐，2002)。

生物药物有许多是源自体内的生理活性物质，有些是经过蛋白质工程等技术改造而成的，有些是利用药学技术修饰得来的。这些生物药物是具有靶标明确、结构机理清楚、疗效显著的优势和特点的新型营养药物。

生物药物中的营养药物主要包括生长因子类、激素类、代谢调节类、免疫增强类等，如血小板衍生生长因子(PDGF)、表皮生长因子(EGF)、转化生长因子(TGF)、成纤维细胞生长因子(FGF)、神经生长因子(NGF)、促红细胞生成素(EPO)、集落刺激因子(CSF)、重组人生长激素(rhGH)等。

(八)药理营养素类

药理营养素(pharmaconutrient)基本上都是生物体内的次生代谢产物，对生物的生存和生长发挥调节、保护、防御等功能，往往具有含量少、活性高、功能特异的特点。近年来，国内外文献中提到的药理营养素或免疫营养素(谷氨酰胺、精氨酸、膳食纤维、ω-3脂肪酸、核苷酸、硒等)，按照物质结构可以分别归类于氨基酸类、糖类、脂类、核苷酸类、微量元素类等。作为药理营养素，这些物质的功能不是提供能量或作为生物合成的原料，而是具有丰富多样的其他重要生理功能。

药理营养素种类繁多，不同的分类方法侧重点不同，我们根据化合物的结构特征归纳分类如下。

(1) 多肽、氨基酸及其衍生物，如谷氨酰胺、精氨酸。

(2) 脂类，如 ω-3 脂肪酸。

(3) 多糖，如香菇多糖、绞股蓝多糖、海参多糖等。

(4) 微量元素，如硒。

(5) 类胡萝卜素，如叶黄素。

(6) 多酚和类黄酮类。多酚是所有酚类衍生物的总称，主要有酚酸和类黄酮。类黄酮主要存在于蔬菜、水果的外层。多酚和类黄酮类具有抗氧化、抗肿瘤、保护心血管等作用，如白藜芦醇、银杏黄酮、芦丁等。

(7) 萜类。萜类主要存在于调料类植物中，如香菜种子、薄荷等。

(8) 有机硫化物。有机硫化物包括大蒜及其他球根状植物中的有机硫化合物。有机硫化物具有抗突变、抗癌、抗氧化、延缓衰老等作用。

(9) 皂苷 (saponin)。皂苷是一类具有苦味的化合物，可与蛋白质和脂类 (如胆固醇) 形成复合物，在豆科植物中特别丰富。过去认为皂苷对健康有害，但是人群试验未能证实其危害。现在的研究认为，皂苷具有抗突变、抗癌、抗氧化和免疫调节等作用。

(10) 植物固醇 (phytosterol)。植物固醇主要存在于植物的种子及其油料中，如 β-谷固醇、豆固醇和菜籽固醇。植物固醇有降低胆固醇的作用。

(11) 植酸。植酸，又称肌醇六磷酸酯 (IP6)，是天然存在于谷类和豆类中、富含磷的一种有机化合物。植酸在抗癌、抗氧化、调节免疫功能、抗血小板等方面的生物学活性已被证实。

(12) 其他，如植物凝血素、葡萄糖二胺、苯酞、叶绿素和生育三烯酚类等。

天然药物化学通常将植物活性物质分为苯丙素类、醌类、黄酮类、单宁类、类萜、甾体及其苷类、生物碱等七大类。

药理营养素类是营养药物的重要类别。例如，丙氨酰谷氨酰胺注射液，适用于需要补充谷氨酰胺的患者。

(九) 肠道微生态调节剂

肠道微生态调节剂 (gut microecological modulator) 是基于对肠道菌群生态和生理功能的认识，在微生态学理论指导下研发、生产的一类能够调节肠道微生态失衡、保持微生态平衡、促进健康的微生态制剂，包括活菌体、死菌体、菌体成分，以及这些菌体的代谢产物和促进这些生理菌群生长、繁殖的生长促进物质 (中华预防医学会微生态学分会，2016)。

肠道菌群有以下几个方面的特点：①数量庞大，种类繁多，基因组巨大。肠道菌群的数量很难有一个确切的数据，以前的估计是人体细胞的 10 倍 (Luckey, 1972)。近期有研究认为，正常参考人 (reference man) 的人体细胞约为 3.0×10^{13} 个，肠道菌群的数量约为 3.8×10^{13} 个，总重量约为 0.2 kg (Sender et al., 2016)。正常人体内肠道菌群的种类有 1000 种以上 (中华预防医学会微生态学分会，2016)。②与宿主 (人类) 互相依存。肠道菌群是人类在长期的进化过程中与微生物 (绝大多数为细菌) 建立的一种共生的关系。正常的肠道菌群对人类的健康具有不可或缺的重要作用，人类宿主也为这些菌群提供了生长、繁殖的良好环境。③肠道菌群处于动态平衡状态。正常情况下，肠道菌群种类和数量处于一个基本稳定的范围，受到饮食、药物、健康状况、衰老等因素的影响会有所变化。④肠道菌群的功能是多种多样的。

目前，有多种基于肠道益生菌 (probiotics) 的活菌制剂被用作临床药物。随着人们对肠道菌群与健康关系研究的深入，将会有更多种类的肠道微生态制剂用于防病治病。益生元 (prebiotics)、膳食纤维 (dietary fiber) 等有利于肠道有益菌群生长、繁殖的物质已经被用来研发和生产保健食品等产品。由肠道有益菌和益生元组成的合生元 (synbiotics) 更有希望被开发成为微生态调节剂。

微生态调节剂能够有效地调节由各种原因引起的肠道微生态失调，用于治疗幽门螺杆菌相关性胃炎、非酒精性脂肪性肝病和代谢性疾病、肝硬化、肝衰竭肝移植、抗生素相关腹泻、肠易激综合征、炎性肠病、结直肠癌等(中华预防医学会微生态学分会，2016)。

微生态调节剂举例如下(黄峻和黄祖瑚，2015；中国药物大全编委会，2005)。

(1)双歧三联活菌胶囊：含有双歧杆菌、嗜酸乳杆菌、肠粪链球菌，具有改善肠道微环境，促进营养物质分解、吸收，合成多种维生素，增强机体免疫力，抑制有害菌生长，减少肠源性毒素产生和吸收等多方面的作用，用于肠道菌群失调、轻中型急慢性腹泻、腹胀和便秘等。

(2)酪酸梭菌活菌片：可与双歧杆菌、乳酸杆菌等肠道有益菌共生，抑制病原菌生长，产生 B 族维生素和酪酸等营养物质，用于肠炎、肠易激综合征、腹泻、便秘和消化不良。

(3)地衣芽孢杆菌制剂：能够促进双歧杆菌、乳酸杆菌、拟杆菌等有益菌群生长，对葡萄球菌、酵母菌等致病菌有拮抗作用，调整肠道菌群失调，用于由细菌或真菌引起的急慢性腹泻和肠炎等。

(4)促菌生：由需氧芽孢杆菌制成的活菌制剂，通过消耗肠内过多的氧气，促进肠道厌氧菌的生长，抑制其他需氧菌的繁殖，主要用于婴幼儿腹泻、菌痢、肠炎和肠功能紊乱，增强食欲等。

(十)中药类

扶正固本、补益增强是中医药防病治病的核心理念之一，也是中医药的优势和特点之一。“正气存内，邪不可干”“邪之所凑，其气必虚”，补益类中药是为机体补充营养物质、增强身体机能、提高机体防病抗病能力、消除虚弱证候的药物，具有营养药物的本质特征。

中医补益药的药理作用非常广泛，概括起来主要有以下几个方面(沈映君，2000)：①增强机体的免疫功能；②抗氧化和延缓衰老功能；③改善心血管的功能；④改善和增强大脑和神经系统的功能；⑤促进和改善造血功能；⑥调节神经内分泌功能；⑦增强和调节物质代谢功能；⑧调节和改善脾胃及消化功能；⑨肠道微生态调节作用(吴国琳等，2015)。

中医补益药主要按照补气药、补血药、补阴药和补阳药等机制进行分类(沈映君，2000；郭姣，2009)。

(1)补气药。常用的有人参、西洋参、党参、黄芪、山药、白术、甘草、大枣等；常用的方剂有四君子汤、参苓白术散、补中益气汤、生脉散等。

(2)补血药。常用的有当归、熟地黄、制何首乌、白芍、阿胶、龙眼肉等；常用的方剂有四物汤、当归补血汤、归脾汤等。

(3)补阴药。常用的有沙参、麦冬、天冬、石斛、玉竹、黄精、百合、枸杞子、女贞子等；常用的方剂有六味地黄丸、左归丸、大补阴丸、补肺阿胶汤等。

(4)补阳药。常用的有鹿茸、淫羊藿、补骨脂、杜仲、益智仁、菟丝子、巴戟天等；常用的方剂有肾气丸、右归饮等。

三、营养药物的特点

营养药物是由人体必需的基本营养素、药理营养素、营养调节物质等营养物质为功能成分研制的药物。与抗病毒、抗肿瘤、酶抑制剂等抑制和杀伤类药物相比，营养药物具有以下特点。

1. 营养药物的基本功能特性是扶正固本

与拮抗、抑制和杀伤类的抗肿瘤、抗病原微生物等药物的“肃杀”性质不同，营养药物的作用目的和方式是滋养、促进和增强，即滋养机体，促进生长和发育，增强机体的机能，类似于中医药所讲的“扶正固本”的功能。这包括提供能量，提供构成机体的结构物质和机体新陈代谢所需要的物质，调节机体营养等机能的物质等。这种扶正固本的作用对于健康和伤病的治疗都是至关重要的。通过营养药物使机体达到良好的营养状态既是防病治病的方式和途径，也是为其他治疗措施发挥作用、取得疗效打好身体基础，创造必要的条件。

2. 营养药物对机体具有保护作用

营养药物的保护作用体现在很多方面。例如，多糖、脂类等活性成分对肝等器官和神经等系统的保护作用；白藜芦醇、花青素、维生素C、维生素E等的抗氧化作用；免疫营养素的免疫增强作用等。

3. 营养药物安全系数高、作用温和

营养药物的成分基本上都是来自膳食材料，毒副反应小，安全性比较高，机体对其的适应性强。补益类中药基本上都是药食两用或可用于保健食品的中药材，且经过中医药长期的临床应用和现代科技条件下的评估，安全、有效、可靠。

当然，营养药物也都有严格的安全有效的使用剂量范围。过量和不当的使用会造成严重的后果，甚至危及生命。

4. 营养药物往往通过多组分、多靶点、多层次的协同作用达到最好的效果

机体时刻需要均衡多样的营养物质供应。营养过程实际上就是一个遍布全身的多组分、多靶点、多层次的协同作用过程。由于伤病和治疗导致的患者营养不良状况通常都涉及多种营养物质的补充和调整。因此，营养药物往往由多种营养药物成分组成，作用于多个层次、多种靶点才能达到预期的效果，如复合维生素、复合氨基酸、脂肪乳等。所以，配方研究是营养药物研究的重要内容之一。

随着营养药物学、分子营养学等学科的发展，对营养药物作用的分子机制将在各个层面不断深化，这些新的更深层次的认识有些会通过靶标的概念加以阐明，有些则期待着多靶点网络化、系统化的新理念加以阐释，这将更有助于加深对营养药物多靶点、多层次协同所用的认识。

5. 营养药物作用于全身，具有整体调节的特点

机体对营养物质的需求涉及全身的每一个系统、每一个器官、每一个细胞。不同的疾患，营养问题累及的器官和程度会有所不同，其影响往往也是全身性的。根据不同疾病特点使用的营养药物往往既有具体的针对性，也有全身性的调节作用和效果。

6. 营养药物参与维持机体的正常生理过程

营养药物提供维持机体生理环境的物质，包括水、矿物质、电解质等。

从更广泛的角度看，营养药物成分大多是人体必需的物质，如蛋白质、多肽、氨基酸、碳水化合物、脂类、维生素、矿物质等。这些物质是人体正常生理过程不可缺少的基本营养物质。所以，许多营养药物通过参与机体的正常生理过程达到治疗的目的。借助于分子营养学、代谢物组学等各类组学技术和生物信息学手段，人们对营养素的体内过程和角色不断有新的发现，将有助于我们更深刻地认识营养物质的作用和功能，也有助于营养药物的研发和使用。

7. 营养药物具有治未病的优势

病未发而先治，防大患于未然，这是传统中医药对“上医”境界的典型描述。随着研究的深入，越来越多的证据表明营养问题与大多数疾病相关，尤其是重大慢性疾病。这表明营养药物在预防重大慢性疾病方面将大有作为。作为营养药物重要组成部分的补益类中药也将发挥越来越重要的作用。

8. 营养药物通过肠道微生态系统发挥多方面的作用

营养药物通过修复和维持肠道菌群的微生态环境，为机体提供多方面的治疗和保健作用，如利用益生菌等微生态制剂治疗由抗生素引起的腹泻等。

四、小结

在上述的讨论中，我们本着学习、交流、传承和发展的理念，对营养药物的内容、分类和特点进行了概括和阐释。

营养药物的内容主要包括五方面，这五方面各有其丰富内涵和重要意义。

(1) 营养素药物是目前营养药物的主要内容。肠内和肠外营养是临床营养支持的主要手段。随着分子

营养学、代谢物组学等新技术的运用和融入，对营养素作用的认识在不断扩展和深入，营养素药物的种类和功能应用将会更加丰富。

(2)近几十年来发展迅速的生物药物中有许多具有营养药物的功能和特点，这些药物既丰富了营养药物的种类、功能和治疗范围，也为营养药物的研究开发引入了新的理念、技术，扩展了营养药物的资源空间。

(3)补益类中药是重要的营养药物，也是营养药物研究开发的宝贵资源。从营养药物的角度认识、开发和应用中医药是具有现实意义的中西医结合之路、创新之路。中医药扶正固本的治疗原则与营养药物的功能相契合，在这个结合点上深入探讨，有望对营养药物研究发展和治未病有所贡献。

(4)药理营养素种类、结构和生理功能丰富多样，既为营养药物的研究开发提供了丰富的资源，也为医学、药学、营养学等相关学科领域在学术上相互交流、工作上开展合作、理论和技术上相互借鉴提供了良好平台，开辟了更大的空间。

(5)肠道菌群既是特殊的营养药物(微生态调节剂)，也是潜力巨大的营养药物资源和营养药物研发生产的强有力的工具。在各类组学技术、生物信息学技术等先进技术的推动下，以肠道菌群为基础的营养药物研发将在理论、技术、工艺和产品等多方面不断取得研究成果。

第四节　营养药物研究

营养药物属于药学学科，涉及医学、营养学、生物学、化学、食品科学等多个学科、多个领域。这些相互关联的学科相互交叉融合、相互学习借鉴、相互推动发展，形成了营养药物研究的有机整体。营养药物的研究既要严格遵循药物研究开发的法规程序，也要借鉴各相关学科的理论、技术和研究成果，创造性地开展工作。

一、与营养相关的基础性研究

与营养相关的基础性研究是营养药物研究的科学基础和重要依据，包括医学、药学和营养学，也涉及生物学、化学、物理学、材料科学、信息科学等广泛的基础性科学研究。

(一)以医药分子生物学为基础，以分子营养学为先导，不断更新和深化对营养物质、营养作用、营养过程、营养机制的认识，促进营养药物的研究

分子营养学(molecular nutrition)是现代分子生物学原理和技术与营养学有机结合产生的新兴前沿学科，在基础营养学的研究中已经占有十分重要的地位(林晓明，2017)。

与经典营养学的研究领域和模式不同，分子营养学以营养物质与基因表达和基因调控的相互关系为核心内容，拓展了营养学研究的空间，丰富了营养学研究的模式。分子营养学研究营养物质及其代谢产物对基因表达、蛋白质水解、核酸和分子水平事件的生理作用，研究遗传因素对营养物质吸收、消化、代谢和生理功能的作用，也在分子水平上研究细胞内营养物质的动态平衡、细胞增殖和凋亡、信号转导等内容。分子营养学的研究将极大地丰富和扩展我们对营养物质、营养作用、营养过程、营养机制的认知，扩展我们对代谢和营养的认识，并使我们更加深刻地了解营养与健康和疾病的关系。

(二)将微观营养学与整体营养学相结合，进行营养药物研究

应用分子营养学和细胞营养学等技术和方法可以在微观层面上获得关于营养物质和营养的功能作用的有价值的证据。但是对于生命系统这种极为复杂的非线性系统来说，简单因素的、微观层面的研究结果必须放到机体整个系统中进行研究和诠释才是客观的、全面的、有意义的。另外，由于需要多种营养物质的互相补充和协同作用才能达到营养均衡的效果，在实际应用中过分强调甚至夸大某一种营养物质的作用

都是片面的，甚至是有害的。所以，营养药物的研究需要注意将微观研究与宏观研究相结合，单因素研究证据与系统的多因素研究证据相结合，静态研究结果与动态变化相结合。

营养的流行病学调查是营养学研究的重要内容，也是营养学的重要研究方法。具体的生物、医学、药学等实验性研究证据还需要与充分而且一致的流行病学证据相结合，才能获得更加客观全面的研究结果。

(三) 以充分的研究证据为基础，通过多学科协作进行研究

药学学科是由多学科的理论和技术支撑的复杂学科体系。营养药物的研究需要在药学学科的理论和技术体系平台上，学习、吸收、整合营养学、肠道微生物学、代谢物组学等各相关学科的理论、技术和研究成果，通过多学科协作开展研究。其中需要特别关注临床营养学。

临床营养学研究营养与疾病的关系，研究营养治疗和营养支持的方式、方法、产品、管理规范等。这些研究成果既是营养药物研究的最直接的科学依据，也是营养药物研究的课题和需求来源。营养药物研究需要充分深入地了解临床营养学的资料信息，深刻而具体地认识各类伤病与营养的关系，以临床营养学的科学研究证据作为营养药物研究的重要依据和基础。

特殊医学用途配方食品(特医食品)虽然不属于药品，但是特医食品直接针对临床患者，对许多重大营养相关疾病进行分类研究，临床使用量大，使用频度高，产生和积累了大量丰富的临床和实验研究及产品研发资料。这些珍贵的研究成果对于营养药物研究具有非常重要和直接的借鉴及指导意义。

二、积极研究开发新的营养药物资源

新的营养药物资源拓展了营养药物开发的广阔空间。在以蛋白质类、脂类、糖类、维生素类、矿物质类营养素为基础进行营养药物研究开发的同时，还要随着对营养物质和营养作用机制认识的不断深入和扩展，积极开发新的营养药物资源。

(一) 从营养药物的角度认识、挖掘和利用现代生物药物的研究成果

现代生物制药在现代生物技术等新技术推动下，发展迅速，影响和促进了药学及相关学科的发展，也丰富、扩大和改变着我们对营养药物的认识。

例如，有很多生长因子类药物在研究和开发时，大多是以抗肿瘤、抗炎、增强免疫力等药物展开的。随着研究的深入和临床应用的实践，人们认识到这些大多源于体内的生长因子类生物药物具有高效的、多方面的营养调节和营养治疗作用。这既加深了人们对这些生物药物的认识，也丰富了营养药物的内容，拓展了人们对营养药物作用范围、作用机制、药品定位和临床应用的认识。这些认识也扩展和加深了人们对其他类型的生化药物和生物药物在营养治疗方面的认识。

现代生物药物研发和生产建立在现代生物技术等新技术体系基础之上，理论、技术、方法、设备等方面可以获得当代科技发展进步成果的最直接的支撑，从营养药物的角度研究现代生物药物，或者从现代生物制药的角度审视和研究营养药物将有力地推动营养药物的研究。

(二) 应用天然药物化学和生物制药学的技术手段，深入挖掘药理营养素

药理营养素包括来自动物、植物、微生物、矿物的天然活性物质和现代营养学中论述的植物化学物质，种类繁多、结构多样、作用广泛。药理营养素是营养药物研究开发的资源宝库，也是深入认识营养与疾病关系的良好素材和媒介，具有重要的研究和开发价值。

药学领域中的天然药物化学和微生物与生化药学是以天然活性物质为基础研发新药的学科。这些学科在长期的发展实践中建立了一整套系统、严谨、科学的研究方法和技术体系，包括结构表征、理化性质、分离纯化、活性筛选、结构鉴定、结构修饰、生物合成与转化、药理毒理、作用机制、给药方式、药物评价等。他山之石，可以攻玉。将这些成熟、先进的技术方法用于以药理营养素为资源的营养药物的研发，稳妥、规范、高效。

（三）以中医药资源为基础进行研究

中医药扶正固本、治未病的理论、方法和药物，以及丰富的实践经验是营养药物研究开发的宝贵资源。

中医强调通过扶正固本促进生理机能的恢复，达到治疗疾病、预防疾病的目的。这是中医的基本治疗原则之一。中医所讲的正气包括元气、宗气、营气、卫气等，其作用有预防疾病和治疗康复两个方面。即在没有患病的时候，调节和维护自身生理平衡与稳定，适应外部环境变化，抵御和防止外部病邪侵入；在患病的情况下，驱除外邪，修复损伤组织，使人体恢复健康（王新华，2001）。

中医认为，导致疾病的原因有很多，如风、寒、暑、湿、燥、火 6 种外感病邪，喜、怒、忧、思、悲、恐、惊 7 种情志变化，以及劳倦、饮食因素等。如果正气强盛，则这些致病因素难以伤及身体，如《素问•刺法论》所说，“五疫之至，皆相染易……不相染者，正气存内，邪不可干”“邪之所凑，其气必虚”。所以，人体正气的强弱是决定疾病发生与否的内在原因、决定性因素（王新华，2001）。

中医药的扶正有补气、补血、补阴、补阳等不同的疗法，通过辨证，采用药物，结合饮食及其他疗法综合施治。我们对中医药的认识不能简单地套用西医西药的理念和方法，需要在中医药理论指导下，深入沟通和研究，真正从实质上认识和把握。中医药扶正固本、治未病等理论和实践里饱含着丰富的营养药物内涵，积累了大量的药学、药材和方剂资料，既是我们研究营养药物的资源宝库，创新的重要源泉，也具有重要的指导意义（王新华，2001）。

三、研究药物与营养物质的相互作用

药物与营养物质的相互作用（drug-nutrient interaction, DNI）是指药物与一种或多种营养物质或普通食品之间产生的物理、化学、生理或病理生理关系（Boullata and Armenti, 2008）。

充足而均衡的营养供应使机体处于良好的营养状态，为药物治疗提供有利的条件，可以保证和提高治疗效果。这是营养与药物的最重要、最基本的关系。同时，在胃肠道、血液、靶器官等所处的环境影响下，药物与营养物质相互暴露和接触，势必发生不同程度、不同类型的相互作用。这种相互作用有些是必要的、协同的、相互促进的，如促进食物消化的药物。但是，在更多的情况下，人们关注的是 DNI 的负面影响。药物影响营养物质的消化、吸收、分布和代谢，造成营养状况下降；营养物质干扰药物的吸收、分布和代谢，影响药物的治疗效果等。这些不利的 DNI 在临床上经常会遇到，在某些情况下甚至会产生严重的后果。另外，有时药物不是直接与营养物质作用，而是通过影响胃肠道等消化器官的功能而影响营养物质的供应，或者是营养状态影响了药物的效果等，也是值得关注的相关问题。因此，研究食物、营养物质与药物的相互作用，以及这种作用产生的影响是非常重要的（Choi and Ko, 2017）。

DNI 是药物研究开发需要面对的基本问题之一。通过 DNI 研究为新药的给药方式和临床用药等提供科学依据。营养药物是以营养物质和营养调节物质为基础研制的药物，DNI 的问题更加直接、具体，具有更加重要的现实意义。

DNI 的研究涉及的问题广泛而又具体，主要有以下几个方面。

1. 机体营养状况对药物体内过程和作用的影响

药物能够发挥治疗作用是以机体自身的生理运行机制为基础的。机体的营养状况好，生理运行机制正常，药物得以发挥其作用；营养状况不良，药物的处置、治疗效果和毒副反应都会受到不利影响。

2. 营养物质对药物体内过程和作用的影响

某些营养物质会影响某些药物的药代动力学和药效学。例如，服用单胺氧化酶抑制剂反苯环丙胺（tranylcypromine），若食用含奶酪的食物，药物-食物相互作用将继发高血压危象，需紧急救治（Cramer, 1997）。口服抗凝药的治疗效果会因服用维生素 K 含量高的寿司而受到影响（Bartle et al., 2001）。

3. 药物对机体营养状态和营养成分的作用和影响

药物会直接或间接地引发机体营养状况的改变。这些作用包括改变患者的食欲，影响营养物质的消化、吸收、代谢，造成营养成分缺失，抑制营养物质的摄取，进而造成营养失衡、营养不良等状况。

4. 特殊人群中的 DNI

婴幼儿、孕妇、乳母、老年人群各有其特殊的生理特征、代谢特点等，不仅对营养有特殊的需求，在用药方面有特殊的考量，在 DNI 方面也有其各自的特殊性。

5. 不同疾病状态下的 DNI

癌症、消化系统疾病、肾脏疾病、心脑血管疾病、糖尿病、器官移植、烧烫伤等伤病状况下，机体的营养状态、药物代谢等都有其各自的特殊情况。

6. 肠道菌群与 DNI

肠道菌群的作用主要包括宿主营养代谢，异型生物质(xenobiotics)和药物代谢，保持肠黏膜屏障结构的完整性，免疫调节及抵御病原菌的保护作用等(Jandhyala et al., 2015)。肠道菌群直接暴露于食物、营养物质和药物中，其强大的、复杂多样的代谢转化能力使其对 DNI 具有特殊的地位和意义。

7. 食物营养成分与营养药物之间的关系

使用营养药物是为了改善患者的营养状况，达到营养均衡的健康状态。任何营养物质都不是越多越好，使用营养药物需要与正常的饮食和其他途径的营养物质补充相互协调，避免出现因为服用营养药物而造成营养过剩等营养失衡的情况。

四、研究营养药物配方和给药方式

一款好的营养药物产品的形成需要配方研究和给药方式研究的密切配合。

配方研究是营养药物产品研发的核心内容之一，既是基础研究成果的体现，也是面向临床、面向市场开拓创新的考验。单方营养药物的研究相对简单，但是营养过程通常是多种营养物质组合、配合、协同发挥作用的过程。在伤病的情况下机体对营养物质的需求在种类、数量、配比上要求更加复杂，需要更加科学、严格、准确。我国在营养药物产品的创新方面与发达国家的差距较大，其中配方研究是薄弱环节之一。因此，营养药物的科学配方研究十分重要，重点有以下几个方面。

1. 以疾病与营养物质需要之间关系的科学证据为依据进行配方研究

通过医学、临床营养学和药学等学科的研究，获得确切的科学证据，针对不同伤病情况的具体营养学特点和需要，科学合理地进行组方和制剂配方设计，并进行严格规范的实验研究。

2. 以不同营养物质之间、营养物质与其他药物之间相互作用的科学证据为依据进行配方研究

多组分的协同作用及相互影响是配方研究的重要内容。需要通过广泛调研，结合具体药物的科学实验，研究拟纳入配方的各种营养物质、营养调节物质之间的相互作用，营养物质与其他治疗药物之间的相互作用，避免相互间的不利影响，挖掘有利的协同作用和促进作用，指导配方设计和临床用药。多因素复杂系统的研究需要引入和创立新的理论方法。

3. 结合给药方式进行研究

给药方式的研究关系到配方研究成果的最终实现。在临床营养支持中，主要采用肠外营养和肠内营养两种方式。营养药物给药主要也是这两种方式。通过静脉或肌内注射的方式给药具有直接、快速、有效剂量准确等优点，需要继续深入研究。通过口服或胃肠道给药似乎具有更多的优势。这不仅涉及给药方便、患者顺应性好的问题，更重要的是药物经过体内酸、碱、酶和肠道微生物的降解、转化等一系列过程所产生的复杂作用具有多方面的重要意义。

五、结合重大慢性疾病进行研究

针对重大慢性疾病进行研究是营养药物研究发展的主要方向之一。这既是全球人口老龄化趋势加快的需求，也是重大慢性疾病成为人类主要健康威胁的需求。

心脑血管疾病、恶性肿瘤、呼吸系统疾病、代谢性疾病、退行性疾病等重大慢性病已经成为对人类健康影响最大的疾病，也是造成医药费用升高的重要原因。慢性病多与营养有关，也与衰老和衰退有关。机体机能的衰老和衰退与营养状况常互为因果的关系。慢性病的临床治疗效果更与患者的营养状况密切相关。

人民卫生出版社 2012 年出版的《肿瘤营养学》提到“研究表明约有三分之一的肿瘤发病与营养因素有关”(石汉平等，2012)。因此在肿瘤治疗中常常由于缺乏营养支持，造成患者营养不良，使肿瘤治疗效果大打折扣。

通过调整膳食结构、改变生活方式等途径可以有效地改善社会性的慢性病流行问题。从临床上看，针对慢性病研发营养药物具有更重要和迫切的现实意义。社会老龄化趋势加快，我国尤为突出。慢性病是威胁老年人健康的首要问题。营养药物可以为许多慢性病提供精准的营养治疗方案，收到疗效好、药害少、费用低、幸福指数高的综合效果，对提高其他治疗措施的效果也有确切的积极作用。

六、研究肠道微生物与营养和营养药物的关系

人类在长期的进化过程中，与肠道菌群(gut microbiota)建立了互相依存的共生关系。这种共生关系对人类的健康具有至关重要的意义。在过去的十几年里，我们对人类肠道菌群组成和功能研究的科学数据呈指数增长(Marchesi et al., 2016)。这充分反映了科学界对肠道菌群的高度关注。

肠道菌群的重要性与其含有的庞大基因组和众多菌种形成的聚集效应有关。

庞大的基因组表达产生的各种各样的酶、功能性蛋白质和其他生物分子，具有复杂多样的代谢和转化功能，既消化食物中的营养物质，又转化和合成更多种类和数量的营养物质、生物活性物质，从而对机体的健康产生复杂多样的影响。

众多种类微生物的聚集效应形成了肠道的微生态环境。这种微生态环境不是菌群的简单堆积，而是形成了复杂的“社会”结构，具有组织性、系统性和有复杂的结构形态。因此其所发挥的功能不能仅仅从微生物菌体菌种的角度分析看待，而是要将其看作一个多功能的系统，如有些学者描述的那样(Marchesi et al., 2016)，肠道菌群相当于一个内分泌系统(Clarke et al., 2014)。

近年来肠道菌群研究取得的快速发展得益于各类组学(-omics)技术、高通量筛选(high-throughput screening)技术、生物信息学(bioinformatics)技术等相关学科和技术的进步及应用。从营养药物研究开发的角度来看，不仅要关注和采用各类组学等新技术，还需要整合和采用微生物学、生态学、药学、营养学等多学科的理论和技术手段，才能取得实质性进展。

肠道菌群是一个动态的系统，其组成、数量、结构等在机体和环境的影响下不断地发生变化。这种变化伴随着功能和代谢物的变化，直接或间接地与营养和健康有关。

近期有关肠道菌群的研究涉及的健康问题越来越广泛，许多与健康有关的难题都在试图从肠道菌群中找到或多或少的原因和解决办法。例如，肠道菌群与癌症等重大慢性疾病的关系(Vétizou et al., 2017; Burcelin, 2017)，与婴幼儿生长发育的关系(Cacho and Lawrence, 2017)，与衰老的关系(Han et al., 2017; Manderino et al., 2017)，与肥胖的关系(Hakkak et al., 2017)，与帕金森病和阿尔茨海默病等神经退行性疾病的关系(Sampson et al., 2016; Akbari et al., 2016)，与抑郁症等心理疾患的关系(Glenny et al., 2017)，与中医药的关系(吴国琳等，2015)等。肠道菌群的复杂生理功能和巨大潜力正在逐步被认识和开发利用。

肠道菌群是丰富的、巨大的营养药物资源库，同时又是研究和生产营养药物的工具库，与生物药物、中药、药理营养素多有交集。可以从基因、酶、微生物、代谢产物、微生物调节剂等多角度进行营养药物的研究和开发，值得特别关注和期待。目前，在营养药物领域发展最快、影响最大的是益生菌产业。

以益生菌制剂为代表的肠道微生态制剂产业已经发展成为一个具有数百亿美元产值的大产业。2016 年全球的益生菌市场份额达 246 亿美元，其中中国约为 44 亿美元，相关的产品有药品、口腔护理品、发酵乳制品、饮料、膳食增补剂、糖果零食、日化用品等(中国经济网，2017)。

随着对肠道菌群研究的不断深入，将会有更多种类的、具不同功能的、个性化的益生菌及其相关产品

问世。肠道微生态制剂产业是一个多学科交叉和集成的产业，是基础研究和应用研究紧密结合的产业，是临床、实验室和工业紧密结合的产业。这意味着要以更加开放的心态，不断地进行跨学科的深入学习，形成更多的多学科、多行业的紧密合作。随着肠道菌群及其代谢产物与重大慢性疾病，脑和神经系统疾病，免疫、发育、衰老、感染、代谢、肥胖等相关疾病研究的深入，基于肠道菌群的营养药物研发将面临新的更大的机遇。

七、将新技术手段与成熟技术体系相结合

工欲善其事，必先利其器。成熟、可靠和先进的技术是营养药物研发和创新的工具及利器。在药物研究方面已经建立了一整套成熟的技术体系，包括活性物质分离、提取、纯化和结构性质研究，药物设计、合成和结构修饰，药理药效研究，给药方式研究等。

近几十年来，现代生物技术和信息技术等先进技术迅速发展，不断地丰富着药物研究的技术手段，促进药物研究技术的发展和进步，如各类组学技术、高通量和高内涵筛选技术、生物信息学技术等（表 1.1）。这些新技术为多学科的相互借鉴、融合和发展提供了共同的语言和技术平台。营养药物的研究应当积极地将这些新技术手段与成熟的药物研发技术体系相结合，不断提高研究的效率和质量。

表 1.1 部分组学等新技术举例

组学名称	基本概念
基因组学 (genomics)	研究一个生物体内整套基因组及其表达的 mRNA 组群，包括测序和分析、结构和功能研究等
药理基因组学 (pharmacogenomics)	研究基因组在药物反应中的作用，分析个体的基因组成如何影响其对药物的反应
营养基因组学 (nutrigenomics)	研究营养如何影响基因的表达和稳定，基因如何影响营养素的利用
宏基因组学 (metagenomics)	通过直接从环境样品中提取全部微生物的 DNA，构建宏基因组文库，利用基因组学的研究策略研究环境样品所包含的全部微生物的遗传组成及其群落功能
转录组学 (transcriptomics)	在 RNA 水平上整体研究细胞中基因转录的情况及转录调控规律
蛋白质组学 (proteomics)	研究一个生物系统（细胞、器官等）中的全部蛋白质（蛋白质组）及其在不同的生理病理条件下蛋白质的表达变化
代谢物组学 (metabolomics)	对一个生物体内所有代谢物（代谢物组）进行系统性整体研究，包括所有产物或次级组群
糖组学 (glycomics)	系统性和综合性研究一个生物体中游离的或结合状态的糖的全部组分（糖组）
细胞组学 (cytomics)	研究基于基因型差异并综合全面的生物信息学知识而概括出来的单细胞分子表型及细胞系统的结构与功能
生物信息学 (bioinformatics)	将计算机科学、统计学、数学和工程学结合起来，分析和解释生物学数据，开发软件工具和方法，以理解生物学数据
系统生物学 (systems biology)	应用计算机和数学模型等方法系统性研究一个生物系统中所有组成成分的构成，以及在特定条件下，这些组分间的关系，是以系统性和整体性研究为特征的跨学科生物学研究领域

八、严格按照药物研究的有关法律、法规和程序进行研究

依法、依规、按程序开展研究工作是营养药物研究必须遵循的基本规矩。这些“规矩”里既体现着对科学规律的认知，也积累了无数的经验和教训；既是使药物安全、有效、稳定、可控的保障，也是使研究工作少走弯路、提高研究工作效率和成功率的“捷径”。

营养药物研究是药物研究的一个领域。药物是特殊的产品，事关人的生命安危和健康福祉，世界各国都制定了严格的法律法规，对药物的研究、生产和使用进行监督管理。我国与药物研究有关的法律法规主要有《中华人民共和国药品管理法》《中华人民共和国药品管理法实施条例》《药品注册管理办法》《国家

食品药品监督管理局药品特别审批程序》《药物非临床研究质量管理规范》《药物临床研究质量管理规范》《中华人民共和国药典》等。营养药物研究必须秉持科学严谨的态度，严格遵循国家的有关法律法规。

国家食品药品监督管理总局对药物的具体研制过程制定了一系列技术指导原则，涉及化学药、中药、天然药物和生物制品研究的药学、毒理学、药代动力学、临床研究及资料撰写等各个方面。这些技术指导原则体现了药物研究的科学性、规范性和系统性。《药品注册管理办法》第二十八条要求“药物研究参照国家食品药品监督管理总局发布的有关技术指导原则进行，申请人采用其他评价方法和技术的，应当提交证明其科学性的资料”。营养药物研究要在遵守这些技术指导原则的前提下，结合具体的研制内容，运用科学严谨的方法和程序，以科学的研究证据为依据，创造性地开展工作(邓世明和林强，2008)。

九、小结

营养药物是一个多学科交叉、内容非常丰富的研究领域。营养药物的研究也是复杂的课题。以上从 8 个方面进行了简要的讨论，从中可以看出，营养药物研究不是孤立的，而是与医学、药学、营养学、生物学、中医药学等许多学科密切相关。营养药物研究涉及基础、应用、开发、生产等各个方面，面临着许多挑战和创新发展的机遇。相关学科的理论和技术是重要的，我们需要以开放的心态和宽广的视野向相关学科领域拓展；多学科理论和技术的整合运用更加重要，需要我们结合具体的课题和目标去创造性地发挥智慧和才能；理念和认知上的提升更具有决定性的意义，指引着我们摆脱各种束缚和局限，创造性地进行营养药物的研究和开发。

第五节　营养药物的临床应用

从营养方面分析和查找病因，通过营养药物治疗疾病，应用营养药物等营养制剂改善营养状况从而提高治疗效果是临床医生在职业训练和临床实践中形成的基本诊疗策略之一。营养不仅对生命过程极为重要，对疾病的临床治疗和康复也是极为重要的。严重的营养不良或营养失衡是导致许多疾病的原因，而疾病和治疗引起的继发性营养不良又会反过来影响机体的营养状况，既影响治疗效果，也会加重病情。营养支持和营养治疗的重要性受到临床及相关领域越来越强烈的关注和重视，但是许多理论、技术、管理、理念等方面的具体问题也在困扰和影响着营养支持和营养治疗的有效推广和应用，需要临床医生、营养师、药剂师、管理部门及基础和应用研究部门的专业人员密切交流与合作，共同加以推动。

1. 深入了解疾病与营养的关系，更加科学地使用营养药物

疾病与营养的关系是使用营养药物进行营养干预和治疗的基本依据。由于疾病与营养的关系是临床医学面临的重要问题之一，历来受到医学、营养学、药学等相关学科的高度重视，研究资料和成果非常丰富。但是，充分了解和有效地将这些研究成果应用于临床治疗和康复，还需要做大量的工作，这也是提出转化医学模式的原因之一。个人的不断学习、与时俱进是必要的和必需的，但是依靠人力来掌控和运用呈爆炸性增长的海量科学研究数据是难以想象的。这一方面需要临床医生、营养师、药剂师及研究人员不断地学习和实践；另一方面期待在科学的新模式、新理论、新技术的基础上，研发和建立可靠、高效的基于转化医学理念的可操作系统。例如，近年来发展迅速的人工智能(artificial intelligence, AI)技术是值得期待的解决方案之一。

2. 做好营养状况评估分析，更加准确地使用营养药物

对患者进行营养状况评估和分析是准确进行营养治疗和干预的前提。这既需要实施科学严谨的临床营养操作规程，也需要提供科学、可靠、便捷的设备和方法。营养的重要性及其治疗康复效果需要通过正确地实施科学严谨的操作规程得以实现。营养状况评估有一系列科学严谨的标准、程序、内容和方法(李增宁和石汉平，2016)，对于所有住院患者，应当根据病患的具体情况进行营养状况评估，以便更加准确有效地使用营养药物或其他营养制剂。

3. 建立和实施营养治疗管理规范和指南，更加规范地使用营养药物

规范通常是指部门、行业、单位等通过明文规定的工作标准，具有指导性、约束性或强制性。例如，药物研究和生产领域实行的《药品非临床研究质量管理规范》《药物临床试验质量管理规范》《药品生产质量管理规范》等对于新药研发、药物生产等起到了巨大的提升、保障和促进作用。无论是循证医学(evidence-based medicine)还是转化医学(translational medicine)，将科学证据和研究成果转变到临床应用都要通过可操作的措施加以落实。建立规范就是这样的措施。建立规范使得临床营养治疗有标准依据，有管理依据，更加科学、有序、安全、高效。

指南不同于规范，规范更多地体现在管理层面上，指南更多地体现在对医生的指导层面上。目前，国内外有多种营养支持治疗指南，需要进行很好的研读和在实践中完善(黎介寿，2011)，如中国抗癌协会等推荐的《临床营养操作规程》(李增宁和石汉平，2016)和美国肠外肠内营养学会(ASPEN)的临床指南(Mueller et al., 2011)。

4. 不断更新医疗观念，更加积极、主动地使用营养药物

现代医学在近现代科学技术支撑下飞速发展，对疾病的成因和诊疗手段的研究越来越深入细致，临床专业和科室也相应地越分越细，这样做有其有利的一面，使诊断方法和治疗措施更加"精准"。但是，这种医疗模式往往使人们专注于局部的精准，而无形中忽视了整体层面的治疗和调整，影响治疗效果。这种分科过细的医疗模式是造成营养治疗说起来重要，而在实际操作中又常常被冷落的原因之一。

近些年来，癌症、心脑血管疾病、糖尿病、神经退行性疾病等重大慢性疾病逐渐上升为中国乃至全世界范围内影响最为严重的健康问题。重大慢性疾病死亡率和伤残率高，治疗效果不理想，已经成为医疗费用上涨的主要原因。研究表明，癌症等重大慢性疾病与营养、运动、生活方式等许多因素相关(World Cancer Research Fund and American Institute for Cancer Research, 2008)，而这些疾病的发生发展又会造成严重的营养不良问题。也就是说，重大慢性疾病的预防和治疗需要从营养的角度强化干预措施。

秉持整合的、综合性的、系统性的医疗理念，有利于临床医生更加理性、积极主动地运用包括营养药物在内的营养的手段来提高对重大慢性疾病等伤病的治疗效果。

5. 深入了解药物与营养物质的相互作用，更加安全地使用营养药物

药物与营养物质的相互作用(DNI)不仅是营养药物研究的重要内容，也是临床治疗需要重视的问题。在临床上经常要面对各种药物之间、各种营养素之间、药物和营养素之间的相互作用，这些相互作用对于用药安全、治疗效果等都具有重要的影响。这方面的课题主要是在实验室里进行研究，并将研究成果转化为临床治疗规范和指南，作为临床医生合理用药的依据和分析及处理临床用药问题的科学证据(Boullata and Armenti, 2008)。同时，医生也需要根据对临床治疗效果和出现的问题的观察、研究和综合分析，为药物与营养物质的相互作用提供来自临床的科学证据，这往往是更加难得、更加重要、更具有实际意义的。

6. 促进新技术、新方法、新成果的转化和利用，逐步实现个性化地使用营养药物

药物基因组学、药物遗传学、基因诊断等新理论、新技术的应用，使得个性化诊疗逐渐成为可能。分子营养学的研究表明，患者个人的基因对营养物质的吸收利用及营养状况的变化有直接的影响(Zeisel et al., 2013)。如前所述，个性化治疗需要建立在对大量研究数据的分析和处理的基础上。积极促进医疗人工智能技术和装备的研发及应用有助于实现个性化医疗，包括个性化使用营养药物。

7. 中西医结合，发挥营养药物在"治未病"中的重要作用

营养与重症、急症和重大慢性病的关系有充分的实验研究和临床证据。营养调理和治疗对于中医所讲的"治未病"的作用也有丰富的临床经验和证据支持。

治未病是传统中医的经典理念之一。"上医治未病"最早源自于《黄帝内经》所说："上工治未病，不治已病，此之谓也"。《素问·四气调神大论》指出："圣人不治已病治未病，不治已乱治未乱……夫病已成而后药之，乱已成而后治之，譬犹渴而穿井，斗而铸锥，不亦晚乎"。中医治未病的理念和方法在病程早期和更宽的范围内对疾病进行干预，包括多个层次和阶段。未病养生，防病于先；欲病救萌，防微杜渐；

已病早治，防其传变；瘥后调摄，防其复发。在这个多阶段、多层面的过程中，营养治疗和营养调理都发挥着重要的作用。西医所说的亚健康属于中医"治未病"的范畴，但是也不尽相同。中医丰富多样的治疗方法和技术为亚健康的干预提供了手段(王天芳和孙涛，2009)。

8. 注意营养药物与特医食品、医院膳食等其他营养制剂的配合使用

营养产品由一系列产品构成，包括营养药物、特医食品、医院膳食、营养补充剂、保健食品、普通膳食等。不同的营养产品在疾病的防治和康复中有不同的功能定位。营养药物是营养治疗中可以宣称具有治疗作用的特殊产品，是在临床治疗一线发挥重要作用的营养治疗产品之一。通常能用正常膳食解决的问题，不用药物或特殊营养制品，这就需要深入确切地了解营养药物和各类营养制品的特点和适用情况，以便准确有效地应用。

营养支持与营养治疗的概念有相似之处，不过差别也很大。营养支持主要是通过肠内和肠外营养制剂，以及各种医院膳食等达到改善患者营养状况的目的，在一定程度上起到了治疗的作用。肠内营养制剂从2016年7月1日起被纳入特医食品范畴，不能宣称有治疗作用。营养治疗的概念覆盖的范围更加宽泛。使用包括肠外营养制剂在内的营养药物进行的营养治疗涉及临床各个科室和专业的各种伤病和康复状态，包括中医所讲的"欲病"和"未病"的状态。因此，营养药物比其他营养制剂具有更广泛的临床治疗应用范围。

最后需要提醒的是，营养药物的使用也是有风险的。营养物质的提供并非越多越好。对于健康人和患者来说，营养均衡都是基本原则。患者更需要根据造成疾病的营养方面的原因和因疾病与治疗带来的营养问题，有针对性地选择营养治疗的方式、剂型、剂量，根据患者的具体病情需要使用营养药物才是适当的、安全的、可取的。

第六节　回顾与展望

通过饮食和营养防病治病萌生于原始人类的生产和生活。在我国7000多年的文明发展史中，营养治疗的思想不断发展，成为传统中医药的重要组成部分。数千年前发明的酒、曲、醋等既是食物也是良药。成书于2000多年以前西汉中期的中国最早的医学典籍《黄帝内经·素问》中提出"五谷为养，五果为助，五畜为益，五菜为充，气味合而服之，以补精益气"的思想，这里面蕴含着通过饮食营养防病治病的理念和方法。成书于东汉时期的《神农本草经》中记载了许多既可以食用又可以药用的食物。东晋时期葛洪的《肘后备急方》中记载了用海藻酒治疗瘿病(甲状腺肿)和用猪胰治疗消渴症(糖尿病)的方法。唐代孙思邈的《备急千金要方》首次用猪肝治疗夜盲症。明代李时珍的《本草纲目》成为中药学的集大成之作，为世界自然科学和医药学做出了卓越的贡献。《本草纲目》推崇"药食同源"，书中记载了很多食疗养生的内容。中医药不仅有自己的中医营养治疗学，也是营养药物、天然药物、生物药物等现代医药研发的宝库。中医药蕴含的整体营养观与西方的微观营养观互为补充，具有重要的理论和实践意义。

被西方尊为"医学之父"的希波克拉底(Hippocrates)在2000年前也提出了把食物当作药物的医学思想，"让食物成为你的药物，而不要让药物成为你的食物"。

随着近现代科技的发展，尤其是化学、生物学、医学、药学和营养学的发展，人们逐步认识了蛋白质、氨基酸、碳水化合物、脂类、维生素、矿物质等的功能、结构、性质，极大地促进了营养药物的发现和应用。其中20世纪前半叶十几种维生素的发现和此后持续不断研究的丰硕成果获得了十几项诺贝尔奖，为当代药学史书写了辉煌的篇章(高宣亮，2009)。各种维生素等一系列营养药物的突出的治疗效果，使人们深切地认识到营养药物在防病、治病、康复、保健中具有举足轻重的重要作用。

20世纪50年代，DNA双螺旋结构的发现开启了生物学发展的新纪元，医学、药学、营养学等相关学科都在分子生物学和生物技术蓬勃发展的背景下发生了深刻的变化，信息技术等现代科技的迅猛发展进一步加速了这种积极的变化。

20世纪中后期，通过营养治疗的理论基础和技术方法的建立，生产出了可供静脉输注的水解蛋白溶液、结晶氨基酸和大豆脂肪乳剂等营养药物；肠外营养(parenteral nutrition, PN)和肠内营养(enteral nutrition, EN)

制剂迅速发展，大大促进了临床营养支持和营养治疗的应用(孙秀发，2004)，促进了营养药物的研发。以蛋白质、糖类、脂类、维生素、矿物质等营养素为主体的营养药物为临床治疗做出了巨大的贡献，也为营养药物的研究开发奠定了理论、技术和方法基础。

分子营养学使营养学研究深入到了基因调控的层面，不断加深人们对营养物质作用机制的认识。营养的影响终将在 DNA 和基因表达的水平上加以阐释。分子营养学的研究才刚刚开始，有许多营养相关问题需要深入探讨(World Cancer Research Fund and American Institute for Cancer Research, 2008)。分子营养学也通过与代谢物组学、肠道微生物学等相关学科的必然联系，不断扩展人们对营养物质的种类、范围、结构、复合物、原理等的认识。同时，这也预示着营养的理念正在发生深刻的变化。这些发展变化不断扩展着人们对营养与健康和疾病之间关系的认知，成为营养药物研究开发的重要依据。

药理营养素和植物化学物质使天然药物化学等药学学科与营养学形成了更深入的学科交叉。将营养学领域中研究的植物化学物质、药理营养素、免疫营养素等纳入成熟的天然药物化学和微生物与生化药学研究体系中，既拓展了营养药物研究和开发空间，也有利于营养学领域的发展。

中医药是我们的宝贵医药资源。在现代科技语言环境中，丰富的中医药资源还有很多奥秘有待破解。中医药“扶正固本”的理念和治疗原则与现代临床营养支持和治疗的理念有着本质的内在联系。从补益类中药入手研究营养药物将加深我们对中医药“扶正固本”“治未病”等思想和机制的认知，为挖掘中医药资源宝库开辟一条道路，为营养药物研发提供有价值的理念和创新思路。

生物药物既有蛋白质、糖类、脂类、维生素类等以营养素为活性成分的生化药物，也有生长因子等促进生长发育的新型营养药物。从营养药物的角度认识和使用这些生物药物，既有利于这些药物的临床定位，更有效地发挥作用，也有利于扩展和深化对营养药物概念、种类及作用方式的认识，促进营养药物的研发。

随着人们对营养概念及作用的认识不断深化，营养药物也由过去主要用于补充维生素、蛋白质等营养素，提供能量，维持电解质平衡等，向更广泛的临床治疗、疾病预防和健康维持等领域延伸。代谢调节、免疫调节、基因表达调控、肠道微生物转化，直接干预恶性肿瘤、心脑血管疾病等重大慢性病等多方面的需求，是营养药物研究面临的严峻挑战和有利的发展机遇，也是营养药物研究的强大动力。

随着生活水平的提高，消费者越来越重视提高自身的健康水平和生活质量。当代社会工作节奏加快，亚健康状态较为普遍，重大慢性病困扰加重，社会老龄化趋势严峻，更加科学、有效、普惠、低成本的医疗保障体系成为人们普遍关注的焦点问题。更加有效地将改善营养状况纳入疾病防治之中是应对上述问题的有效措施之一。临床治疗需要更多、更适用的营养药物；许多制药公司和生物技术公司对营养药物的研发和生产产生了浓厚的兴趣。营养药物将对营养产业和健康产业产生重要影响。相信我国营养药物领域也将以更快的速度健康发展。

创新是科学研究的根本属性。药物领域的发展既要严谨，又要勇于创新。营养药物的研究将在多学科发展的推动下，通过不断地创新开辟更加宽广的道路，为人类的医疗健康事业做出应有的贡献。

（吉爱国）

主要参考文献

邓世明，林强. 2008. 新药研究思路与方法. 北京：人民卫生出版社: 5-6.

高宣亮. 2009. 药物史话. 北京：化学工业出版社: 193-208.

顾景范，杜寿玢，郭长江. 2009. 现代临床营养学. 2 版. 北京：科学出版社: 87-96, 248-289, 304-366, 704-705.

顾景范，郭长江. 2009. 特殊营养学. 2 版. 北京：科学出版社: 142-158, 160-161.

郭姣. 2009. 中医营养治疗学. 北京：人民卫生出版社: 130-144.

国家食品药品监督管理总局. 2005. http://www.sda.gov.cn/WS01/CL0055/10396.html[2005-5-20].

国家卫生计生委. 2015.《特殊医学用途配方食品通则》(GB 29922—2013) 问答. http://www.nhfpc.gov.cn/sps/s3594/201504/f91e9badc4124a3eb98b7ae3829f157e. shtml[2015-4-13].

洪莉. 2017. 危重症药理营养素研究进展. 中国小儿急救医学, 24(1): 23-27.

黄峻．黄祖瑚．2015．临床药物手册．5版．上海：上海科学技术出版社：899-900.
黎介寿．2011．营养支持治疗指南的“读”与“用”．肠外与肠内营养，18(2)：65-67.
李勇，徐美虹．2016．核苷酸营养学．北京：北京大学医学出版社：93-155.
李增宁，石汉平．2016．临床营养操作规程．北京：人民卫生出版社：1-33.
梁艺英．2012．保健食品研发与审评．北京：中国医药科技出版社：1-12.
林晓明．2017．高级营养学．2版．北京：北京大学医学出版社：119-190, 379-394.
裴月湖，娄红祥，张卫东，等．2016．天然药物化学．7版．北京：人民卫生出版社：1-6.
齐玉梅，郭长江，田洪赋，等．2016．现代营养治疗．北京：中国医药科技出版社：67-101.
沈映君．2000．中医药学高级丛书：中药药理学．北京：人民卫生出版社：850-861.
石汉平．2016．石汉平：特医配方食品可通过调节代谢来控制肿瘤．中国经济网．http://www.ce.cn/cysc/sp/info/ 201608/17/t20160817_14986834.shtml [2016-8-17].
石汉平，凌文华，李微．2012．肿瘤营养学．北京：人民卫生出版社：7, 825-898.
孙秀发．2004．临床营养学．北京：科学出版社：1-2, 327-330.
汤仲明．2007．生物技术药物——概论与实用手册．北京：化学工业出版社：412-415.
汪少云．2007．中华药膳．天津：天津古籍出版社：1-14.
王春晓，钦传光．2014．生物药物．北京：中国医药科技出版社：415-492.
王天芳，孙涛．2009．亚健康与“治未病”的概念、范畴及其相互关系的探讨．中国中西医结合杂志，29(10)：929-933.
王新华．2001．中医药学高级丛书：中医基础理论．北京：人民卫生出版社：513-516, 739-759.
吴国琳，余国友，范小芬，等．2015．单味中药及其有效成分对肠道微生态的调节作用研究概况．中国中医药现代远程教育，13(9)：134-136.
吴梧桐．2002．现代生化药学．北京：中国医药科技出版社：778-813, 835-882.
小杰拉德・F．库姆斯．2009．维生素——营养与健康基础．张丹参，杜冠华，主译．北京：科学出版社：1-7.
肖昕，尹大力．2004．营养药物的新定义及展望．科技文萃，12：90-91.
赵丹宇．1999．美国膳食补充剂健康与教育法(DSHEA 1994)简介．中国食品卫生杂志，11(3)：78-80.
中国经济网．2017．亚太区益生菌产业蓬勃发展，我国连续三年增幅超 20%．http://www.ce.cn/cysc/sp/info/ 201706/13/ t20170613_23594161.shtml [2017-6-13].
中国药物大全编委会．2005．中国药物大全 西药卷．3版．北京：人民卫生出版社：425-426, 834-872.
中国药学会《药学大辞典》编辑委员会．2006．药学大辞典．上海：上海科学技术出版社：0841-0846.
中国营养学会．2016．营养学学科发展报告 2014—2015．北京：科学普及出版社：3-4.
中华预防医学会微生态学分会．2016．中国消化道微生态调节剂临床应用共识(2016版)(李兰娟等)．中国微生态学杂志，28(6)：621-631.
Akbari E, Asemi Z, Daneshvar K R, et al. 2016. Effect of probiotic supplementation on cognitive function and metabolic status in Alzheimer's disease: a randomized, double-blind and controlled trial. Front Aging Neurosci, 8: 256.
Bartle W R, Madorin P, Ferland G. 2001. Seaweed, vitamin K, and warfarin. Am J Health Syst Pharm, 58(23): 2300.
Boullata J I, Armenti V T. 2008. 药物与营养物质的相互作用．杜冠华，主译．北京：人民卫生出版社：4-8, 10-14.
Bowman B A, Russel R M. 2008. 现代营养学．2版．荫士安，汪之顼，王茵，译．北京：人民卫生出版社：630-634.
Burgos P R, Escudero Á E, García Almeida J M, et al. 2015. Pharmaconutrition in severely ill patient. Nutr Hosp, 32(2): 478-486.
Cacho N T, Lawrence R M. 2017. Innate immunity and breast milk. Front Immunol, 8: 584.
Chauhan B, Kumar G, Kalam N, et al. 2013. Current concepts and prospects of herbal nutraceutical: a review. J Adv Pharm Technol Res, 4(1): 4-8.
Choi J H, Ko C M. 2017. Food and drug interactions. J Lifestyle Med, 7(1): 1-9.
Clarke G, Stilling R M, Kennedy P J, et al. 2014. Minireview: gut microbiota: the neglected endocrine organ. Molecular Endocrinology, 28(8): 1221-1238.
Cramer C. 1997. Emergency! Hypertensive crisis from drug-food interaction. Am J Nurs, 97(5): 32.
Glenny E M, Bulik-Sullivan E C, Tang Q, et al. 2017. Eating disorders and the intestinal microbiota: mechanisms of energy homeostasis and behavioral influence. Curr Psychiatry Rep, 19(8): 51.
Hakkak R, Korourian S, Foley S L, et al. 2017. Assessment of gut microbiota populations in lean and obese Zucker rats. PLoS One, 12(7): e0181451.
Han B, Sivaramakrishnan P, Lin C J. 2017. Microbial genetic composition tunes host longevity. Cell, 169(7): 1249-1262.
J. 曾普尔尼，H. 丹尼尔．2008．分子营养学．罗绪刚，吕林，李爱科，译．北京：科学出版社：15-21.
Jandhyala S M, Talukdar R, Subramanyam C, et al. 2015. Role of the normal gut microbiota. World J Gastroenterol, 21(29): 8787-8803.
Kalra E K. 2003. Nutraceutical-definition and introduction. AAPS Pharm Sci, 5(3): 27-28.
Kim H. 2011. Glutamine as an immunonutrient. Yonsei Med J, 52(6): 892-897.
Kim M, Wischmeyer P E. 2013. Glutamine. World Rev Nutr Diet, 105: 90-96.
Luckey T D. 1972. Introduction to intestinal microecology. The American Journal of Clinical Nutrition, 25(12): 1292-1294.

Manderino L, Carroll I, Azcarate-Peril M A, et al. 2017. Preliminary evidence for an association between the composition of the gut microbiome and cognitive function in neurologically healthy older adults. J Int Neuropsychol Soc, 23: 1-6.

Marchesi J R, Adams D H, Fava F, et al. 2016. The gut microbiota and host health: a new clinical frontier. Gut, 65(2): 330-339.

Mueller C, Compher C, Ellen D M, et al. 2011. A.S.P.E.N. clinical guidelines: nutrition screening, assessment, and intervention in adults. JPEN J Parenter Enteral Nutr, 35(1): 16-24.

Rémy B. 2017. Gut microbiota and immune crosstalk in metabolic disease. Molecular Metabolism, 211(1): 1-18.

Sampson T R, Debelius J W, Thron T, et al. 2016. Gut microbiota regulate motor deficits and neuroinflammation in a model of Parkinson's disease. Cell, 167(6): 1469-1480.

Sender R, Fuchs S, Milo R. 2016. Revised estimates for the number of human and bacteria cells in the body. PLoS Biology, 14(8): e1002533.

Vétizou M, Daillère R, Zitvogel L. 2017. Gut microbiota and efficacy of cancer therapies. Biol Aujourdhui, 211(1): 51-67.

Wikipedia. 2017. https://en.wikipedia.org/wiki/Nutraceutical[2017-7-20].

World Cancer Research Fund, American Institute for Cancer Research. 2008. 食物、营养、身体活动和癌症预防. 陈君石, 译. 北京: 中国协和医科大学出版社: 403-406.

Zeisel S H, Waterland R A, Ordovás J M, et al. 2013. Highlights of the 2012 research workshop: using nutrigenomics and metabolomics in clinical nutrition research. J Parenter Enteral Nutr, 37(2): 190-200.

第二章　营养药物的药理学

营养药物(nutraceutical)包括营养素类物质，如蛋白质(氨基酸、多肽)、维生素、糖、脂肪和矿物质等；改善机体营养状况的物质，如消化酶、益生菌、抗氧化剂等；保持健康、增强体质、调节免疫的活性物质，如类胡萝卜素、多酚类、多糖类、皂苷类等。这些活性物质对人体的心脑血管、消化、内分泌、血液与造血系统，以及抗炎免疫、抗病毒、抗肿瘤方面都有改善和辅助治疗的作用。

第一节　营养药物药理学作用特点及影响因素

营养药物药理学由于其药物的特点，与西药药理的作用表现甚至研究方法不同，具有自身的典型特点。营养药物的疗效受多方面因素的影响，应用时应多了解药物的相互作用，以便更好地用药。

一、营养药物药理学作用特点

1. 毒副反应低

营养药物和普通的西药不同，它们的发现并不是像西药那样有针对性。很多营养药物都是药食同源的，多为非处方药品，具有补益滋养、强身健体的功效，毒副反应极低，往往可以长期服用。在营养药物不良反应方面的描述多是未见不良反应的字样，如葡萄籽、蔓越莓、山楂、枸杞、山药等。当然，也不能因为毒副反应低，就大量或过量应用，这样同样对身体有危害。

2. 双向调节作用的多效性

某些营养药物具有双向调节的特点，这和其成分的复杂性有关。例如，人参可使低血压或休克患者血压回升，而对于高血压患者，则常表现为降压作用。有研究表明，人参中存在以 Rb1 为代表的人参二醇型皂苷和以 Rg1 为代表的人参三醇型皂苷，它们是对中枢系统作用相反的两种成分，Rg1 有兴奋作用，Rb1 则为抑制作用。在心血管方面，人参增强心肌收缩力的作用以人参三醇型皂苷为主，人参扩张血管的作用以人参二醇型皂苷为主。因此，当患者低血压或休克时，衰弱的心脏对强心成分敏感；当血压高时，则对扩张血管的成分反应增强，表现为降压作用。

3. 药物作用平缓、多效

大多数营养药物的主要成分是保持健康、增强体质的活性物质，药效上表现为平缓、多效，不具有立竿见影的疗效。在临床上应作为辅助治疗的药物，不能替代临床一线药物，特别是对于重大疾病和急症，更应以对症的中西药物为主要治疗手段。营养药物应用的对象也多是亚健康人群，作用为增强免疫力、调节内分泌平衡。

二、影响营养药物药理作用的因素

影响营养药物作用的因素有诸多方面，归纳起来主要为机体和药物两方面因素。机体方面包括服用者年龄、性别、身体状态、个体差异、遗传因素和精神因素等；药物方面包括剂量和剂型、给药途径，以及用药间隔和时间长短等。这些因素能够影响营养药物的药理作用，甚至改变机体对药物的敏感性。临床上，有时同时服用中西药物及营养药物，因此应了解药物的相互作用、相互影响，以便更好地用药。不能减弱中西药物的临床疗效，影响它们的吸收，所以既要保证所用药物的疗效，甚至增强疗效，又要减少不良反应，改善患者的生活质量。

(一) 机体方面

1. 心理因素

服用者的精神和情绪状态会影响药物的作用。例如，情绪激动可使血压升高、心跳加快、代谢增加，这种情况对于镇静安神、镇痛、心血管类药物的疗效都有影响。改善患者的心理状况，使其保持良好的精神状态，有利于药物发挥疗效，也可减轻患者的痛苦，有利于疾病的痊愈和康复。

2. 机体因素

1) 年龄

婴幼儿、儿童处于生长发育期，药物的使用剂量要小，对影响水盐代谢和酸碱平衡，以及对身体及神经发育有影响的药物都应禁止服用。老年人新陈代谢慢，机体抵抗力相对较弱，机体的生物转化和排泄能力亦减弱，心脑血管抗应激能力差，因此对一些半衰期长，对肝、肾、心脑血管有干预作用的药物要慎用。

2) 性别

女性的脂肪占体重的比率高于男性，而体液总量占体重的比率低于男性，这些因素都可影响药物的分布。在生理功能方面，妇女有月经、妊娠、分娩、哺乳期等生理特点，如在妊娠的最初 3 个月内，用药应特别谨慎，禁用能使胎儿致畸的药物；哺乳期用药也应注意，因为有些药物可从乳汁排出影响婴儿。

3) 生理与身体状态

生理情况下，由于机体对药物的敏感性存在昼夜差别而呈现昼夜节律(circadian rhythm)变化。例如，肾上腺皮质激素的分泌量，清晨为分泌高峰期，午夜为分泌低值期，将此激素一日量于早晨一次服用，可减轻其对垂体前叶抑制的不良反应。身体状态不好的患者影响药物发挥作用的因素也比较多。例如，严重肝肾功能不全者由于肝的生物转化速率减慢，许多药物的作用加强或减弱，主要经肾排泄的药物排出速率减慢，$t_{1/2}$ 延长，易引起蓄积中毒等。

4) 个体差异

由于个体差异，少数患者对药物特别不敏感，称为耐受性。此外还有过敏反应(anaphylaxis)，是由免疫反应异常所引起的一种特殊类型的超敏反应(hypersensitive reaction)。极少数过敏体质的患者，由于对一些物质过敏，也可引起变态反应，因此用药要有禁忌。

(二) 药物方面

1. 给药途径

营养药物最常见的给药途径是口服和注射给药。口服的剂型有胶囊、片剂、冲剂、口服液等。注射的剂型有粉针、静脉滴注、肠内给药等。口服剂型中，一般口服液吸收较好，饭前服药吸收较好，且发挥作用较快；饭后服药吸收较差，显效也较慢。有刺激性的药物，宜饭后服用，可减少对胃肠道的刺激。催眠药宜在临睡前服用。注射剂型的药物避免了对胃肠道的破坏，吸收速度快。

2. 药物相互作用

两种或多种药物合用或先后序贯应用而引起药物作用和效应的变化称为药物相互作用(drug interaction)。药物相互作用可使药效加强，也可使药效降低或不良反应加重。一般而言，用药越多，不良反应的发生率越高。如果忽视药物之间的相互作用，将有可能引起一些拮抗、协同作用，导致不良反应增加或疗效降低等后果。

营养药物经常作为一些疾病的辅助治疗方式，具有增强免疫功能、增强体质、促进营养吸收的作用。但是要避免同时服用其他一些药物。含有高蛋白、肽类的营养药物不要与含有左旋多巴成分的药物一起服用，这些营养药物在肠内可产生大量氨基酸，阻碍左旋多巴的吸收。含有茶碱的营养药物不要与镇静安眠的药物同时服用。例如，与苯二氮䓬类等一起服用会拮抗安眠药物的疗效；含有乙醇成分或辅料的营养药物会增加安眠类药物对中枢的抑制作用，可能会增加患者死亡的风险。

第二节　营养药物的药理作用

随着现代医学科技的发展、人们生活水平的提高，营养药物的应用越来越广泛。营养药物的药理作用涉及免疫、心脑血管、消化、内分泌、抗肿瘤等诸多方面。

一、增强免疫力营养药物药理

免疫力是人体自身的防御机制，是人体识别和消灭外来侵入的任何异物(病毒、细菌等)，处理衰老、损伤、死亡、变性的自身细胞，以及识别和处理体内突变细胞和病毒感染细胞的能力，分为特异性免疫及非特异性免疫。影响免疫系统的药物分为免疫抑制药物和免疫增强药物。免疫抑制药物包括糖皮质激素类、抗体类、神经钙蛋白抑制剂等，可用于治疗器官移植排斥反应、抑制T淋巴细胞增殖、减少效应期的免疫炎症反应等。这些药物多是处方药物，不是营养药物，而大多数营养药物是免疫增强剂。现代免疫学认为，提高免疫力是人体识别和排除“异己”的生理反应。人体内执行这一功能的是免疫系统，具有增强或调节机体免疫功能的营养药物占有一半以上的比例。营养药物可分别影响非特异性免疫功能及特异性免疫功能从而达到增强机体免疫功能的作用。对非特异性免疫的影响包括升高白细胞数量、增强网状内皮系统的吞噬功能；对特异性免疫的影响包括增强或调节细胞免疫功能、增强T淋巴细胞功能、促进脾淋巴细胞增殖、提高E玫瑰花结形成率、增强或调节体液免疫功能。体液免疫是特异的抗原抗体反应，可形成抗原抗体复合物，能中和外毒素、防御某些病原体的感染。

蛋白质、多肽、糖类物质在免疫调节方面的生物活性研究最为广泛和深入，并依此开发了很多种类的营养药物。免疫调节蛋白和多肽主要通过对淋巴细胞功能的调节，对抗体生成的影响，对单核巨噬细胞功能的影响，对细胞因子分泌的调节，以及影响淋巴细胞钙离子传导、第二信使cAMP和cGMP的活性及巨噬细胞-氧化氮合酶、诱导型-氧化氮合酶的分泌等方式调节机体的免疫功能。糖类物质在免疫过程中起着特异性的识别、介导与调控作用。研究表明，粗多糖具有增强机体免疫的功能，能够增强单核巨噬细胞系统的吞噬功能，增强机体自我保护的能力，有效地增强了机体的体液免疫作用。大量药理和临床研究已发现，天然粗多糖对机体免疫功能的影响方式和途径主要有3种：①激活巨噬细胞；②激活网状内皮系统，生物体内的网状内皮系统具有吞噬、排除老化细胞和异体及病原体的作用；③激活T淋巴细胞和B淋巴细胞。其他的多糖类也可从多方面增加机体的免疫功能，从黑柴胡根中提取的多糖D3-S1具有抗补体活性，D3-S1可通过经典途径和旁路途径抑制补体激活(Xu et al., 2007)。大枣多糖可通过升高气血双虚小鼠血清粒细胞-巨噬细胞集落刺激因子水平，提高红细胞膜Na^+-K^+ ATP酶活力，改善气血双虚小鼠的造血功能和红细胞能量代谢，从而改善气虚、血虚的症状(苗明三等，2006)。此外，还有多种多糖类化合物被发现能够通过调节免疫系统而发挥抗肿瘤作用。例如，五味子多糖能增强T淋巴细胞的细胞毒作用，激活机体对肿瘤的免疫监督系统；当归多糖能激活小鼠腹腔巨噬细胞，提高小鼠腹腔巨噬细胞的过氧化物酶活性及其吞噬功能，从而抑制小鼠肉瘤S180的生长(龚吉军等，2013)；灵芝多糖能调节抗体应答，提高体液免疫功能，增强T淋巴细胞介导的免疫反应与NK细胞的活性，发挥抗肿瘤作用(戚颖欣等，2009)；黄独多糖和当归多糖也能够增强人体免疫机能，诱导白细胞介素-2(IL-2)和干扰素(IFN)的产生，通过影响肿瘤细胞的分裂、增殖、生长等多个环节而发挥抗肿瘤作用(刘剑利等，2012)。具有免疫调节功能的多糖类药物与细胞毒类药物的联合应用极有利于肿瘤的治疗。由于毒副反应低，糖类药物在抗肿瘤、老年痴呆、免疫、抗病毒等多个重大疾病研究领域广泛应用，而且其使用范围还在不断开拓中。

营养药物还可以通过其他辅助方式防御外来的毒害，间接增强机体的免疫力。

(1)清除自由基。自由基是外层轨道含有未配对电子的原子、原子团或分子。自由基性质非常活泼，能夺取电子，而使其他敏感分子氧化。自由基是机体防御机制的一部分。自由基与核酸、蛋白质、氨基酸、糖类及脂类化合物都能发生作用，对机体产生不良影响，引起毒害。自由基在机体内广泛存在，其损伤机体的机制复杂，导致的疾病多样。营养药物如具有补益作用的西洋参、虫草、维生素类的维生素C和维生素E，富含多酚类化合物的葡萄籽、绿茶提取物等制剂不同程度地具有清除超氧自由基及羟自由基等的作用，具有较强的抗氧化作用。

(2) 促进物质代谢。一些营养药物能够调节或者促进核酸及蛋白质的代谢。例如，西洋参、人参、灵芝等促进蛋白质、DNA 和 RNA 的合成，可以使机体代谢加快，补充机体的能量、耐力，明显增加机体的外周白细胞数，增强自然杀伤细胞的功能、网状内皮系统的吞噬功能等。微量元素钙、硒、锌等与机体的内分泌、免疫功能亦密切相关。锌是上百种酶的重要组成成分，它参与核酸和蛋白质的合成，在机体的代谢及组织呼吸中占有重要地位。锌对维持机体正常的免疫功能起着重要的调节作用。锌促进胸腺和脾的成熟，是淋巴细胞 DNA 复制过程所必需的。缺锌时，循环 T 细胞数和巨噬细胞趋化功能明显下降，引起免疫缺陷，对感染的抵抗能力下降，引起某些慢性炎症性疾病。钙剂能使毛细血管的致密度增加，降低其通透性，有抗炎、抗过敏作用，常用于过敏性疾病的治疗，如皮肤瘙痒、湿疹等过敏性疾病。硒具有调节免疫和修复受损伤细胞的功能，对受损伤的心肌细胞、肝细胞、胃黏膜细胞均具有保护和修复作用。研究表明，硒能刺激免疫球蛋白及抗体的产生，从而增强机体抗病能力以抵抗肿瘤的发生和发展。正常人也有“前癌细胞”，但在它们发展成癌细胞之前就被免疫细胞消灭了，但免疫能力弱的人缺乏这种抑制能力，致使“前癌细胞”恶性繁殖，最后导致癌症。硒对癌细胞的繁殖有抑制作用，而对正常细胞毫无影响。其他具有补益作用的药物、对消化系统有益的营养药物等都可以通过直接或间接的方式增强机体的免疫力。

二、心脑血管系统营养药物药理

心脑血管病具有发病率、死亡率、致残率高的特点。心脑血管功能可由神经调节和体液调节，神经系统可以由迷走神经、交感神经对心功能进行调节，体液调节可通过儿茶酚胺类、肾素-血管紧张素、阿片肽类等递质对心脑血管系统进行调节。随着社会的老龄化，对心脑血管病进行药物治疗的重要性越来越明显。心脑血管新药每年上市 20 余种，占全球新药的近 30%。具有心脑血管疾病预防与辅助治疗作用的营养药物也越来越受到重视，其中中医中药的营养治疗和预防甚至是很多老年人的必备养生之道。营养药物通过下述作用预防和治疗心脑血管系统疾病。

(一) 抗血栓活性

血栓的形成过程，首先是血小板聚集形成血小板血栓，随后启动凝血机制，在各种凝血因子的参与下形成纤维蛋白，最终导致血栓形成。血栓引起血栓闭塞性疾病，如心肌梗死、脑血栓、血栓闭塞性脉管炎、视网膜血管阻塞等。静脉血栓主要是由于血液凝固，动脉血栓主要是由于血小板聚集。因此防止血液凝固与抑制血小板聚集可分别预防静脉和动脉的血栓形成。研究表明，川芎、三七、益母草、赤芍等活血化瘀类的中药，各种具有纤溶酶活性的蛋白质类，许多多糖类营养药物都有较强的抗血栓活性。

(二) 抗动脉粥样硬化活性

动脉粥样硬化通常出现脂质和复合糖类积聚、出血及血栓形成，进而纤维组织增生及钙质沉着，并有动脉中层的逐渐蜕变和钙化，导致动脉壁增厚变硬、血管腔狭窄。现代研究普遍认为动脉粥样硬化是一种慢性炎症反应。近年来，研究表明蛋白质、多肽类、多糖类、脂类及中药营养药物具有一定的抗动脉粥样硬化活性，可减缓动脉粥样硬化的发生发展。很多多糖能够调控脂质代谢过程，调节脂质代谢相关酶活性，减少体内游离脂肪酸的产生。多糖通过调节离子转运，减轻钙离子超载，从而减轻炎症反应(周亚敏等，2016)。磷脂具有显著的抗氧化、降血脂作用(Wójcicki et al., 1995)，它是人体内胆固醇、甘油三酯清除过程中起重要作用的高密度脂蛋白的基本成分，可维持胆固醇酯酶活性，洗刷血管内壁的沉着物，预防或减轻动脉粥样硬化和心脑血管障碍(沈晓京和赖丙森，1994)。

(三) 改善微循环障碍

微循环一般是指微动脉和微静脉间的微血管循环。很多心脑血管疾病如冠心病、脉管炎等都伴随着微循环障碍。营养药物可以通过改善微血流、改善微血管形态、降低毛细血管通透性等方面改善微循环障碍。很多活血化瘀的中药及蛋白质类营养药物都有这样的功效。

（四）抗神经退行性疾病

神经退行性疾病（neurodegenerative disease）是一类常见于老年人，以脑组织不同区域神经元慢性、进行性缺失为特征的神经系统疾病，主要包括帕金森病、阿尔茨海默病、肌萎缩侧索硬化症、亨廷顿病、脊髓性肌萎缩症等。其中以帕金森病、阿尔茨海默病发病率最高。

（五）抗老年痴呆

阿尔茨海默病，也称为老年痴呆，是由多因素引起的原发性神经系统退行性疾病。临床以进行性记忆丧失、认知能力下降、行为异常，直至失去生活自理能力为特征。随着医学的发展和社会的飞速进步，已引起全世界的关注。目前的治疗方法多存在疗效不确切、毒副反应大、口服吸收差的缺点，不能有效防止病情的迅速发展。因此，开发特效、低毒、易透过血脑屏障的防治药物是目前医药界共同关注的热点。多糖类、脂类等营养药物在老年痴呆发生发展过程中扮演着重要的角色。以β-淀粉样蛋白（Aβ）为例，糖胺聚糖能够与序列中肝素结合位点VHHQKL结合，掩盖α分泌酶的剪切位点，抑制α分泌酶对APP的剪切，从而促进APP的β分泌酶代谢，促进Aβ的产生。海洋寡糖类化合物971是中国海洋大学从海洋中提取分离并经降解获得的，临床前药效学等生物学研究结果表明，971对Aβ脑内注射、D-半乳糖皮下注射及东莨菪碱腹腔注射所致痴呆动物模型的学习记忆功能均有明显改善作用，并且具有易透过血脑屏障、毒副反应低等特点。磷脂能治愈严重脑损伤及老年性痴呆症等，卵磷脂具有增强记忆力的作用，这是由于其代谢产物能迅速转化成乙酰胆碱，后者是一种重要的神经递质。乙酰胆碱对改善记忆力，提高反应能力，提高性感觉都有直接作用。磷脂是健脑食品，食用磷脂可使脑组织和神经系统趋于健康，有利于消除疲劳，增强记忆力，提高注意力和学习能力，激活脑细胞，改善因精神紧张导致的急躁、易怒症状（沈晓京和赖丙森，1994）。磷脂的重要性还在于它们是构成人体所有细胞和组织的成分，尤其是在脑细胞和神经组织中含量高，是神经鞘质的重要成分。

（六）抗帕金森病

帕金森病（Parkinson's disease, PD）也是一种多发生于中老年人中的神经退行性疾病，临床表现通常有静止性震颤、肌强直、运动迟缓、步态障碍及姿势不稳等（Kish et al., 1988）。PD的发病机制较为复杂，黑质致密部多巴胺能神经元退化或病变是主要因素之一。PD的治疗药物临床上包括拟多巴胺类、左旋多巴降解抑制药、多巴胺受体激动药、单胺氧化酶B抑制剂等。迄今为止还没有直接作用于多巴胺能神经元的营养药物，但是天然抗自由基、抗氧化药物，神经营养类药物对延缓PD的进程有益。有研究表明，褪黑素具有防治神经退行性疾病的功能，包括自由基清除作用、抑制凋亡、神经保护作用、神经营养作用、调节炎症反应和调节细胞骨架蛋白的作用（孔祥英等，2007），神经营养因子参与PD的发生发展（刘爽和王亚奇，2002）。

（七）其他心脑血管保护作用

有些营养药物能够扩张外周阻力血管、容量血管，减轻心脏前后负荷，产生降压作用。有些营养药物能够增强心肌收缩力，减慢心率，这类药物对慢性心功能不全的患者有益。随着对自由基清除药的研究进展，其在临床的应用越来越广泛，尤其在脑血管疾病中应用较为突出。自由基清除药是指能与体内自由基结合并使之清除，从而保护机体免受自由基带来的氧化损伤的一类物质的总称。自由基清除药种类繁多，一般可分为酶类清除药和非酶类清除药。酶类清除药一般为抗氧化酶，主要有超氧化物歧化酶（SOD）、过氧化氢酶（CAT）、谷胱甘肽过氧化物酶（GSH-Px）等；非酶类自由基清除药包括维生素C、维生素E、还原性谷胱甘肽（GSH）等。微量元素也参与心脑血管疾病的生理过程，如钙离子是维持神经和肌肉正常兴奋所必需的成分。血钙浓度降低时，可引起手足抽搐症。此时，可静脉注射钙剂。钙剂对中枢神经有抑制作用，加强大脑皮层的抑制过程，并可使兴奋与抑制过程的平衡失调恢复正常，故可用于治疗神经官能症，还能解除平滑肌痉挛，作为胃肠道、输胆管、输尿管绞痛的辅助治疗剂。对急性铅中毒所引起的腹绞痛，静脉注射解痉止痛效果较好。锌对神经系统也具有重要作用，是维持脑的正常生长和脑功能不可缺少的微量元素。锌缺乏会影响脑细胞 DNA、RNA 和蛋白质的合成，引起神经功能紊乱，使小脑发育受损，神经递质水平改变，导致行为偏离和智力发育落后。锌还对维持海马功能起重要作用，而海马功能与学习记忆密切相关。

三、消化系统营养药物药理

消化系统（digestive system）由消化道和消化腺两大部分组成。消化道包括口腔、咽、食管、胃、小肠（十二指肠、空肠、回肠）和大肠（盲肠、阑尾、结肠、直肠、肛管）等。临床上常把口腔到十二指肠的这一段称为上消化道，空肠以下的部分称为下消化道。消化腺有小消化腺和大消化腺两种。小消化腺散在于消化管各部的管壁内，大消化腺有 3 对唾液腺（腮腺、下颌下腺、舌下腺）、肝和胰。消化是食物在消化道内被分解为小分子物质的过程。消化方式包括机械性消化和化学性消化两种方式。吸收是食物经过消化后，透过消化道的黏膜，进入血液和淋巴循环的过程。不能被消化和吸收的食物残渣，最终以粪便的形式排出体外。作用于消化系统的药物有胃酸分泌抑制药、抗酸药、黏膜保护药、抗幽门螺杆菌药、助消化药、泻药与止泻药、止吐药及胃肠动力药，以及作用于胆道、肝的药物。作用于胃肠动力、肠内的营养药物及肝胆疾病的辅助用药较为多见。

（一）助消化

临床广泛应用的健运脾胃、促进消化的辅助性营养食品有山楂、麦芽、各种消化酶类、维生素及膳食纤维等。这类营养药物能够促进消化液的分泌、增加胃肠蠕动，含有多种帮助消化的酶类，从而起到助消化的作用。脘腹胀满、脾胃虚弱、嗳气吞酸、消积导滞的患者，可以在医生指导下服用。

（二）增强胃肠蠕动

胃肠动力为消化道运动所需的胃肠肌肉的收缩蠕动力，包括肌肉收缩的力量和频率。情绪变化、胃肠分泌紊乱和消化不良都会引起胃肠动力障碍，产生易饱、腹胀、恶心、呕吐等消化不良症状，影响食欲、进食和机体营养吸收，还可导致食物在胃中滞留时间延长，胃酸分泌增加，进而造成黏膜损害，加重胃炎和减缓胃动力，形成恶性循环。营养药物中的膳食纤维可影响整个消化道系统，通过膳食纤维减慢胃排空速度。经消化吸收后的食物残渣到达结肠后被微生物发酵，不溶性纤维则具有有效提高粪便体积和促进排便更加规律的作用。膳食纤维的摄入降低了食管裂孔疝气、胃食管反流病、消化性溃疡病、胆囊疾病、阑尾炎、憩室病、结肠癌和痔疮的患病率，高剂量膳食纤维的摄入与一些常见疾病的发病率呈明显的负相关关系。

（三）肠内营养药物

肠内营养药物又称为肠内营养制剂，是应用于临床肠内营养支持的各种产品的统称。其营养成分主要包括各种蛋白质、氨基酸、糖类、脂肪类、维生素、矿物质、膳食纤维等，其原材料主要来源于陆地动植物提取物。肠内营养（enteral nutrition, EN）是将一些只需化学性消化或不需消化就能吸收的营养液通过口服或管饲注入患者的胃肠道内，从而为患者提供所需要的营养素（蒋朱明和吴蔚然，2004）。肠内营养制剂按蛋白质来源分为两大类：①氨基酸型和短肽型（要素型, elemental type）肠内营养制剂；②整蛋白型（非要素型, non-elemental type）肠内营养制剂。

（四）肝病辅助治疗药

常用的治疗肝病的药物可分为 9 类：抗病毒药、保护肝细胞的辅助药物、免疫调节药、治疗胆汁淤积的药物、防治肝性脑病的药物、解毒药、抗纤维化药及治疗和预防门静脉高压、静脉曲张出血的药物。某些营养药物可以作为肝病辅助用药，主要用于促进解毒、促进能量代谢、促进蛋白质合成、降黄疸、改善微循环、调节免疫及抗纤维化等，可降低肝病患者的并发症和不良反应，调节免疫系统，改善生存质量等。一些脂类的营养药物还能保护肝、防治脂肪肝和肝硬化。磷脂能减轻胆固醇在心脑血管壁和肝内的沉积，并且能清除部分沉积物，同时改善脂肪的吸收利用、降低血黏度、改善血液供氧循环(孙琛，1995)。磷脂能与脂肪、胆固醇及蛋白质一起构成脂蛋白。脂蛋白是脂肪的转运形式，可使肝内脂肪转运到肝外，适用于急性肝炎、慢性肝炎、肝硬化、脂肪肝、动脉粥样硬化等(Ma et al., 1996)。多糖具有抗各种不同类型病毒的活性。大蒜多糖 A、B、C 对乙型肝炎病毒(HBV)基因转染的人肝癌细胞系 2215 细胞分泌 HBsAg 有抑制作用(郑敏等，2005)。银耳胞外多糖可用于治疗慢性活动性和慢性迁延性肝炎，能使 HBsAg 转阴性。由于肝胆系统疾病的防治比较复杂，目前尚无针对病因治疗的有效药物，针对一些辅助治疗应用的营养药物也一定要在医生指导下合理使用。

四、内分泌与代谢系统营养药物药理

(一) 内分泌调节

内分泌系统分泌的各种激素和神经系统一起调节人体的代谢和生理功能。人体分泌的 75 种以上的激素，起着各自的作用。正常情况下各种激素水平是保持平衡的，如果这种平衡被打破(某种激素过多或过少)，就会引起内分泌紊乱。从中医上来说，内分泌失调是阴虚的表现，是由气血淤滞所造成的。瘀血滞留体内、脉络受阻、外毒入侵人体、产后恶露不下等都可能会引致气血淤滞。很多女性常见病，其实都是由于内分泌失调所引起的。对于内分泌失调的问题，西医的指导原则当然是调节内分泌，使之重新达到平衡。针对不同的病因、症状及体质、严重程度，有不同的应对方法。通常对激素分泌过多造成的功能亢进，以抑制、消减为原则，可以采取手术切除内分泌肿瘤，或用药物抑制激素的分泌和合成；对激素分泌过少造成的失调，原则上是补充其不足，包括补充生理剂量激素、进行器官移植等。

内分泌失调的症状包括：①失眠头痛，表现为失眠、多梦、疲倦、头痛、无力等，晚上睡不着，白天注意力不集中，困倦嗜睡，严重影响了日常生活；②烦躁胸闷，表现为心慌气急、胸闷、易激动甚至狂躁，情绪难以控制；③耳鸣，经常有耳鸣现象，但听力检查正常；④肥胖，内分泌失调会影响脂肪的代谢，还会引起代谢紊乱，导致肥胖；⑤皮肤衰老，表现为皮肤松弛、粗糙、毛孔粗大，出现黄斑、色斑；⑥女性妇科疾病，表现为月经不调、乳房胀痛、乳腺增生、子宫肌瘤、子宫内膜增厚等；⑦代谢疾病，如糖代谢疾病、脂代谢疾病等。

很多营养药物能够调节内分泌失调、缓解女性更年期症状，如一些补充雌激素的、抗氧化的、富含膳食纤维的、维生素类、滋补肝肾等的营养药物。人是一个统一的有机体，内分泌的调节还应从饮食、运动方面多加注意，不能单一依靠药物。

(二) 物质代谢

物质在体内的消化、吸收、运转、分解等与生理有关的化学过程称为物质代谢。物质代谢既有同化作用又有异化作用。主要指糖类、脂肪、蛋白质三大营养成分，这些物质在消化系统内需经一系列消化酶的分解，成为比较简单的有机物，才能被小肠所吸收。例如，淀粉或蔗糖被分解成单糖，蛋白质被分解成氨基酸，脂肪被分解成甘油和脂肪酸。物质代谢与内分泌系统分泌的激素有密切关系。例如，胰岛素、甲状腺激素、雌激素等对糖类、脂肪、蛋白质及水钠的代谢均具有重要的调节作用。营养药物能够直接或间接地通过影响激素的分泌，在物质代谢方面产生作用，从而起到降血糖、降血脂的作用。

(三) 降血糖

糖尿病是以高血糖为特征的代谢性疾病。高血糖则是由于胰岛素分泌缺陷或其生物功能受损，或两者共同引起的。患糖尿病时长期存在的高血糖，导致各种组织，特别是眼、肾、心脏、血管、神经的慢性损害、功能障碍。

膳食纤维营养药物具有降糖功能。大量文献研究显示，膳食纤维摄入量与糖尿病发病率呈现负相关，经常服用高膳食纤维食品，对糖尿病病情控制亦十分有效(Scholfield, 1981; Nieuwenhuyzen, 1981; Szuhai, 1983)。可能的降糖机制主要有以下几点：①减慢胃排空速度，延缓食糜进入十二指肠的过程从而延长糖类物质的消化吸收时间；②与食糜形成胶团，抑制或包裹消化酶(如α-淀粉酶)，使该酶表观活性降低，从而降低碳水化合物的水解速度；③提高小肠内容物黏度，从而阻碍葡萄糖的扩散；④可与葡萄糖结合，降低小肠内游离葡萄糖浓度；⑤提高肝中与糖分解代谢有关酶的活性，使肝细胞上胰岛素受体数目增多，进一步增加与胰岛素的结合能力等。

天然多糖的降血糖机制主要包括以下几个方面：对血糖激素水平的调节、增强胰岛素敏感性与改善胰岛素抵抗、对糖代谢酶活性的调节、保护与修复胰岛B细胞、抗氧化和免疫调节作用等。例如，多糖类的壳聚糖具有一定的降血糖作用，同时还能调节内分泌系统的功能，使胰岛素分泌正常，抑制血糖上升；从褐藻中提取的海带多糖对小鼠的高血糖症有作用，并且对人的遗传性高血糖症也有明显的疗效；香菇多糖可通过调节糖代谢、促进肝糖原合成、减少肝糖原分解而发挥显著的降血糖、改善糖耐量、增加体内肝糖原的作用。粗多糖也有显著的降血糖作用，患者症状均有明显好转，其降血糖机制主要有提高肝抗氧化能力、增强肝葡萄糖激酶活性。粗多糖可用于保健食品及糖尿病的辅助治疗。

(四)降血脂

高脂血症是指血脂水平过高，可直接引起一些严重危害人体健康的疾病，如动脉粥样硬化、冠心病、胰腺炎等。

膳食纤维营养药物具有降脂功能。脂肪及胆固醇的代谢主要集中在肝和肠道中，其主要包括吸收及转化两个方面。膳食纤维降血脂机制大体分为以下几个途径：①吸附、束缚胆酸盐能力，并可促进其排出；②膳食纤维在盲肠发酵产生短链脂肪酸，抑制胆固醇合成；③膳食纤维改变酶活性，影响脂代谢等(张钟和王德生，2005；邹玉红等，2008)。

大量研究表明，粗多糖能降低血浆总胆固醇，对抗实验性高胆固醇血症的形成，使高脂血症的血浆总胆固醇、甘油三酯、低密度脂蛋白(LDL)及中性脂下降，高密度脂蛋白(HDL)上升。而HDL被认为是对机体有益的，因为它能促进胆固醇通过肝的排泄。粗多糖还能与脂蛋白酯酶结合，促进动脉壁脂蛋白酯酶入血；明显抑制血小板的黏附作用，并降低血液黏度从而表现出抗血凝、抗血栓作用。此外，南瓜多糖、西洋参多糖、豆豉多糖、虫草多糖、猴头多糖、木耳多糖、银耳多糖、羊肚菌多糖、云芝多糖和姬松茸多糖等都具有不同程度的降血脂活性。

五、辅助治疗恶性肿瘤的营养药物药理

对于一些重大疾病的治疗，如心脑血管疾病、肿瘤等，营养药物主要起辅助用药(adjuvant drug)的作用。所谓辅助用药是指有助于增加主要治疗药物的作用，或通过影响主要治疗药物的吸收、作用机制、代谢以增加其疗效的药物，或在疾病常规治疗基础上，有助于疾病或功能紊乱的预防和治疗的药物。营养药物在临床上，主要作用是调理、辅助治疗、预防并发症，主要用于肿瘤、肝病、心脑血管疾病、糖尿病及感染性疾病等的辅助治疗。心脑血管疾病、糖尿病、消化系统的营养药物药理前面已经表述过，这里重点描述恶性肿瘤治疗中营养药物的作用。

恶性肿瘤患者在接受手术、放疗、化疗等治疗过程中，预防、改善相关毒副反应，以及为提高相关耐受性或抗肿瘤作用使用的一些营养药物，可以减少放疗、化疗的不良反应，增加患者的耐受性，提高患者的生存质量，促进临床化疗方案的顺利进行，因此越来越受到广大医务工作者和患者的青睐。例如，蛋白粉，维生素类，灵芝、人参等中药，微量元素等都具有一定的提高免疫、促进营养吸收、补充能量、恢复机能及抑制癌细胞增殖、扩散的功能。

1. 肠内外营养类

肠内外营养类药物可以用于临床对肿瘤患者的营养支持，一般用于营养不足及长期不能较好进食的患者。肿瘤患者由于手术及放疗、化疗引起进食困难、消化不良、机体整体状态下降，这种状态导致人体发病及病死的危险增加，可以通过充足的营养支持来逆转。

2. 免疫调节药

免疫辅助用药是指能增大、刺激、激活、增强或调节细胞免疫或体液免疫的免疫应答水平的化学物质。免疫调节药，亦称免疫增强药或免疫激活药，是一类具有提高免疫活性细胞功能、增加单核吞噬细胞系统吞噬功能，从而提高机体免疫功能的药物。对于免疫增强药的作用机制尚不完全了解，免疫增强药种类较多，按其作用的先决条件可分为3类：免疫替代药、免疫恢复药和免疫佐剂。近年来，大量免疫调节药迅速发展，且被广泛应用于肿瘤临床治疗中，对肿瘤具有一定的缓解作用，可提高人体免疫功能，改善患者生活质量。用于肿瘤防治的免疫类药品如干扰素、转移因子、胸腺肽等是要在医生指导下应用的处方类药品。另外一类增强免疫系统的营养药物，由于能够增强患者的免疫功能，大大提高患者的生存质量，其作用在临床上也是不容忽视的，如人参、黄芪、五味子、枸杞子、党参、冬虫夏草、灵芝和银耳多糖等，都具有提高免疫功能的作用。

3. 微量元素及维生素类

微量元素是酶、激素和某些维生素的组成成分，也是生化反应速率的调节物，包括锌、铜、铁、硒、铬、钼、锰等。微量元素是机体必需的无机微量营养素，膳食中人体需要量很少，但它们对于健康与疾病状况都非常重要。微量元素也可作为肿瘤疾病的辅助用药，特别是硒，已有大量的报道表明其具有较强的抗肿瘤作用。硒能刺激免疫球蛋白及抗体的产生，从而增强机体抗病能力以抵抗肿瘤的发生发展。正常人也有“前癌细胞”，但在它们发展成癌细胞之前就被免疫细胞消灭了。免疫能力弱的人，缺乏这种抑制能力，致使“前癌细胞”恶性增殖，最后导致癌症的产生。硒对癌细胞的繁殖有抑制作用，而对正常细胞毫无影响。对于癌症易发人群，每天坚持食用富硒食物(有机硒摄入量100～200 μg)可以有效降低癌症发病率。微量元素制剂可用于临床补给微量元素缺乏症及补充特殊需要，但不应把微量元素视为营养品而不加限制地使用。

关于维生素类对肿瘤的防治也有报道。研究表明，维生素A能阻止和抑制癌细胞的增生，预防胃肠道癌和前列腺癌功能尤其显著。它能使正常组织恢复功能，还能帮助化疗的患者降低癌症的复发率。番茄、胡萝卜、菠菜、韭菜、辣椒、杏等植物，动物肝、鱼肝油及乳制品中含有大量的维生素A。维生素C，又称为抗坏血酸，可以减少致癌物质亚硝胺在体内聚集，极大地降低食管癌和胃癌的发病率。维生素E具有很强的抗氧化作用，是脂溶性维生素，可以提高身体免疫能力，抑制致癌物形成。美国最近一项研究还证实，维生素E有预防前列腺癌和膀胱癌的作用。B族维生素，包括维生素B_1、维生素B_2、维生素B_6、维生素B_{12}等也可以抑制癌细胞生成，还能帮助合成人体内一些重要的酶，调节体内代谢。

另外，有些营养药物本身就有较强的抗肿瘤作用。多糖类药物能刺激机体的各种免疫活性细胞的成熟、分化和增殖，使机体免疫系统恢复平衡，从而消除、吞噬癌细胞，或诱导肿瘤细胞凋亡。香菇多糖是已经应用于临床的抗肿瘤糖类药物，首先由日本学者从香菇子实体中提取分离，是一种具有抗肿瘤活性的葡聚糖。香菇多糖能够促进体内T淋巴细胞成熟，诱导产生IL-2，激活并提高自然杀伤细胞活性，直接杀伤肿瘤细胞；还能够激活巨噬细胞，在IL-1及IL-2两种因子的共同作用下，促进杀伤性淋巴细胞成熟，杀伤肿瘤细胞。从泥鳅(*Misgurnus anguillicaudatus*)黏液中提取的一种新型多糖MAP在体外对人急性髓性白血病HL-60细胞系具有抗增殖和诱导细胞凋亡的作用。单子叶植物内生菌多糖通过调节凋亡基因对人红白血病K562细胞株具有抑制作用。

蛋白质和多肽类营养药物抗肿瘤作用的机制主要有以下几种：一是直接作用于肿瘤细胞，如对肿瘤细胞的直接杀伤作用、诱导细胞凋亡及分化等；二是主要通过调节机体的功能状态、改变对肿瘤细胞的反应等，达到间接治疗肿瘤的目的。李桂生等(2004)观察蝎毒可能通过抑制端粒酶活性而诱导细胞凋亡。邹菁和张丽英(2000)观察蛇毒复合酶对人胃癌细胞的抑瘤作用机制，结果表明其抗肿瘤活性与直接破坏细胞膜和干扰细胞增殖周期有关。宋萍等(2004)采用血清药理学的研究方法研究鲜壁虎蛋白冻干粉对 C6 胶质瘤细胞凋亡的影响，提示鲜壁虎血清能够诱导细胞凋亡。

重大疾病的治疗是遵循在一线药物的基础上，配合一线治疗药物，应用辅助药物的原则。绝对不可以本末倒置，随便停用主要治疗药物，而仅应用辅助治疗药物，耽误病情，酿成大错。

（李　霞）

主要参考文献

龚吉军，黄卫文，钟海雁，等. 2013. 油茶粕多肽对小鼠免疫调节功能的影响. 中国食品学报, 13(12): 21-27.

蒋朱明，吴蔚然. 2004. 肠内营养. 2 版. 北京：人民卫生出版社.

孔祥英，左萍萍，蔡哲. 2007. 褪黑素与神经退行性疾病相关的研究进展. 中国康复理论与实践, 13(7): 634-636.

雷翠华，赵时雨. 2006. 昏迷患者肠内营养支持过程中并发症的防治体会. 华中医学杂志, 30(3): 206-207.

李桂生，杨春旭，韦晓谋，等. 2004. 蝎毒对人肝癌 Bel-7404 细胞端粒酶活性的影响. 东南大学学报(医学版), 23(3): 166-169.

刘剑利，曹向宇，李其久，等. 2012. 小米多肽对小鼠免疫调节作用. 中国公共卫生, 28(1): 44-45.

刘爽，王亚奇. 2002. 神经营养因子参与帕金森病的发生及治疗中的潜在作用. 中国病理生理杂志, 18(1): 101-103.

苗明三，苗艳艳，孙艳红. 2006. 大枣多糖对血虚大鼠全血细胞及红细胞 ATP 酶活力的影响. 中国组织工程研究, 10(11): 97-99.

戚颖欣，孟军，曹柏营，等. 2009. 蚕蛹蛋白多肽对小鼠免疫调节作用的研究. 食品科学, 30(23): 419-421.

沈晓京，赖丙森. 1994. 蛋黄磷脂的开发与利用. 中国油脂, (6): 52-54.

宋萍，王学美，谢爽，等. 2004. 鲜壁虎冻干粉诱导 C6 胶质瘤细胞凋亡的血清药理学研究. 中国中西医结合杂志, 24(10): 919-921.

孙琛. 1995. 临床用药大全. 上海：中国大百科全书出版社上海分社.

王秀荣，马恩陵，雷芙蓉，等. 2003. 临床营养用药专题研讨会报道：肠内营养制剂的分类及其依据. 中国临床营养杂志, 11(2): 153.

于健春，张严. 1999. 肠内营养支持的合理使用及其并发症的预防. 国际外科学杂志：国外医学外科学分册, 36(3): 162-163.

张钟，王德生. 2005. 玉米膳食纤维对实验性高脂血症小鼠降脂作用的影响. 中国粮油学报, 20(5): 120-123.

郑敏，吴葵花，吴基良，等. 2005. 大蒜多糖体外抗乙型肝炎病毒作用研究. 中药药理与临床, 21(3): 29-30.

周亚敏，胡玉珍，唐洁，等. 2016. 天然多糖对心血管系统保护作用的研究进展. 湖南中医药大学学报, 36(12): 78-84.

邹菁，张丽英. 2000. 蛇毒复合酶对人肝癌细胞 BEL-7402 的抑瘤研究. 辽宁中医杂志, 27(9): 424-425.

邹玉红，高登征，吕英海. 2008. 膳食纤维对疾病防治作用的研究. 食品科技, 33(8): 254-256.

Kish S J, Shannak K, Hornykiewicz O. 1988. Uneven pattern of dopamine loss in the striatum of patients with idiopathic Parkinson's disease. Pathophysiologic and clinical implications. New England Journal of Medicine, 318(14): 876-880.

Ma X, Zhao J, Lieber C S. 1996. Polyenylphosphatidylcholine attenuates non-alcoholic hepatic fibrosis and accelerates its regression. Journal of Hepatology, 24(5): 604-613.

Nieuwenhuyzen W V. 1981. The industrial uses of special lecithins: a review. Journal of the American Oil Chemists' Society, 58(10): 886-888.

Scholfield C R. 1981. Composition of soybean lecithin. Journal of the American Oil Chemists' Society, 58(10): 889-892.

Szuhaj B F. 1983. Lecithin production and utilization. Journal of the American Oil Chemists' Society, 60(2): 306-309.

Wójcicki J, Pawlik A, Samochowiec L, et al. 1995. Clinical evaluation of lecithin as a lipid-lowering agent. Phytotherapy Research, 9(8): 597-599.

Xu H, Zhang Y, Zhang J, et al, 2007. Isolation and characterization of an anti-complementary polysaccharide D3-S1 from the roots of *Bupleurum smithii*. International Immunopharmacology, 7(2): 175-182.

Yarnall A J, Rochester L, Burn D J. 2013. Mild cognitive impairment in Parkinson's disease. Age and Ageing, 42(5): 567-576.

第三章　营养药物药剂学

第一节　概　　述

人体所必需的营养素有蛋白质、脂肪、碳水化合物、维生素、无机盐(矿物质)和水等六大类。生命科学等领域的研究已经证实，饮食平衡和良好的生活方式是维护和促进人类机体健康必不可少的条件，具有预防临床治疗疾病发作的作用，这一理念已得到全球公认。在人们的日常生活中，每天都必须有营养素的摄入，以维持正常的人体功能。除非在特殊病理状况下，如肿瘤患者，营养不良或营养不良风险显著增高，患者无法获得目标能量或全面的营养素，制定治疗方案时应该首先考虑营养药物制剂，以达到维持体重和改善营养状况的目的(黎介寿，2010)。

事实上偏食和不健康的生活方式都有可能是产生机体病理状况的原因(蒋朱明，2009)。机体的代谢紊乱是心脑血管病变及糖尿病的病理基础(Choonara et al., 2014；Dennis et al., 2006)。多年来人们一直在努力预防和解决这些风险因素，而预防其实就与传统医药的“良医治未病”异曲同工，其关键点就是积极有效地主动采用营养药物平衡机体的行为，可降低与一些生活方式相关的疾病风险(吴国豪，2015)。中国营养学会于 2000 年制定和发布了《中国居民膳食营养素参考摄入量(Chinese DRIs)》，为指导居民合理摄入营养素、预防营养缺乏和过量提供了重要参考。2013 年又进行了修订。营养药物制剂的疗效是与临床给药途径密切相关的，应根据营养药物的性质，不同的预防、治疗目的选择合理的剂型与给药方式。营养药物剂型必须与给药途径相适应，因为不同的剂型可以改变营养药物的作用性质、作用速度及影响临床疗效。对营养药物支持的要求也不再仅停留在维持机体的氮平衡，保持患者的体型、体重，而是要维持细胞的代谢，保持组织、器官的结构与功能，进而调控免疫、内分泌等功能及修复组织，促使患者真正意义上的康复(Lubos Sobotka 和蔡威，2013)。我们期望未来可用营养药物预防疾病和改善病情。

一、营养药物药剂学的相关术语

营养学(nutriology)是研究营养与生物健康关系的一门学科。营养学的核心内容是通过营养护理的支持，大大加强临床上的治疗效果，明显改善患者的营养状况，增强其抗病能力，纠正体内代谢紊乱，减轻患病器官的负荷，有效地提高治愈率和明显缩短病程。此外，营养学还要担负起促进健康和延年益寿的使命。

药剂学(pharmaceutics)是研究药物制剂的基本理论、处方设计、制备工艺、质量控制和合理使用等内容的综合性应用技术科学。药剂学研究的核心内容是将原料物质(营养素、化学药、中药和生物技术活性成分)制备成适用于疾病治疗、预防或诊断的医药品。

剂型(dosage form)是将医药品以不同给药方式和不同给药部位等为目的制成的不同“形态”，如注射剂、片剂、乳剂、粉剂等。

制剂(preparation)是为适应治疗或预防的需要，按照一定的剂型要求所制成的具体产品，具有一定的适应证、规定的准确剂量、符合质量标准的药品。

营养药物药剂学(nutraceutical pharmaceutics)是 21 世纪初迅速发展起来的药剂学新分支，它是研究营养药物制剂的基本理论、处方设计、制备工艺、质量控制和合理使用等内容的综合性应用技术科学。研究营养药物药剂学的目的是正确评价营养药物制剂质量，设计合理的剂型、处方及制备工艺，为临床合理使用营养药物提供科学依据，使营养药物发挥最佳的治疗作用并确保营养药物的有效性和安全性。

营养药物制剂(nutraceutical preparation)既是营养素又是在临床上用于治疗和辅助治疗的药物制剂。它属于一个新的类别，范畴介于药物和食物之间。营养药物制剂开辟了一个新的窗口，并针对与健康有关的问题提出了新的解决方案。其功能之一是为人体提供能量、构成机体材料、进行组织修复及提供具有生理调节功能的多种营养成分。在临床上采用营养药物制剂的支持疗法有助于机体结构和功能的改善，降低并发症的发生率和死亡率，增强临床疗效。其二，在临床治疗中，营养药物制剂也可以作为药物使用，根据使用目的和使用方式的不同，可以将其分为肠内营养制剂、肠外营养制剂(静脉营养制剂)和其他营养药物制剂。目前，国内外医疗机构已经将营养药物支持治疗作为住院患者综合治疗的重要组成部分之一，并将其写入临床指南。常用的营养药物制剂包括多元维生素、微量元素、肠内外营养剂、鱼油、谷氨酰胺等功能性营养素等。

生物有效性(bioavailability)或称生物利用度，在药理学上是指所服用药物的剂量部分能到达体循环，表示药物的药代动力学特性。按照定义，当营养药物以静脉注射时，它的生物利用度是 100%。但是当营养药物是以其他方式服用时，如口服、肠内灌食，生物利用度因不完全吸收及首过效应而下降。生物利用度是营养药物药代动力学研究的一个重要工具，在计算非静脉注射的营养药物剂量时需要考虑。

二、营养药物药剂学的地位和作用

(一)在营养学科中的地位

营养学是一门研究机体与食物之间关系的学科。营养药物药剂学中的新剂型的研制，需要体内外质量保证，营养药物制剂体内质量的考察需要借鉴营养学的理论和方法，而营养学的发展又向营养药物药剂学提出新的要求。

营养药物药剂学的研究工作主要包括以下内容。

1. 研究营养药物的理化性质对营养药物体内生物有效性的影响

营养药物的化学结构和物理状态影响其在机体内的生物利用度。由于营养药物理化性质的限制，很大程度上阻碍了临床理想治疗效果的发挥。例如，难溶性营养药物的溶出速率小，往往会影响营养药物的吸收，营养药物的物理性质如粒径、晶型、晶癖等会影响溶解度或溶出速度，从而影响营养药物的生物活性。研究营养药物的理化性质是制剂处方设计前工作的重要内容。

2. 研究剂型、制剂处方和制剂工艺对营养药物体内生物有效性的影响

营养药物剂型、处方和制备工艺的设计需要运用药剂学的基本理论和方法，同一营养药物的不同剂型可能产生不同的临床疗效，同一剂型不同营养药物制剂的临床疗效亦有差异，而剂型的选择取决于临床的给药途径。

目前，临床营养药物治疗方式有 3 种，即口服营养补充剂(oral nutritional supplement, ONS)、肠内营养(enteral nutrition, EN)和肠外营养(parenteral nutrition, PN)。随着临床上营养药物支持治疗的深入开展，从最初的“全肠外营养”到“肠内营养优先”再到“肠外-肠内营养联合应用”，反映了人们对营养药物支持治疗认识的不断深化。

肠外营养药物是通过静脉给药途径，将机体所需的碳水化合物、氨基酸、脂肪乳、电解质、维生素、微量元素和水等七大营养要素按比例混合在一个输液袋(全营养混合液，total nutrition admixture, TNA)中，以外周或中心静脉插管输入的方式直接输入机体，使患者在不进食的状况下仍然维持良好营养状况的一种重要的临床治疗方法。我国卫生部于 2010 年颁布的《静脉用药集中调配质量管理规范》中明确了肠外营养药物应当由静脉用药调配中心(pharmacy intravenous admixture service, PIVAS)集中调配与供应。该规范赋予了静脉用药调配中心参与肠外营养药物支持的权利及确保肠外营养药物支持疗法安全合理的责任。医院药学部的静脉用药调配中心的药师负责全营养混合液(TNA)的调配，全面掌握着整个医院的肠外营养药物信息。全程参与肠外营养药物治疗的药师、医师、营养师、护师及其他相关医疗工作者等跨学科专业技术人员组成营养支持团队(nutrition support team, NST)，以标准化流程指导营养支持治疗的各个环节，优化营养相关综合管理，成为临床营养支持治疗的新方向(中华医学会消化病学分会炎症性肠病学组，2015；中华医学会肠外肠内营养学分会指南与共识，2006)。《中华医学会肠外肠内营养学会指南与共识》中提到

方法用于肠内营养不足患者的能量供应，对于大手术后或无法进食患者的营养支持更是唯一的治疗方法。肠外营养药物配方成分不仅要考虑患者的能量、营养要素(即处方总液体量、非蛋白热量、总氮、热氮比)、维生素、微量元素、电解质等的需求，还要考虑处方中多种营养药物的相容性、稳定性、配伍禁忌等，肠外营养药物个体化合理治疗需要多学科人员的配合。

肠内营养药物是用口服或管饲的方法通过胃肠道为机体提供营养药物的支持方式，也已普遍应用于临床。不合理地使用肠内营养药物同样会导致治疗效果降低和不必要的花销，同时还可能增加不良反应的发生率。根据临床医学研究报道，肠道是人体的一个重要器官，其黏膜对全身血压降低和供氧量减少尤为敏感，外科手术、创伤、休克等产生的血流动力学改变，可导致肠道的低灌注状态，损害肠道黏膜的屏障功能，进而导致细菌移位的发生。而肠内营养药物有助于维护肠黏膜细胞结构和功能的完整性，保持胃肠道固有菌群的正常生长，刺激各种激素的分泌，促进胃肠蠕动，从而减少各种并发症的发生(Larussa et al., 2017)。因此，早期的肠内营养药物支持的主要目的是防止营养药物底物不足，防止细胞代谢紊乱，维持器官、组织结构与功能，参与机体调控免疫与生理功能，减少器官功能障碍的发生。在后期，肠内营养药物支持进一步加速组织的修复，促进患者的康复。与肠外营养药物相比，肠内营养药物成本较低，并发症少。如果肠道具有功能，临床应优先选择肠内营养药物制剂。

营养药物制剂是一种特殊的产品，通常由许多营养成分进行优化组合，是由相关专业人员精心设计研发的。因此，为了临床营养药物的使用安全、合理、方便，便于自由搭配，需要一些固定剂量的组合产品，以应对不同个体的生理病理环境，目前我国常用的肠内营养药物制剂产品以国外产品占主导。因此，寻求有效的营养药物制剂配方至关重要，营养制剂配方设计应根据不同的生理条件，各组成成分的理化性质、相互间的作用力，以及在机体中的释放、吸收、分布、代谢等，提供一个独立的个体化给药系统，该系统可降低营养药物间相互作用的风险，适应相应的不同个体的生理环境，确保提高临床药理疗效和患者给药的安全性。

3. 纳米级微量营养药物运输系统在机体内的生物利用度的研究进展

近年来，纳米级微量营养药物运输系统在机体内的转运已被广泛研究，有很多天然纳米胶囊的例子，如牛奶中酪蛋白胶束(<100 nm)、线粒体(500～10 000 nm)和病毒(10～300 nm)。新型纳米运输系统具有精确控释和提高营养药物(如维生素类)在机体内的生物利用度的潜力，纳米分散体(nano-dispersion)系统通常由食品中的生物活性成分和直径10～1000 nm的稳定的食品级原料(如脂质、蛋白质或多糖)复合高效封装(Park et al., 2011)。新型纳米运输系统[基于脂质运载系统，如固体脂质纳米粒(solid lipid nanoparticles)和胶束(micelle)]的主要优点是同质性，可以改善亲脂性化合物的溶解性、渗透性、稳定性和生物利用度，从而提高营养药物在机体内的生物利用度。另外，亲水性生物活性成分通过蛋白质、多糖或基于生物聚合物胶体纳米系统(如水凝胶、纳米凝胶和聚合物纳米颗粒)制备成纳米分散体系统，可克服其不稳定性，获得更好的封装效率，以及改变其物理和化学性质。纳米技术已成为全球食品、药品和生物工艺行业的重要工具(Lewis and Richard, 2015)。纳米级营养药物处方可以用来改善营养药物的吸收、分布、代谢和排泄，改善其溶解性、热稳定性、感官属性和生理性能，增加其生物利用度(Gaonkar et al., 2014; Faridi and Jafari, 2016; Park et al., 2011)。纳米技术在食品、药品领域中的应用对于设计和开发营养药物在分子水平上的属性和功能具有重要的意义。

(二)与相关学科的关系

营养药物药剂学的快速发展，与相关学科的介入和渗透密切相关，如营养药物药剂学与营养学、生理学、药理学和生物化学等学科，在内容上相互补充和渗透，都是研究营养素、药物及其他生理活性物质与机体的关系。但研究的侧重点不同，营养学其实是研究人体营养规律及其改善措施的科学。具体地说就是研究人体对食物的利用与代谢规律及科学确定人体对营养素需要量的科学。药理学主要研究药物在体内的作用方式和作用机制。生物化学主要研究营养素、药物参与机体的生化过程。营养药物药剂学则是研究机理明确的药物，制成一定剂型并以某种途径输入机体后，其临床治疗的效果。研究营养药物药剂学，需要具备营养学、生理学和人体解剖学等相关知识。

三、营养药物药剂学的发展

营养药物制剂最初起源于欧洲，肠内营养药物是20世纪50年代提出的，被用于宇航员的营养补充，紧随其后 Dudrick 等(1968)采用肠外营养药物支持治疗解决了低 pH 液和高渗液周围静脉不能耐受的问题；随着研究的不断深入，肠外营养药物和肠内营养药物相继应用于临床并取得明显效果，积极、正确的营养药物支持可促进生物合成、增强机体免疫、加速创面愈合。近年来，肠外和肠内在营养药物制剂、输液方法、代谢理论等方面都发生了很大的变化。肿瘤、大手术和胃肠道疾病患者易出现营养不良(Chen et al., 2014)，对于存在营养不良或营养不良风险的患者应及时给予营养药物的支持。随着营养药物支持的广泛应用，其在各种重症疾病中的作用越来越受到关注。营养药物支持不仅可以改善患者的营养状态，而且能在一定程度上缓解临床症状，改善患者预后，已成为极其重要的治疗手段之一。

欧洲临床营养和代谢学会指南中将营养药物制剂分为肠外营养药物配方、肠内营养药物配方、家庭制作肠内制剂、添加剂等几种形式[The European Society for Clinical Nutrition and Metabolism(ESPEN) Guidelines and Position Papers, 2017]。肠外营养药物制剂配方包括足够的热量、氨基酸、电解质、微量元素等，使患者在进食受限的情况下仍能满足营养需求。肠外营养药物制剂的治疗可减轻食物对病变黏膜的损伤和激惹作用，有利于黏膜愈合和再生，同时停止摄食还可减弱胃肠道和胰腺的分泌作用减少肠道细菌数量。肠内营养药物制剂配方又包括高分子配方和低分子配方，高分子配方主要用于呼吸系统、肝脏系统和肾脏系统疾病；低分子配方为短肽制剂。添加剂包括膳食纤维和益生菌等[Arends et al., 2006; American Society for Parenteral and Enteral Nutrition(ASPEN) Guidelines and Clinical Resources, 2002]。

自20世纪70年代以来，随着营养药物支持治疗领域新理念的不断完善与更新，我国各地医疗机构对肠外营养的规范化管理日渐重视。由医师、药师、营养师、护师及其他相关医疗工作者等跨学科专业技术人员组成营养支持团队，以标准化流程指导营养药物支持治疗的各个环节，从处方设计、理化性质、配制、稳定性观察等方面优化营养相关综合管理，成为临床营养药物支持治疗的新方向。

20世纪80年代，随着对消化道功能的再认识，尤其是肠道黏膜屏障、细菌移位及肠道是应激反应的中心器官等概念的确立，至90年代肠内营养越来越受到重视，无论是理论还是技术，营养制剂都取得了较大的发展。但是，在不同的生理、病理条件下如何做到科学、合理地设计营养药物支持方案，减少并发症，如何避免营养药物之间发生相互作用，如何进一步提高营养制剂输注的安全稳定性等诸多问题仍有待解决。

第二节 营养药物剂型的分类

常用的营养药物制剂产品有40余种，其分类方法有多种。

一、按照形态分类

将营养药物按物质形态分类(表3.1)。

1. 液体剂型

如表3.1所示，有肠内营养混悬液(能全力 TPF-FOS)、肠内营养混悬液(SP)(代谢性胃肠道功能障碍)、肠内营养混悬液(康全甘 TP-MCT)、肠内营养乳剂(瑞先 TPF、瑞素 TP、瑞代 TPF-D、瑞能 TPF-T)。

2. 固体剂型

肠内营养粉剂(维沃 AA、安素 TP)。

形态相同的剂型，其制备工艺也比较相近。例如，制备液体剂型时多采用溶解、分散等方法；制备固体剂型时多采用粉碎、混合等方法。

表 3.1 临床常用肠内营养药物制剂及其主要组成成分

商品名	通用名	营养药物制剂的组成成分
能全力	肠内营养混悬液 TPF-FOS	水、麦芽糊精、酪蛋白、植物油、膳食纤维(大豆多糖等)、矿物质、维生素和微量元素等人体必需的营养要素——整蛋白纤维型
百普力	肠内营养混悬液 SP	水、麦芽糊精、乳清蛋白水解物、植物油、维生素、矿物质和微量元素等人体必需的营养要素——短肽型
康全甘	肠内营养混悬液 TP-MCT	水、麦芽糊精、乳清蛋白水解物、植物油、维生素、矿物质和微量元素等人体必需的营养要素
瑞能	肠内营养乳剂 TPF-T	蛋白质、铬、脂肪、钼、碳水化合物、硒、纤维、维生素 A、水、维生素 D_3、钠、维生素 E、钾、维生素 K_1、氯、维生素 B_1、钙、维生素 B_2、镁、烟酰胺、磷、维生素 B_6、铁、维生素 B_{12}、锌、泛酸、铜、生物素、锰、叶酸、碘、维生素 C、氟、胆碱
瑞代	肠内营养乳剂 TPF-D	蛋白质、脂肪、饱和脂肪酸等。本品为营养成分完全、专供糖尿病患者使用的肠内全营养制剂，能为糖尿病患者提供所需的各种营养，包括蛋白质、脂肪、碳水化合物、维生素、矿物质、微量元素
瑞先	肠内营养乳剂 TPF	蛋白质、脂肪、碳水化合物、膳食纤维、水、钠、钾、氯、钙、镁——高浓度营养药物制剂，含维生素 K
瑞素	肠内营养乳剂 TP	32 种营养素，均衡完整配方，富含中链甘油三酯(MCT)，含动植物双蛋白，不含膳食纤维，低渗配方
维沃	肠内营养粉剂 AA	由结晶氨基酸、电解质、微量元素、维生素、脂质等组成
安素	肠内营养粉剂 TP	蛋白质、脂肪、碳水化合物、维生素、矿物质，可作为唯一营养来源或部分营养补充，适用于成人及 4 岁或 4 岁以上儿童。可口服或管饲

二、按照临床用途分类

1. 平衡型

平衡型(balanced)是指营养成分均衡全面的营养制剂；剂型包括乳剂、混悬液、粉剂。

2. 疾病导向型

疾病导向型(disease orientated)主要针对不同疾病患者使用，疾病导向型包括：①肾脏疾病型营养药物制剂；②肝脏疾病型营养药物制剂；③烧伤型营养药物制剂；④肺疾病型营养药物制剂；⑤肿瘤型营养药物制剂；⑥糖尿病型营养药物制剂。

3. 免疫强化型

免疫强化型(immune enhanced)是指各种不同蛋白来源的高蛋白制剂、添加谷氨酰胺的制剂等。

三、按照给药途径分类

这种分类方法将给药途径相同的剂型作为一类，与临床使用密切相关。

1. 肠外营养药物制剂

肠外营养药物制剂分为氨基酸注射液、脂肪乳注射液和商品化多腔袋三大类。其中，氨基酸注射液包含平衡型、肝用型、肾用型和丙氨酰谷氨酰胺制剂；脂肪乳注射液包含长链脂肪乳、中长链脂肪乳、结构脂肪乳和鱼油脂肪乳制剂；商品化多腔袋包括两腔袋和三腔袋制剂。同种离子的电解质也有不同的酸根形式；葡萄糖注射液有不同的浓度等。

2. 肠内营养药物制剂

肠内营养药物制剂分为以下三大类。

(1)整蛋白肠内营养制剂：也称非要素制剂(non-elemental formula)，或称多聚体膳(polymeric formula)，以完整蛋白(intact protein)或水解蛋白(hydrolyzed protein)为氮源；其中以完整蛋白为氮源的包括混合奶和匀浆制剂。口感较好，适合口服，也可管饲，适合于胃肠功能较好的患者。又分为：①标准配方制剂；②疾病专用配方制剂；③免疫营养和药理营养配方制剂。

(2)非整蛋白肠内制剂：也称单体膳(monomeric formula)，是一种营养素齐全、不需消化或稍加消化即可吸收的少渣营养制剂。又分为：①要素配方制剂(elemental diet)；②短肽配方制剂(oligopeptide)。

(3)组件肠内营养配方(modular formula)：也称不完全营养制剂，是以某种或某类营养素为主的肠内营养制剂；它可对完全制剂进行补充或强化，以弥补完全制剂在适应个体差异方面欠缺灵活的不足；也可采用两种或两种以上的组件制剂构成组件配方，以适合患者的特殊需要。组件制剂主要包括蛋白质组件、肽类组件、脂肪酸组件、多糖组件、膳食纤维组件、维生素组件和矿物质组件，各种组件的来源与要素制剂类似。组件制剂与要素制剂的本质区别在于组件制剂不属于均衡膳食。

第三节 肠内营养药物制剂

肠内营养药物制剂在临床上的应用主要是辅助治疗，与肠外营养药物制剂相比较，肠内营养药物制剂更符合生理性的给养途径，既避免了中心静脉插管可能带来的感染风险，又可以帮助患者肠道功能的恢复，相对于肠外营养药物制剂，肠内营养药物制剂有着更多的优势，通常主要通过患者口服或向胃肠道内注入，只需进行化学性消化或不需消化便能被吸收的营养素(黄健等，2007；魏翠翠，2010；沈敏跃和陈军，2010；Philipson et al., 2013)，更符合人体生理特性，且给药方便、价格低廉。此外，肠内营养药物制剂能够有效地维持肠黏膜结构和屏障功能的完整性，改善患者机体营养状况，有利于恢复机体内脏各器官的生理指标。

近年来，包括典型的要素型肠内营养药物制剂和整蛋白型肠内营养药物制剂都已经被广泛应用在临床中(李宁等，2012；Baldwin et al., 2012)，提供患者普通饮食外的能量和营养素补充(Mcclements et al., 2009)，其营养成分主要包括平衡的各种蛋白质、氨基酸、糖类、脂肪类、维生素、矿物质、膳食纤维等，其原材料主要来源于陆地动植物提取物。各种不同类型制剂的组成特点不同，营养药物成分含量不同，提供的能量也不同(Braithwaite et al., 2014; Chatterjee et al., 2016)。我国上市的肠内营养药物制剂产品主要以国外产品为主导，其生产国包括日本、荷兰、美国、德国等国家。肠内营养药物制剂产品的剂型主要以即用型为主，方便患者使用，部分产品货架期(安全有效期)可长达 2 年。液体制剂占 67.4%，速溶粉剂占 22.1%，冷冻制剂占 10.5%。包装形式有利乐包(tetra pack)、罐装、瓶装、袋装；包装规格有 237 mL、250 mL、500 mL 等液体制剂；粉剂包装规格有 113～566 g。肠内营养制剂口味丰富，有草莓味、香草味、巧克力味、香蕉味、桃子味、姜味、橘子味、柠檬味。着色剂多为 β-胡萝卜素、红甜菜根粉等。

一、肠内营养药物制剂组成

肠内营养药物制剂(Mcclements et al., 2009)强调易消化吸收或不需消化即能吸收，是需要在医疗监护下使用的特殊商品。

1. 氮源组成

以 L-氨基酸、蛋白质及其完全水解物或部分水解物的形式存在，是组成细胞和组织的重要成分，主要来源于精肉、鸡蛋、牛奶蛋白、大豆和酪蛋白等。

2. 糖类组成

以单糖(葡萄糖、果糖等)、双糖(蔗糖、乳糖等)、葡萄糖低聚糖、糊精或淀粉的形式存在，主要来源于牛奶、水果和(或)蔬菜、大豆和水化的大豆淀粉。

3. 脂肪组成

以长链甘油三酯(LCT)、中链甘油三酯(MCT)和甘油单酯或甘油二酯的形式存在，主要来源于玉米油、大豆油、葵花籽油、椰子油、红花油或花生油等。

4. 维生素和微量元素组成

全面、丰富，高于美国推荐的膳食营养素供给量(recommended dietary allowance, RDA)。

5. 纤维素组成

膳食纤维(dietary fibre, DF)，正常饮食纤维摄取量为 30 g/d。种类：可溶性膳食纤维(solventable dietary fiber, SDF)，如果胶、树胶和植物多糖等；不溶性膳食纤维(insolventable dietary fiber, IDF)，如 α-纤维素、木质素和半纤维素。

生理作用如下。可溶性纤维：①抑制葡萄糖在小肠的吸收；②降低血清胆固醇；③延缓胃的排空速度。不溶性纤维：①吸收水分，增加粪便的重量；②促进肠蠕动，减少粪便在结肠内的停留时间；③刺激胃肠黏膜的增殖，促进肠壁肌层的生长。

二、肠内营养药物制剂的性质

1. 渗透压

渗透压是维持内环境稳定的重要因素，其值的高低变化可以直接影响机体的生理功能和代谢活动。正常血浆渗透压约为313 mOsm/kg H_2O，相当于7个大气压708.9 kPa（5317 mmHg）。

形成渗透压的组分有：①除水外，所有营养素均参与渗透压的形成；②电解质是渗透压形成的主要因素；③大分子糖类(如多糖、低聚糖)渗透压比小分子糖类(如葡萄糖)低；④糖快速降解，对渗透压有显著的影响；⑤蛋白质因分子质量较大，对渗透压的影响很小；⑥氨基酸分子质量小，对渗透压有较大的影响；⑦脂肪对渗透压的影响不显著。渗透压估算值可参见表3.2。

表3.2　常用肠内外营养药物制剂各组分渗透压的估算

组分	渗透压/(mOsm/g)
葡萄糖	5
氨基酸	10
脂肪	1.3～1.5
电解质	1mOsm/mEq*

* mEq = mmol ×离子价

渗透压对生理的影响有：①当渗透压超过320 mOsm/L时，延缓胃的排空速度；②渗透压越高，对胃肠道的抑制作用越明显；③高渗(>550 mOsm/L)的肠内营养液可导致胃潴留、恶心、呕吐和严重的腹泻，以及由于上述不良反应引起的脱水和电解质不足。

2. 酸碱度(pH)

肠内营养药物制剂的酸碱度在微酸性至中性，pH为4～7。

3. 溶解度

肠内营养药物水溶性好的可制备成溶液剂，难溶性营养药物可制备成混悬液制剂。

4. 适口性与色泽性状

为了提高患者的顺应性，肠内营养药物制剂需注意口味多样化，色泽丰富多元化。

三、肠内营养药物制剂的输注途径和方式

1. 肠内营养药物制剂的输注途径

输注途径的选择取决于疾病情况、手术方式、喂养时间长短、患者的精神状况及胃肠功能等。通常采用的有口服、鼻胃管、鼻十二指肠管、鼻空肠管、胃造口、空肠造口等多种途径，其中鼻胃管或鼻肠管进行肠内营养简单易行，是临床上使用最多的途径。

2. 肠内营养药物的输注方式

肠内营养药物的输注有一次性投给、间歇性重力滴注和连续性经泵滴注3种方式；临床实践表明连续性经泵滴注时，营养素吸收较间歇性滴注效果明显，胃肠道不良反应少。胃内喂养应采取坐位、半坐位或床头抬高30°的仰卧位以防反流，输注结束后应维持此体位30 min；开始输注时速度宜慢，每小时为40～60 mL，3～4天后逐渐达到每小时100～150 mL。初期应采用低浓度的肠内营养药物制剂，使胃肠道逐步适应肠内营养药物制剂。通常，肠内营养的起始浓度为8%～10%，容量为500 mL/d；维持浓度为20%～25%，容量为2000～2500 mL/d；最大浓度为25%，容量为3000 mL/d；若能在3～5天达到维持剂量，即

说明胃肠道能完全耐受这种肠内营养药物制剂。输入体内的营养药物制剂温度以接近体温(37℃)为宜，也可视患者喜好而定，但不宜过冷或过热。

四、肠内营养药物制剂的分类及其特点

按照氮的来源，可将肠内营养药物制剂分为非要素型制剂(non-elemental formula)、要素型制剂(elemental formula)、组件型制剂(modular formula)及特殊配方制剂(specialized formula)四大类。

(一)非要素型肠内营养药物制剂

非要素型肠内营养药物制剂又称为多聚体膳，以完整蛋白或水解蛋白为氮源。其中以完整蛋白为氮源的包括混合奶和匀浆制剂。以水解蛋白为氮源的非要素制剂也称半要素膳(semi-elemental diet)。非要素型制剂的渗透压接近等渗(300～450 mOsm/L)，口感较好，适合口服，亦可管饲，具有使用方便、耐受性强等优点，适用于胃肠道功能较好的患者(吴园涛等，2010)。

1. 匀浆制剂(Mcwhirter and Pennington, 1996)

匀浆制剂又称为匀浆膳(blenderized diet)，包括商品匀浆制剂和自制匀浆制剂两类。匀浆饮食是根据病情随时修改营养素的糊状流体饮食，可经鼻饲、胃或空肠置管滴入，或以灌注的方式给予经肠营养药物制剂。特点是：①常规食物(牛奶、鱼、肉、水果、蔬菜等食品)去皮、刺和骨后，用高速捣碎机搅成糊状，易消化吸收，所含营养素与正常食物相似；②调配成能量充足、口感良好、渗透压适合及对胃肠无刺激的各种营养素齐全的平衡食物；③可避免长期以牛奶、鸡蛋、蔗糖等为主的偏食所导致的反应，如腹胀、腹泻等；④含有较多的粗纤维，可预防便秘；⑤住院或家庭病床患者均可长期使用，且无不良反应。

商品匀浆制剂为无菌、均质液体，成分明确，可通过细孔径鼻饲管喂养，使用较为方便。缺点是营养素不易调整，价格较高。自制匀浆制剂为多种食物经高速捣碎并搅拌混合配制而成，含有动植物蛋白、动植物脂肪、双糖和单糖、矿物质和维生素。优点是：①生热营养素及液体量明确；②根据实际情况可调整营养素成分；③价格较低，制备方便灵活。缺点是：①维生素和矿物质含量不明确或差异较大；②固体成分颗粒较大、易沉降、浓度较高，不易通过细孔径鼻饲管；③卫生及配制后的保存条件所限，较难达到无菌。临床常用的商品制剂为立适康(匀浆膳)(LESCON，西安力邦)。能量及营养素：匀浆饮食能量和蛋白质要求可按病情配制多种配方，蛋白质占总能量的15.2%，脂肪占25%～30%，糖类占55%～60%。

2. 大分子聚合物肠内营养药物配方制剂

以全蛋白质、脂肪和糖等大分子为主要成分的营养药物制剂，所含的蛋白质由酪蛋白、乳清蛋白或卵蛋白等水解、分离而来；糖类通常是淀粉及其水解物形式的葡萄糖多聚体；脂肪来源于植物油，如谷物油、红花油、葵花籽油等；配方中蛋白质、糖类和脂肪分别占总能量的12%～18%、40%～60%和30%～40%。此外，配方中尚含有多种维生素和矿物质，通常不含乳糖。部分还含有膳食纤维，含量为6～14 g/4180 kJ。大分子聚合物制剂可经口摄入或经喂养管注入，适合于胃肠功能基本正常者。此类营养药物制剂进入胃肠道后可刺激消化腺的分泌，帮助消化和吸收，主要分为三类，即平衡型普通整蛋白肠内营养药物制剂、疾病导向型整蛋白肠内营养药物制剂和含膳食纤维的大分子聚合物肠内营养药物制剂。

1)平衡型普通整蛋白肠内营养药物制剂

此类剂型包含乳剂、混悬液、粉剂。特点：不含乳糖，等渗，残渣少，宜通过小孔径的肠内喂养管，含有完整的蛋白、多聚糖、长链和(或)中链甘油三酯，其营养素组成为：糖类占50%～55%，蛋白质占10%～15%，脂肪占25%～30%。该类制剂调配成液体时，标准能量密度为1 kcal[①]/mL，非蛋白质能量与氮的比例约为150 kcal∶1 g，渗透压为300～450 mOsm/kg H_2O，适用于多数患者。临床常用的商品制剂有能全素(nutrison)，安素(ensure，粉剂)，瑞素(fresubin，乳剂)，立适康(普通型)(LESCON)。平衡型制剂进入胃肠道后，可刺激消化腺分泌消化液，帮助消化、吸收，在体内消化吸收的过程同正常食物，可满足人体必

① 1 kcal=4.184 kJ

需的营养物质和能量的需要。其中有些制剂含有中链甘油三酯（如瑞素），更有利于脂肪的代谢吸收。

2）疾病导向型整蛋白肠内营养药物制剂

具有高能量、高氮大分子聚合物的肠内营养药物制剂，临床常用的商品制剂有瑞高（fresubin 750 MCT）、倍力安力加（enercal plus）。高能量配方制剂是指以较少容量提供较高能量，能量密度为每 1 mL 提供 1.3～1.5 kcal 的能量，类似制剂还有能全力（肠内营养混悬液，1.5 kcal/mL，TPF-FOS）、瑞先（肠内营养乳剂，TPF）、瑞代（肠内营养乳剂，TPF-D），制剂中添加了膳食纤维以改善胃肠道功能。这类制剂适于面部或颈部创伤或颅颈部手术后咀嚼和吞咽功能性或神经性损害或咽下困难、意识丧失的患者或接受机械通气的患者，以及高分解代谢状态患者，如癌症、烧伤、颅脑创伤患者和神经性畏食患者等。适用于需限制液体入量的患者，高氮配方中的热氮比约为 313 kJ∶1 g；适用于需要高蛋白、高能量、易于消化的脂肪，以及液体入量受限的患者，包括代谢应激患者，特别是烧伤、心功能不全、持续性腹膜透析、患黏稠物阻塞症（胰纤维性囊肿病）的患者，制剂为高溶解质液体。同时，瑞代（TPF-D）也是糖尿病型肠内营养药物制剂，不含牛奶蛋白，适用于对牛奶蛋白过敏的患者；瑞能（肠内营养药物乳剂，TPF-T）适用于癌症患者、高代谢患者，需摄入高蛋白、高能量，而液体入量受限等；茚沛（肠内营养药物混悬液，TP-TW）为免疫增强型肠内营养药物制剂，适用于手术后患者；肝脏疾病患者适用型肠内营养药物制剂，如立适康支链氨基酸型，可纠正负氮平衡，促进肝细胞修复再生及肝功能恢复，防止肝性脑病发生及病情的进一步加重，提高生活质量，改善生命预后，防止腹水加重；肺病型肠内营养药物混悬液制剂适用于慢性阻塞性肺疾病患者，如益菲佳（pulmocare）脂肪含量较高，糖类含量很低，可减少 CO_2 产生。慢性肾功能不全肾病型肠内制剂，如开同（复方 α 酮酸片）等，可减少尿素合成和尿毒症毒性产物的蓄积。

3）含膳食纤维的大分子聚合物肠内营养药物制剂

特点是：在标准型中加入从肉、水果、蔬菜和谷物中提取出来的纤维素，尤适用于腹泻或便秘患者。使用时应采用口径较大的输注管。临床常用的商品制剂有能全力、瑞先。

（二）要素型肠内营养药物制剂

要素型肠内营养药物制剂又称为单体膳，是一种营养素齐全、不需消化或稍加消化即可吸收的少渣营养药物制剂。一般以氨基酸（或游离氨基酸与短肽）为氮源，以葡萄糖、蔗糖或麦芽糊精为碳水化合物来源，以植物油（如玉米油、红花油等）、MCT 和 LCT 为脂肪来源，少数制剂含有短链脂肪酸，并含有多种维生素和矿物质，故又称为化学组成明确制剂（chemically defined diet, CDD）。此类制剂营养全面、成分明确、不含乳糖和膳食纤维，适口性差。氨基酸、糖类和脂肪分别占总能量的 12%～20%、80%和 1%～5%。标准能量密度为 1～1.27 kcal/mL。这类配方亦含有足够的矿物质、微量元素和维生素。该类配方的渗透压一般为 400～700 mOsm/kg H_2O，适用于胃肠道消化功能不全的患者，如吸收不良综合征、克罗恩病、肠瘘、小肠切除术后、胰腺炎、肠黏膜萎缩等。

1. 以氨基酸为基础的配方制剂

这类营养药物制剂主要为低脂的粉剂，可减少对胰腺外分泌系统和消化液分泌的刺激。特点是：①氮来源于结晶氨基酸；②糖来源于多聚糖或双糖；③脂肪来源于植物油；④组成分子质量最小，渗透压高。临床常用的商品制剂有维沃（vivonex TEN）、爱伦多（elental）。例如，商品名为维沃，为肠内营养药物粉剂，每袋 80 g，内含 100%的游离氨基酸浓度约 15%，脂肪为 2.5%（脂肪 0.8 g，亚油酸 0.6 g），碳水化合物为 82.2%（61.7 g 为麦芽糖糊精、食物淀粉），同时含有人体必需矿物质、多种维生素和微量元素等。在体内被完全吸收，粪便排出量很少，因此不需消化液或仅需极少的消化液。能源来自麦芽糖糊精及食物淀粉，热氮比为 128 kJ∶1 g；脂肪来自大豆油，其含量控制在需要量的最低限，以减少对胰腺外分泌系统和肠管分泌的刺激。适用于消化道通畅而不能正常进食合并中-重度营养不足的患者，但更侧重于消化道仅有部分功能者，如消化道手术后吻合口瘘（咽管瘘、食管瘘、胃瘘、结肠瘘等）、胰腺炎的恢复期、短肠综合征患者（小肠的长度短于 60 cm）、炎性肠道疾患如克罗恩病等的患者。

2. 以肽类为基础的配方制剂

此类配方制剂所含的蛋白质为蛋白质水解物，在小肠中有运输低聚肽的体系，低聚肽经小肠黏膜刷状缘的肽酶水解后进入血液，容易被机体利用。特点是：①氮源为二肽或三肽；②脂肪主要来源于植物油；③糖主要来源于水解的谷物淀粉或葡萄糖低聚糖。短肽型(包括乳剂、混悬液、粉剂)营养药物制剂临床常用的商品制剂有百普素(pepti-2000，粉剂)、百普力(peptison，混悬液)、立适康(短肽型)(LESCON)。此类营养药物制剂不含乳糖，避免了由乳糖不耐受引起的腹泻和脂代谢障碍等一系列问题。此类营养药物制剂几乎被完全吸收，低渣，只需少量消化液，粪便排出量少，适用于有胃肠道功能或部分胃肠道功能的患者，如胰腺炎、肠道炎性疾病、放射性肠炎和化疗、肠瘘、短肠综合征、艾滋病病毒感染患者等；也可作为营养不足患者的手术前后喂养及肠道准备，能补充人体日常生理功能所需的能量及营养成分。

(三)组件型肠内营养药物制剂

组件型肠内营养药物制剂也称为不完全营养药物制剂，是以某种或某类营养素为主的肠内营养药物制剂。它可对完全制剂进行补充或强化，以弥补完全制剂在适应个体差异方面欠缺灵活的不足，亦可采用两种或两种以上的组件制剂构成组件配方，以适合患者的特殊需要。组件制剂主要包括蛋白质组件、肽类组件、脂肪酸组件、多糖组件、膳食纤维组件、维生素组件和矿物质组件，各种组件的来源与要素型制剂类似(蛋白质组件还可选用蛋白质水解物)。组件型制剂与要素型制剂的本质区别在于组件型制剂不属于均衡膳食。临床上，常用于增加某一营养素的含量或对肠内营养药物配方进行个体化设计。

1. 蛋白质配方制剂

氮源为氨基酸混合物、蛋白质水解物或整蛋白，如酪蛋白、大豆蛋白等。部分酪蛋白盐类产品由蛋白质预消化原料组成，主要适用于蛋白质代谢障碍人群、创(烧)伤、大手术等需要增加蛋白质的情况，亦可用于肾衰竭或肝性脑病需限制蛋白质的患者。此外，油料种子含有大量的优质蛋白，如花生蛋白、亚麻子蛋白、菜籽蛋白等，以及高营养价值的海洋生物蛋白，在肠内营养制剂研究领域具有广阔的应用前景。

2. 脂肪酸配方制剂

原料来源于植物油，包括大豆油、玉米油、菜籽油、LCT、MCT和卵磷脂。LCT的热值为9 kcal/g，且含有较为丰富的必需脂肪酸，如microlipid、lipomol等。MCT的热值为8.4 kcal/g，且不含有必需脂肪酸，主要用于脂肪吸收不良患者，不宜用于糖尿病酮症酸中毒患者。此外，鱼油独特的脂肪酸组成及各种功能性植物油，如葡萄籽油、猕猴桃籽油、杏仁油等也备受关注。

3. 糖类配方制剂

原料可采用单糖、双糖、低聚糖或多糖，如各种植物多糖、海洋多糖类物质，部分产品还具有免疫调节、抗感染、抗凝血、降血糖和抗病毒等生物功能，如葡萄籽油、猕猴桃籽油、杏仁油等，具有很大的开发潜力。市场上常见的此类制剂有modocal(麦芽糊精)、polycose(葡萄糖多聚体)、nutrisouse CHO(玉米糖浆固体)、sumacal(麦芽糊精)、hycal(葡萄糖)等。

4. 维生素及矿物质配方制剂

如ketovite(维生素)、nutrisource(维生素与矿物质)等(中华医学会肠外肠内营养学分会，2015)。

(四)特殊配方肠内营养药物制剂

特殊配方肠内营养药物制剂又称疾病特殊肠内营养药物配方，是为脏器功能不全或衰竭、代谢障碍、机体对某一营养素的需求增加或机体限制某一营养素的摄入而设计的配方制剂。

1. 肝衰竭用肠内营养药物配方制剂

特点为支链氨基酸(亮氨酸、异亮氨酸和缬氨酸)的浓度较高，占总氨基酸量的40%以上，而芳香族氨基酸(色氨酸、酪氨酸和苯丙氨酸)的浓度较低。支链氨基酸可经肌肉代谢增加其浓度但不增加肝负担，且可与芳香族氨基酸竞争性进入血脑屏障，有助于防治肝性脑病，提供营养支持，如hepatic-aid、travasorb hepatic等。

2. 肾衰竭用肠内营养药物配方制剂

该类配方含有足够的能量、必需氨基酸、组氨酸、少量脂肪和电解质，适用于肾衰竭患者。目的是通过提供适合肾衰竭代谢特点的营养物质，使体内氮质性产物通过再利用，将受损肾处理代谢产物的负荷降至最低，如立适康（肾脏疾病专用）、amin-aid、travasorb renal 等。

3. 糖尿病用肠内营养药物配方制剂

主要涉及碳水化合物来源和脂肪构成，较合适的碳水化合物以低聚糖或多糖（如淀粉）为宜，再加上足够的膳食纤维，有利于减缓血糖的上升速度和幅度。此外，含相对高比例的单不饱和脂肪酸的肠内营养药物配方制剂可延缓营养药物制剂在胃内的排空速度，如瑞代（fresubin diabetes，华瑞）、安素益力佳（GLUCERNA，雅培）、立适康（纤维型）（LESCON，西安力邦）。国内已上市的适合糖尿病患者专用的肠内营养药物制剂大多以木薯淀粉、蜡质谷物淀粉和果糖为碳水化合物来源，并加入膳食纤维，为糖尿病患者或糖耐量异常者提供一种部分替代或全部替代膳食的肠内营养药物制剂。含缓释碳水化合物高不饱和脂肪酸配方的肠内营养药物制剂（缓释配方制剂）是专为糖尿病患者设计的一种新型肠内营养药物制剂，其特点是以单不饱和脂肪酸（MUFA）代替部分碳水化合物，并且含有独特的缓释碳水化合物系统，缓释配方中碳水化合物的主要来源是果糖、抗性淀粉、膳食纤维等缓释淀粉类物质，占碳水化合物的 60%。并且各碳水化合物在肠道中消化吸收的部位和时间不同，较普通粉剂的吸收更加缓慢，餐后血糖相对更平稳，同时提高单不饱和脂肪酸和多不饱和脂肪酸的含量，可将脂肪的供能比提高到 45%。有研究表明，不饱和脂肪酸具有降低血糖和胆固醇、调节血脂水平、防止动脉硬化、降低胰岛素抵抗等作用，但高不饱和脂肪酸对患者脂代谢的影响还有待进一步研究。

4. 肺病用肠内营养药物配方制剂

特点是脂肪含量高，产热比例达到 41%～55%。糖类含量低，产热比例降至 27%～39%，以减少 CO_2 的产生。蛋白质含量应足以维持瘦体重（lean body mass）并满足合成代谢需要。热量密度达到 1.5 kcal/mL，以限制液体的摄入，如安素益菲佳（PULMOCARE，雅培）、nutrivent、respalor 等。

5. 高代谢状态患者肠内营养药物配方制剂

适用于大手术、烧伤、多发性创伤及脓毒病等高代谢状态的患者，以尽快维持正氮平衡，如 traumacal、traum-aid、stresstein 等。

6. 癌症患者营养药物配方制剂

此类配方添加了 ω-3 多不饱和脂肪酸、RNA、锌和精氨酸，可增强患者免疫防御能力，如瑞能（supportan，华瑞）。

7. 婴儿肠内营养药物配方制剂

仿造人乳设计，以确保婴儿正常的生长发育，如 nutramigen、pregestimil 等。

五、肠内营养药物制剂即用时配制

1. 商品制剂的配制方法

根据需要的浓度（或能量密度）称量出一定量的制剂，先用少量温开水（40～50℃）调成糊状，再用 60～70℃水稀释至一定体积，并充分搅拌成均匀溶液（最大浓度 25%，能量密度一般为 1.0 kcal/mL），放置 10 min 后即可使用，每日配制一日用量，在 0～4℃冰箱内冷藏，24 h 后废弃。使用时应本着“循序渐进”的原则，多数患者在开始使用时应稀释溶液，将浓度降至原来的 1/2，以避免引起不耐受，浓度要由 10%逐步提高至 25%，灌注速率与总容量也亦逐步提高。

2. 匀浆制剂的配制方法

根据配方选择特定食物，按一定数量称量备用，牛奶、豆浆及蔗糖等应煮沸消毒，并与其他全部食物混合、粉碎、搅拌成匀浆，每日配制一日用量，在 0～4℃冰箱内冷藏，24 h 后废弃。使用时应本着“循序渐进”的原则。

六、肠内营养药物制剂的安全评价

根据制剂处方组成、不同患者的代谢特征及胃肠道功能等因素之间的相关性，临床肠内营养制剂的评价参数包括主要参数和次要参数。主要参数又包括能量密度、蛋白质含量、蛋白质来源和投给途径，次要参数包括渗透压、脂肪含量及其来源、膳食纤维含量、糖类含量、电解质、维生素，以及矿物质含量、剂型、临床验证和价格等。

肠内营养药物制剂的能量密度决定能量摄入，即调节体内的能量平衡，也与其他营养素水平有关，与制剂的水分含量成反比，故对高应激患者采用高能量密度的制剂时，应额外补充水分，以防脱水。能量密度越高其研制生产难度越大，标准制剂的能量密度一般为 1.0 kcal/mL。

蛋白质含量是以蛋白质产热量占总热量百分率表示，高氮制剂的蛋白质热量大于 20%，标准制剂的蛋白质热量低于 20%。

以氨基酸和蛋白质水解物为氮源的投给途径，可通过口服，口味不佳的可加入香料或改变其性状（制成胶冻状），也可以掩盖异味，或者通过胃内管喂食。

肠内营养药物制剂的渗透压为 250～410 mOsm/kg H_2O，均属于低渗溶液，口服或连续胃内管喂食时，患者对渗透浓度的耐受性较好。临床研究认为，渗透压越高，对胃肠道的抑制作用越明显，高于 550 mOsm/kg H_2O 的属于高渗溶液，可以引发患者恶心、呕吐、腹泻等严重不良反应。空肠喂养，因失去幽门括约肌及十二指肠渗透压感受器的控制，应用高渗制剂易引起腹泻及其他肠道反应。不同的上市商品制剂渗透压具有一定程度的区别。

脂肪含量以脂肪产热占总热量的百分率表示：标准型＞20%，低脂肪型 5%～20%，极低脂肪型＜5%；显著吸收不良、严重胰腺外分泌不足或高脂血症患者宜用低脂肪型制剂，吸收不良或有 LCT 代谢异常的患者以 MCT 或 LCT+MCT 提供热量为宜。

膳食纤维含量对长期接受肠内营养制剂而易便秘的患者是非常重要的。

糖类来源对提供热量无影响，一般不加以考虑。乳糖不耐受者宜用不含乳糖的制剂。

大部分制剂中电解质、矿物质或维生素含量相差甚微，对于完全肠内营养制剂，每提供 2000 kcal 热量，其维生素含量都可以满足推荐摄入量（recommended nutrient intake, RNI），当患者出现维生素缺乏或需要增加时，则需另行添加。

临床验证：需要对肠内营养药物制剂进行前瞻性随机对照研究，根据临床验证结果选用。

不同商品制剂的价格相差很大，一般非要素制剂的价格较要素制剂的价格低，商品匀浆制剂的价格较其他商品制剂的价格高，应根据患者的实际经济情况和病情选用恰当的制剂。

使用时应注意以下几点，以保证用药安全：应按患者体重和营养状况计算日给药剂量，并严密监测，保证提供合理的热量和营养物质配比，避免营养过剩或不足及电解质紊乱；预防鼻饲管堵塞，经胃灌注者采取半卧位，避免误吸；注意营养药物浓度和给药速度，浓度应从低到高，速度应从慢到快；注意营养药物溶液的温度，应在室温至 37℃，粉剂不得用高于 50℃以上的热水配制；开启后的肠内营养药物乳剂在 2～10℃条件下保存不宜超过 24 h，混悬液或粉剂在开启或溶解后在 4℃以下保存不宜超过 24 h；长期应用肠内营养药物可致凝血酶原作用时间延长，可给予维生素 K 预防。

肠内营养药物制剂均可以采用口服或者管饲的方法食用，临床上具体服用方法的采用主要是根据制剂的气味、口味、患者身体状况等方面的因素而确定的。

根据中华医学会肠外肠内营养学分会的指南推荐，肠内营养药物制剂是首选的营养支持方法。当患者食欲下降时，应早期考虑给予肠内营养药物制剂支持治疗，以预防营养不足且有助于疾病的康复。

选择肠内营养药物制剂时应考虑以下因素：患者年龄、胃肠道功能、脂肪吸收状况、糖的耐受情况、患者自身的疾病情况（Choonara et al., 2014）。例如，对肝病、肾病、肺疾病的患者，应选用相应的组件型肠内营养药物制剂，以避免出现代谢并发症。对于手术患者，专家认为标准的整蛋白配方适合大部分患者的肠内营养支持，Meta 分析表明，因肿瘤接受颈部大手术（喉切除术、咽部分切除术）的、腹部肿瘤大手术

(食管切除术、胃切除术和胰十二指肠切除术)的(Chen et al., 2014)，在围手术期应用含有免疫调节成分(精氨酸、ω-3 脂肪酸和核苷酸)的肠内营养药物，可减少术后并发症并缩短住院时间，但对于有全身感染、危重症患者，含有精氨酸的“免疫肠内营养药物”则可能导致其死亡率增加。

第四节 肠外营养药物制剂

肠外营养(parenteral nutrition, PN)是指通过中心静脉或周围静脉插管的途径，输入包括葡萄糖、氨基酸、脂肪乳、电解质、微量元素、水溶性及脂溶性维生素等静脉营养药物制剂的一种方法。肠外营养分为完全肠外营养(total parenteral nutrition, TPN)和部分肠外营养(partial parenteral nutrition, PPN)，可以提供机体所需营养药物，促进患者康复，改善患者预后，有些患者甚至赖以生存。大量临床实践证明肠外营养药物制剂不仅在内、外科有良好的应用，在产科、儿科、骨科也显示出重要的临床意义(Ryan et al., 2013)。肠外营养药物制剂能使患者保持正氮平衡，维持良好的营养状态，对提高危重患者耐受力及抢救成功率有重要的作用。制剂学上将葡萄糖、氨基酸和脂肪乳剂混合在一起，再加入其他各种营养素，称为“全合一”系统(all-in one, AIO)。1988 年，美国肠外肠内营养学会(American Society for Parenteral and Enteral Nutrition, ASPEN)将其称为全营养混合液(total nutrition admixture, TNA)。尽管肠外营养药物制剂挽救了众多营养障碍患者的生命，但对其不良反应的认识也逐渐清晰，因此临床应用肠外营养药物制剂必须严格掌握其适应证。

一、肠外营养药物制剂的质量要求和特征

肠外营养药物制剂既有普通输液制剂的一些共同特点，又不同于普通输液制剂，它比普通输液制剂有更高的质量要求。其具体质量要求和特征如下。

(1) pH 应调整在人体血液缓冲能力范围内：血液的 pH 约为 7.4。

(2) 适当的渗透压：血浆渗透压为 280～320 mmol/L。

(3) 必须无菌、无热原。

(4) 微粒异物不能超过规定：微粒最大直径应不超过 10 μm。

(5) 无毒性：某些输液制剂系统如水解蛋白，要求不能含有引起过敏反应的异型蛋白。

(6) 相容性良好、稳定性良好。

(7) 使用方便、安全。

二、肠外营养药物制剂组成

应全面评估患者的代谢状态和疾病对代谢的影响，确定治疗目标，制定营养药物给药计划。肠外营养药物制剂的配方组成必须根据不同患者的器官功能、疾病状态、代谢情况及其他治疗措施准确设计，因为接受肠外营养药物的患者不能控制营养药物的吸收，所有经静脉给予的营养药物都要被吸收、代谢和排泄。TPN 的营养药物必须完整，包括水、碳水化合物、氨基酸、脂肪、电解质、维生素和微量元素。特殊情况下，也可加入某些特殊营养药物，其独特的药理作用可能影响预后。为了维持血浆中有效药物浓度，降低输液总量，减少污染和器材费用，某些营养药物(如 ω-3 脂肪酸、谷氨酰胺等)或药物(如胰岛素、H2 受体阻滞剂等)也可加入混合液中。所有这些添加物、添加顺序及添加方式都可能影响 TNA 的稳定性和相容性。

(一) 脂肪乳制剂

脂类是机体重要的能量底物和主要的能源储备。静脉用脂肪乳主要是以小肠乳糜微粒为模型发展而来的，是利用乳化剂和机械力将微小的油滴均匀分散在水相中构成的两相体系，其粒径一般控制在 0.4～1 μm，脂肪乳剂的特点如下。

(1) 脂肪含热量高，氧化 1 g 脂肪可提供 9 kcal 的热量。

(2) 脂肪乳剂提供人体必需脂肪酸和甘油三酯，可维持人体脂肪组织的恒定，防止单独使用糖进行肠

外营养引起的必需脂肪酸缺乏。

(3) 脂肪乳剂基本上是等渗液，特别适用于外周静脉营养。

(4) 脂肪乳剂可作为脂溶性维生素的载体，有利于人体吸收、利用脂溶性维生素。

(5) 脂肪乳剂无利尿作用，亦不会自尿和粪便中丢失。

将脂肪乳加入 TNA 后，多种因素可能影响其稳定性，导致油滴互相融合，粒径增大，这不仅阻碍了脂肪酸的有效利用，而且可能发生严重的不良反应，危害机体健康。

静脉用脂肪乳的主要成分是甘油三酯，其理化性质和代谢特性取决于各脂肪酸成分。根据碳链长度，脂肪酸可分为短链甘油三酯(short chain triglyceride, ＜8 个碳原子)、中链甘油三酯(medium and long chain triglyceride, MCT, 8～10 个碳原子)和长链甘油三酯(long chain triglyceride, LCT, ＞10 个碳原子)。根据双键数量，脂肪酸又可分为饱和脂肪酸(saturated fatty acid, SFA, 无双键)、单不饱和脂肪酸(monounsaturated fatty acid, MUFA，有一个双键)和多不饱和脂肪酸(polyunsaturated fatty acid, PUFA，至少有两个双键)。脂肪酸的双键数量及第一个双键位置(ω-6、ω-3、ω-9)影响其生理作用。

目前临床常用的脂肪乳有：①大豆油长链脂肪乳，C14～24，由 100%大豆油组成，含少量甘油及卵磷脂。②中/长链脂肪乳，C6～24 或 C8～24，由 50%中链甘油三酯和 50%大豆油组成，含少量甘油及卵磷脂，部分制剂含抗氧化剂维生素 E。③结构脂肪乳，C6～24，由 75%混合链甘油三酯和少量 LCT、MCT 组成，含少量甘油及卵磷脂，是继 MCT/LCT 物理混合制剂后以化学混合为特点的新制剂，其耐受性好，氧化更快，不易发生酮症或高脂血症，能更明显地增强氮潴留效果。④橄榄油长链脂肪乳，C14～24，由 80%橄榄油和 20%大豆油组成，含少量甘油及卵磷脂。富含不饱和脂肪酸，较常用的脂肪乳剂有更多的 α-生育酚，可减少脂肪过氧化，亦有益于维护免疫功能。⑤鱼油长链脂肪乳，C12～24，由 100%鱼油组成，含少量甘油、卵磷脂及抗氧化剂维生素 E。富含 ω-3 多不饱和脂肪酸，有助于降低心血管疾病的发生率，减少血小板活化聚集，减轻炎症反应，提高免疫功能，防止肿瘤生长。

LCT 脂肪乳剂能提供人体的必需脂肪酸和能量，但其氧化代谢速度较慢，代表产品为英脱利匹特。与之相比，MCT 具有更多优点，包括快速提供能量、基本不在组织内沉积、较少影响脂蛋白代谢和网状内皮系统功能、减轻由肉毒碱缺乏导致的脂肪代谢异常、改善免疫功能等，因而特别适用于危重患者和肝功能不良者，用于新生儿的治疗也较安全。不过，MCT 不能提供必需脂肪酸，大量输注还会产生毒性，因此临床一般应用 LCT 与 MCT 各占一半的物理混合制剂，对某些特殊患者(如严重创伤、感染、肝功能不全等)更为安全，其代表产品是力能、力保肪宁。短链脂肪酸尚处于动物实验和临床试验阶段，因其具有促进肠道血流，刺激胰酶分泌，促进结肠内水、钠吸收等特点，在临床尤其适用于短肠综合征患者。在 LCT 或 MCT 脂肪乳剂中添加维生素 E 的产品也已问世，其利用了维生素 E 的抗氧化作用，可维护生物膜的稳定性，防止其受氧自由基或脂质过氧化产物的损害，代表产品为力保肪宁。

通过 TNA 方式输注脂肪提供能量，不仅能预防必需脂肪酸缺乏，还能减少葡萄糖的摄入。但是，不同患者对不同脂肪乳的廓清能力存在差异，故其输入量和输注速度需根据具体情况设定。不推荐高甘油三酯血症(TG＞11.4 mmol/L)患者使用脂肪乳，血甘油三酯轻度升高者慎用。脂肪乳的起始输注速度应尽可能慢，并通过监测血甘油三酯水平进行调整。

(二) 氨基酸制剂

肠外营养药物制剂配方中的氮源来源于氨基酸，用于合成人体的蛋白质。人体蛋白质由 20 种不同的氨基酸组成，其中 8 种人体不能合成(亮氨酸、异亮氨酸、缬氨酸、赖氨酸、苯丙氨酸、甲硫氨酸、苏氨酸、色氨酸)的氨基酸必须由外界提供，称为必需氨基酸(essential amino acid, EAA)。在一些特定情况下某些氨基酸也是必需的，称为条件必需氨基酸(conditionally essential amino acid, CEAA)。临床常用的是平衡型氨基酸溶液，含 13～20 种氨基酸，包括所有 EAA。氨基酸的供给量应根据患者体重和临床情况而定，健康成人的氨基酸需要量是 0.8～1 g/kg。现有的复方结晶氨基酸溶液品种繁多，都按一定模式配比而成，可归纳为两类，即平衡型与非平衡型氨基酸溶液。

平衡型氨基酸溶液中所含必需与非必需氨基酸的比例符合人体基本代谢所需，生物利用度高，适用于多数营养不良患者，如乐凡命(8.5%、11.4%两种规格)、格拉命(glamin，氮浓度为2.24 g/100 mL)、5%复方氨基酸等。其中8.5%和11.4%的乐凡命含18种必需和非必需氨基酸、包括酪氨酸和胱氨酸。乙酸根取代了盐酸根、避免了高氯性酸中毒。格拉命含有17种氨基酸，其主要特点是含有L-甘氨酰-谷氨酰胺，能在血浆中迅速分解出谷氨酰胺。

非平衡型氨基酸溶液的配方针对某一疾病的代谢特点而设计，兼有营养支持和治疗的作用，目前主要指肝病、肾病、创伤和婴幼儿用的氨基酸。

近年来，个别氨基酸在代谢中的特殊意义已受到重视，如谷氨酰胺(Gln)在肠外营养药物中已具有重要的作用。Gln不仅是人体内含量最多的非必需氨基酸，经研究还发现，在肠外营养药物制剂中加入Gln，可改善体内的氮平衡、促进肠道黏膜和胰腺的生长，对防止肠黏膜萎缩、维持肠黏膜的完整性及防止肠道细菌移位、防止肝脂肪化、加速骨骼肌蛋白合成均起着重要作用。

通过TNA方式输注氨基酸从而提供氮源，不仅能全面高效地补充EAA，还能间接降低氨基酸溶液渗透压，提高患者耐受性。需要注意的是有些氨基酸制剂中含有电解质，需计入TNA供给。

(三)糖类制剂

糖类制剂是最简单、有效的肠外营养药物制剂，可提供机体代谢所需能量的50%～60%，葡萄糖是肠外营养药物最常选用的能量制剂，临床上常配制成5%、10%、25%、50%等规格的注射液。此外，70%葡萄糖注射液专供肾衰竭患者使用。临床常用制剂还有果糖、麦芽糖及糖醇类(如山梨醇和木糖醇)。但这些制剂均不能长期大量应用，否则会引起高乳酸血症、高胆红素血症、高尿酸血症等代谢紊乱。当前已不主张单独应用葡萄糖制剂，而通过葡萄糖与脂肪乳剂合用，减少葡萄糖用量，可避免糖代谢紊乱的发生。另外，在大量输注葡萄糖时，需补充适量胰岛素以弥补内源性胰岛素的不足，每天葡萄糖用量不宜超过400 g。目前，3种碳水化合物葡萄糖、果糖和木糖醇的混合制剂已在日本出现，这种新型制剂的葡萄糖浓度较低，使得血清葡萄糖水平也低，从而减轻了胰腺分泌胰岛素的负担，而果糖和木糖醇又增加了葡萄糖的利用与蛋白质合成，从而达到较好的代谢效应。

1. 葡萄糖

葡萄糖是肠外营养药物制剂中主要的非蛋白质能源之一，是机体最主要的能量底物，TNA中的葡萄糖不仅能作为能量底物，还能参与机体生长、细胞再生、免疫细胞增殖和其他合成过程。成人每天需要量为4～5 g/kg体重，每天葡萄糖的供给量不宜超过400 g，占总能量的50%～60%。推荐危重患者TNA的最大输注速率为3～4 mg/(kg·min)。葡萄糖的代谢依赖于胰岛素，对糖尿病和手术创伤所致胰岛素不足状态下的患者必须补充外源性胰岛素。有严重感染应激时，体内存在胰岛素阻抗，即使使用外源性胰岛素，糖的利用仍较差。

2. 果糖

果糖经静脉输入后，经肝磷酸酯化后进入糖代谢途径而被机体利用，体内利用率与葡萄糖相似，代谢时依赖胰岛素少。对糖尿病和慢性肝炎、肝硬化等肝病患者，果糖与葡萄糖联合输注效果比单用葡萄糖好。但大量输入可产生乳酸血症，血浆尿酸浓度迅速上升，肝内ATP明显减少从而导致产生恶心、上腹部疼痛及血管扩张等不良反应。对存在酸中毒、严重肝功能不全及痛风患者不宜使用，也不宜作为能量代替葡萄糖单独使用。

3. 转化糖

转化糖由蔗糖经水解而成，为葡萄糖和果糖的混合物。输注后出现高血糖和糖尿次数及程度均较单独输注葡萄糖少而轻，故适用于糖尿病、肝病患者。常用浓度为5%、10%、20%。

4. 麦芽糖

麦芽糖由两分子的葡萄糖组成，进入细胞后经水解酶水解成葡萄糖，对胰岛素的依赖较少，对健康人和糖尿病患者的胰岛素水平皆无影响，对血糖影响较小，同时还可使游离脂肪酸浓度下降，降低酮体，改善脂肪酸代谢，不影响肝、肾功能，无不良反应。麦芽糖相对分子质量大，等渗浓度为10%，渗透压为278 mmol/L，输注时对血管刺激轻。但其体内利用率个体之间差异大，从而限制其广泛使用。常用浓度为10%、25%。

5. 山梨醇

山梨醇输入体内时被山梨醇脱氢酶代谢为果糖，之后代谢途径与果糖相同。山梨醇脱氢酶在体内活性很强，即使肝功能损害也有活性。山梨醇能减少脂肪动员和生酮作用，比果糖更常用于 PN。但山梨醇较葡萄糖更易从尿中丢失，丢失量与输注速度和输注量有关。

6. 木糖醇

木糖醇为五碳糖，在体内部分转变为肝糖原。代谢不依赖胰岛素。利用葡萄糖不佳时可用木糖醇。与葡萄糖合并应用时，可提高后者利用率。

(四) 电解质制剂

电解质是维持人体水、电解质和酸、碱平衡，保持人体内环境稳定，维护各种酶的活性和神经、肌肉的应激性，以及营养代谢正常的一类重要物质。目前 TNA 中常用的电解质制剂一般均为单一制剂，主要是各种浓度的氯化钠、氯化钾、葡萄糖酸钙、硫酸镁和甘油磷酸钠等。钠的供应量为40～120 mEq/d。在有大量引流、额外丧失时需相应增加。钾与氮的基本比例为5～10 mEq：1 g，能量与钾的比例约为4180 kJ：50 mEq。合成代谢时，磷进入骨骼肌和肝细胞，可致血磷水平下降，可按4180 kJ：18～20 mEq 补充磷；同时不要忘记钙的补充。长期 TPN，尤其胃肠减压致胃肠液大量丢失时可发生镁缺乏，镁的每天补充量约为25 mEq。

(五) 维生素和微量元素制剂

目前临床上有可供 TNA 使用的复方维生素制剂和复方微量元素制剂，这些制剂每支的营养素含量可满足成人每日的正常需要量。维生素可分为水溶性和脂溶性两大类，前者包括维生素 B 族、维生素 C 和生物素等，后者包括维生素 A、D、E、K。水溶性维生素在体内无储备，长期 TPN 时常规提供多种维生素可预防其缺乏，脂溶性维生素在体内有一定的储备，短期禁食者不致缺乏。在应激状态下，人体对部分水溶性维生素，如维生素 C、B_6 等的需要量增加，水溶性维生素制剂的代表产品是水乐维他，含9种水溶性维生素。常用的脂溶性维生素制剂为维他利匹特，含4种脂溶性维生素。上述产品均可溶于全营养混合液或脂肪乳剂中使用。

微量元素是指占人体总重量万分之一以下或日需求量在100 mg 以下的元素，其具有重要和特殊的生理功能。对临床较具实际意义的微量元素包括锌、铜、铁、硒、铬、锰等。这些元素均参与酶的组成、三大营养物质的代谢、上皮生长、创伤愈合等生理过程，代表产品是安达美，含9种微量元素。由于溶液为高渗(1900 mmol/L)和低 pH(2.2)，因此需加入其他液体中输入。

三、肠外营养药物制剂的混合配制

脂肪乳剂的物理性质不稳定，在具有电解质、不适当的 pH 及高渗环境下，脂滴融合甚至破乳。碳水化合物与氨基酸混合后可以产生复杂的反应(美拉德反应)。存放时间过久、温度过高、光线照射，以及微量元素和维生素等也会降低全营养混合液的稳定性。因此，肠外营养药物制剂均是现配现用。为简化操作，目前已采用批量化生产的办法制造出双腔袋或三腔袋，分别盛有含微量元素和维生素的碳水化合物溶液、氨基酸和脂肪乳剂，中间有隔膜，互不接触，使用时只要稍加挤压，即可推开隔膜而混合成“全合一(AIO)”营养药物制剂，即全营养混合液。该制剂配制方便，使用简单，保存时间延长，在密闭容器内滴注降低了气栓和污染的机会，减少高浓度葡萄糖输注的并发症，还能改善脂肪乳剂中长链脂肪酸的氧化，避免脂肪乳剂输注过快产生的不良反应，代表产品卡文(含葡萄糖11%、凡命18 novum、英脱利匹特20%)有2400 mL、

1920 mL、1440 mL 3 种包装规格，产品配方能满足多数病情稳定患者的需要，对于少数危重患者配方则需要考虑个体化问题。

肠外营养药物混合液应在医疗机构的静脉用药调配中心集中配制，配制区域和成品复核间的温度应控制在 20～25℃，湿度为 50%～70%。超净工作台（又称层流空气洁净台）是肠外营养药物制剂的配制场所，配制过程应严格按照无菌操作技术进行，保证营养药物制剂安全无菌。严格执行核对制度，保证营养药物准确无误；严格掌握药物的相容性和理化性质，保证营养药物制剂的性质稳定。

配制操作时应注意正确的混合顺序，如钙剂和磷酸盐分别加入不同的溶液内稀释，以免发生磷酸钙沉淀，氨基酸和葡萄糖混合后检查有无沉淀和变色，确认无沉淀和变色才可加入脂肪乳。微量元素与多种维生素的混合有潜在的较高的不相容性，由于缺乏特异的稳定性数据，目前不推荐将其同时加入营养袋中。

考虑到包装材料对有效成分的吸附，常用的肠外营养药物制剂包装材料有聚氯乙烯（PVC）、聚乙烯乙酸酯（EVA）及多层袋[一般是由 3 层 EVA/乙烯-乙烯醇共聚物（EVOH）材料组成]。其中 PVC 袋对维生素 A 和胰岛素有较强的吸附作用，PVC 对维生素 A 的吸附性取决于维生素 A 酯的形式，一般维生素 A 乙酸酯在 PVC 袋中耗损大，而维生素 A 棕榈酸酯耗损不明显。将胰岛素加入 PVC 袋中，3 h 后下降为原药浓度的 88%，48 h 后下降为原药浓度的 65%，但生理盐水可改善 PVC 对胰岛素的吸附。此外，环境因素（如氧气、光照、温度等）也从多方面影响 TNA 的稳定性和相容性。

临床实际操作步骤如下。

（1）将高渗葡萄糖或高渗盐水、电解质（除磷酸盐外）、胰岛素（胰岛素最好单独用）加入葡萄糖中。

（2）将磷酸盐加入氨基酸中。

（3）将微量元素加入另一瓶/袋氨基酸中。

（4）将水溶性维生素和脂溶性维生素混合加入脂肪乳中。

（5）将加了成分的氨基酸、葡萄糖分别加入或经过过滤输注管滤入营养袋内，在滤入混合过程中轻轻摇动，肉眼检查袋中有无沉淀和变色等现象。

（6）确认无沉淀和变色后，将加了维生素的脂肪乳滤入营养袋内。

（7）应不间断地一次性完成混合、充袋，并不断轻摇营养袋，使之混合均匀，充袋完毕时尽量挤出袋中存留的空气。

（8）贴上营养液输液标签（注明科别、病区、床号、姓名、营养液的处方组分等基本信息）。

配制完成后需肉眼检查混合液有无分层或颜色、沉淀等变化，并再次复核药物、配制处方和标签。若有分层、颜色变化、沉淀析出，则停止使用。有条件时可进行仪器检测。

四、肠外营养药物制剂给药方式分类

肠外营养药物制剂经静脉给予，输注途径可分为外周静脉置管（peripheral venous catheter, PVC）和中心静脉置管（central venous catheter, CVC）。常用的外周静脉是浅表静脉，通常指上肢静脉，中心静脉通路是锁骨下静脉和颈内静脉。

目前肠外营养药物在国内临床使用主要为 TNA、商品化多腔袋（multi-chamber bag, MCB）、串输氨基酸和脂肪乳、单瓶输注氨基酸或脂肪乳 4 种方式。配制 TNA 时要求在洁净台中进行操作，肠外营养药物制剂成分至少包含氨基酸和脂肪乳。商品化多腔袋指按一定顺序将商品化多腔袋中各腔室组分在密闭状态下混合而成。串输指患者不采取配制混合，在同一天内分别或同时输注氨基酸和脂肪乳，不包括“配制 TNA”和“商品化多腔袋”。单瓶输注，即患者同一天中仅输注氨基酸和脂肪乱中的一种，包含三腔袋及两腔袋中缺少氨基酸或缺少脂肪乳的情况。

通常配制 TNA 和多腔袋被认为是最合理的肠外营养药物使用方式，而串输虽然也能补充同样的营养素，但由于不同营养素进入体内的时间不同，因此不同代谢过程使营养素的比例可能发生变化，容易造成单一营养素短时间内浓度过高。与串输相比，AIO 的形式既可补充完整的营养素，又可减少导管相关性感染率及节省医疗费用。此外，通常氨基酸注射液都具有较高的渗透压，通过外周静脉单独输注容易导致静脉炎。另外，临床数据统计研究表明商品化多腔袋与个体化 TNA 相比，有利于节省配制时间、减少配制差错、降低费用及减少血流感染。但也有不同观点认为在考虑药品和人力成本、层流台的折旧和环境控制等固定成本的情况下，配制量＞15 袋/d 时使用个体化 TNA 更为经济。总体来说，对于使用普通肠外营养药物的患者，商品化多腔袋较个体化 TNA 更有优势，ESPEN 指南指出“对于没有并发症(co-morbidity)的患者，没必要给予个体化营养支持”。总之，肠外营养药物的使用方式正日趋规范。

临床药师应熟练掌握每种制剂的命名、药学特点及临床适用范围，以便为临床医生提供专业的药学信息，同时可以对不合理处方进行药学干预，促使患者营养药物用药的合理化。

五、肠外营养药物制剂的安全评价

选择合适的肠外营养药物输注途径取决于患者的血管穿刺史、静脉解剖条件、凝血状态、预期使用肠外营养药物的时间、营养药物制剂的渗透压、护理环境(住院与否)及原发疾病的性质等因素。住院患者最常选择短暂的外周静脉或中心静脉穿刺插管，非住院环境的长期治疗患者，以经外周静脉或中心静脉置管、植入皮下的输液盒最为常用。肠外营养药物的输注方法采用循环肠外营养法，即肠外营养药物制剂持续滴注 14～16 h 后停用 8～10 h，可减少代谢性并发症的发生。

肠外营养药物制剂应用时注意事项如下。

(1)过高的电解质会影响脂肪乳的稳定性：肠外营养药物制剂由于输注时间长达 16～24 h，故不宜作为紧急补充电解质的途径，建议将额外的电解质通过其他途径输注，含脂肪乳的肠外营养药物制剂应控制一价阳离子总数小于 150 mmol/L，二价阳离子总数小于 8 mmol/L。

(2)给药系统的稳定性：维生素与微量元素等不稳定组分无法长期放置，需当天输注前加入。例如，维生素 C 与钙离子生成草酸钙沉淀，也易与多种微量元素产生颜色变化。配制 TNA 的混合顺序也与磷酸钙沉淀的生成有关，规范的配制流程可以减少沉淀生成，如果 TNA 中容易产生沉淀的物质同时出现，必须注意各成分的体积和浓度，不仅是最终体积和浓度，还要注意在配制过程中各个阶段各组分的浓度，如将 TNA 中钙和磷的总量严格控制在 45 mEq/L 以下。

(3)组分超量：脂肪乳最大剂量为 2.5 g/(kg·d)或占非氮热量的 60%，而这个剂量临床极少能达到。超过这个剂量会导致患者血脂代谢异常，加重患者肝功能负担。此外，葡萄糖输入速度＞4 mg/(kg·min)时，将有 50%的患者会出现高血糖。

目前肠外营养药物的相关研究仍处于早期阶段，大样本多中心的随机对照研究较少。药师有责任在标准的工作流程指导下，与主管医师积极沟通，根据国内外指南和基础营养代谢理论调整肠外营养药物治疗方案。

肠外营养药物制剂应用于治疗过程中可能发生各种并发症，在临床治疗监护过程中必须密切监护，及时调整营养药物制剂的配方，优化周期性治疗方案。

（张 莉）

主要参考文献

黄健, 高春生, 梅兴国. 2007. 多肽和蛋白类药物口服给药的可行性探讨. 国际药学研究杂志, 34(4): 298-301.

蒋朱明. 2009. 临床诊疗指南(肠外肠内营养学分册). 2008 版. 北京: 人民卫生出版社.

黎介寿. 2010. 临床营养支持的发展趋势. 肠外与肠内营养, 17(1): 1-4.

李宁, 于建春, 蔡威. 2012. 临床肠外肠内营养支持治疗学. 北京: 中华医学电子音像出版社.

沈敏跃, 陈军. 2010. 中国肠内营养制剂分类研究. 中华普通外科学文献, 4(2): 144-146.

魏翠翠. 2010. 国内外肠内营养制剂调查报告. 食品与药品, 12(7): 270-273.

吴国豪. 2015. 临床营养治疗理论与实践. 上海: 上海科学技术出版社.

吴园涛, 蔡冰娜, 孙恢礼. 2010. 肠内营养制剂蛋白源的营养评价研究. 肠外与肠内营养, 17(4): 232-235.

中华医学会肠外肠内营养学分会. 2015. 维生素制剂临床应用专家共识. 中华外科杂志, 53(7): 481-487.

中华医学会肠外肠内营养学分会指南与共识. http: //www.cspen.org.[2006-9-15].

中华医学会消化病学分会炎症性肠病学组. 2015. 炎症性肠病营养支持治疗专家共识(2013・深圳). 胃肠病学, 20(2): 97-105.

American Society for Parenteral and Enteral Nutrition (ASPEN) Guidelines and Clinical Resources. 2002. http: //www.nutritioncare.org /guidelines_ and_ clinical_resources /JPEN J Parenter Enteral Nutr, 26 (1, Suppl.): 1SA-138SA.

Arends J, Bodoky G, Bozzetti F, et al. 2006. ESPEN guidelines on enteral nutrition: non-surgical oncology. Clin Nutr, 25(2): 245-259.

Baldwin C, Spiro A, Ahern R, et al. 2012. Oral nutritional interventions in malnourished patients with cancer: a systematic review and meta analysis. J Natl Cancer Inst, 104(5): 371-385.

Braithwaite M C, Tyagi C, Tomar L K, et al. 2014. Nutraceutical-based therapeutics and formulation strategies augmenting their efficiency to complement modern medicine: an overview. Journal of Functional Foods, 6: 82-99.

Chatterjee B, Modi K, Patel T. 2016. Food as vector for nutraceutical ingredients. International Journal of Medical Research & Health Sciences, 5(1): 92-97.

Chen W, Zhang Z, Xiong M, et al. 2014. Early enteral nutrition after total gastrectomy for gastric cancer. Asia Pac J Clin Nutr, 23(4): 607-611.

Choonara B F, Choonara Y E, Kumar P, et al. 2014. A review of advanced oral drug delivery technologies facilitating the protection and absorption of protein and peptide molecules. Biotechnology Advances, 32: 1269-1282.

Dennis M, Lewis S, Cranswick G, et al. 2006. FOOD: a multicenter randomised trial evaluating feeding policies in patients admitted to hospital with a recent stroke. Health Technol Assess, 10(2): 1-120.

Dudrick S J, Wilmore D W, Vars H M, et al. 1968. Long-term total parenteral nutrition with growth, development, and positive nitrogen balance. Surgery, 64(1): 134-142.

Faridi E A, Jafari S M. 2016. Biopolymer nano-particles and natural nano-carriers for nano-encapsulation of phenolic compounds. Colloids and Surfaces B: Biointerfaces, 146: 532-543.

Gaonkar A G, Vasisht N, Khare A R, et al. 2014. Microencapsulation in the Food Industry: A Practical Implementation Guide. San Diego: Elsevier: 151-155.

Katouzian I, Jafari S M. 2016. Nano-encapsulation as a promising approach for targeted delivery and controlled release of vitamins. Trends in Food Science & Technology, 53: 34-48.

Larussa T, Imeneo, M, Luzza F. 2017. Potential role of nutraceutical compounds in inflammatory bowel disease. World Journal of Gastroenterology, 23(14): 2483-2492.

Lewis A L, Richard J. 2015. Challenges in the delivery of peptide drugs: an industry perspective. Ther Delivery, 6: 149-163.

Lubos Sobotka, 蔡威. 2013. 临床营养基础. 4 版. 上海: 上海交通大学出版社.

Mcclements D J, Decker E A, Park Y, et al. 2009. Structural design principles for delivery of bioactive components in nutraceuticals and functional foods. Critical Reviews in Food Science and Nutrition, 49: 577-606.

Mcwhirter J P, Pennington C R. 1996. A comparison between oral and nasogastric nutritional supplements in malnourished patients. Nutrition, 12(7-8): 502-506.

Park K, Kwon I C, Park K. 2011. Oral protein delivery: current status and future prospect. React Funct Polym, 71: 280-287.

Philipson T J, Snider J T, Lakdawalla D N, et al. 2013. Impact of oral nutritional supplementation on hospital outcomes. Am J Manag Care, 19(2): 121-128.

Ryan S M, McMorrow J, Umerska A, et al. 2013. An intra-articular salmon calcitonin-based nanocomplex reduces experimental inflammatory arthritis. Journal of Controlled Release, 167: 120-129.

Smedley F, Bowling T, James M, et al. 2004. Randomized clinical trial of the effects of preoperative and postoperative oral nutritional supplements on clinical course and cost of care. Br J Surg, 91(8): 983-990.

The European Society for Clinical Nutrition and Metabolism (ESPEN) Guidelines and position papers. http://www.Espen.org/education/espen—guidelines [2017-2-13].

第四章　蛋白质、多肽和氨基酸类营养药物

蛋白质是生命的物质基础，是人体必需营养素之一。蛋白质是构成人体组织的重要成分，包括毛发、指甲、骨骼、肌肉等，它们参与生长发育、组织更新和修复等。人体各器官正常功能的发挥依赖于起催化作用的酶蛋白、调节蛋白、转运蛋白、受体蛋白等，特别是脑功能、心血管功能、肝肾功能和免疫功能等均离不开蛋白质的参与。蛋白质是生物体中种类最多、分布广泛、结构复杂、功能多样的生物大分子。氨基酸是蛋白质的基本组成单位。人体中用于合成蛋白质的氨基酸有 20 种，其中赖氨酸、亮氨酸、异亮氨酸、苯丙氨酸、甲硫氨酸、缬氨酸、色氨酸、苏氨酸 8 种必需氨基酸是蛋白质合成不可或缺的。由氨基酸通过肽键连接形成的化学结构是蛋白质作用的特异性、空间结构的差异性和生物学功能多样性的基础。

根据作用机制不同，将蛋白质和多肽类药物分为两大类：一是生长因子类物质，如神经生长因子、促红细胞生成素、表皮生长因子等；二是激素类物质，如生长素、促甲状腺素、胃泌素等。它们涉及生长发育、代谢、生殖、神经营养、激素传递及免疫调节等领域，在生命活动及临床治疗中发挥重要的调节作用。氨基酸制剂可以改善机体营养状况、增加血浆及组织蛋白含量、纠正负氮平衡，促进酶、抗体和激素等的合成。这类营养药物不仅是治疗蛋白质代谢紊乱及缺乏症所必需的生化药物，也是具有高度营养价值的蛋白质类补充剂。

第一节　蛋白质的化学

一、蛋白质的化学组成

元素分析显示，蛋白质一般含有的主要元素包括碳 52%、氢 7%、氧 23%、氮 16%、硫 2%。其中氮的含量较为恒定，平均为 16%。所以常通过样品中的氮含量来测定蛋白质含量。由于糖类和脂类分子中主要含有碳、氢、氧，不含有氮，因此蛋白质是人体细胞氮元素的重要来源。有些蛋白质还含有磷、铁、铜、碘、锌和钼等。

氨基酸是蛋白质的基本组成单位。人体中用于合成蛋白质的氨基酸有 20 种，这 20 种氨基酸称为基本氨基酸，或称为常见氨基酸、蛋白质氨基酸。按照化学结构分为脂肪族氨基酸、芳香族氨基酸和杂环氨基酸。根据氨基酸的必需性分为必需氨基酸、非必需氨基酸和条件必需氨基酸。目前人体必需的氨基酸有 8 种，分别是赖氨酸、亮氨酸、异亮氨酸、苯丙氨酸、甲硫氨酸、缬氨酸、色氨酸、苏氨酸，这些氨基酸不能在人体内合成，只能通过食物来提供。半胱氨酸和酪氨酸在体内可以由甲硫氨酸和苯丙氨酸转变而成，因此称为条件氨基酸或半必需氨基酸。其余的均是非必需氨基酸，人体细胞可以利用小分子物质自行合成。

二、蛋白质的化学结构

蛋白质是大分子化合物，为了研究方便通常将其分为共价结构和空间结构来描述。一级结构也称为共价结构或化学结构；二级、三级、四级结构属于蛋白质的空间结构。在蛋白质二级和三级结构之间还包括超二级结构和结构域这两个结构层次。

(一) 一级结构

蛋白质的一级结构是指多肽链中氨基酸(残基)通过肽键相连而成的共价结构，包括氨基酸的组成及其排列顺序。若蛋白质分子中含有二硫键，一级结构也包括生成二硫键的半胱氨酸残基位置。氨基酸序列是蛋白质分子结构的基础，是区别不同蛋白质最基本、最重要的标志之一。

(二) 二级结构和结构域

蛋白质的二级结构是指多肽链中氨基酸残基形成的肽链结构，是其主链原子的局部空间排布。蛋白质分子的二级结构主要包括周期性出现的 α 螺旋、β 片层、β 转角、β 凸起和无规则线圈等几种结构单元，它们主要是靠氢键等来维持其空间结构的相对稳定。大多数球状蛋白质分子中 α 螺旋与 β 片层结构同时存在，而且是各种蛋白质分子中的主要二级结构，但各自占的比例有所不同。

超二级结构，又称模体或模序，指多肽链在二级结构的基础上通过侧链基团的相互作用进一步卷曲折叠，借助次级键形成的特定的空间构象，是多肽链中所有原子的空间排布，如 αα、βββ、βαβ 等。主要靠氢键、疏水作用力、范德瓦耳斯力、离子键等非共价键(次级键)来维系，也可涉及二硫键。结构域是指在二级结构和超二级结构基础上形成的三级结构的局部折叠区，是相对独立的三维实体，它是球状蛋白质的基本折叠单位。维持蛋白质构象的作用力包括共价键和非共价键。

(三) 三级结构

蛋白质的三级结构是指整条多肽链中所有氨基酸残基，包括相距甚远的氨基酸残基主链和侧链所形成的全部分子结构。因此有些在一级结构上相距甚远的氨基酸残基，经肽链折叠盘绕后在空间结构上可以非常接近。例如，肌红蛋白是一条由 153 个氨基酸残基组成的肽链，分子中由 8 个肽段分别形成 A～H 八段 α 螺旋，再进一步通过 AB、CD 等一些 β 转角与随意卷曲连接，进一步折叠形成接近球状的三级结构，分子大小为 4.3 nm×3.5 nm×2.3 nm。

(四) 蛋白质的四级结构

蛋白质的四级结构是指具有独立三级结构的多肽链再以各自特定形式接触排布后，结集而成的蛋白质最高层次空间结构。在蛋白质四级结构中，各具独立三级结构的多肽链称为亚基，亚基单独存在时不具有生物活性，只有按照特定组成方式装配形成四级结构时，蛋白质才具有生物活性。例如，血红蛋白是由两条相同的 α-亚基(由 141 个氨基酸残基组成)和两条相同的 β-亚基(由 146 个氨基酸残基组成)按特定方式排布形成的一个球状、接近四面体的分子结构。

三、多肽和蛋白质的性质

蛋白质是由氨基酸组成的多肽链，所以蛋白质、多肽有许多和氨基酸相似的化学性质，如在溶液中以两性离子的形式存在、可以发生茚三酮反应等。但由于所含氨基酸的种类和数量的差异，多肽和蛋白质与氨基酸的化学性质和生物学功能有着显著的差异，如空间构象、胶体性质、变性、凝固、沉淀等现象。

一般将不多于 20 个氨基酸残基的称为寡肽，含有 20 个以上氨基酸残基的称为多肽。蛋白质就是含有几十个到几百个，甚至几千个氨基酸的多肽链。多肽和蛋白质之间并没有严格的界限划定。

(一) 酸碱性

蛋白质是两性电解质，分子中可解离基团主要是侧链基团，也包括氨基端和羧基端。因此蛋白质分子也有等电点，即所带净电荷为零时所在溶液的 pH。蛋白质分子的等电点取决于所含有的酸性基团与碱性基团的比例。在酸性溶液中，蛋白质颗粒带有正电荷，在碱性溶液中，蛋白质颗粒带有负电荷。在等电点时，蛋白质所带的净电荷为零，此时颗粒间没有电荷的排斥作用，溶解度最小，易于从溶液中沉淀析出，同时蛋白质分子的黏度、渗透性、膨胀性及导电能力均最小。

(二) 胶体性质

蛋白质在水溶液中颗粒直径为 1～100 nm，因此蛋白质溶液是分子胶体，具有胶体的一些性质，如布朗运动、丁达尔现象、不能透过半透膜等。蛋白质的亲水胶体颗粒具有两种稳定因素，即由分子表面极性基团亲水性而形成的水化膜，以及可解离基团的双电子层。破坏这两个因素，蛋白质分子就会相互凝集而沉淀。利用蛋白质的胶体性质，可以通过透析、盐析等提取或纯化蛋白质。

(三) 紫外吸收

蛋白质分子中带有苯环的氨基酸由于含有苯环的共轭大 π 键，因此在 280 nm 有最大吸收峰。其中苯丙氨酸的吸收峰在 257 nm、酪氨酸的吸收峰在 275 nm、色氨酸的吸收峰在 280 nm。通常蛋白质的紫外吸收性主要是由后两个氨基酸决定的。利用蛋白质的紫外吸收性可以进行蛋白质的定性鉴定和含量测定。

(四) 变性

蛋白质受到物理因素或化学因素影响，其分子的高级结构发生变化或遭到破坏，致使其理化性质和生物学功能发生改变，这种现象称为变性。但变性并不导致一级结构的改变。引起变性的化学因素包括强酸、强碱、重金属盐、尿素、胍、去污剂、三氯乙酸、有机溶剂等。引起变性的物理因素有高温、射线、超声波、剧烈振荡或搅拌等。变性后最主要的特点就是蛋白质的生物学活性丧失，分子性质也发生改变，如黏度升高、溶解度降低、结晶能力丧失、光谱性质发生变化。因此，在提取制备或应用蛋白质时，应尽量避免上述这些因素可能引起的变性，最大限度地保证蛋白质分子的活性不受影响。

(五) 颜色反应

蛋白质或氨基酸分子中的一些基团能与某些试剂反应，生成有颜色的产物，可作为定性或定量测定的根据。茚三酮反应是在 pH 5～7 的条件下发生的化学反应，生成蓝紫色产物，多肽、氨基酸和蛋白质分子均可以发生此反应。双缩脲反应是含有两个或两个以上肽键的多肽及蛋白质所特有的反应，在碱性溶液中与硫酸铜产生紫红色物质。酚试剂反应和考马斯亮蓝反应是测定可溶性蛋白含量常用的方法。

四、蛋白质的分类及互补作用

(一) 蛋白质的分类

通常在营养学上将蛋白质分为完全蛋白质、半完全蛋白质和不完全蛋白质。完全蛋白质是指所含必需氨基酸的种类齐全、数量充足、比例适当，不仅能够维持成人健康，也能够满足儿童的生长发育需求。例如，乳类、肉类、蛋类中的蛋白质一般都是完全蛋白质。半完全蛋白质是指所含有的必需氨基酸种类齐全，但数量不足，或者比例与人体相差甚远，可以维持基本生命活动，但不能促进生长发育，如小麦中的麦胶蛋白等。不完全蛋白质是指含有的必需氨基酸种类不全，既不能维持生命，也不能促进生长发育，如玉米中的玉米胶蛋白。

(二) 蛋白质的互补作用

两种或两种以上的蛋白质食物混合食用，其中所含的必需氨基酸相互补充，达到适当的比例，从而提高蛋白质的利用率，这种作用称为蛋白质的互补作用。例如，玉米、小米、大豆单独食用其生物价分别为60、57、64。由于玉米中赖氨酸含量低，甲硫氨酸相对高，而大豆中正相反，如果按照 2∶2∶1 的比例混合食用，赖氨酸和甲硫氨酸可以互相补充，生物价可以提高到 73。因此在调配膳食时应注意食物间的合理搭配，提高蛋白质的利用率，充分发挥蛋白质的营养价值。

第二节　蛋白质、多肽及氨基酸的生理功能

一、构成生物体的基本成分

蛋白质是构成机体组织、器官的重要成分。例如，肌肉组织、心脏、肝、肾等器官均含有大量的蛋白

质，毛发、指甲中主要含有α-角蛋白，皮肤真皮层主要由胶原蛋白和弹性蛋白构成，在骨骼、牙齿、结缔组织及软骨组织中也含有大量的胶原蛋白等。身体的生长发育也是蛋白质不断积累、不断更新的过程。

二、调节生理功能

蛋白质分子多种多样的生物学功能是生命活动有序进行的基础。作为新陈代谢催化剂的酶分子是蛋白质中的一大类。酶蛋白不仅在细胞外促进食物的消化、吸收，还催化生物体时刻进行合成及分解代谢等各种化学反应。许多蛋白质具有调节作用，如调节人体血糖的胰岛素、肾上腺素等，促进生长发育的生长激素，调节基因表达的阻遏蛋白等，它们调节着生物体重要的生理活动。转运蛋白有两大类：其一存在于体液中，如血红蛋白、载脂蛋白等，其二是膜转运蛋白，完成细胞内外物质的运输，如葡萄糖转运蛋白等。另外，蛋白质还有接受和传递信息的受体蛋白、具有防御和保护作用的抗体分子及各种毒蛋白等。

三、供给能量

人体一般情况下主要是利用碳水化合物和脂肪氧化供能。但在特殊情况下当能源物质供应不足时，如长期不能进食或能量消耗过多时，体内的糖原和脂肪被大量消耗后，细胞也可以依靠组织蛋白的分解产生氨基酸来获得能量，以维持必要的生理功能。每克蛋白质完全水解可以释放4.1 kcal的能量。同时，蛋白质降解又为生物体内重要含氮化合物的形成提供了前体。

四、生物活性肽

生物活性肽是生物体内具有特殊生理功能的寡肽或者多肽，多数以游离状态存在，具有调节物质代谢、激素分泌、神经活动、细胞生长及繁殖等重要生命活动的作用。例如，能够调节神经传导的神经肽，包括脑啡肽(5肽)、β-内啡肽(31肽)、强啡肽(17肽)等；多肽类激素如属于下丘脑-垂体-肾上腺皮质轴的催产素(9肽)、加压素(9肽)、促肾上腺皮质激素(39肽)、促甲状腺皮质激素(3肽)等；与糖脂代谢密切相关的胰岛素(51肽)和胰高血糖素(29肽)等。

五、氨基酸的作用及临床应用

氨基酸是蛋白质的基本组成单位，蛋白质和氨基酸之间不断分解和合成，在机体内形成动态平衡体系，任何一种氨基酸的缺乏或代谢障碍都会破坏这种平衡，导致代谢紊乱甚至产生疾病。而氨基酸类药物是具有高度营养价值的蛋白质补充剂，也是治疗蛋白质或氨基酸代谢紊乱和缺乏症所必需的生化药物。

(一)合成组织蛋白

人体的血液、肌肉、神经、皮肤、毛发等都是由蛋白质构成的，这些组织蛋白不断进行更新和修复，处于不断分解与不断合成的平衡体系中。因此，氨基酸代谢库中充足的氨基酸数量是组织蛋白更新的必要前提，尤其对于生长发育期的儿童及消耗性疾病患者更为重要。人体可以合成大部分氨基酸，但是赖氨酸、亮氨酸、异亮氨酸、苯丙氨酸、甲硫氨酸、缬氨酸、色氨酸和苏氨酸8种氨基酸属于必需氨基酸，必须从食物中获取。

(二)转化生成具有特殊生理作用的含氮物质

蛋白质是人体细胞氮元素的重要来源。由氨基酸经脱羧基作用产生的伯胺类物质具有重要的生理调节作用。例如，组氨酸脱羧后生成的组胺具有舒张血管、降低血压的作用；谷氨酸脱羧后形成的γ-氨基丁酸是神经递质，与神经的兴奋与抑制有密切关系；色氨酸脱羧后形成的5-羟色胺与调节情绪、记忆力、睡眠和免疫功能密切相关；半胱氨酸的衍生物牛磺酸具有促进婴幼儿智力发育、提高神经传导和视觉功能，以及防治心血管疾病的作用；酪氨酸的衍生物多巴、多巴胺与神经传导、记忆、睡眠等密切相关。部分氨基酸参与了酶、激素、核苷酸和维生素等物质的合成。

(三) 转变为碳水化合物和脂肪或产生能量

当机体能量来源及蛋白质来源充足时，氨基酸可以转化生成丙酮酸、α-酮戊二酸、草酰乙酸等，进一步生成碳水化合物或脂肪。能够生成碳水化合物的氨基酸称为生糖氨基酸，如丙氨酸、谷氨酸、天冬氨酸等；能转变成酮体的氨基酸称为生酮氨基酸，如亮氨酸和赖氨酸。而异亮氨酸和芳香族氨基酸为生糖兼生酮氨基酸。当机体能量匮乏时，氨基酸也可以彻底分解释放出能量。当机体的主要能量来源物质缺乏时，氨基酸分子也可以通过糖代谢途径完全氧化分解，缓解机体组织能量的匮乏。

(四) 其他作用

半胱氨酸及谷胱甘肽构成机体重要的氧化还原体系，具有防止电离辐射、防止氧化剂和自由基对机体的损伤、延缓衰老、保护含巯基酶类的作用。天冬氨酸可以用于治疗心脏病、肝病和高血压，用作氨解毒剂、肝功能促进剂及疲劳恢复剂等。

(五) 氨基酸类药物及作用

1. 治疗消化道疾病的氨基酸及其衍生物

包括谷氨酸及其盐酸盐、谷氨酰胺、乙酰谷氨酰胺铝、甘氨酸，以及铝盐、硫酸甘氨酸铁、维生素U及组氨酸盐酸盐等(张林生，2008)。用于治疗消化道溃疡的氨基酸主要有谷氨酰胺和组氨酸；用于调节胃液酸度的氨基酸主要有甘氨酸和谷氨酸盐酸盐。

2. 治疗肝脏疾病的氨基酸及其衍生物

包括精氨酸盐酸盐、鸟氨酸、瓜氨酸、谷氨酸钠、甲硫氨酸、乙酰甲硫氨酸、赖氨酸盐酸盐、天冬氨酸等。其中降低血氨的主要有精氨酸、鸟氨酸、瓜氨酸、谷氨酸、天冬氨酸，以及异亮氨酸、亮氨酸和缬氨酸3种支链氨基酸；用于防治脂肪肝的氨基酸主要有甲硫氨酸和胱氨酸。

3. 治疗脑及神经系统疾病的氨基酸及其衍生物

包括谷氨酸钙盐及镁盐、谷氨酰胺、色氨酸、5-羟色胺、γ-氨基丁酸、γ-氨基 β-羟基丁酸、酪氨酸亚硫酸盐、左旋多巴等。其中谷氨酸和谷氨酰胺是脑消耗最多的氨基酸，对于维持和改进脑功能十分重要。

4. 治疗心血管疾病的氨基酸及其衍生物

包括天冬氨酸、天冬氨酸钾、天冬氨酸镁、胱氨酸、赖氨酸、甲硫氨酸、碘化组氨酸、碘化酪氨酸、苯丙氨酸、酪氨酸和色氨酸等。天冬氨酸可以在缺氧的情况下改善心肌收缩力，具有保护心肌的作用。

5. 治疗肿瘤的氨基酸及其衍生物

包括偶氮丝氨酸、氯苯丙氨酸、磷乙天冬氨酸、重氮氧代正亮氨酸等。

此外，甘氨酸、精氨酸和甲硫氨酸等参与磷酸肌酸的合成，可以提高肌肉机能，用于治疗进行性肌营养不良；赖氨酸显著增加胃蛋白酶和盐酸的分泌，促进婴幼儿的生长发育。

第三节　蛋白质的体内代谢过程

一、蛋白质的降解与消化吸收

人体细胞内源蛋白的降解有两种途径：一是溶酶体内的无选择性降解。溶酶体内含有 50 多种蛋白质水解酶，内部 pH 在 5 左右，它通过胞吞作用摄取物质，也可以融合细胞中的自噬泡。进入溶酶体中的蛋白质均被降解。二是依赖于 ATP 的泛素标记的选择性降解。泛素分子是由 76 个氨基酸组成的单体蛋白，广泛存在于各种组织和细胞中。而泛素调节的蛋白质降解是精细的特异性的降解过程。降解过程由泛素、26S 蛋白酶体和多种酶构成。被泛素标记的蛋白质被水解生成小肽，再经基质中的肽酶水解为氨基酸。

外源摄取的蛋白质经消化后形成游离的氨基酸，吸收进入血液，供给细胞自身合成蛋白质的需要。蛋白质的消化是由多种酶协同作用完成的。首先是胃蛋白酶、胰蛋白酶、糜蛋白酶及弹性蛋白的共同作用，使蛋白质变成短链的肽和部分游离的氨基酸，再经羧肽酶和氨肽酶的作用最后全部转变为氨基酸。细胞对氨基酸的吸收是主动运输过程。

人体摄取的食物蛋白经过消化吸收和体内组织蛋白降解产生的氨基酸共同组成氨基酸代谢库。这些氨基酸大部分用于重新合成蛋白质，一部分进行分解代谢彻底氧化，释放能量，也可以转化成糖或脂肪。

二、氨基酸的分解代谢

氨基酸主要通过两种方式进行分解：一是脱氨基作用，主要包括有氧化脱氨基、联合脱氨基和非氧化脱氨基 3 种方式，生成游离的氨和酮酸。酮酸可以氨化重新生成氨基酸，也可以转化为糖或脂肪，或者彻底氧化分解；而游离的氨是有毒的，人体氨中毒后会引起语言紊乱、视力模糊、出现震颤，甚至昏迷或死亡，通常游离的氨以谷氨酰胺或者丙氨酸的形式运输到肝代谢生成尿素而排出体外。二是脱羧基作用，在氨基酸脱羧酶的作用下生成二氧化碳和伯胺类化合物。胺可以随尿液直接排出，也可以转变为其他物质。很多胺类化合物具有重要的生理作用，如色氨酸脱羧后形成的 5-羟色胺是神经递质，与神经兴奋与抑制密切相关。

第四节　蛋白质缺乏症及预防

一、蛋白质-能量营养不良的发病原因

蛋白质是人体必需的重要营养素，不仅具有多种多样的生理作用，提供能量，同时也是机体内所有含氮化合物合成的重要氮源。由于能量和蛋白质摄入不足引起的营养缺乏病就是蛋白质-能量营养不良。社会因素、自然因素及生理病理因素均可以导致营养摄入不足，常见的原因有以下 3 种：一是摄入不足，如食物缺乏、长期低蛋白、低热量膳食等；二是消耗增加，尤其是一些慢性疾病，如肿瘤、肺结核、胃肠道疾病造成消化吸收障碍等；三是需要量增加，如生长发育高峰期、妊娠等。

幼儿生长发育特别快，需要的蛋白质和能量比任何年龄阶段都要多，但是消化系统的功能尚未发育完善，极易引起腹泻进而导致代谢紊乱和营养不良。因此婴幼儿保健指导，包括育儿方法、营养指导、正确护理及疾病预防等措施极为重要。

二、蛋白质-能量营养不良的发病表现

蛋白质-能量营养不良主要表现为体重减轻、皮下脂肪减少和皮下水肿，常伴有各个器官不同程度的功能紊乱。临床上常见 3 种类型：一是以能量供应不足为主的消瘦型；二是以蛋白质供应不足为主的浮肿型；三是介于两者之间的混合型。同时，蛋白质-能量营养不良还会引发各种并发症，如感染性疾病、缺铁性贫血、自发性低血糖、维生素和微量元素的缺乏。有研究表明，婴幼儿时期严重的蛋白质-能量营养不良将会影响大脑发育，更容易发生学习和行为障碍问题（雷秋成，2015）。

（一）消瘦型营养不良

消瘦型营养不良是由于长期摄食过少引起的，尤其是长期能量摄入不足，或食物不能被充分利用，以至于不能维持正常代谢，只能消耗自身组织供给能量，以维持最低的生命代谢所需。其特点为消瘦、皮下脂肪消失、皮肤干燥松弛及失去弹性和光泽。消瘦严重者呈“皮包骨”；头发枯黄稀疏、易脱落，双颊凹陷；患者体弱无力，萎靡不振，脉搏细缓；血压和体温偏低，内脏器官萎缩，淋巴结易触及。小儿明显瘦小，烦躁不安，对冷敏感，出现反应淡漠、注意力不集中、易激惹等症状（孙长颢，2012）。

（二）浮肿型营养不良

浮肿型营养不良以蛋白质供应不足为主，数量严重不足而且质量差，长时间负氮平衡导致血浆蛋白减少、胶体渗透压降低而出现水肿。在水肿发生之前常有消瘦、体重减轻症状，体重在标准体重的 60%左右，

水肿一般从足部开始逐渐蔓延至全身。在下肢、上肢、腹部及脸部等处出现凹陷性水肿，并伴有腹泻、突发性感染、情绪烦躁等。患者体软无力、表情淡漠、食欲减退，常伴有腹泻和肝脾肿大，有腹水，水肿严重者可并发支气管肺炎、肺水肿、败血症、胃肠道感染及电解质紊乱等(孙长颢，2012)。

（三）混合型营养不良

临床表现介于消瘦型和浮肿型之间，主要是皮下脂肪消失、肌肉萎缩、急躁不安或表情淡漠，有明显饥饿感或食欲缺乏，常伴有腹泻、肝脾肿大、容易发生感染等。

三、蛋白质-能量营养不良的并发症

（一）水和电解质紊乱

患者常有低蛋白血症，全身总液体量增多，使细胞外液呈低渗性。当出现呕吐、腹泻时，易引起低渗性脱水及电解质严重紊乱，产生低血钾、低血钠、低血钙和低血镁，引起相应症状，也有报道称因低血磷导致病死率增高。

（二）常伴有其他营养素缺乏症

尤其多见维生素 A 缺乏症，可出现眼角膜干燥软化，甚至穿孔。也常伴有维生素 B 缺乏引起的口角炎。还常伴有营养性贫血及佝偻病。

（三）全身免疫功能低下

特别容易并发各种急慢性感染和传染病，特别是肠道和呼吸道感染。容易传染麻疹、结核等传染病和寄生虫病，消化道或全身真菌感染也不少见，一旦发生感染经常迁延不愈，如革兰氏阴性杆菌肠炎、败血症或尿道感染患者经常不容易治愈。

四、蛋白质-能量营养不良的预防

（一）合理膳食

充分利用各种食物资源，合理搭配，发挥蛋白质的互补作用，以补充每天的能量和蛋白质需要量，尤其对于特殊群体，如素食群体、婴幼儿和消耗性疾病患者。理论上成人每天摄入 30 g 蛋白质就可以实现零氮平衡，但是因人而异。从安全性角度、消化吸收、我国以植物性食物为主等因素综合考虑，成人每天蛋白质的摄入量为每千克体重 1.16 g。中国营养学会推荐成年男子、重体力劳动者每天蛋白质的摄入量为 75 g，成年女子、轻体力劳动者每天蛋白质的摄入量为 65 g。按照能量计算，蛋白质的摄入量占总能力摄入量的 10%～12%，儿童和青少年为 12%～14%。

（二）定期进行生长发育及营养状况监测

通常营养状况监测指标包括身体测量和生化检验两个方面。身体测量是鉴定机体蛋白质营养状况的重要依据，测量指标有体重、身高、上臂围、上臂肌围、上臂肌面积、胸围及生长发育指数等。生化检验常用血液和尿液作为测定样品。血液蛋白质评价指标有血清白蛋白、前白蛋白、血清载铁蛋白、纤维结合蛋白、维生素 A 结合蛋白等。尿液常用指标有肌酐、羟脯氨酸、3-甲基组氨酸等。应定期进行营养状况监测，做到早发现，早诊断，早治疗。

（三）加强体育锻炼

一方面，加强户外活动，坚持锻炼身体，提高身体素质；另一方面，增进食欲，促进营养物质的消化和吸收。

总之，应针对不同类型的营养不良采取对症治疗的原则，同时进行营养改善。严重的需要卧床休息以减少热量与蛋白质的消耗。在机体耐受的情况下尽量增加蛋白质的摄入。轻度蛋白质-能量营养不良应以膳食调整为主，给予易消化的高营养优质食物，动物蛋白应占蛋白质总量的 1/2 以上，同时治疗原发性疾病及并发症，病情好转、体重稳步上升时可适当安排一定的活动量，增强体质。

为防止发生蛋白质-能量营养不良，应及时进行营养状况评估，尤其对于老年人、体弱者、患消化代谢性疾病及消耗性疾病的患者，应重视营养和饮食安排，定期进行营养状况监测，以便早发现，及早采取营养干预以免其进一步发展。

第五节　常见的蛋白质类营养药物

一、神经生长因子

神经生长因子(nerve growth factor, NGF)是研究最广泛的神经细胞生长调节因子，具有神经元营养和促进突起生长的双重生物学功能，它对中枢及周围神经元的发育、分化、生长、再生和维持正常存活方面的作用已得到公认，近年来研究发现局部给予外源性神经生长因子对骨折修复具有促进作用，因此神经生长因子具有促进神经损伤恢复的作用(张全彬等，2008)。

NGF 是高度同源性的保守性糖蛋白分子，由 3 个亚基(α、β、γ)各两分子以非共价键结合而成，其中还包含 2 个锌原子。α-NGF 亚基不具有生物学活性；β-NGF 是由 118 个氨基酸组成的单链，通过非共价键结合形成的二聚体，具有神经生长因子的生物学活性；γ-NGF 是一种高度特异性的活性蛋白酶，具有酯酶活性，能够将无活性的 NGF 前体转化为成熟形式。

目前国内的神经生长因子都是从小鼠颌下腺中提取的医药产品，主要有以下 3 种药物：苏肽生、金路捷和恩经复。用于治疗视神经损伤、脊髓损伤、肢体运动功能障碍、急性脑出血性中枢神经损伤、新生儿缺血缺氧性脑病、糖尿病末梢神经炎等各类神经性损伤。通常采用肌内注射，3～6 周为一个疗程，根据病情轻重可遵医嘱多疗程连续给药。过敏体质者及孕妇、哺乳期妇女慎用该类药物。无严重不良反应，临床试验中未发现有肝、肾、心脏等功能损害。用药后常见注射部位疼痛或注射侧下肢疼痛，一般不需处理。个别症状较重者，口服镇痛剂即可缓解。

二、促红细胞生成素

促红细胞生成素(erythropoietin, EPO)是由肾分泌的一种集落刺激因子，是特异性作用于红系祖细胞的糖蛋白激素。EPO 的产生由组织的氧合状态调节，低氧可刺激 EPO 的生成，从而调节红细胞的生成，进一步使机体适应诸如高原、贫血等导致的低氧状态。EPO 可以增加训练耐力和训练负荷，属于国际奥林匹克委员会规定的违禁药物。目前研究表明它具有广泛的生物学功能，现已成为预防和治疗中枢神经系统疾病的新型神经保护剂(李海燕，2010)。

天然存在的 EPO 有 α 和 β 两种类型，两种类型的 EPO 在生物学特性、抗原性及临床应用上均相同，但含糖量不同，分别为 35%和 26%。人类 EPO 含有 166 个氨基酸，分子质量为 34 kDa，有 4 分子的半胱氨酸以二硫键相连。其中包含有 3 个 N 型糖基化位点(Asp24、Asp38 和 Asp83)和 1 个丝氨酸 O 型糖基化位点(Ser126)。EPO 糖基化能增强肽链的稳定性，使其在体内代谢时间大大延长，促进红系细胞的增生作用。

EPO 能够促进红系细胞的生长、成熟、分化和增殖，增加细胞数量；加快细胞成熟的速度，包括增加血红蛋白含量，使细胞体积变小、核仁消失、细胞核浓缩等；还可以稳定红细胞膜，提高红细胞抗氧化的功能。因此 EPO 可以被用来增加贫血患者体内的红细胞数量，用于改善贫血状况。EPO 不仅影响造血系统和神经系统的功能，对机体其他器官，如肾、骨骼、肺、视网膜等也都具有保护作用(文建国和冯锦锦，2015)。最近报道 EPO 具有促进干细胞的增殖、分化，促进干细胞向受损伤部位迁移并修复损伤组织的作用(刘燕和李法琦，2013)。

目前 EPO 主要用于肾衰竭导致的贫血、癌性贫血、结缔组织贫血及骨髓增生异常综合性贫血等。国内临床上常用的有两种类型的重组人红细胞生成素。通常采用皮下注射或静脉注射，每周分 2 或 3 次给药。给药剂量需依据患者的贫血程度、年龄及其他相关因素进行调整。本品用药期间应定期检查红细胞比容以避免过度的红细胞生成；有时会引起血清钾轻度升高，应适当调整饮食；对有心肌梗死、肺梗死、脑梗死患者，有药物过敏病史的患者及有过敏倾向的患者应慎重给药。

三、白蛋白

白蛋白又称清蛋白(albumin, Alb)，由肝实质细胞合成，是血浆蛋白中含量最多的蛋白质，占血浆总蛋白的 40%～60%。白蛋白是含有 585 个氨基酸残基的单链多肽，分子质量为 66.5 kDa，分子中含 17 个二硫键和一个游离的巯基，不含有糖组分(陈辰等，2010)。人血清白蛋白是一个心形分子，由 3 个结构相似的 α 螺旋结构域组成。

人体中白蛋白的主要功能是增加血容量、维持血液的胶体渗透压、运送内源性及外源性物质，包括长链脂肪酸、胆红素、金属离子、各种激素及药物等。一方面完成物质在血液中的运输；另一方面与具有活性的激素或药物结合时，可以不表现其活性而视为其储存形式，这种结合调节对激素和药物的代谢具有重要意义。白蛋白与某些重金属离子的结合可以避免机体对重金属离子的吸收，从而起到解毒的作用。另外，白蛋白与血管内壁构成完整的血管内皮表层，具有协调血管内皮完整性、保护血细胞、调节凝血的作用。

组织蛋白和血浆蛋白之间可以互相转化，在发生氮代谢障碍时白蛋白可以作为氮源为组织提供营养。但白蛋白的营养价值并不高，它所含的谷氨酸、天冬氨酸、赖氨酸及精氨酸较多，而人体必需的氨基酸，如色氨酸和异亮氨酸等含量并不高。

临床上主要用于治疗创伤性、出血性休克，脑水肿、肝硬化、肾病引起的水肿或腹水等危重病症患者，以及低蛋白血症患者。人血清白蛋白(HSA)具有安全无毒、无免疫原性、可生物降解、生物相容性好等优点，可作为理想的药物载体(陈辰等，2010)。目前的产品有安普莱士、奥克特珐玛、杰特贝林等，一般采用静脉滴注或静脉推注。人血清白蛋白必须避光贮藏，温度不超过 25℃。不可冰冻。人血清白蛋白不能与血管收缩药合用；但可与葡萄糖注射液或盐水合用。肾病患者使用人血清白蛋白时不宜用生理盐水稀释。

四、碱性成纤维细胞生长因子

碱性成纤维细胞生长因子(basic fibroblast growth factor, bFGF)是由内皮细胞、平滑肌细胞、巨噬细胞分泌的肝素结合生长因子，由 155 个氨基酸残基组成的单链分子，不含有信号肽。分子质量为 17.2 kDa，等电点为 9.6。bFGF 分子中含有 4 个半胱氨酸，形成两个二硫键。

碱性成纤维细胞生长因子是重要的促有丝分裂因子，也是形态发生和分化的诱导因子。bFGF 能够促进多种来自中胚层和外胚层的细胞生长、增殖和分化；还可以趋化血管内膜的各类细胞，并促进其增殖和迁移，进而促进新生血管形成；促进软组织和骨组织中各种与损伤修复重建有关的细胞分裂增殖，对组织的损伤修复起至关重要的作用；bFGF 还能够促进神经组织的生长分化，促进受损神经元的修复和再生，其促进周围神经损伤的修复效果优于神经生长因子(陈琳等，2016)。因此，bFGF 的主要生物学作用包括促进创伤愈合组织修复、作为血管生长因子、促进组织再生及参与神经再生等从而促进消化系统、血液系统、骨骼系统等发挥强大的功能。bFGF 具有深层修复作用，在外科手术和美容手术中发挥着重要作用。

目前的产品主要有贝复舒、扶济复、盖扶、易孚，主要用于中胚层和外胚层细胞的修复和再生，包括各种急慢性溃疡(包括糖尿病性溃疡、放射性溃疡、褥疮、瘘窦)、各种原因引起的创伤(包括外伤、刀伤、冻伤、激光创面、手术、医学美容、换肤、祛斑、祛暗疮引起的创面及局部性萎缩)、烧烫伤、灼伤。目前未见明显不良反应。根据 bFGF 的不同用途，主要有滴眼液、凝胶、冻干粉、外用溶液 4 种不同剂型(《中国药典》第三部，2015)。

第六节　常见的多肽类营养药物

一、谷胱甘肽

谷胱甘肽(glutathione, GSH)是由谷氨酸、半胱氨酸和甘氨酸结合而成的三肽，分子中由谷氨酸的γ-羧基与半胱氨酸的α-氨基缩合形成γ-肽键。谷胱甘肽有还原型和氧化型两种形式，在生理条件下以还原型谷胱甘肽占绝大多数。谷胱甘肽过氧化物酶和谷胱甘肽还原酶催化氧化还原形式的互变。

由于GSH含有一个活泼的巯基，可以作为重要的还原剂(抗氧化剂)，参与保护DNA、蛋白质，以及含有巯基的酶活性及多种氧化还原反应。谷胱甘肽能够消除氧化剂对红细胞膜结构的破坏，维持红细胞膜结构的稳定。谷胱甘肽可以清除自由基，与某些药物、毒素、重金属等结合，从而把机体内有害的毒物转化为无害的物质。谷胱甘肽还参与生物转化作用，与某些药物、重金属、毒素及自由基等结合，从而把机体内有害的毒物转化为无害的物质。通过活化淋巴细胞起到增强免疫系统功能的作用。除了抗氧化、解毒、增强免疫的作用，GSH还参与氨基酸的跨膜转运、参与细胞信号转导、维持正常生命活动等(王玮玮等，2014)。最近研究报道谷胱甘肽在延缓衰老、辐射防护、抗过敏、抗肿瘤及养颜美容护肤等方面发挥着重要作用。研究显示，在多种肿瘤中GSH水平明显增高，通过消除自由基、解毒药物或参与DNA修复过程等机制提高肿瘤细胞的耐药性(朱仲玲和阎昭，2015)。

目前市场上的药物有阿拓莫兰还原型谷胱甘肽片，适用于慢性乙肝的保肝治疗，成人常用量为每次口服400 mg，每日3次，疗程为12周。格拉达欣谷胱甘肽含片用于慢性肝脏疾病的辅助治疗，包括病毒性、药物毒性、酒精毒性引起的肝损害，置于颊黏膜与齿龈间含服，成人一日3次，每次0.3 g，一般30天为一个疗程。五景还原型谷胱甘肽滴眼液用于治疗角膜溃疡、角膜上皮剥离、角膜炎、初期老年性白内障。谷胱甘肽还广泛应用在保健品、食品添加剂、饮料、化妆品、生化试剂等领域。

二、胸腺肽

胸腺肽(thymosin)又名胸腺素，是具有非特异性免疫效应的小分子多肽。根据等电点的不同，将其分为α、β、γ 3类。其中β族胸腺肽等电点为5.0～7.0，结构高度保守，由40～44个氨基酸组成。目前已发现的β族胸腺肽有15种，在人体中主要有3种，即β4、β10、β15，其中β4是分布最广泛、含量最多的胸腺肽(何娟娟和马列婷，2012)。另一种胸腺肽的主要活性成分是由28个氨基酸组成的胸腺肽α1，其相对分子质量为3108，等电点为4.2，N端被乙酰化，含有大量的天冬氨酸和谷氨酸。

胸腺肽属于细胞免疫调节剂，可以连续诱导T淋巴细胞分化和发育，增强T淋巴细胞对抗原的反应，维持机体免疫平衡状态，进而提高机体抵抗疾病的能力。除了促使淋巴细胞成熟外，还可以调节细胞因子和趋化因子的产生、阻断类固醇诱导胸腺细胞的凋亡等，增强细胞免疫功能，但其对体液免疫的影响不大。胸腺肽β4通过促进内皮细胞的分化、迁移及血管样结构的形成，上调营养因子从而发挥促进血管化的作用；通过下调炎症趋化因子及减少炎症细胞的数量抑制组织损伤和纤维化，从而抑制瘢痕生成和促进创伤愈合(曲亚平等，2017)。因此胸腺肽β4具有促进血管生成、创伤愈合和毛囊再生等多种生物学活性，在组织修复和再生方面已进行了多项动物实验研究。目前临床上应用的胸腺肽α1主要是通过固相多肽合成技术合成的，安全性高，无毒性及不良反应，疗效确切。胸腺肽α1不同于胸腺五肽，它与内源性胸腺肽的结构和活性一致，胸腺五肽只是胸腺生成素Ⅱ的一个片段。

临床上用于各种原发性或继发性T淋巴细胞缺陷病、某些自身免疫性疾病、各种细胞免疫功能低下的疾病及肿瘤的辅助治疗，包括重症感染、慢性肾炎、红斑狼疮、风湿或类风湿性关节炎、艾滋病等。现有的胸腺肽有胶囊、皮下注射剂、肠溶片等。迪尔舒胸腺肽肠溶片、康司艾胸腺肽肠溶胶囊均口服，每次1片，一日1～3次。迈普新注射用胸腺肽通常采用皮下注射，不作肌内注射或静脉注射，但存在严重药物过敏的风险，需在医务人员监护下才能使用。

三、表皮细胞生长因子

表皮细胞生长因子(epidermal growth factor, EGF)由53个氨基酸分子组成，分子质量为6.2 kDa，链中含有6个半胱氨酸，借助于半胱氨酸分子间形成的二硫键促成了3个二硫化物环的生成，是EGF受体的结合区域。EGF无糖基化部位，分子稳定，耐热、耐酸，广泛存在于体液和多种腺体中，主要由颌下腺、十二指肠合成，在人体的绝大多数体液中均有发现。

EGF作为强大的细胞分裂促进因子，通过与受体的结合激发了细胞内酪氨酸激酶的活性，从而启动了级联信号的传导，导致多种生物化学变化包括细胞内钙水平上升、促进糖酵解与蛋白质合成、促进某些基因(包括表皮生长因子受体)的表达，最终导致DNA合成和细胞增殖(赵宏和刘昱辉，2011)。EGF可以刺激表皮细胞、内皮细胞、成纤维细胞等多种细胞的增殖，而且极微量即能强烈刺激细胞生长，使新的表皮细胞不断长成，将死皮层推动并逐渐脱落，保持肌肤细嫩光滑。它还能刺激细胞外一些大分子，如透明质酸、胶原蛋白和一些糖蛋白等的合成与分泌，具有滋润皮肤、增强皮肤弹性、减少皮肤皱纹和防止皮肤衰老的作用。有报道称EGF具有促进神经生长和神经传导的功能。对于消化系统、血液系统、生殖系统、呼吸系统、泌尿系统等均具有正向调节作用(赵宏和刘昱辉，2011)。

在医学上用于烧烫伤、溃疡、各类创伤及角膜损伤等的治疗，它可以加速伤口和溃疡面的愈合，促进皮肤创面组织修复和新陈代谢、减少皮肤畸形的发生。将EGF添加到美容护肤品中可以达到滋润、美白、抗皱、预防色斑和延缓衰老的作用。根据 EGF 的不同用途，主要有滴眼液、凝胶、冻干粉、外用溶液 4种不同剂型。但高剂量的EGF可以抑制一些细胞的生长。使用时应严格控制剂量。

第七节 常见的氨基酸类营养药物

一、氨基酸注射液

在能量供应充足的情况下，这类制剂直接注射入人体内可以促进酶类、激素等蛋白质的合成，提高血浆及组织中的蛋白质含量，维持机体氮平衡，调节机体正常代谢，促进伤口愈合等。主要用于大面积烧伤、创伤及严重感染等应激状态下肌肉分解代谢亢进、消化系统功能障碍、长期消耗性疾病及免疫功能下降等患者的营养支持，也用于改善手术后患者的营养状态，如蛋白质摄入不足、吸收障碍等导致的营养不良。氨基酸注射液可能出现的并发症主要有高血糖与低血糖症、高氨血症、低钾及高钾血症、低磷与低钙血症、低镁血症、必需脂肪酸缺乏和微量元素缺乏等。严重酸中毒和充血性心力衰竭患者慎用，尿毒症、肝昏迷和氨基酸代谢障碍者禁用。一般与高渗葡萄糖、维生素和电解质等配成营养液使用。注射时应严格控制滴注速度，不宜过快，以免引起心悸、恶心、呕吐等不良反应。

各种氨基酸注射液主要从浓度、含氮量、氨基酸种类、必需氨基酸与非必需氨基酸的比值、支链氨基酸含量、是否含有葡萄糖和木糖醇、无机盐种类和含量等方面进行区分，主要包括以下几种常见的氨基酸注射液。

(一)营养型氨基酸制剂

这类氨基酸制剂种类很多，一般含有18种氨基酸，含量也高。这类制剂主要用于各种应激状态、创伤及危重患者，包括胃肠疾病引起消化吸收障碍而造成的蛋白质缺乏或低蛋白血症；因手术、创伤、烧伤导致的蛋白质消耗增加；手术前营养不良等，促进机体达到正氮平衡，营养状况逐渐恢复正常。一般与山梨醇、木糖醇或葡萄糖同时使用，以降低氨基酸分解释放能量的概率，提高氨基酸的利用率及营养价值。

(二)肝病型氨基酸制剂

当肝出现损伤时，血浆中的支链氨基酸下降，芳香族氨基酸上升。因此治疗时需使用高支链(主要含亮氨酸、异亮氨酸、缬氨酸)低芳香族氨基酸的制剂，可以改善因脑内芳香族氨基酸浓度过高引起的肝昏迷症状，纠正氨基酸代谢紊乱，平衡氨基酸的营养供给状况。同时由于肝受损时非必需氨基酸的合成也受到影响，因此，这类肝病型氨基酸制剂中还含有较多的非必需氨基酸，使用时也添加葡萄糖用作能源物质。

（三）肾病型氨基酸制剂

含有9种氨基酸，即8种必需氨基酸和组氨酸，以及高渗葡萄糖，能减少血尿素率，降低血清中的钾、镁和磷酸盐的浓度，消除血中肌酸酐，改善肾功能，纠正低蛋白血症，改善营养状况和增加机体抵抗力。渗透压相对较低，可不产生或极少产生氮的终末代谢产物，有利于减轻尿毒症症状。

（四）代血浆型氨基酸制剂

这类氨基酸制剂主要用于维持血容量、防止红细胞凝聚、改善微循环及补充营养成分。使用时添加右旋糖酐等血容量扩充剂。

二、单个氨基酸制剂

（一）赖氨酸

赖氨酸（lysine, Lys）含有两个氨基，属于碱性氨基酸。由于其在玉米、小麦和大麦中含量极低，是人体最容易缺乏的氨基酸。赖氨酸广泛分布于各种鱼类、肉、蛋、乳制品和豆制品中。

赖氨酸可以刺激胃蛋白酶与胃酸的分泌，提高胃液分泌功效，起到增进食欲、促进幼儿生长与发育的作用；赖氨酸为合成肉碱提供了结构组分，促进脂肪酸的运输与氧化；赖氨酸还能提高钙的吸收及其在体内的积累，加速骨骼生长。赖氨酸缺乏会引起发育不良、食欲缺乏、营养性贫血、低蛋白血症等机能障碍。临床上主要用作儿童和恢复期患者的应用补充剂；赖氨酸能提高血脑屏障的通透性，是治疗脑病的辅助药物；赖氨酸及相关衍生物适用于治疗各种缺钙症、胃溃疡高血氨症，以及作为护肝药和免疫增强药物。

（二）苏氨酸

苏氨酸（threonine, Thr）含有羟基，属于极性氨基酸，分子中含有两个不对称碳原子。在蛋类、乳制品中含量丰富，在谷类等植物性食物中含量很低。因此，与赖氨酸同样是重要的营养补充剂。

苏氨酸可以促进磷脂合成及脂肪酸的氧化，具有促进肝内脂肪代谢的作用；由于分子结构中含有羟基，对人体皮肤具有持水作用，与寡糖链结合，对保护细胞膜起重要作用；苏氨酸与铁的螯合物具有抗贫血的作用。

（三）亮氨酸

亮氨酸（leucine, Leu）是人体必需氨基酸，广泛存在于蛋白质中。亮氨酸对维持体内糖和脂肪的正常代谢有重要作用。幼儿体内缺乏会引起特发性高血糖症。亮氨酸与异亮氨酸和缬氨酸都是支链氨基酸，有助于促进训练后的肌肉恢复，有效防止肌肉损失。它也是复方氨基酸注射液和多种滋补剂的成分。其衍生物6-重氮-5-氧代-L-正亮氨酸是谷氨酰胺抗代谢物，用于治疗白血病。

（四）异亮氨酸

异亮氨酸（isoleucine, Ile）是人体必需氨基酸，属于脂肪族中性氨基酸，广泛存在于蛋白质中。异亮氨酸对维持成人、婴幼儿和儿童的正常生命活动不可或缺。它是复方氨基酸注射液的成分，与无机盐、碳水化合物和维生素混合后应用。但应注意异亮氨酸比例应适当，否则会产生对抗作用，引起其他氨基酸的消耗。

（五）甲硫氨酸

甲硫氨酸（methionine, Met）又称蛋氨酸，在体内转变成*S*-腺苷甲硫氨酸，是活性甲基的载体，参与核苷酸、磷脂分子的生物合成。作为营养补充剂，具有抗贫血、抗肝硬化、预防脂肪肝及各种急性、慢性、病毒性、黄疸性肝的作用。甲硫氨酸通过增加体内半胱氨酸和谷胱苷肽的合成，增加谷胱苷肽过氧化物酶和超氧化物歧化酶的活性，稳定溶酶体膜以减少酸性磷酸酶的释放，保护心肌细胞线粒体免受损害，具有抗抑郁、解毒、降血压的作用。

(六) 苯丙氨酸

苯丙氨酸(phenylalanine, Phe)是人体必需氨基酸，属于芳香族氨基酸。在体内大部分经苯丙氨酸羟化酶催化作用生成酪氨酸，进一步合成重要的神经递质和激素，包括肾上腺素、多巴、多巴胺等，参与机体糖代谢和脂肪代谢。患有苯丙酮尿症的患者体内缺乏苯丙氨酸单加氧酶，导致苯丙酮酸聚集，造成新生儿大脑损伤，精神发育迟缓。苯丙酮尿症患者应忌食含苯丙氨酸的食品。苯丙氨酸是氨基酸注射液的必需成分，也是合成某些药物的原料或良好载体。当它作为载体时，既可以抑制肿瘤生长，又可以降低肿瘤药物的毒性。

(七) 色氨酸

色氨酸(tryptophan, Trp)即β-吲哚基丙氨酸，属于芳香族氨基酸。色氨酸是植物体内合成生长素的重要前体物质，其结构与吲哚乙酸(IAA)相似，在高等植物中普遍存在。但人体中不能合成，属于人体必需氨基酸。色氨酸可参与体内血浆蛋白的更新，并可促使核黄素发挥作用，还有助于烟酸及血红素的合成。色氨酸脱羧基生成的5-羟色胺，又名血清素，在大脑皮层及神经突触内含量很高，它是一种抑制性神经递质，能使人产生愉悦的情绪；还能增强记忆力，并能保护神经元免受兴奋性神经毒素的损害。

(八) 缬氨酸

缬氨酸(valine, Val)是人体必需氨基酸，属于脂肪族支链氨基酸。与异亮氨酸和亮氨酸协同促进身体正常生长、修复组织、调节血糖，并提供需要的能量。晚期肝硬化患者因肝功能损害容易形成高胰岛素血症，致使血中支链氨基酸减少，因此常用缬氨酸等支链氨基酸的注射液治疗肝衰竭，以及酗酒和吸毒对这些器官造成的损害。缬氨酸也可作为皮肤外科中加快创伤愈合的治疗剂。

(九) 精氨酸

精氨酸(arginine, Arg)是人体半必需氨基酸，属于碱性氨基酸。它是鸟氨酸循环的中间代谢产物，可以增加肝中精氨酸酶的活性，促使尿素的生成和排泄，对高氨血症、肝功能障碍等具有改善症状的作用。精氨酸也是精子蛋白的主要成分，具有促进精子运动、改善精子质量的作用。精氨酸在机体内参与组织细胞蛋白质、尿素、肌酸、肌酐、一氧化氮、谷氨酰胺、嘧啶等的合成。近年来发现精氨酸可以通过NO途径参与机体营养免疫调节，成为一种新型免疫调节剂(孙红暖等，2014)。

(十) 谷氨酰胺

谷氨酰胺(glutamine, Gln)属于非必需氨基酸。谷氨酰胺能够改善氮平衡，促进肌细胞内蛋白质的合成，具有增长肌肉和增加力量的作用，是健美运动者重要的营养补充剂。谷氨酰胺具有重要的免疫调节作用，它是淋巴细胞分泌、增殖及其功能维持所必需的，同时参与谷胱甘肽的合成，减少氧自由基，因此也是一种重要的抗氧化剂。谷氨酰胺是肠道黏膜细胞代谢所必需的营养物质，还能有效防止肠黏膜萎缩，维持肠黏膜正常形态和结构(唐倩等，2015)。

(十一) 牛磺酸

牛磺酸(taurine)又称β-氨基乙磺酸，是半胱氨酸的衍生物。它是一种含硫的非蛋白氨基酸，在体内以游离状态存在。

牛磺酸在脑内的含量丰富、分布广泛，能明显促进神经系统的生长发育和细胞增殖、分化，通过抑制发育中神经系统的氧化应激、炎症反应及内质网应激等途径从而抑制细胞凋亡，从而促进婴幼儿脑组织和智力发育(蔡夏夏等，2015)。牛磺酸作为神经营养因子，参与中枢神经系统的发育，也可作为渗透调节物质，调节钙的运输；同时牛磺酸还是神经保护剂，维持细胞膜结构的完整性，对谷氨酸产生的神经毒作用、线粒体紊乱具有保护作用(周佳琦等，2017)。此外，还具有维持正常视觉功能、维持机体渗透压平衡和细胞膜稳定、降血糖、保护组织缺血再灌注损伤、提高机体免疫力、调节脂类分泌、保护心肌组织等作用。牛磺酸在肿瘤的预测、预防和治疗中具有重要作用，与肿瘤的发生发展密切相关(张霞丽和万福生，2012)。牛磺酸被广泛应用于医药、食品、化妆品、保健品等领域(表 4.1)。

表 4.1　氨基酸类药物一览表

编号	名称	作用
1	牛磺酸	促进婴幼儿智力发育，抗心肌缺血性损伤，保护视网膜，神经保护
2	精氨酸	治疗血氨增高的肝昏迷，精子不足引起的男性不育症，辅助测定脑垂体功能
3	色氨酸	改善脑神经功能，保护神经元、增强记忆力，促进红细胞再生，调节情绪
4	谷氨酸	改善高血氨症状，治疗肝昏迷
5	谷氨酸钠	治疗肝昏迷和一些精神、神经系统疾病，如癫痫
6	组氨酸	治疗心绞痛、心功能不全、类风湿性关节炎
7	脯氨酸	治疗营养不良、蛋白质缺乏症、严重胃肠道疾病
8	酪氨酸	治疗震颤性麻痹症，改善肌肉运动
9	丝氨酸	促进脂肪和脂肪酸的新陈代谢，有助于维持免疫系统
10	异亮氨酸	促进蛋白质、激素的合成，促进生长发育
11	亮氨酸	改善营养状态，维持脂肪正常代谢，促进训练后的肌肉恢复
14	缬氨酸	治疗肝衰竭，加快创伤愈合
15	天冬酰胺	降血压，扩张支气管，抗消化性溃疡及胃功能障碍
16	天冬氨酸	离子载体，促进尿素生成，降血氨
17	甘氨酸	治疗肌肉疾病、胃酸过多症，促进脂肪代谢
18	胱氨酸	促进毛发生长，防治肝炎，增加巨细胞数量
19	丙氨酸	预防肾结石，协助葡萄糖的代谢，缓解低血糖，调节能量代谢
20	甲硫氨酸	预防脂肪肝及各种黄疸型肝炎，保护心肌细胞线粒体免受损害
21	苏氨酸	促进生长发育，预防脂肪肝，治疗贫血
22	苯丙氨酸	合成神经递质和激素，抑制肿瘤的生长，可降低药物的毒副反应
23	赖氨酸	促进消化，促进脂肪酸分解，促进生长发育和骨骼生长
24	缬氨酸	促进身体正常生长，修复组织，调节血糖
25	谷氨酰胺	免疫调节，抗氧化，增长肌肉和增加力量

第八节　问题和展望

蛋白质是生命的物质基础，是生命活动的调节者、生物机体组织的建造者，既是能源物质，也是唯一的氮源提供者。蛋白质和多肽药物具有不良反应小、药效高、针对性强的优点，也不会蓄积于体内而引起中毒，而且这类药物用途广泛，品种繁多，新型药物层出不穷，尤其是多肽类药物现已成为目前医药研发中最活跃、进展最快的领域。同时，借助生命科学领域取得的研究成果，包括对疾病发病机制的揭示，对体内各种激素类物质、生长代谢调节因子的深入认识，必将更快、更好地推动蛋白质和多肽类营养药物的研发进程。但与小分子药物相比，蛋白质、多肽类药物具有相对分子质量大、不易透过生物膜、容易在体内酶解、降解代谢途径多样等特点，使其在生物体内的药代动力学机制具有特殊性和复杂性的特点。而且生物体内有大量相似物质的干扰，该类药用量很小，使检测难度大大增加。分析方法是影响该类药物进展的原因之一，目前只有联合应用多种检测分析手段，相互补充、相互佐证，才能得到比较可靠的结果。

目前以化学合成方法研制开发多肽和蛋白质类药物已经成为广泛采用的有效手段。通过对多肽类药物进行结构修饰，开展构效关系研究，减少不良反应，提高药效，是研发多肽和蛋白质类新药的重要渠道。以内源性生物活性多肽或现有多肽类药物作为参照，通过组合筛选、氨基酸序列简化或替代改造，是研发多肽类药物的有效途径。

（张月杰）

主要参考文献

蔡夏夏, 鲍雷, 李勇. 2015. 牛磺酸生物学功能及对婴幼儿中枢神经系统发育的影响. 中国生育健康杂志, 26(1): 89-92.

陈辰, 何军, 陆伟根, 等. 2010. 白蛋白作为注射用难溶性药物载体的研究进展. 中国医药工业杂志, 41(1): 51-54.

陈琳, 张玉琪, 左焕琮. 2016. 神经生长因子和碱性成纤维细胞生长因子在周围神经修复应用中的研究进展. 中华神经外科杂志, 32(2): 207-209.

国家药典委员会. 中华人民共和国药典 2015 年版. 三部. 北京: 中国医药科技出版社, 2015: 344-352.

何娟娟, 马列婷. 2012. 胸腺素 β4 研究进展. 现代检验医学杂志, 27(1): 1-4.

雷秋成. 2015. 蛋白质-能量营养不良与脑功能的关系. 肠外与肠内营养, 11(3): 184-186.

李海燕. 2010. 促红细胞生成素的神经保护作用研究进展. 中风与神经疾病杂志, 27(9): 856-858.

林元藻, 王凤山, 王转花. 2002. 生化制药学. 北京: 人民卫生出版社.

刘燕, 李法琦. 2013. 促红细胞生成素对干细胞作用的研究进展. 中国老年学杂志, 33(5): 2200-2204.

曲亚平, 穆大力, 栾杰. 2017. 胸腺素 β4 的机制研究及应用进展. 中国美容整形外科杂志, 28(7): 444-445.

孙长颢. 2012. 营养与食品卫生学. 北京: 人民卫生出版社.

孙红暖, 杨海明, 王志跃, 等. 2014. 精氨酸对动物的营养生理及免疫作用. 动物营养学报, 26(1) : 54-62.

唐倩, 李吕木, 丁维民. 2015. 谷氨酰胺对肠道营养与健康的影响. 饲料博览, (2): 11-16.

王玮玮, 唐亮, 周文龙, 等. 2014. 谷胱甘肽生物合成及代谢相关酶的研究进展. 中国生物工程杂志, 34(7): 89-95.

文建国, 冯锦锦. 2015. 促红细胞生成素的研究进展和临床应用. 郑州大学学报(医学版), 50(6): 733-736.

张林生. 2008. 生物技术制药. 北京: 科学出版社.

张全彬, 徐燕, 王黎明. 2008. 神经生长因子对骨折修复的影响. 中国组织工程研究与临床康复, 12(7): 1300-1303.

张霞丽, 万福生. 2012. 牛磺酸的抗肿瘤作用. 肿瘤, 32(4): 308-310.

赵宏, 刘昱辉. 2011. 人表皮细胞生长因子及其研究进展. 生物技术进展, 1(2): 122-129.

周佳琦, 唐日益, 杨建成. 2017. 牛磺酸对动物中枢神经系统的作用. 动物医学进展, 38(5): 116-119.

朱仲玲, 阎昭. 2015. 靶向谷胱甘肽抗氧化系统逆转肿瘤耐药的研究进展. 中国肿瘤临床, 42(23): 1143-1147.

第五章　糖类营养药物

糖类是自然界中广泛分布的一类重要的有机化合物。日常食用的蔗糖、粮食中的淀粉、植物体中的纤维素和多糖、人体血液中的葡萄糖、岩藻糖等均属糖类。糖类在生命活动过程中起着重要的作用，是一切生命体维持生命活动所需能量的主要来源。随着科学的发展，人类对糖类生理功能的认识已经从“提供能量”扩展到对疾病的预防和治疗等多个方面。

糖类在营养药物中扮演着很重要的角色，尤其是低聚糖和多糖的生物活性更是多种多样，如经典的储存养分的物质(如淀粉和糖原)，动物外骨骼和植物细胞细胞壁的构成成分(如甲壳素和纤维素)，以及发挥多种药理调节作用的植物寡糖、植物多糖、动物寡糖、动物多糖等。糖类营养药物的功能主要表现在调节免疫系统、调节血糖、降低血脂、提高免疫力、改善胃肠道菌群、血液凝固、生理指标调节等方面。随着对糖类物质研究的不断深入，糖类营养药物在疾病的防治中将发挥越来越重要的作用。

第一节　糖类营养药物的分类和化学结构

一、糖的定义

糖是存在于自然界的一类重要的天然产物，是生命活动所必需的一类物质，与核酸、蛋白质、脂类并称为生命活动所必需的四大类化合物。糖类是人体组分之一，占人体干重的 2%，是最主要的能源供给物质。糖类可与脂类形成糖脂，构成神经组织与细胞膜；也可与蛋白质结合成糖蛋白。其中黏多糖与蛋白质结合成的黏蛋白是构成结缔组织的基质，有多种复杂功能。

从结构上来说，糖是多羟基醛和多羟基酮及其缩聚物的总称(陆阳和刘俊义，2013)。糖类最早被称为碳水化合物，因其经验分子式可书写为 $C_m(H_2O)_n$，故得名碳水化合物，且一直沿用至今。现已知一些具有糖类一般性质的化合物组成中除碳、氢、氧外，还含有氮、硫等成分。另外，某些糖类的分子式(如鼠李糖 $C_6H_{12}O_5$、脱氧核糖 $C_5H_{10}O_4$ 等)并非符合 $C_m(H_2O)_n$ 的通式，而某些符合这一通式的物质也并非糖类，如甲醛 CH_2O 和乳酸 $C_3H_6O_3$ 等，因此现在多使用糖类一词(carbonhydrate or glucide)描述这类物质(王克夷，1983)。

二、糖类营养药物的分类

糖类营养药物按照组成不同可分为简单糖类和复合糖。单糖、低聚糖和多糖都属于简单糖类，即结构中全部为糖残基。复合糖是指糖类与其他分子结合成的物质，如蛋白糖、糖脂复合物等。

糖按照来源又可分为天然糖和合成糖。天然糖存在于自然界中，如广泛存在于植物中的葡萄糖、蔗糖、纤维素、淀粉，来源于动物的糖原、乳糖、硫酸软骨素、透明质酸，来自微生物的万古霉素、云芝多糖等(王克夷，2001)。随着化学合成技术的发展，人们开始对天然糖类的结构根据需求进行修饰和改造，形成合成糖类物质，如硫酸阿卡米星、乙酰螺旋霉素等(方志杰，2010)。

按照糖的功能来划分又可分为营养类、抗黏着类、免疫调节类、糖酶抑制剂等。葡萄糖注射液是临床最常用的体液和营养补充剂。糖类在体内储存甚少，故需按时摄入。体内糖类充足可避免脂肪大量氧化，又可减少蛋白质的消耗。葡萄糖为心肌及中枢神经系统的热能来源，缺乏时易产生心脏相关症状与低血糖性休克。

三、单糖及其结构

单糖(monosaccharide)是不能再水解的最简单糖类，结构主要为含有 3～6 个碳原子的多羟基醛或多羟基酮，结构最简单的单糖是甘油醛(图 5.1)和二羟基丙酮(图 5.2)。单糖是组成糖类及其衍生物的基本单元，从三碳糖到八碳糖在自然界都有存在，现已发现 200 多种。比较重要的单糖有甘油醛、二羟基丙酮、葡萄糖、半乳糖、果糖、甘露糖、木糖、核糖、2-脱氧核糖、阿拉伯糖、山梨糖等。另外在自然界还存在单糖的一些衍生物，如糖醇、糖醛酸、氨基糖、糖苷等。单糖按碳原子数目可以分为丙糖(三碳糖)、丁糖(四碳糖)、戊糖(五碳糖)、己糖(六碳糖)等，按照结构中功能团的不同又可分为醛糖和酮糖(查锡良和药立波，2013)。

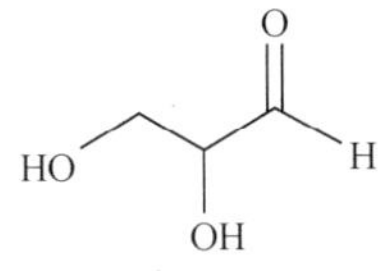

图 5.1 甘油醛(最简单的醛糖)

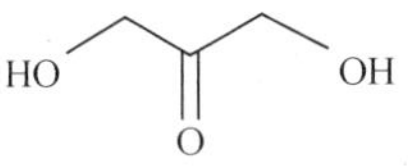

图 5.2 二羟基丙酮(最简单的酮糖)

(一)单糖的 D/L 构型

结构中有手性碳的糖分子具有使偏振光的偏振面向左或向右旋转一定角度的能力，即旋光性。其中，使偏振面向右旋转(顺时针)用“+”表示，向左旋转(逆时针)用“–”表示。德国化学家 Fisher 选择甘油醛作为区分右旋物质和左旋物质的结构对照物(图 5.3)，他任意地将它的其中一种结构规定为是左旋的，称为 L-甘油醛(Fisher 投影式中羟基在左)，而将它的镜像化合物规定为是右旋的，称为 D-甘油醛(Fisher 投影式中羟基在右)。而对于其他糖类，如果具有与 L-甘油醛类似的结构，即离羰基碳最远的手性碳原子上的羟基在左侧，那么不管它对偏振光的作用是左旋的还是右旋的，都为 L 系列，反之是 D 系列(图 5.4)。D 系列的物质具有左旋光性的，标示为 D(–)，同理还有 D(+)、L(+)和 L(–)。

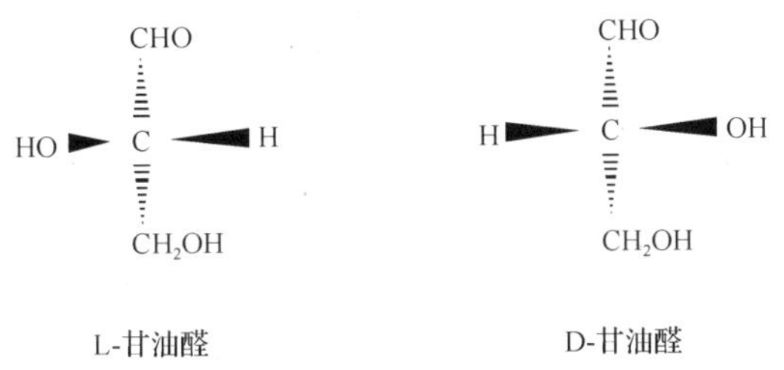

图 5.3 甘油醛的两种构型

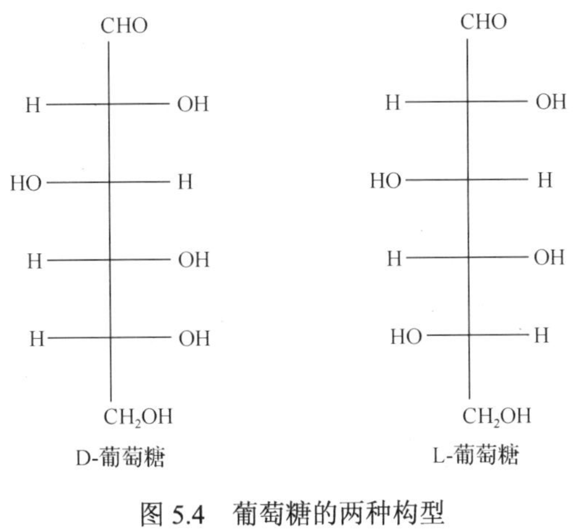

图 5.4 葡萄糖的两种构型

生物机体中几乎所有的化合物都含有手性碳原子，并且机体总是只利用化合物的两种对映体中的一种。例如，右旋葡萄糖对动物体具有营养价值，但其对映体左旋葡萄糖则不能被利用和代谢。另外，类似的化合物一般属于同一种系列。例如，机体中发现的所有单糖实际上都属于 D 系列，而所有的氨基酸都属于 L 系列。

(二) 单糖的 α/β 构型

由于单糖分子中的羰基可与自身的某个羟基发生反应形成半缩醛或半缩酮，因此单糖可以以直链和环状两种形式存在。以葡萄糖为例，其在水溶液中只有极小比例以链式结构存在，大部分是更为稳定的环式结构。图 5.5 表示的是溶液中开链形式与环状形式的葡萄糖互相转化示意图。由于 Fisher 投影式不能表示单糖在水溶液中的真实存在形式，因此通常用 Haworth 投影式来表示单糖的环状结构(图 5.6)。在这一结构表示方式中，C4 位羟基在下方的为 D 型，在上方的为 L 型，端基碳上的羟基与 C4 羟基在同侧的称为 α 构型，异侧称为 β 构型。

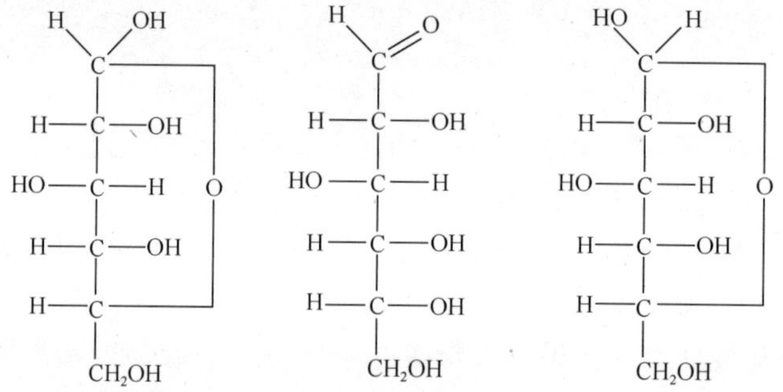

α-吡喃葡萄糖　　开链式葡萄糖　　β-吡喃葡萄糖

图 5.5　溶液中葡萄糖转化示意图

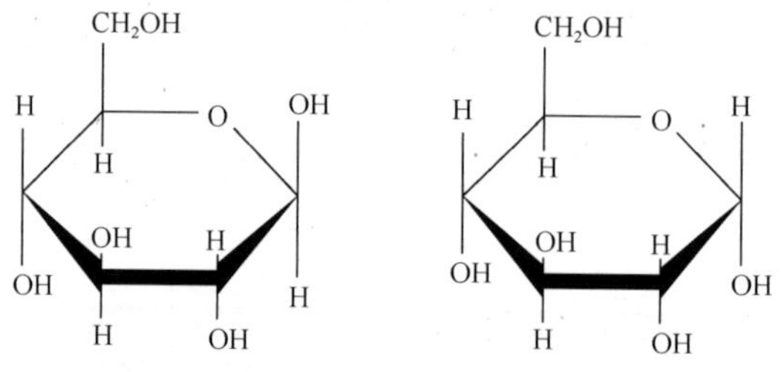

β-D-葡萄糖　　α-D-葡萄糖

图 5.6　葡萄糖的 Haworth 投影式结构

(三) 优势构象

由于单糖的六元环实际并不是在一个平面上，相比于 Haworth 投影式，优势构象式更能体现单糖的空间结构。这种构象有船式和椅式两种(图 5.7)，后者比前者内能更低，因此更加稳定。当 C4 位于面上而 C1 位于面下，称为 C1 式，反之称为 1C 式，绝大多数单糖的优势构象是 C1 式。以葡萄糖为例，其椅式构象中 β-OH 为横键，相对于 α-OH 葡萄糖主要以 β-型椅式构象存在(C1 式)。

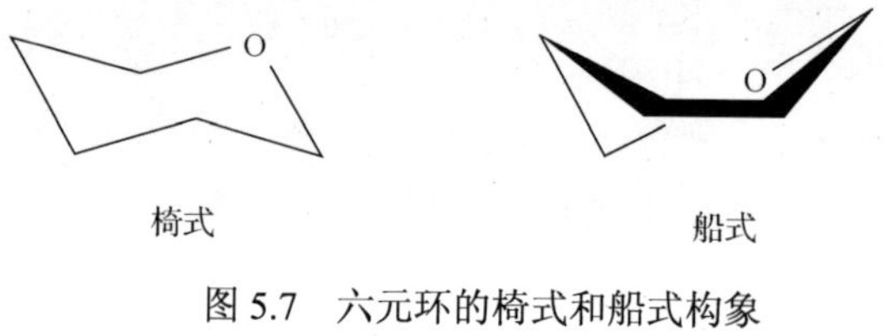

椅式　　船式

图 5.7　六元环的椅式和船式构象

四、低聚糖及其结构

2～10 个单糖分子以糖苷键连接而成的糖类称为低聚糖，也称为寡糖，普遍存在于自然界。天然低聚糖的形成途径有两种：一种是通过核苷酸的糖基衍生物缩合反应生成；另一种是糖在酶的作用下水解形成。自然界存在的低聚糖的聚合度均不超过 6 个单糖残基，最常见也最重要的是双糖，如蔗糖、乳糖、麦芽糖等。

双糖是由一分子单糖的半缩醛羟基与另一分子单糖的羟基缩合脱去一个水分子形成的。描述双糖的结构需要 3 个方面的信息：①双糖是由哪一个或哪两个单糖残基组成的；②糖苷键的连接位置；③形成的糖苷是 α 型还是 β 型。以乳糖为例，其结构为 β-半乳糖(1→4)α-葡萄糖(图 5.8)，是由一分子的半乳糖和一分子的葡萄糖缩合而成，前面的 β 表示乳糖是一个 β-半乳糖苷，α 表示配基位置的葡萄糖为 α 型，(1→4)表示糖苷键连接于半乳糖的 C1 位置和葡萄糖的 C4 位置。又如，蔗糖的结构式(图 5.9)为 α-葡萄糖(1←→2)果糖，是由 α-葡萄糖 C1 原子上的半缩醛羟基与 β-果糖 C2 原子上的半缩醛羟基缩合而成的非还原糖，(1←→2)表示前后两个糖基彼此以半缩醛和半缩酮的羟基结合成糖苷键，因此两个糖基互为彼此的配基。

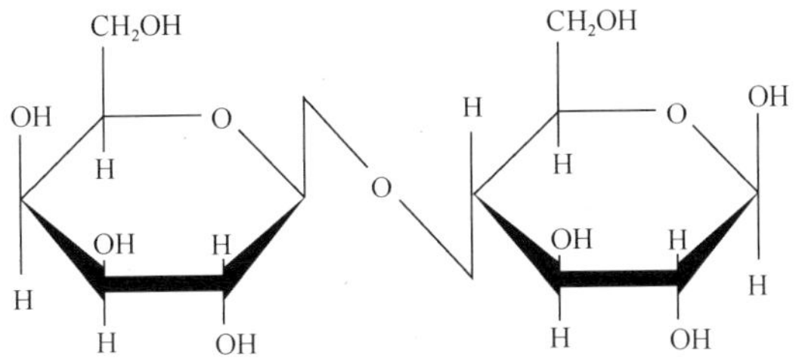

图 5.8 乳糖结构式

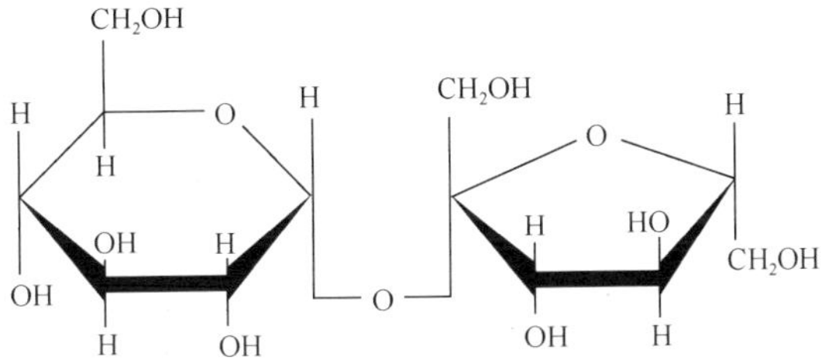

图 5.9 蔗糖结构式

五、多糖及其结构

多糖是由 10 个以上单糖残基通过糖苷键聚合的一类大分子物质，相对分子质量也不等，常见的糖苷键连接方式有 α-1,4-、β-1,4-和 α-1,6-等，直链多糖一般是以前两种糖苷键连接，而支链多糖的支链间则多以 α-1,6-糖苷键结合。由相同的单糖残基连接成的多糖为同多糖，如纤维素是由多个 β-葡萄糖单元通过 β-1,4-糖苷键结合而成的直链分子(孙秋香，1999)，其水解终产物为葡萄糖。常见的同多糖还有淀粉(聚葡萄糖)、琼脂多糖(聚半乳糖)、壳聚糖(聚乙酰氨基葡萄糖)、菊糖(聚果糖)等。由不同的单糖残基连接成的多糖称为杂多糖，如黄原胶、褐藻酸、银耳多糖、海参多糖等。某些杂多糖是由含氨基葡萄糖的双糖单位重复连接组成，这类多糖称为糖胺聚糖或黏多糖，如透明质酸和肝素。天然杂多糖大多与脂类或蛋白质结合，构成结构十分复杂的糖脂和脂蛋白。与单糖不同的是，大多数多糖不易溶于水，没有甜味，也没有还原性和变旋现象。

多糖的结构较为复杂，也可分为 4 个层次进行描述(Reeds, 1977)。糖基的种类和排列顺序、糖苷键连接位置、异头碳构型、有无分支及分支结构构成了多糖的一级结构，与蛋白质和核酸相比，多糖的一级结构更加复杂。例如，两种氨基酸之间只有一种肽键连接方式，而两个相同的单糖之间却有 11 种不同的连接方式(刘玉红和王凤山，2008)，另外糖残基上还可能在不同位点结合硫酸化基团、乙酸化基团等，使得糖的一级结构更加复杂。

多糖的二级结构是指多糖主链间以氢键为主要次级键而形成的有规则的构象，不包含支链的空间排布。常见的二级结构为带状、螺旋状和无规则卷曲3种。三级结构和四级结构是由于糖基之间存在非共价作用，使得多糖的二级结构在有序的空间里产生有规则的构象。

第二节　糖类营养药物的生理药理作用

一、单糖的生理药理作用

对人体有生理意义的单糖主要有葡萄糖、果糖和半乳糖。葡萄糖是自然界分布最广且最为重要的一种单糖，它是一种多羟基醛。葡萄糖在生物学领域具有重要地位，是活细胞的能量来源和新陈代谢的中间产物，是生物的主要供能物质。果糖是葡萄糖的同分异构体，在自然界主要存在于水果的浆汁和蜂蜜中。实验表明，在同等条件下，食用果糖后人体血糖的升高程度要远远低于其他传统的天然糖品，这主要是由于果糖在人体内的代谢速度要比葡萄糖和蔗糖等常见的糖慢，并且果糖的代谢并不依赖胰岛素，而是直接经肠道进入人体内被人体所消化利用。因此，果糖及其相关制品被广泛应用于糖尿病患者与肝功能不全者的饮食中。半乳糖是一种由6个碳和一个醛基组成的单糖，归为醛糖和己糖。半乳糖常以多糖形式存在于多种植物胶中或以乳糖形式存在于哺乳动物的乳汁中，在胃肠道被分解为半乳糖后再吸收利用。

单糖的生理药理作用主要包括如下几方面。

1. 储存和提供能量

单糖的主要功能是为机体提供生理活动及体力活动所需要的能量。单糖是绝大多数人从膳食中获取的最经济、最快速、最主要的能量来源。单糖释放能量快，能及时满足机体需要，每克葡萄糖在体内氧化可产生16.7 kJ的能量。

糖原是体内葡萄糖的主要储存形式，主要存在于骨骼肌(约占整个身体糖原的2/3)和肝(约占1/3)中。糖原是由多个葡萄糖组成的带分支的高分子多糖，分子质量一般为10^6～10^7 Da，有的可高达10^8 Da，是体内葡萄糖的主要贮存形式。一旦机体需要，肝中的糖原立即分解为葡萄糖进入血液，为人体器官、组织提供能量。

2. 构成机体成分

糖类是构成生物细胞的重要成分之一，肝细胞、肌细胞中含有肝糖原和肌糖原，另外每个细胞中都含有糖类，其含量为2%～10%，主要是以糖脂、糖蛋白和多糖的形式存在，分布在细胞膜、细胞质及细胞间质中。DNA和RNA中均含有D-核糖，在遗传信息传递中起重要作用。它们的存在形式虽然是多糖，但这些都是由单糖组成且在生物体内合成的。

3. 维持神经系统功能

葡萄糖是维持大脑正常功能的必需成分。葡萄糖对神经系统的功能主要表现在它是神经系统唯一的能量来源，因此葡萄糖是神经系统赖以维持和保持正常活动的主要能源，即神经系统的正常功能需要一定浓度的血糖作为保证。大脑对低血糖反应十分敏感，轻者发生晕厥，重者发生低血糖性休克。当血糖浓度下降时，脑组织可因缺乏能量而发生功能性障碍，出现头晕、心悸、出冷汗、饥饿感、反应迟钝、注意力不集中等状况。因此，葡萄糖对于维持神经系统的正常功能具有重要的作用。

4. 保护肝、解毒及抗生酮作用

肝是人体最大的代谢器官和解毒器官，进入人体的毒物主要通过肝代谢而降解失活。糖保护肝和解毒作用表现为两个方面：一是当肝糖原贮备较为充足时，肝对某些化学毒物(如四氯化碳、乙醇)有较强的解毒作用；二是丰富的肝糖原在一定程度上可保护肝免受有害因素(如化学毒物和肝炎病毒等)的损害，起到保护肝的作用。

二、双糖的生理药理作用

双糖又名二糖，是由两分子单糖脱水缩合以糖苷键连接而成的。天然存在的具有生理药理作用的双糖以哺乳动物乳汁中的乳糖、细菌和昆虫血液中的海藻糖、植物中的蔗糖为代表。这些可以作为各种生物体的能量来源，或者作为组成生物体的物质材料，承担着生物体所必需的糖类贮藏或运输的重要作用。另外，麦芽糖和纤维二糖也是较为熟知的双糖。

双糖的生理药理作用主要包括如下几方面。

1. 双糖为机体提供能量或储存能量

乳糖是最易被人体吸收的双糖类，被人体吸收后可变成多肽、氨基酸和脂肪酸，从而提高乳蛋白和乳脂的利用率（王凤仙和刘博亚，2015）。其他双糖也可以在肠道降解后以单糖的形式进入人体，为脑组织功能、人体的肌肉活动等提供能量并维持体温。海藻糖还可以为生物储存能源，在生物需要时为其他物质的合成提供碳架或降解成葡萄糖作为能源。

2. 双糖可促进肠道内的乳酸菌繁殖增长

在肠道中乳糖在乳酸杆菌、乳酸链球菌、多种酶及某些微生物的作用下生成乳酸，乳酸对肠胃有调整保护作用，它能防止肠内异常发酵产生的毒素所造成的中毒现象，还可抑制肠内有害细菌的繁殖。由麦芽糖合成的低聚异麦芽糖也对肠道中乳酸杆菌的繁殖有促进作用。

3. 双糖作为生物体结构组分，参与合成细胞壁、糖脂等

在结核分枝杆菌和棒状杆菌中，海藻糖是一些细胞壁糖脂的基本组成成分。由蔗糖分解成的葡萄糖作为能源物质对脑组织和肺组织都十分重要。另外，糖是构成机体的重要物质，如糖蛋白是体内激素、酶、抗体等的组成部分，糖脂是细胞膜和神经组织的成分，核糖和脱氧核糖是核酸的重要组分。

4. 双糖作为信号分子和/或生长调节因子

研究者发现海藻糖或者其代谢物可能具有调节植物生长和发育的功能。这种功能可能与酵母中海藻糖-6-磷酸对己糖激酶及糖酵解的影响相似，也可能会影响其他新陈代谢通路（陈素丽等，2014）。

三、寡糖的生理药理作用

寡糖作为营养药物在实际应用中越来越广泛。有些寡糖不被胃酸和体内酶类分解，由于其具有独特的化学结构和特殊的生理学功能，在国内外受到广泛的关注。有些寡糖可以通过肠道进入血液，发挥较好的药理作用，不良反应较少。近年来，越来越多的寡糖投入大规模生产。日本是最早对寡糖进行研究和开发的国家，我国近年来对部分功能性寡糖也开始进行工业化生产，如低聚异麦芽糖、低聚果糖、低聚木糖、水苏糖、低聚半乳糖、海藻酸钠寡糖等（董银萍和李拖平，2013）。寡糖的品种繁多，不同种类的寡糖理化性质和生理功能有所差异。

寡糖的生理药理作用主要包括如下几方面。

1. 寡糖对血脂功能的调节作用

在有关寡糖的降血脂作用方面，对中性寡糖的降血脂功能研究较多，主要有果寡糖、低聚异麦芽糖、大豆低聚糖、木寡糖等。木寡糖能降低高脂血症大鼠血清中胆固醇、甘油三酯和低密度脂蛋白水平，并且具有升高高密度脂蛋白水平、抑制大鼠体重增长的作用，这表明木寡糖具有抑制脂肪在大鼠体内积累的作用（Wang et al., 2011）。果寡糖可以降低体内脂肪酸合成酶活性从而减少脂肪的合成，达到降血脂的效果（Kok et al., 1996）。低聚异麦芽糖经人体实验表明其能降低血液透析患者总胆固醇和甘油三酯含量，并且可以增加高密度脂蛋白胆固醇的含量，这对改善心脑血管疾病有重要意义（Wang et al., 2011）。目前国内外对酸性寡糖降血脂作用的研究不多，但是酸性寡糖改善血脂及脂质代谢的作用逐渐受到人们的关注和重视。酸性寡糖包括含糖醛酸的酸性寡糖（如果胶寡糖、褐藻胶寡糖）、含唾液酸的酸性寡糖（如牛乳唾液酸寡糖）和含硫酸基团的酸性寡糖（如卡拉胶寡糖）等。碱性寡糖特别是壳寡糖，可经肠道进入血液，具有独

特的生物活性（王敏等，2013）。壳聚糖能明显上调肝脂酶和脂蛋白脂肪酶活性水平，促使乳糜微粒、极低密度脂蛋白、低密度脂蛋白中甘油三酯的分解，抑制高脂血症的发生（Zhang et al., 2008）。

2. 寡糖对肠道菌群的调节作用

人体肠道微生态环境的平衡对维持人体健康具有重要的影响，但是人们不良生活方式和饮食习惯的日益增多，致使肠道微生态环境遭到破坏。大部分低聚糖具有不被口腔及胃中酶类降解的特性，可直接进入肠道，在肠道中有害病原菌等无法利用低聚糖进行繁殖，但是益生菌如双歧杆菌、乳酸杆菌却能够很好地利用低聚糖进行生长代谢，代谢得到的产物有机酸降低了肠道的pH，低pH环境抑制了有害病原菌的生长。人体实验研究结果表明：甘露寡糖能显著增加肠道菌群中双歧杆菌的数量，改善肠道内微环境（Asano et al., 2004）。一项针对婴儿肠道菌群的研究表明，婴儿食物中添加酸性果胶和中性寡糖，可以显著增加肠道中双歧杆菌和乳酸杆菌的数量，改善肠道菌群和pH（Fanaro et al., 2005）。

3. 寡糖的抗氧化功能

寡糖具有较强的抗氧化能力，能够有效清除体内的自由基。自由基可以攻击生命大分子，造成机体组织损伤，是引起机体衰老的重要原因。体外研究结果表明，褐藻胶寡糖对超氧阴离子（$O_2^{\cdot-}$）、羟自由基（·OH）和次氯酸（HClO/ClO^-）3种自由基均有较好的清除作用，而且清除活性随褐藻胶寡糖浓度的增加而增加（孙丽萍等，2005）。细胞实验研究表明，几丁质寡糖可以明显抑制人骨髓瘤细胞髓过氧化物酶活性，抑制小鼠巨噬细胞DNA和蛋白质的氧化，几丁质寡糖在活细胞中是一种强力抗氧化剂（Ngo et al., 2008）。大鼠体内研究表明，大豆寡糖可以增加大鼠血清中超氧化物歧化酶、过氧化氢酶和谷胱甘肽过氧化物酶活性，减少硫代巴比妥酸反应产物，具有防止细胞和组织发生氧化应激的作用（Hua et al., 2010）。

4. 寡糖对营养物质消化吸收的调节作用

寡糖在大肠中被有益菌发酵，产生大量的有机酸，导致肠道pH下降，使在通过小肠时食物中的矿物质元素形成的难溶性的磷酸盐、复合物发生溶解而易被吸收，这对于促进儿童生长、防治老年骨质疏松有着重要意义。实验表明低聚果糖能够明显增加钙的吸收，低聚半乳糖次之，而低聚异麦芽糖没有这种功效（李文芹等，2008）。小鼠体内研究表明，在饲料中添加果寡糖可以增加盲肠内短链脂肪酸、乙酸盐、丙酸盐和丁酸盐的含量，提高钙、镁和铁的表观消化率，促进小鼠对钙、镁和铁的消化和利用（Wang et al., 2010）。

四、多糖的生理药理作用

多糖广泛存在于动物、植物和微生物细胞壁中，是由醛基和酮基通过糖苷键连接而成的高分子聚合物，也是构成生命的四大基本物质之一。它毒性小、安全性高、功能广泛，具有非常重要和特殊的生理药理活性。多糖类营养药物主要有动物多糖、植物多糖、真菌多糖和海洋生物多糖等。目前多糖营养药物的生理药理活性研究主要包括以下几个方面。

1. 免疫调节作用

人的免疫系统包括免疫器官、免疫细胞和免疫活性物质等，免疫系统的紊乱不仅会产生多种疾病，而且与人体衰老及老年人发病有关。多糖对机体的免疫调节作用包括增强器官免疫、细胞和体液免疫功能，以及促进细胞因子释放、活化补体等特异性和非特异性免疫功能，通过多途径、多层面发挥强大的机体整体免疫网络功能，对免疫系统发挥调节作用（施松善和王顺春，2011）。香菇多糖、灵芝多糖、海带多糖等多糖能改善骨髓、胸腺等免疫器官的功能，升高胸腺指数和脾脏指数，增加免疫器官抗体分泌细胞及细胞因子的数量，提高机体免疫功能（张典等，2016）。实验表明，海带多糖、玉米花粉多糖、云芝多糖、黄芪多糖、枸杞多糖、牛膝多糖和香菇多糖等可激活巨噬细胞，增强其吞噬作用，能诱导产生白介素-1和肿瘤坏死因子-α等多种细胞因子（施松善和王顺春，2011）。

2. 抗肿瘤作用

具有抗肿瘤活性的多糖一般都具有诱导细胞分化、刺激造血、抗肿瘤细胞转移、抗新生血管生成和诱导NO产生等生物活性。它们一般不直接作用于肿瘤细胞，而是通过激活机体的免疫系统起作用，即促进淋巴细胞、巨噬细胞和自然杀伤细胞的成熟、分化和增殖，同时活化网状内皮系统和补体，促进各种细胞因子的生成，最终抑制肿瘤细胞的生长或导致肿瘤细胞的凋亡。多糖的抗肿瘤作用一般都是通过体内动物实验发挥作用的，体外具有直接杀灭肿瘤细胞活性的多糖较少，而岩藻聚糖硫酸酯是为数不多的具有体外诱导肿瘤细胞死亡的多糖之一(Li et al., 2017)。目前已有多种多糖类药物用于临床上治疗或辅助治疗肿瘤，现已应用于临床的有香菇多糖、猪苓多糖、灵芝多糖、云芝多糖、黄芪多糖等。虽然多糖在抗肿瘤方面具有良好的应用前景，但仍存在不足之处，如某些多糖的结构复杂、抗肿瘤机制尚未明确等给多糖的研究和临床应用带来很大的限制。因此，继续深入研究多糖、阐明多糖结构及构效关系、明确多糖的抗肿瘤机制、寻找更多有抗肿瘤活性的多糖，对人类抵抗肿瘤具有重要的意义(林俊等，2013)。

3. 降血糖作用

多糖与单糖、寡糖的性质不同，不但不会使血糖升高，而且能降低血糖，不良反应少，有望成为一类新的降血糖药物。研究表明植物多糖的降血糖作用主要表现为增加肝糖原，促进外周组织和器官对多糖的利用；促进降糖激素分泌和抑制升糖激素分泌；保护胰岛细胞；调节糖代谢酶活性等。我国已经发现的具有降血糖作用的多糖种类较多，如玉米须多糖、黄芪多糖、枸杞多糖、南瓜多糖、地黄多糖、绞股蓝多糖、红景天多糖、薏仁多糖、茶叶多糖、灵芝多糖等(徐小娟等，2015)。糖尿病的病因较多、发病机制复杂，单一靶点的化学药物不易取得满意的治疗效果。目前大量实验表明多种天然多糖对糖尿病具有较好的治疗作用，同时不良反应少、作用靶点多、能增强糖尿病动物的体质，有可能成为降血糖类营养药物的有益补充。

4. 降血脂作用

目前研究认为多糖主要通过以下机制发挥降血脂作用：有些多糖是羟甲基戊二酰辅酶 A 还原酶的抑制剂。羟甲基戊二酰辅酶 A 还原酶是体内胆固醇合成的限速酶，通过抑制羟甲基戊二酰辅酶 A 还原酶的活性而减少机体胆固醇的合成(周国华和于国萍，2005)；多糖与胆固醇或胆汁酸结合，从而抑制其在肠内的重吸收，减少肝肠循环，促进胆固醇的降解和排泄；多糖通过增加或降低与脂类代谢相关的酶活性，减少机体对脂类的吸收或增加机体对脂类的降解速度；机体内有多种自由基以活性氧形式存在，能使各种细胞的生物膜不饱和脂肪酸氧化，引发脂质过氧化链式自由基反应，从而造成脂质代谢紊乱，进而造成动脉粥样硬化，而多糖则能清除体内自由基，从而产生降血脂的作用(刘姚等，2013)。

5. 抗凝血和抗血栓作用

血液凝固过程主要包括 3 个阶段：凝血酶原激活物的形成，凝血酶原激活变成凝血酶，纤维蛋白原转化为凝胶状的纤维蛋白。血栓则是由血小板、凝血因子等在心血管腔内凝固形成的凝块，它和血管壁损伤、血液黏度增加及血液流速减慢等有关。研究发现，除肝素外，具有抗凝血活性的多糖大多数是来自于海洋藻类或其发酵产物的硫酸化多糖及蛋白聚糖等，此类多糖大都是含有硫酸基等的聚阴离子多糖(施松善和王顺春，2011)。

6. 抗病毒作用

自 1958 年 Gerber 等从石花菜中提取得到具有抗流感病毒和腮腺炎病毒作用的卡拉胶类多糖以来，人类已经发现多种具有抗病毒作用的多糖。现代研究表明，多糖抗病毒机制主要包括以下 4 种：多糖能阻断病毒向细胞的吸附及合胞体的形成，如牛膝多糖硫酸酯衍生物作为单纯疱疹病毒 2 型在细胞上的受体——硫酸乙酰肝素的结构类似物，与单纯疱疹病毒的细胞吸附相关蛋白竞争结合，从而阻止病毒进入细胞(刘颖华等，2004)；多糖能抑制病毒在宿主细胞的复制，如硫酸多糖 911 在体内外均可抑制艾滋病病毒的增殖，是高效的艾滋病病毒增殖抑制剂，其作用机制与干扰病毒与细胞吸附、抑制病毒逆转录酶活性有关(耿美玉和李泽琳，2001)；多糖具有细胞内直接杀灭病毒的作用，如红毛五加多糖对单纯疱疹病毒 1 型和柯萨奇病毒 B3 型的抑制对数可达 1.33～2.05，其主要途径为进入细胞直接杀灭病毒(张峡等，1999)；多糖能启动免疫系统的抗病毒作用，这与多糖增强机体的免疫力有关。

7. 抗氧化作用

机体在生命活动的氧化代谢过程中不断产生各种活性氧自由基。自由基产生过量可以引起生物膜和DNA 的氧化性损伤，导致癌症、动脉粥样硬化、衰老和多种老年慢性疾病。现代研究表明，多糖具有清除自由基的抗氧化作用，其作用机制主要包括以下几种：多糖直接作用于活性氧(ROS)本身，直接清除ROS；多糖分子作用于抗氧化酶，提高机体内抗氧化酶的活性；多糖分子络合产生 ROS 所必需的金属离子，抑制 ROS 的产生；多糖可促进超氧化物歧化酶(SOD)从细胞表面释放而发挥清除 ROS 的作用。多糖表现出的上述抗氧化活性可能是其预防衰老、降血脂、抗肿瘤等功效的药理基础(俞慧红等，2008)。

8. 抗炎作用

多糖主要是通过抑制趋化因子与黏附因子的表达，抑制炎症发展过程中关键酶的活性，调节各种细胞因子的生成，从而影响白细胞向炎症部位的募集、黏附及渗出，发挥抗炎作用。多糖的抗炎活性与其分子质量的分布、单糖组成、糖链的构型及构象等都有很大的关系(关欣等，2012)。20 世纪发现的某些细菌产生的具有正负离子的两性多糖对脓肿有明显的防治作用，其作用机制主要是通过 MHCⅡ类分子途径激活细胞而发挥作用(Kasper et al., 1979)。硫酸软骨素能够抑制关节炎模型小鼠造骨细胞中的白介素 1β 诱导的基质金属蛋白酶-3 和基质金属蛋白酶-13 的基因表达，同时能抑制炎症因子形成过程中的关键酶，从而发挥抗炎作用(Pecchi et al., 2012)。昆布多糖对脂多糖诱导的 RAW264.7 巨噬细胞生成 NO 的水平具有抑制作用，含有岩藻糖及硫酸基团越多的多糖，其抗炎效果越好(Kang et al., 2011)。

9. 抗辐射作用

药理学研究显示多糖大多具有明显的抗辐射作用，能延长电离辐射照射后生物的存活时间，提高其生存率，但对其抗辐射机制还不是十分清楚。多糖作用的有效部位、作用靶点、作用机制等研究都有待深入探讨。另外，多糖结构复杂，不同的提取方法和制备工艺会对其生物活性产生较大影响，因此增加了对其作用机制进行深入研究的难度。一般推测多糖的抗辐射作用与其抗氧化、保护造血系统及增强免疫等功能有关(王庆蓉等，2009)。对人参多糖预处理的小鼠骨髓细胞进行射线照射后发现，与对照组相比，人参多糖可保护和修复受辐射损伤的细胞，具有较好的抗辐射活性(Kim et al., 2007)。当归多糖的抗辐射作用研究发现，与对照组相比，当归多糖预处理组小鼠的外周淋巴细胞的死亡率显著降低，表明当归多糖能保护淋巴细胞免受辐射的损伤，可用于急性辐射的防护(Sun et al., 2005)。除此之外，还有多种多糖研究发现多糖具有抗辐射的作用，这对多糖在抗辐射方面的开发研究具有积极的促进意义。

第三节　多糖营养药物药代动力学研究概况

目前多糖营养药物的研究主要集中在分离纯化、结构鉴定、生物活性等方面，而关于多糖营养药物的消化、吸收、代谢方面研究较少。由于多糖营养药物结构复杂，多糖检测技术的灵敏度低，不能满足其药代动力学(药物吸收、分布、代谢和排泄等)研究中高灵敏度的要求。多糖在体内的吸收代谢十分复杂，吸收的形式、机制和影响因素仍是有争议的问题。因此，多糖营养药物在体内的药代动力学研究较少，对于多糖口服后能否吸收，以何种方式吸收，吸收的机制、吸收率、时间，以及在体内吸收前是否发生降解，吸收后是否发生代谢或降解，降解或代谢后的产物结构如何，是否有组织分布特异性，吸收前后过程中的降解率、代谢率等问题仍有待深入研究。近几年已经有国内外的研究者注意到多糖药代动力学研究的重要性，并通过多种实验方法试图研究并阐明多糖发挥药理活性的药代动力学基础。

肠道是吸收口服制剂的主要场所，研究肠道吸收的模型主要有体外消化模型、动物实验模型和细胞模型等。

一、多糖药物吸收的动物实验研究

多糖药物吸收的动物实验研究常用的方法有在体法、离体法和体内法。其中在体法主要包括在体灌注法、在体回流法和在体肠段结扎法。离体法主要包括 Wiseman 循环法、外翻肠囊法、单向灌流法、循环灌流法；体内法包括药理效应法、血药浓度法、毒理效应法和微生物测定法等。

单向灌流法通常将大鼠麻醉后，从腹腔开口，选取需要的肠段，在肠段两端各开一个小口，冲净肠段内容物，间隔从流出液中取样测定样品含量，将其与供试液中样品浓度作比较，以判断吸收情况。单向灌流法比循环灌流法操作复杂，但可以对比研究不同肠段的吸收状况。Zheng 等(2000)采用单向灌流法研究了六味地黄汤中分离出的酸性多糖在大鼠不同肠段的吸收情况，结果表明该多糖在大鼠各肠段的吸收率分别为十二指肠 16.5%、空肠 6.32%、回肠 3.09%，而在大肠中未观察到吸收现象。

循环灌流法通常选取整个肠段，从两端开口，操作方式与单向灌流法类似，但循环灌流法的供试液和流出液为同一体系，循环灌流，通过测定体系内样品减少量以判断吸收情况。陈地灵等(2012)采用循环灌流法研究了巴戟多糖在体肠吸收的情况，结果表明巴戟多糖在大鼠小肠的吸收不受浓度的影响，推断其以被动扩散的方式吸收。王彦荣(2007)通过外翻肠囊法研究了吸收部位和给药浓度对黄芪多糖在小肠吸收中的影响，结果表明黄芪多糖在十二指肠、空肠和回肠中的吸收无显著性差异，但是在单位时间内药物吸收量与浓度不成正比，存在饱和现象，推断黄芪多糖的吸收并非简单的自由扩散，而是依赖于载体的转运吸收。

王滢(2012)通过大鼠口服吸收给药的方式研究了茶树花多糖的吸收情况，结果表明茶树花多糖在大鼠体内可以被吸收，12 min 便可以在血液中检测到多糖样品，5 h 达到最大血药浓度 3.233 mg/mL，口服生物利用度为 73.91%。吕志华(2008)通过口服给药的方式研究了海洋多糖 PS916 的口服吸收状况，结果表明海洋多糖 PS916 可以被大鼠吸收，3.28 h 达到最大血药浓度 5.8 μg/mL，口服生物利用度为 9.06%。

Irhimeh 等(2005)采用酶联免疫吸附测定(ELISA)法检测了血清中岩藻聚糖硫酸酯的含量，结果表明岩藻聚糖硫酸酯通过肠道的吸收率约为 0.6%。Zhao 等(2016)对比研究了海带来源中低分子质量的岩藻聚糖硫酸酯在大鼠体内的吸收情况，按照 800 mg/kg 的灌胃剂量给药，结果表明低分子质量的岩藻聚糖硫酸酯(7.2 kDa)的最大血药浓度为 151.7 μg/mL，而中分子质量的岩藻聚糖硫酸酯(32 kDa)的最大血药浓度为 131.81 μg/mL，低分子质量岩藻聚糖硫酸酯的吸收量大于中分子质量岩藻聚糖硫酸酯。

二、多糖药物吸收的细胞模型研究

与动物实验相比，细胞模型实验具有诸多优点。首先，细胞模型大都为永生细胞株，可进行多次传代培养，受环境因素影响小，不存在动物实验不可避免的个体差异，在进行体外吸收实验时重现性较好。其次，动物学实验由于工作量大、周期长、实验成本高，并且如果在药物开发的早期筛选中采用动物实验，由于动物个体间固有的差异性，结果具有不确定性，因而动物实验的可重复性较差。细胞模型方法已经被广泛地用于药物高通量筛选和指导先导化合物的合成，目前用于研究跨膜转运的细胞模型主要包括 Caco-2、MDCK、BCEC 等模型。

Jia 等(2009)采用 Caco-2 细胞模型结合异硫氰酸荧光素(FITC)荧光标记和纳米乳化技术研究了氨基多糖(AP)的吸收特点。结果表明：在 Caco-2 细胞跨膜能力研究中，荧光标记多糖 f-AP 主要黏附于细胞表面，荧光纳米微粒 f-APN 却能够跨膜进入细胞内。f-APN 的吸收机制主要是跨细胞膜易化扩散，f-AP 可能是通过细胞旁路途径吸收进入体内的。Tanaka 等(2004)利用 ^{125}I 或 FITC 标记研究肝实质细胞和非实质细胞对阿拉伯半乳聚糖、葡聚糖、甘露聚糖和支链淀粉的内化作用，结果表明阿拉伯半乳聚糖和支链淀粉通过脱唾液酸糖蛋白受体介导进入肝实质细胞，葡聚糖通过胞饮作用进入肝实质细胞，甘露聚糖与肝非实质细胞特异性结合，预示受体介导内吞作用在多糖的消化吸收中起了重要作用。

王滢(2012)采用 Caco-2 细胞 Transwell 小室模型法研究了茶树花多糖的吸收情况，结果表明茶树花多糖可以透过 Caco-2 细胞层，表观渗透系数值为 6.693×10^{-5} cm/s，吸收率约为 70%，说明茶树花多糖可以被肠道吸收。另外，采用基因沉默及突变技术将网格蛋白下调，可明显降低茶树花多糖的吸收率，表明茶树花多糖的吸收机制可能是依赖于网格蛋白的胞吞作用。

Nagamine 等(2014, 2015)采用一种特异性抗体建立了双抗体夹心 ELISA 的方法检测岩藻聚糖硫酸酯的含量，并通过 Caco-2 细胞模型和口服给药的方式研究了海蕴来源岩藻聚糖硫酸酯的吸收情况。岩藻聚糖硫酸酯作为一种大分子多糖，可以通过两种途径跨过肠道屏障：跨过细胞层和细胞间旁路。在口服给药的大鼠实验中，在大鼠小肠和肝中均能检测到岩藻聚糖硫酸酯，表明岩藻聚糖硫酸酯可以被肠道吸收。在 Caco-2 细胞模型实验中，给药 1 h 后，岩藻聚糖硫酸酯跨越结肠癌细胞层的速度达到最大，随后迅速降低，且在加入叠氮化钠作为呼吸抑制剂的实验组中，发现岩藻聚糖硫酸酯的吸收受到明显抑制，表明岩藻聚糖硫酸酯的跨膜转运需要消耗能量，并非是简单的自由扩散，而是通过转运蛋白或者胞吞的形式实现的。

褚福龙(2017)通过 Caco-2 细胞 Transwell 小室模型探究了转运时间、样品浓度、转运温度及网格蛋白抑制剂对岩藻聚糖硫酸酯吸收的影响。在转运时间对岩藻聚糖硫酸酯吸收的影响实验中，选用 30 min、60 min、90 min、120 min、180 min、240 min 作为吸收研究的时间点，结果表明，在吸收时间达到 120 min 时，表观渗透系数达到最大值，其后的吸收过程逐渐趋于平稳。在样品浓度对岩藻聚糖硫酸酯的影响实验中，分别研究了 0.01 mg/mL、0.1 mg/mL 和 1 mg/mL 3 种浓度的岩藻聚糖硫酸酯的转运情况，结果表明高浓度岩藻聚糖硫酸酯的吸收率明显低于低浓度岩藻聚糖硫酸酯的吸收率，说明岩藻聚糖硫酸酯的吸收可能依赖于载体的转运。在转运温度对岩藻聚糖硫酸酯吸收的影响实验中，温度分别选用了 4℃和 37℃，实验结果表明，岩藻聚糖硫酸酯在 37℃下可以被肠道吸收，而在 4℃条件下几乎不被吸收，说明岩藻聚糖硫酸酯的吸收是一个耗能过程。在网格蛋白抑制剂对岩藻聚糖硫酸酯吸收的影响实验中，通过加入网格蛋白抑制剂盐酸氯丙嗪抑制网格蛋白的功能，实验结果表明，加入抑制剂后岩藻聚糖硫酸酯几乎没有被吸收，推测岩藻聚糖硫酸酯可能通过网格蛋白介导的胞吞作用被肠道吸收。

第四节　典型的糖类营养药物

一、葡萄糖

葡萄糖是自然界分布最广且最为重要的一种单糖，它是一种多羟基醛。葡萄糖含 5 个羟基和一个醛基，具有多元醇和醛的性质。高纯度葡萄糖为无色晶体，有甜味但甜味不如蔗糖，易溶于水，微溶于乙醇，不溶于乙醚。天然葡萄糖水溶液旋光向右，属于右旋糖。葡萄糖在生物学领域具有重要地位，是活细胞的能量来源和新陈代谢的中间产物，即生物的主要供能物质。植物可通过光合作用产生葡萄糖。

在人体中，葡萄糖能快速补充能量、促进肝解毒、加强记忆等。葡萄糖的浓度对生理活动有很大影响。如果浓度过低，可能造成脑卒中或其他血管疾病；浓度过高会导致肥胖、糖尿病、肾脏病、心脏病及神经损伤等(Samphao et al., 2015)。葡萄糖作为最常见的营养药物，在医药领域有着广泛应用，其在医学上主要用作注射用营养剂(葡萄糖注射液)。另外，葡萄糖很容易被吸收进入血液中，因此葡萄糖是进行快速能量补充的首选。葡萄糖制剂临床应用广泛，为各种高热、脱水、昏迷或不能进食的患者提供所需的水分和热量。

《中国药典》除载有葡萄糖制剂外，还载有葡萄糖酸钙针剂、片剂，葡萄糖酸钾，葡萄糖酸铁等制剂。在营养药物中葡萄糖主要用来生产口服葡萄糖、注射用葡萄糖液等。作为基质，葡萄糖还可以生产多类抗生素及维生素，也可转化生产氨基酸或其他衍生物。葡萄糖及其衍生物也可以作为营养药物使用，主要品种有葡萄糖酸、葡萄糖酸-δ-内酯、葡萄糖酸锌、葡萄糖酸钙、葡萄糖酸亚铁、葡萄糖酸铜等各种盐(贺福元等，2010)。

二、果糖

果糖是一种最为常见的己酮糖，其含 6 个碳原子，是葡萄糖的同分异构体，具有左旋光性，属于左旋糖。果糖以游离状态大量存在于水果的浆汁和蜂蜜中，果糖还能与葡萄糖结合生成蔗糖。高纯度的果糖为无色晶体，熔点为 103～105℃，它不易结晶，通常为黏稠性液体，易溶于水、乙醇和乙醚。D-果糖是最甜的单糖。

果糖口服比葡萄糖吸收慢，但吸收后或静脉给药后在体内代谢却比葡萄糖快，易被机体吸收利用，且不依赖胰岛素，对血糖影响小，适用于葡萄糖代谢及肝功能不全的患者补充能量。

果糖作为营养药物具有以下生理药理作用。

(1) 果糖主要在肝、肾和小肠中经果糖激酶催化生成 1-磷酸果糖。1-磷酸果糖在体内 1-磷酸果糖醛缩酶的催化下，生成磷酸二羟丙酮和甘油醛，甘油醛可通过甘油醛激酶的磷酸化而生成甘油醛-3-磷酸，该产物与磷酸二羟丙酮经糖酵解途径氧化分解或经糖原异生可转化为葡萄糖或合成糖原。

(2) 果糖可绕过糖酵解中的限速酶(磷酸果糖激酶)，在肝中果糖的分解速度快于葡萄糖。

(3) 果糖的代谢强度取决于果糖浓度，不受胰岛素的影响。由于果糖的代谢特点，身体正常的人仅有极少量葡萄糖从肝中释放出来，因此人体摄入果糖不会引起摄入葡萄糖和蔗糖容易引起的严重的饭后血糖高峰和低血糖等症状。果糖进入人体后，它的利用全部在肝中进行，不会刺激胰腺分泌胰岛素，从而减轻了胰腺细胞的负担，消除了诱发糖尿病的潜在因素。另外，由于果糖的肝糖原生成量是葡萄糖的 3 倍，在缺氧条件下，果糖仍能进行酵解作用，增加肝细胞内 ATP 的浓度，对肝细胞有保护作用，所以果糖对肝炎、肝硬化等病症的消除有一定疗效(高振鹏等，2003)。

基于果糖的生理药理特性，果糖已被作为糖尿病患者的食用甜味剂，广泛用于老年和儿童食品中。此外，果糖在运动员饮料中使用广泛，主要因为果糖在体内代谢不会产生乳酸从而引起肌肉酸痛、倦怠感。另外，果糖与体内的细胞结合力强，在极稳定的状态下释放热能，具有强化人体耐力及代谢的效果。目前，发达国家已经将果糖广泛应用于食品、医药、保健品生产中。现代医学研究发现，果糖对目前一些重大的常见流行病，如癌症、心脏病、心血管疾病、高血压甚至阿尔兹海默病等，都会产生一定的不利影响。因此，对于果糖的食用量也必须加以限制，不能过量食用(罗雅君等，2013)。

三、海藻糖

海藻糖是一种由两个葡萄糖分子通过半缩醛羟基以 α-1, 1-糖苷键结合的非还原性双糖。海藻糖是白色晶体，带有两分子的结晶水，能溶于水、冰醋酸和热的乙醇中，不溶于乙醚、丙酮。海藻糖主要存在于植物、藻类、真菌等各种生物中，具有非还原性、低甜度、特殊生物学特性等，广泛应用于食品行业、医药行业、化妆品行业等领域中。

海藻糖的生理药理功能主要包括以下 4 个方面。

1. 作为生物体结构组分，参与细胞壁、糖脂等的合成

在结核分枝杆菌和棒状杆菌中，海藻糖是一些细胞壁糖脂的基本组分。该糖脂中包含特殊的脂肪酸——分枝杆菌酸，其与海藻糖中每个葡萄糖的 6-羟基分别聚合形成海藻糖二分枝杆菌酸酯。该酯类物质是产生细胞壁毒性的主要物质之一，同时也造成真菌细胞壁的低渗透性，从而成为造成这些生物抗药性的主要原因。海藻糖-单分枝杆菌酸酯是海藻糖-二分枝杆菌酸酯的前体，但研究发现它也可以作为分枝杆菌酸残基的供体与细胞壁中的阿拉伯半乳聚糖结合形成分枝菌酸-阿拉伯半乳聚糖-肽聚糖复合物。棒状杆菌中的海藻糖糖脂含有的脂肪酸与分枝杆菌酸相似但不完全相同，这些脂肪酸被称为棒状杆菌酸或诺卡氏菌酸。除了作为结构物质，这些酯类的其他功能尚不清楚(宋晓丽等，2013)。

2. 作为生物储存能源，提供能量

在某些细胞中，由于生长阶段生物体或细胞的营养状态、测量时的环境条件等不同，海藻糖水平可能变化很大。在昆虫中，海藻糖是血淋巴和胸部肌肉的主要糖类物质，并在飞行过程中被消耗(Becker et al., 1996)。在真菌孢子中海藻糖也是一个重要组成成分，在真菌孢子早期萌发时海藻糖的水解非常重要，可能会为其他物质的合成提供碳架或降解成葡萄糖作为能源。

3. 作为蛋白质、细胞膜的稳定剂和保护剂

各种研究表明，海藻糖通过保护细胞膜、蛋白质等生物大分子而起到对不同胁迫环境的抗逆保护作用。其作用机制主要包括以下几点：①海藻糖作为结构对称的非还原型二糖，具有独特的物理特性，即玻璃态。海藻糖在高温状态下形成稳定性高的玻璃态，玻璃态将其截留的分子维持一种活性状态，恢复正常环境状态时恢复原有的结构和活性，此特性可在较长时间内维持蛋白质的稳定。②海藻糖具有非常高的亲水性，

可优先与蛋白质表面水分子结合，使蛋白质结构更加紧密、构象更稳定。③海藻糖通过与其他分子的协同作用保护生物大分子活性，如通过与溶液中金属离子结合抑制维生素的降解等。

现在一些医用生物产品，如血液制品、细胞、菌种、疫苗、单克隆抗体、载药脂质体等容易失活，多采用冷冻干燥制备和低温保存。如果能利用海藻糖干燥这些生物产品，不仅可以保存其生物活性，而且能改善工艺条件，并且部分产品可以在常温下存放(袁勤生，2005)。Nielsen(1995)等的实验证明，海藻糖对保存条件十分苛刻的细菌、病毒类疫苗、蛋白质(酶)、抗体等更为有效，这为生物制剂的保存及有效期的延长创造了条件。

4. 作为信号分子和/或生长调节因子

研究表明：转化了海藻糖合成酶基因的烟草植物耐旱性略有增强，但微生物的海藻糖合成酶基因在植物中的表达会导致一些生长缺陷，如矮小症及根部畸形发育(Vogel et al., 1998)。这些发现使研究者认为海藻糖或者其代谢物可能具有调节植物生长和发育的功能。这种功能可能与酵母中海藻糖-6-磷酸对己糖激酶及糖酵解的影响相似，也可能会影响其他新陈代谢通路。

四、透明质酸

1. 透明质酸的发现

1934 年，Karl Meyer 和 John Palmer 首先报道从牛眼玻璃体中分离得到一种高分子聚糖，并判断其中含有糖醛酸结构，因此以玻璃体和糖醛酸二者结合为这一物质命名，即透明质酸(hyaluronic acid, hyalos+uronic acid, HA)(Meyer and Palmer, 1934)。Meyer 和 Palmer 被公认是透明质酸的发现者。值得一提的是，早在 1918 年，Levene 和 Lopez-Suarez 从玻璃体和脐带血中分离得到一种他们称为“硫酸黏多糖”的聚糖，研究者称这种新物质由氨基葡萄糖、糖醛酸和少量硫酸根组成。随着多糖纯化和分析技术的发展，现在研究者意识到 Levene 和 Lopez-Suarez 得到的这种新物质实际上就是混有硫酸化黏多糖杂质的透明质酸(Mikhail et al., 2015)。自 1934 之后的十几年中，以 Meyer 为首的科学家先后从滑液、鸡冠、皮肤和脐带中分离得到了透明质酸，扩充了提取法生产 HA 的来源。1937 年，Kendall 等从细菌荚膜中分离出了透明质酸，为细菌发酵法生产透明质酸奠定了基础(凌沛学，2000a)。

2. 透明质酸的结构

研究证实透明质酸(HA)存在三级结构，即链状结构、螺旋结构和空间网状结构。HA 的一级结构是由 D-葡萄糖醛酸和 *N*-乙酰氨基葡萄糖组成的双糖单位以 β-1, 4-糖苷键连接而成的非硫酸化无分支长链，双糖单位内的两个单糖通过 β-1, 3-糖苷键连接，其单糖碳原子上较大的取代基(如羟基、羧基、乙酰氨基)占据空间位阻较大的吡喃环平面位置，而氢原子占据空间位阻较小的轴向位置，因此，透明质酸分子呈现部分疏水性质(顾其胜和严凯，2003)。生理条件下，透明质酸在有些组织中呈现为钠盐形式，即透明质酸钠(sodium hyaluronate, SH)，结构式如图 5.10 所示。研究证实，透明质酸分子链中没有其他糖类或氨基酸，也不存在任何分子内共价键，因此其在溶液中的状态是一个可以任意卷曲的线团，如图 5.11 所示。Balazs 等(1986)提出以 hyaluronan 一词来统称该多糖的酸及盐形式。在溶液中，透明质酸分子通过氢键形成稳定的半径约为 200 nm 的螺旋状二级结构，并且通常呈现二折对称体的结构形式，这种二级结构使得透明质酸溶液表现出非牛顿流体特征。此外，透明质酸的分子间能够形成部分疏水结构，因此存在着一种非极性内作用力，这种作用力促成了 HA 三级结构的形成。使用计算机技术模拟透明质酸分子在水中的流体动力学特性也表明 HA 分子间存在着相互作用，通过旋转阴影电镜观察，线状的透明质酸分子之间能够出现分支而结合成一个纵横交错的网状结构，这一类蜂窝状结构通过分子间的疏水键和亲水键连接。随后的研究证实，不同分子质量的 HA 形成的网状结构也会有变化，如低分子质量 HA 形成局部碎片状的网状结构，而高分子质量 HA 形成的网状结构较为完整(Scott et al., 1991)。

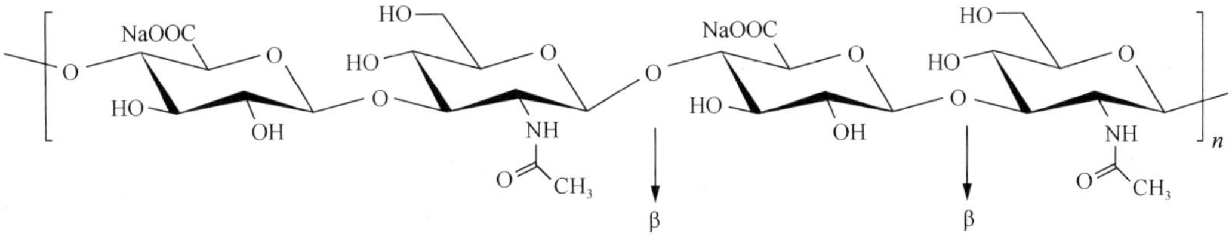

图 5.10 透明质酸钠盐结构式

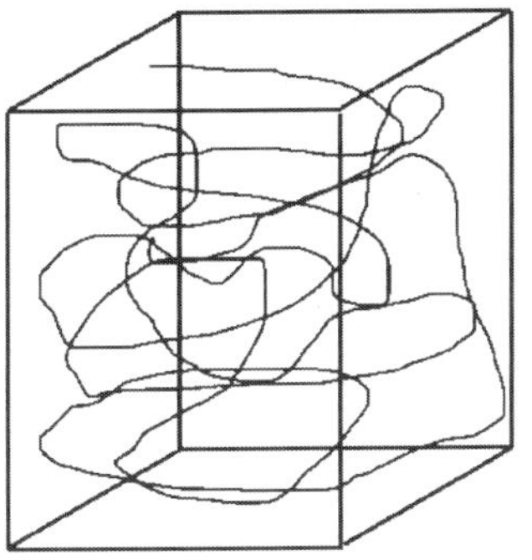

图 5.11 HA 在溶液中的状态示意图

3. 透明质酸的作用及临床应用

HA 长链无分支，无硫酸化基团，通常含有 3000～5000 个双糖单位，其分子质量可以达到 8×10^6 Da，远高于其他种类的黏多糖，如硫酸软骨素、硫酸皮肤素（分子质量通常为 4000～50 000 Da）等。透明质酸结构单元中的羧基在 pH 7.0 左右的溶液中发生解离，此时 HA 分子带有大量负电荷，从而易与溶液中的钠、钾、钙等阳离子结合，使得 HA 可以吸收达自身重量 1000 倍的水。由于这些物理、化学性质，透明质酸分子在溶液中能够自由伸展，占据比自身分子大得多的空间，即使在很低的浓度也可以形成水凝胶（郭学平等，2002，2005；黄思玲等，2009）。HA 特殊的一级、二级、三级结构使其具有诸多特殊的物理学、生物学性质，主要包括高度黏弹性、黏合性、假塑性、结构稳定性、渗透性、润滑性和良好的生物相容性等（宋磊和王腾飞，2012）。由于透明质酸的这些特殊的物理学功能，其在机体内具有诸多重要的生理功能，如渗透压调节、保持细胞形态、保湿、润滑、调控大分子物质转运、形成物理屏障等（Atkins et al., 1972；凌沛学等，2000b）。

透明质酸是关节囊液和关节软骨基质的重要成分，具有参与水分调节、润滑、抗感染、营养、参与创伤愈合等多种生理功能。尤其对保护关节起着至关重要的作用，主要表现为关节腔的润滑、覆盖屏障及缓冲应力。

当关节发生退行性病变或受到外伤后，关节滑膜分泌滑液的能力减弱，关节接触面的润滑受到影响，进一步损伤关节软骨。关节软骨在活动中不断磨损又得不到及时修复，继而软骨失去弹性，皲裂甚至剥落。患者在病程初期有痛感，不影响活动，随着病程延长，患者疼痛加剧，关节出现肿胀僵硬、屈伸不利、活动受限等临床症状（Lübbeke et al., 2012），严重影响患者的生活质量。

在临床治疗中对受损关节注射 HA 溶液（玻璃酸钠注射液）来补充外源性透明质酸，可迅速覆盖关节组织表面，即刻起到润滑作用。HA 还可渗入病变软骨，改善代谢，增加 HA 合成，抑制疼痛介质，从而明显缓解症状，改善关节活动能力。玻璃酸钠注射液配合激素、非甾体抗炎药、氨糖、针灸推拿、中药提取物均可起到协同作用，比单一疗法效果更明确，起效快、疗效更加持久（孙海勇，2015；张子东和许蓉，2017；王小艳和李军，2017）。

眼干燥症是临床上常见的一种疾病，又称为干燥性角膜炎。患者的泪液分泌异常而导致泪膜稳定性下降，常有眼睛干涩、痛痒、异物感、畏光、怕风等临床症状，严重者可导致患者角膜损伤进而影响视力甚至失明，严重影响患者的生活质量。使用 HA 溶液（玻璃酸钠滴眼液）对眼干燥症进行治疗，可以起到快速润滑及保湿的作用。透明质酸可与泪膜发生相互作用从而延长泪膜破裂的时间，改善眼部环境，促进角膜上皮细胞的修复，缓解干涩、疼痛等症状（黄红萍，2016）。不仅如此，HA 还可使角膜表面更加平滑规则，提高视觉功能，从而改善畏光的症状。有文献报道，玻璃酸钠滴眼液与双氯芬酸钠、小牛血去蛋白提取物凝胶、普拉洛芬等联合应用，均能显著改善患者的临床症状，起到优势互补的效果(王晓博和冯洁，2013)。

透明质酸在眼科的另外一项临床应用是作为黏弹剂用于眼科手术中，由于高浓度透明质酸溶液(1%～3%)具有黏弹性和假塑性，在手术中可以有效支撑前房，提供手术操作空间及手术视野，并且术后易于冲洗清除，将透明质酸涂布于眼内组织表面能避免组织受到机械性损伤并可加速角膜损伤的愈合。

除此之外，透明质酸还可作为药物载体应用于缓释药物体系中，作为保湿剂用于护肤品中，作为营养物质用于保健食品中，通过补充外源性透明质酸从而为自身合成HA提供原料，改善一系列由于透明质酸缺乏导致的各种临床症状。

4. 含透明质酸的药品

商品HA常用其钠盐形式，应用于食品和化妆品中称为透明质酸钠，应用于药品中称为玻璃酸钠。现已经国家食品药品监督管理总局(CFDA，现称国家市场监督管理总局)注册并取得批准文号的玻璃酸钠相关的药品有四大类：玻璃酸钠滴眼液、玻璃酸钠注射液、玻璃酸钠原料和交联玻璃酸钠注射液，共50个品种。玻璃酸钠滴眼液有26个品种，其中国产药品12个、进口药品14个，主要适应证为伴随下属疾患的角结膜上皮损伤、干燥综合征、斯-约二氏综合征、干眼综合征等内因性疾患；手术后、药物性、外伤、佩戴隐形眼镜等外因性疾患。玻璃酸钠注射液共有13个品种，其中国产8个、进口品种5个，主要适应证为变形性膝关节病、肩关节周围炎等；玻璃酸钠原料药共8个文号，其中国产7个、进口1个；交联玻璃酸钠注射液共有3个文号，全部为进口药品。详见表5.1和表5.2(资料来源为CFDA数据库)。

表5.1 玻璃酸钠相关的国产药品

药品名称	生产厂家	批准文号	规格
玻璃酸钠滴眼液	浙江尖峰药业	国药准字H20063950	5 ml∶5 mg(0.1%)
	上海信谊金朱药业	国药准字H20053160	5 ml∶5 mg
	苏州工业园区天龙制药	国药准字H20183045	5 ml∶5 mg (0.1%)
	辽宁美滋林药业	国药准字H20183088	5 ml∶5 mg (0.1%)
	山东博士伦福瑞达	国药准字H20053222	0.4 ml∶1.2 mg(0.3%)
		国药准字H20057377	0.4 ml∶0.4 mg(0.1%) 0.8 ml∶0.8 mg(0.1%)
		国药准字H20054650	5 ml∶5 mg(0.1%)
	齐鲁制药	国药准字H20133263	0.4 ml∶0.4 mg(0.1%)
		国药准字H20103633	0.1%
	参天制药(中国)	国药准字H20173249	5 ml∶5 mg(0.1%)
		国药准字H20173248	5 ml∶15 mg(0.3%)
	珠海联邦制药股份有限公司中山分公司	国药准字H20040352	5 ml∶5 mg 7 ml∶7 mg
玻璃酸钠注射液	西安汗丰药业	国药准字H20054744	0.55 ml∶5.5 mg
	上海昊海生物科技	国药准字H20051838	3 ml∶30 mg
		国药准字H20051837	2 ml∶20 mg
		国药准字H20174089	2.5 ml∶25 mg
	上海景峰制药	国药准字H20000643	2.5 ml∶25 mg
	华熙福瑞达生物医药	国药准字H20143093	2.5 ml∶25 mg
	山东博士伦福瑞达	国药准字H10960136	2 ml∶20 mg
		国药准字H20067379	2.5 ml∶25 mg
玻璃酸钠	华熙福瑞达生物医药	国药准字H20133147	—
		国药准字H20113379	—
		国药准字F20040001	—
	上海景峰制药	国药准字H20000159	—
	上海昊海生物科技	国药准字H20000326	—
	西安力邦制药	国药准字H20054738	—
	山东博士伦福瑞达	国药准字F20020001	—

表 5.2 玻璃酸钠相关的进口药品

药品名称	生产厂家	批准文号	规格
玻璃酸钠滴眼液	Santen Pharmaceutical	国药准字 J20130149	0.4 ml∶0.4 mg
		国药准字 J20130151	0.4 ml∶1.2 mg
		国药准字 J20130150	5 ml∶5 mg
		国药准字 J20130012	5 ml∶15 mg(0.3%)
		H20130583	5 ml∶5 mg
		H20130588	0.4 ml∶1.2 mg
		H20130585	0.4 ml∶0.4 mg
		H20130586	0.4 ml∶0.4 mg
		H20130587	0.4 ml∶1.2 mg
		H20171192	5 ml∶15 mg(0.3%)
		H20171193	5 ml∶15 mg(0.3%)
		国药准字 H20173249	5 ml∶5 mg(0.1%)
	Senju	H20140024	0.1%
	EUSAN GmbH	H20150150	0.1%
玻璃酸钠注射液	Seikagaku Corporation	H20140533	2.5 ml∶25 mg
		H20150210	2.5 ml∶25 mg
	Meiji Seika Pharma	国药准字 J20171041	2.5 ml∶25 mg
		H20170243	2.5 ml∶25 mg
		H20170211	2.5 ml∶25 mg
玻璃酸钠	Kewpie	H20160622	—
交联玻璃酸钠注射液	Genzyme Biosurgery	国药准字 J20170004	2 ml∶玻璃酸钠 16 mg
		H20160580	2 ml∶玻璃酸钠 16 mg
		H20160464	2 ml∶玻璃酸钠 16 mg

五、岩藻聚糖硫酸酯

岩藻聚糖硫酸酯又称为褐藻多糖硫酸酯、硫酸岩藻聚糖、褐藻糖胶，是一类含有硫酸基的富含岩藻糖的褐藻特有的海洋多糖，多存在于细胞间，是褐藻(如海带和裙带菜)和一些海洋无脊椎动物的组成成分(如海参和海胆)。在过去的 20 年，国内外研究者对来自不同物种的岩藻聚糖硫酸酯进行了广泛研究。研究表明，岩藻聚糖硫酸酯安全、无毒副反应，具有多种生物活性，主要包括抗肿瘤、抗病毒、抗炎、抗氧化、抗血栓、免疫调节、肝及肾保护功能。这些生物活性的多样性主要依赖于物种来源、分子质量大小、组成、结构及给药途径的差异。近些年，岩藻聚糖硫酸酯越来越多地被应用于保健食品和营养药物中。

1. 抗肿瘤作用

岩藻聚糖硫酸酯的抗肿瘤活性已被较多研究证实，研究表明岩藻聚糖硫酸酯对肝癌、胃癌、宫颈癌、肺癌及乳腺癌等多种肿瘤细胞均有明显的抑制作用(杨柳，2012)。岩藻聚糖硫酸酯可以直接杀死肿瘤细胞，其主要作用机制包括细胞周期阻滞(尤其对 G1 期有明显的阻滞作用)、诱导细胞凋亡、诱导细胞自噬、抑制血管生成和抑制细胞迁移。岩藻聚糖硫酸酯诱导细胞自噬主要通过诱导肿瘤细胞微管相关蛋白 1 的轻链 3 的表达而提高细胞自噬活性。岩藻聚糖硫酸酯主要通过调控血管内皮生长因子和内皮细胞型纤溶酶原激活物抑制因子-1 的表达而发挥抑制血管生成的作用，通过调控基质金属蛋白酶和 CXCL12 的表达而发挥抑制细胞迁移的作用(Wu et al., 2016)。裙带菜来源的岩藻聚糖硫酸酯可以通过增加 γ-干扰素和自然杀伤细胞的含量来抑制小鼠 B 细胞淋巴瘤细胞系的生长(Maruyama et al., 2006)。此外，岩藻聚糖硫酸酯还可以减少化疗药物的不良反应，有可能成为一种理想的肿瘤辅助治疗药物。

2. 抗病毒作用

新城疫是一种由病毒引起的传染性疾病，对家禽等鸟类动物产生严重影响，给养殖户带来巨大的经济损失。Elizondo-Gonzalez 等(2012)研究发现岩藻聚糖硫酸酯能有效提高家禽对这种病毒的抵抗能力而对其自身没有毒副反应，结果表明岩藻聚糖硫酸酯具有较强的抗病毒活性。Ponce 等(2003)通过研究小腺囊藻来源的岩藻聚糖硫酸酯的抗病毒活性，结果表明其对单纯疱疹病毒 1 型和 2 型均有较强的抑制作用，且对生物体自身无明显的毒副反应，其抗病毒活性与岩藻聚糖硫酸酯的硫酸根含量有较强的关系，硫酸根含量越高，抗病毒活性越强，在硫酸根含量很低的情况下，并未表现出明显的抗病毒作用。这可能是因为硫酸根带有较多的负电荷，可以与病毒外膜上含有正电荷的基团相互作用，使得病毒与细胞难以结合，进而产生抗病毒的活性。

3. 抗炎作用

在由细菌刺激的动脉瘤血块模型中，岩藻聚糖硫酸酯可以通过减少进入病灶区域的嗜中性粒细胞的数量来减轻动脉的肿胀。免疫组化分析实验表明，与空白对照组相比，经过岩藻聚糖硫酸酯治疗的大鼠动脉瘤腔表面的 P-选择素免疫染色显著减少，表明岩藻聚糖硫酸酯可以显著降低 P-选择素的含量，进而减轻炎症损伤(Alsac et al., 2013)。Park 等(2017)通过研究岩藻聚糖硫酸酯对牙龈炎和牙周炎的抑制效果，证实了岩藻聚糖硫酸酯的抗炎活性，其可以显著抑制炎症介质和促炎细胞因子的表达，从而抑制牙龈炎症反应。

4. 抗氧化作用

岩藻聚糖硫酸酯是一种天然抗氧化剂，具有较强的抗氧化活性。Marudhupandi 等(2014)研究发现软叶马尾藻来源的岩藻聚糖硫酸酯对二苯基苦酰肼基自由基(DPPH·)和超氧阴离子自由基均具有清除作用，且通过总抗氧化活性试剂盒检测其抗氧化的活性，结果表明其抗氧化活性与硫酸根含量密切相关，硫酸根含量越高，活性越强。Yuan 和 Macquarrie(2015)通过 DPPH 自由基清除实验，结果表明岩衣藻来源的岩藻聚糖硫酸酯具有较强的自由基清除能力。

5. 抗血栓作用

Min 等(2012)将岩藻聚糖硫酸酯作用于氯化铁诱导的小鼠血栓模型，结果表明其具有类似肝素的抗凝血作用，但不会增加出血风险，且不同来源的岩藻聚糖硫酸酯表现出较大的活性差异。研究表明，墨角藻来源的岩藻聚糖硫酸酯可以显著延长血栓形成时间，且不增加出血时间，而裙带菜来源的岩藻聚糖硫酸酯却无此效果。Zhao 等(2016)研究发现海带来源的岩藻聚糖硫酸酯可以抑制凝血酶诱导产生的血小板聚集及血栓烷素 B2 的表达，并可以通过促进组织因子途径抑制物的表达以干预外源性凝血途径，抑制血栓的形成。

6. 免疫调节作用

岩藻聚糖硫酸酯可以通过提高免疫力以抵御肿瘤细胞和病原体入侵。Jin 等(2014)研究墨角藻来源的岩藻聚糖硫酸酯对脾树突细胞的影响及其在体内作为免疫佐剂的作用，结果表明岩藻聚糖硫酸酯可以上调 CD40、CD80 和 CD86 的表达，并能促进脾树突细胞产生 IL-6、IL-12 和 TNF-α。在体内试验中，将岩藻聚糖硫酸酯作为卵清蛋白抗原的佐剂，结果表明岩藻聚糖硫酸酯可以促进卵清蛋白特异性抗体的产生，并能促进特异性 CD4 和 CD8 淋巴细胞的增殖，提高机体免疫力。

7. 肝和肾保护作用

脂肪肝是导致慢性肝脏疾病的主要原因。Kim 等(2014)将裙带菜来源的岩藻聚糖硫酸酯混合在高脂肪小鼠模型的饮食中，结果表明岩藻聚糖硫酸酯不仅可以控制小鼠体重，小鼠体内甘油三酯、总胆固醇和低密度脂蛋白的含量均有明显下降，同时，岩藻聚糖硫酸酯还可以改善小鼠的肝功能，改善高脂饮食诱导的肝脂肪变性现象，发挥肝保护作用。

糖尿病患者具有较高的血糖浓度，常会诱发肾损伤，而血尿素氮常作为检测肾功能的重要指标。Wang 等(2014)将海带来源的岩藻聚糖硫酸酯作用于链脲霉素诱导的糖尿病小鼠模型，结果表明岩藻聚糖硫酸酯可以降低小鼠血糖浓度，并能降低血尿素氮的含量，尿液中氮化合物含量明显降低，说明岩藻聚糖硫酸酯可以用来治疗肾脏疾病。

六、海参多糖

海参多糖主要存在于海参体壁中，主要分为两类：一类为海参糖胺聚糖或黏多糖，是由 *N*-乙酰 D-半乳糖、D-葡萄糖醛酸、L-岩藻糖组成的多分支杂多糖，相对分子质量为 4 万～5 万；另一类为海参岩藻多糖，是由 L-岩藻糖构成的直链均多糖，相对分子质量通常为 8 万～10 万。上述两类多糖虽然在糖基组成上不同，但两者糖链上均有部分羟基发生硫酸酯化，且硫酸酯基的比例约占总多糖含量的 32%，属于酸性多糖，为聚阴离子化合物。近年来，国内外对酸性海参多糖及其类似物的药理作用开展了广泛研究，证明酸性海参多糖具有抗凝血和溶栓、降低血黏度、抗病毒、抗肿瘤及其转移、提高机体免疫力、保护神经组织等多种生理活性，对调控人体生理功能、维系生命健康具有重要的现实意义。

1. 抗凝血和溶栓作用

海参多糖作为一种抗凝血和抗血栓类药物，在临床上大多用于血栓性疾病的预防和治疗。其作用机制是通过调节凝血因子使凝血时间延长，其中可以发挥凝血作用的凝血因子有血栓调节蛋白(TM)和组织因子Ⅲ。同时，还可以通过调节血小板的聚集，其作用机制是使机体内的纤溶系统激活并使纤溶酶原发挥抗凝血和抗血栓的作用。这一过程将会促进凝血块的溶解，最终阻止机体内血栓的形成从而保证全身血流的畅通运行。在调节血小板聚集的过程中将会使纤维蛋白的溶解性增强，纤维蛋白单体之间不再发生聚合，反而发生解聚作用并使纤维蛋白凝块的结构发生改变(Kariya et al., 2002)。

2. 抗肿瘤作用

海参多糖能够很好地抑制肿瘤生长，促使肿瘤细胞凋亡，作为一种治疗药物已被广泛认可并应用到肿瘤的治疗过程或者预后过程中(Janakiram et al., 2015)。海参多糖对于具有无限增殖能力的 HepG2 细胞就有很好的抑制作用，它的作用机制可能与诱导细胞促凋亡蛋白 Bcl-2 和增加具有促凋亡作用的 nm23-H1 基因表达有关(Lu et al., 2010)。

3. 心血管保护作用

海参多糖具有降血脂的功效，主要体现在可以使机体增高的血清胆固醇、甘油三酯及载脂蛋白 B 含量有所降低并使机体缺少的载脂蛋白 A 含量有所提高(陈涛等，2010)。刺参酸性多糖对由低密度脂蛋白诱导的血管内皮细胞的脂质过氧化损伤具有明显的保护作用(逄龙等，2007)。朱宗涛等(2004)研究发现海参多糖具有降低胆固醇，调节脂质代谢，显著抑制血管平滑肌细胞增殖，抑制血管内膜增生、移位和保护血管内皮功能的作用。

4. 抗氧化作用

研究显示海参多糖具有降低氧化应激损伤和清除机体自由基的功效，被誉为“自由基的清除剂”，因此有望开发成治疗脑缺血再灌注损伤的海洋药物(Cui et al., 2015)。

5. 保护神经组织作用

海参多糖能够促进神经干细胞的发育及神经球的形成并调节中枢神经系统，从而促进神经干细胞(NSC)的增殖、分化和迁移，以及进行细胞表型的转化(Zhang et al., 2010a, 2010b)。海参多糖对于外源性 NSC 移植的细胞疗法，以及各种神经损伤疾病的临床治疗都具有潜在的药用价值。此外，海参多糖还促进神经干细胞球的黏附和迁移，维持神经球的存活，诱导细胞分化为神经元和星形胶质细胞，作用机制可能是由神经钙黏素蛋白介导的，通过激活 PI3K/Akt 信号通路完成(Sheng et al., 2011)。

6. 抗病毒作用

体外试验证实海参多糖能够抑制人类免疫缺陷病毒的感染，因此有学者认为海参多糖是治疗人类艾滋病的一种潜在药物。海参多糖虽然不能直接中和病毒粒子，但是可以与目标细胞相互作用从而抑制病毒的侵入，其抑制机制是海参多糖的硫酸根聚阴离子与细胞表面带相反电荷成分的 CD4 进行离子相互作用的结果(Mcclure et al., 1992)。

7. 提高人体免疫力作用

海参多糖提高人体免疫力的功效主要是通过增加 IL-2 的含量，使 T 淋巴细胞激活并发生增殖，进而再激活机体的免疫细胞，从而不断促使生长因子的产生(郭盈莹等，2014)。

七、壳聚糖

壳聚糖是甲壳素的 *N*-脱乙酰化产物，它是自然界第二大丰富的天然多糖物质。大量研究表明壳聚糖具有抗菌、抗肿瘤、免疫调节、止血、促进伤口愈合等作用和良好的生物相容性。因此，壳聚糖被广泛应用于医药、营养、食品等领域。

1. 抗菌作用

有文献报道，壳聚糖的抑菌作用是通过其聚阳离子的结构特性发挥的。聚阳离子可以通过静电与微生物表面结合，干扰细菌的代谢或侵入细菌细胞后通过吸附 DNA 并阻断其转录进而发挥抑菌作用。有研究者从虾壳中制备得到了壳聚糖及其低聚物，并研究了壳聚糖低聚物对不同致病菌的作用，结果发现壳聚糖低聚物对肠球菌、产气菌、金黄色葡萄球菌和大肠杆菌均有显著抑制作用(Varun et al., 2017)。此外，还有研究表明壳聚糖与抗氧化剂联合作用对青霉菌、黑曲霉菌、烟曲霉菌、大肠杆菌及需氧嗜温菌均有显著的抑菌活性(Lozano-Navarro et al., 2017)。另有研究者用壳聚糖和金属铜制备了一种纳米粒子，并对其抗菌活性进行了研究，结果发现壳聚糖本身对金黄色葡萄球菌、肺炎链球菌、革兰氏阴性菌、铜绿假单胞菌、普通变形杆菌及白色念珠菌均有抑菌作用，当壳聚糖与不同浓度的铜离子结合时抑菌作用更加显著，且呈浓度依赖性(Arjunan et al., 2017)。

2. 抗肿瘤作用

研究者以 S180 荷瘤小鼠作为体内肿瘤模型，研究了几种低分子质量壳聚糖的体内抗肿瘤活性，结果发现，分子质量为 21 kDa 的壳聚糖在 100 mg/kg 和 300 mg/kg 给药剂量时均可明显抑制 S180 荷瘤小鼠的肿瘤生长，并减小最终的肿瘤质量；分子质量为 46 kDa 的壳聚糖在 100 mg/kg 剂量时具有抑制肿瘤生长的作用，通过体内试验证明了壳聚糖可能具有抗肿瘤活性(Maeda and Kimura, 2004)。也有研究者在体外研究了硒化壳聚糖对人非小细胞肺癌 A549 细胞的抗肿瘤活性及作用机制，结果发现硒化壳聚糖会通过 ROS 介导的线粒体凋亡途径诱导 A549 细胞凋亡，从而通过体外试验证明了壳聚糖可能具有抗肿瘤活性(Zhao et al., 2017)。

3. 免疫调节作用

有研究者以脂多糖诱导的巨噬细胞为模型，研究了壳聚糖对巨噬细胞的作用，并对其作用机制进行了探讨，结果发现壳聚糖可以抑制 NO 的释放和 caspase-3 的活化，进而抑制脂多糖诱导的巨噬细胞凋亡，表明壳聚糖具有免疫保护作用(王大山，2017)。此外，壳聚糖喂养小鼠会增加小鼠的脾脏指数和胸腺指数，增强单核巨噬细胞的吞噬功能，抑制迟发型变态反应的发生，提高血清溶血素水平，表明壳聚糖可以在体内增强机体的免疫功能(王志华等，2016)。

4. 止血作用

壳聚糖表面所带的正电荷可与红细胞及血小板表面的负电荷发生相互作用，从而吸引大量红细胞和血小板，进而形成网状结构，最终起到止血作用。有研究者采用乳化交联技术制备了壳聚糖微球，并通过体外试验对其止血作用进行了评估，结果表明壳聚糖微球具有显著的凝血作用，并呈剂量依赖性(胡章等，2017)。也有学者通过人体试验评估了壳聚糖绷带的止血作用，并与纱布进行了比较，结果显示壳聚糖绷带的止血时间明显短于普通纱布，表明壳聚糖具有明显的止血作用(Misgav et al., 2017)。

5. 伤口愈合作用

壳聚糖带正电荷，会促进细胞黏附，因而会影响伤口愈合的很多阶段。有研究表明壳聚糖可以促进人包皮成纤维细胞的增殖和迁移，促进压疮体内模型的伤口愈合(Mayol et al., 2014)。此外，有研究者用不同浓度的二氧化钛制备了壳聚糖/二氧化钛复合膜，对小鼠 L929 成纤维细胞的增殖、氧化应激水平、细胞周期和凋亡情况进行了分析，结果表明二氧化钛含量为 0.25%的壳聚糖/二氧化钛复合膜会显著促进 L929 细胞的增殖和存活，并降低细胞氧化应激水平，抑制细胞凋亡，从细胞水平证实了壳聚糖对伤口愈合的积极作用(Behera et al., 2017)。

八、香菇多糖

香菇是一种药食两用的真菌，营养丰富，营养价值高。20 世纪 70 年代，日本学者从香菇中提取出一种多糖，命名为香菇多糖，它是一种 β-(1, 3)-D-葡聚糖(Zhang et al., 2011)。现代药理研究表明，香菇多糖具有免疫调节、抗肿瘤、抗氧化、抗炎等多种作用，目前在临床上常被用作免疫增强剂。

1. 免疫调节作用

有研究者通过体内外试验研究发现，香菇多糖预处理会刺激树突细胞的成熟并抑制 Th1 免疫应答的负向调节，进而诱导保护性 Th1 免疫应答(Zhou et al., 2009)。此外，Kupfahl 和 Geginat(2006)通过以单核细胞增多性李斯特菌感染的小鼠为模型，研究了香菇多糖的作用，结果发现香菇多糖会增强保护性 CD8 T 淋巴细胞应答，从而抗李斯特菌感染。Markova 等(2002)则以大鼠为模型，将香菇多糖通过腹腔和鼻腔以不同剂量给药，结果发现香菇多糖会诱导腹膜细胞及支气管肺泡细胞的高度活化，显著增强二者杀伤葡萄球菌的能力，证明香菇多糖可以刺激宿主细胞免疫应答。

2. 抗肿瘤作用

研究表明香菇多糖可以升高 p53 的表达，提高 Bax/Bcl-2 值，促进 Smac 的表达，导致 caspase-3 的激活，从而激活线粒体凋亡途径，最终导致 S180 腹水瘤细胞的凋亡，在体内外发挥抗肿瘤作用(Zhang et al., 2015)。郑虹和黄勇(2017)通过对 51 例胃癌患者进行研究观察发现，香菇多糖与晚期胃癌靶向治疗药物阿帕替尼联合用药，会明显提高治疗效果，并改善胃癌患者的生命质量，从而证明了香菇多糖对化疗药物治疗癌症具有显著的增效作用。Zhao 等(2013)研究了香菇多糖单独作用或与多烯紫杉醇和顺铂联合作用对胃癌细胞 BGC823 生长的抑制作用，结果发现当用多烯紫杉醇联合顺铂用药时，抑制率随着给药浓度的升高逐渐升高，加入香菇多糖处理后，抑制率进一步升高。表明香菇多糖联合多烯紫杉醇和顺铂用药，会进一步增强多烯紫杉醇和顺铂对 BGC823 细胞增殖的抑制作用。上述研究表明，香菇多糖可以单独发挥抗肿瘤作用，同时也可以与抗癌药物联合作用，对抗癌药物起增效作用。

3. 抗氧化作用

研究者通过小鼠体内试验研究发现，香菇多糖能够显著提高小鼠血清中 SOD 和 GSH-Px 的活力，并减少丙二醛(MDA)的含量，表明香菇多糖在体内具有很强的抗氧化活性(杨溢烁等，2016)。Zhang 等(2016)评估了香菇多糖对链脲霉素诱导的胰岛 B 细胞凋亡及功能紊乱的作用及其可能的作用机制，结果发现链脲霉素处理会通过升高细胞内 ROS 水平、诱导型 NO 合酶(iNOS)表达及 NO 释放，激活 JNK 和 p38 MAPK 通路，引起胰岛 B 细胞凋亡。然而香菇多糖处理会显著提高细胞存活率并有效抑制链脲霉素诱导的 ROS 产生、iNOS 表达和 NO 释放，进而抑制 JNK 和 p38 MAPK 通路，并呈剂量依赖性，表明香菇多糖可以抑制氧化应激诱导的胰岛 B 细胞损伤(Zhang et al., 2016)。

4. 抗炎作用

有研究者研究了香菇多糖对炎性小体激活和细胞因子成熟的作用，结果发现香菇多糖可以选择性地抑制巨噬细胞 IL-1β 的成熟，从而应答 AIM2 炎性小体的激活，表明香菇多糖具有抗炎作用(Ahn et al., 2017)。此外，香菇多糖还可以在肠上皮细胞中抑制由 TNF 受体 1 内吞作用所触发的 NF-κB 的激活并降低其表达，进而抑制 IL-8 mRNA 的表达，从而发挥抗炎作用(Nishitani et al., 2013)。

5. 抗菌作用

Zhu 等(2012)用大肠杆菌、金黄色葡萄球菌和藤黄八叠球菌研究了香菇多糖的抗菌活性和最小抑菌浓度(MIC)，结果显示香菇多糖对 3 种菌株均有抑制作用，且对大肠杆菌的抑制作用最强，对藤黄八叠球菌的抑制作用最弱，MIC 分别是 12.5 μg/mL、25 μg/mL 和 100 μg/mL。Markova 等(2003)则通过体内小鼠模型研究了香菇多糖抗结核杆菌感染的作用，研究者在感染前对小鼠进行腹腔注射香菇多糖(1 mg/kg)，并检测了小鼠体温，脾脏重量，脾、肝和肺内结核杆菌 CFU 数，同时进行了组织形态学观察，结果证明感染前服用香菇多糖可以增强机体防御能力，抑制结核杆菌感染。上述研究表明，香菇多糖对多种菌株均有抗菌作用。

九、绞股蓝多糖

绞股蓝多糖是从我国天然的特色中药资源绞股蓝中提取的一类多糖，研究表明其具有显著的生物活性，主要包括免疫调节、抗肿瘤、抗病毒、降血糖、降血脂、抗氧化、抗辐射等作用，对机体的不良反应较少。绞股蓝多糖是一类很值得利用的绿色保健品和食品添加剂，在食品、保健品和营养药物方面表现出了广阔的市场前景(张晓琦等，2014)。绞股蓝多糖主要有以下生理药理作用。

1. 免疫调节作用

研究发现绞股蓝多糖具有调节细胞免疫、体液免疫和非特异性免疫功能。唐晓玲和夏培源(1997)研究发现绞股蓝多糖能显著地增强环磷酰胺处理小鼠淋巴细胞的转化增殖，说明绞股蓝多糖对免疫受抑小鼠的细胞免疫功能具有显著的促进作用。进一步研究发现绞股蓝多糖能显著增强肝癌 Heps 荷瘤小鼠的 NK 细胞活性，同时淋巴细胞转化能力有所提高，说明其具有细胞免疫促进作用；绞股蓝多糖能够提高小鼠血清溶血素含量，说明其具有增强体液免疫的作用；此外，绞股蓝多糖还可以明显提高小鼠碳粒廓清速率和 S180 小鼠脾脏指数，说明绞股蓝多糖能够提高非特异性免疫功能。

2. 抗肿瘤作用

大量研究发现绞股蓝具有抗肿瘤作用。杜小燕等(2009)给接种 S180 腹水瘤的小鼠连续腹腔注射绞股蓝多糖 14 天后，结果表明绞股蓝多糖对小鼠 S180 肉瘤具有抑制作用。宋淑亮(2006)研究表明绞股蓝多糖体外没有直接的抗肿瘤作用，绞股蓝多糖体内抗肿瘤作用可能主要是通过提高免疫力，从而间接表现出抗肿瘤活性。因此绞股蓝多糖的抗肿瘤活性还需要进一步的深入研究。

3. 抗氧化作用

大量研究显示，长时间高强度运动会使机体抗氧化能力下降，自由基生成增多，大量的自由基会对机体造成氧化损伤，并使运动能力下降。王海元和池爱平(2008)通过建立疲劳运动力竭模型研究绞股蓝多糖对小鼠运动能力的影响。实验结果表明绞股蓝多糖能明显提高小鼠组织的抗氧化能力，能有效地清除运动过程中产生的自由基，防止脂质过氧化反应，保护组织细胞膜的完整性，从而保证运动过程中的氧化供能，这可能是疲劳运动小鼠补充绞股蓝多糖后运动能力提高的原因之一。

第五节　总结与展望

总体而言，糖类营养药物具有安全性高、功能广泛、不良反应少的特点。目前单糖和双糖类营养药物的研究比较充分，其结构明确，代谢清晰，功能相对来说较为简单，在临床应用中使用广泛。而寡糖和多糖类营养药物结构较为复杂，缺少特异性的检测方法，检测灵敏度低，所以目前的研究主要集中在分离纯化、结构鉴定、生物活性研究等方面。糖类营养药物具有多方面的生物活性，尤其是对人体整体免疫力的调节作用具有明显的临床优势。随着糖类营养药物相关研究方法和研究技术的进步，多糖类营养药物必将在疾病的防治中发挥越来越大的作用。

（宋淑亮，陈玉娟，褚福龙，崔宁珊，刁红霞）

主要参考文献

陈地灵, 陈振兴, 林励, 等. 2012. 巴戟多糖在体肠吸收机制的研究. 中药新药与临床药理, 23(1): 61-64.

陈素丽, 彭瑜, 周华, 等. 2014. 植物海藻糖代谢及海藻糖-6-磷酸信号研究进展. 植物生理学报, 50(3): 233-242.

陈涛, 王茂剑, 张健, 等. 2010. 海参多糖研究进展. 食品工业科技, (7): 375-378.

褚福龙. 2017. 岩藻聚糖硫酸酯的肠吸收及其药代动力学初步研究. 济南: 山东大学硕士学位论文.

董银萍, 李拖平. 2013. 寡糖的营养学研究进展. 粮油食品科技, 21(3): 64-67.

杜小燕, 侯颖, 覃华, 等. 2009. 绞股蓝多糖的抗肿瘤作用及其机制研究. 科学技术与工程, 9(20): 5968-5972.

方志杰. 2010. 糖类药物合成与制备. 北京: 化学工业出版社.

高振鹏, 岳田利, 袁亚宏, 等. 2003. 果糖生产技术和应用研究进展. 西北农林科技大学学报(自然科学版), 31(S1): 187-190.

耿美玉, 李泽琳. 2001. 海洋硫酸多糖类药物911抗艾滋病毒作用及其机理研究. 中国药理学会通讯, (4): 13-14.

顾其胜, 严凯. 2003. 透明质酸与临床医学. 上海: 第二军医大学出版社: 6-16.

关欣, 刘玮, 姚文兵. 2012. 抗炎多糖研究进展. 药学与临床研究, 20(4): 335-338.

郭学平, 贺艳丽, 孙茂利, 等. 2002. 透明质酸在保健品中的应用. 中国生化药物杂志, 1: 49-51.

郭学平, 刘爱华, 凌沛学. 2005. 透明质酸在化妆品、健康食品和软组织填充剂中的应用. 食品与药品, 1: 20-23.

郭盈莹, 丁燕, 徐飞飞, 等. 2014. 海参中主要生物活性成分研究进展. 食品科学, 35(15): 335-344.

贺福元, 邓凯文, 刘文龙, 等. 2010. 葡萄糖应用生产现状及碎(大)米酶法制成注射用葡萄糖的巨大优势. 湖南中医药大学学报, 30(12): 68-71.

胡章, 翁焕琼, 程瑜, 等. 2017. 壳聚糖止血微球的制备优化及表征. 应用化工, (5): 940-943.

黄红萍. 2016 玻璃酸钠的临床应用. 海峡药学, 28(4): 139-141.

黄思玲, 郭学平, 杨桂兰, 等. 2009. 透明质酸近两年的应用研究进展. 食品与药品, 11(1): 50-53.

李文芹, 张志国, 王立军. 2008. 低聚糖的生理功能及在食品中的应用. 中国食品添加剂, (2): 69-72.

林俊, 李萍, 陈靠山. 2013. 近5年多糖抗肿瘤活性研究进展. 中国中药杂志, 38(8): 1116-1125.

凌沛学, 贺艳丽, 白若琬, 等. 2000b. 玻璃酸钠结构及理化性质的研究进展. 中国生化药物杂志, 21(3): 152-154.

凌沛学, 贺艳丽, 郭学平, 等. 2000a. 透明质酸. 北京: 中国轻工业出版社: 12-15.

刘姚, 欧阳克蕙, 葛霞, 等. 2013. 植物多糖生物活性研究进展. 江苏农业科学, 41(1): 1-4.

刘颖华, 何开泽, 杨敏, 等. 2004. 川牛膝多糖硫酸酯的体外抗单纯疱疹病毒2型活性. 应用与环境生物学报, 10(1): 46-50.

刘玉红, 王凤山. 2008. 多糖的结构和构象研究. 济南: 中国药学会全国多糖类药物研究与应用研讨会.

陆阳, 刘俊义. 2013. 有机化学. 北京: 人民卫生出版社.

吕志华. 2008. 海洋多糖药物PS916的荧光标记及其药代动力学研究. 青岛: 中国海洋大学博士学位论文.

罗雅君, 李珂, 赵琳, 等. 2013. 果糖的利用现状及其与现代流行病的关系研究进展. 农产品加工·学刊: 下, (20): 60-63.

逄龙, 王静凤, 王玉明, 等. 2007. 北极刺参多糖、皂苷和胶原蛋白多肽对血管内皮细胞的保护作用. 中国药科大学学报, 24(5): 227-232.

施松善, 王顺春. 2011. 多糖生物活性研究进展. 生命科学, 23(7): 662-670.

宋磊, 王腾飞. 2012. 透明质酸的研究现状综述. 山东轻工业学院学报, 26(2): 15-18.

宋淑亮. 2006. 绞股蓝多糖的分离纯化及其药理活性研究. 济南: 山东大学硕士学位论文.

宋晓丽, 石东升, 温佳文, 等. 2013. 海藻糖的生物合成途径及其生物学功能. 食品与发酵工业, 39(8): 167-171.

孙海勇. 2015. 玻璃酸钠关节腔注射配合针灸推拿在退行性膝关节炎治疗的应用价值分析. 中国卫生标准管理, 6(32): 158-159.

孙丽萍, 薛长湖, 许家超, 等. 2005. 褐藻胶寡糖体外清除自由基活性的研究. 中国海洋大学学报(自然科学版), 35(5): 811-814.

孙秋香. 1999. 淀粉和纤维素的结构和性质上的异同. 湖北教育学院学报(自然科学版), 5: 71-81.

唐晓玲, 夏培源. 1997. 绞股蓝多糖对环磷酰胺处理小鼠淋巴细胞增殖反应的影响. 药学与临床研究, 5(1): 61-62.

王大山. 2017. 水溶性壳聚糖对脂多糖诱导的巨噬细胞凋亡的影响. 华西医学, 32(1): 1-4.

王凤仙, 刘博亚. 2015. 异构化乳糖的生理功能及在食品工业中的应用. 中国食品添加剂, (5): 179-183.

王海元, 池爱平. 2008. 绞股蓝多糖对运动小鼠组织抗氧化能力的影响. 食品科学, 29(11): 616-618.

王克夷. 1983. 糖类的结构、代谢和功能以及与药物的关系. 生理科学进展, 14(2): 135-140.

王克夷. 2001. 以糖类为基础的药物: 概况和发展趋向. 药物生物技术, 8(6): 345-347.

王敏, 臧师竹, 辛毅, 等. 2013. 小鼠肠道对壳寡糖的吸收率及吸收成分的影响. 中国微生态学杂志, 25(10): 1143-1144.

王庆蓉, 马丽, 雷呈祥. 2009. 多糖抗辐射作用的研究进展. 海军医学杂志, 30(3): 273-276.

王小艳, 李军. 2017. 肌力训练指导书在玻璃酸钠治疗膝关节骨性关节炎中的应用. 全科护理, 15(17): 2078-2080.

王晓博, 冯洁. 2013. 玻璃酸钠滴眼液治疗干眼症130例分析. 医学信息, 26(3): 36-37.

王彦荣. 2007. 黄芪多糖小肠吸收机制研究. 天津: 天津大学硕士学位论文.

王滢. 2012. 灰树花多糖吸收机制及多糖靶向性研究. 北京: 中国科学院研究生院中国科学院大学博士学位论文.

王志华, 江阳阳, 余晓华, 等. 2016. 壳聚糖及其水溶性衍生物对小鼠免疫功能的影响. 食品科学, 37(1): 198-202.

徐小娟, 徐芳, 毛宇, 等. 2015. 植物多糖的降血糖作用概述. 食品研究与开发, (3): 142-145.

杨柳. 2012. 岩藻多糖硫酸酯的抗肿瘤活性筛选和初步机理研究. 济南: 山东大学硕士学位论文.

杨溢烁, 曾德永, 刘艳, 等. 2016. 香菇多糖体内抗氧化活性研究. 中国食物与营养, 22(8): 72-74.

俞慧红, 竺巧玲, 戴飞, 等. 2008. 多糖抗氧化作用的研究现状. 食品研究与开发, 29(3): 172-176.

袁勤生. 2005. 海藻糖的应用研究进展. 食品与药品, 7(4): 1-5.

查锡良, 药立波. 2013. 生物化学与分子生物学. 北京: 人民卫生出版社.

张典, 高兴春, 姜风良, 等. 2016. 多糖的免疫调节作用研究进展. 中国老年学杂志, 36(21): 5448-5450.

张峡, 刘泓, 常雅萍. 1999. 红毛五加多糖抗病毒效应的实验研究. 中国中医基础医学杂志, (3): 25-27.

张晓琦, 田光兰, 刘存芳, 等. 2014. 绞股蓝多糖及其生物活性研究进展. 饮料工业, 17(2): 43-45.

张子东, 许蓉. 2017. 玻璃酸钠联合得宝松在关节炎患者中的应用及对膝关节功能的影响研究. 中国社区医师, 33(21): 44-45.

郑虹, 黄勇. 2017. 阿帕替尼联合香菇多糖对晚期胃癌临床观察. 安徽卫生职业技术学院学报, 16(1): 32-33.

周国华, 于国萍. 2005. 黑木耳多糖降血脂作用的研究. 现代食品科技, 21(1): 46-48.

朱宗涛, 蔡生业, 姚成芳, 等. 2004. 复方花刺参黏多糖对髂动脉内皮剥脱家兔内膜增生的影响及机制. 中国动脉硬化杂志, 12(1): 43-46.

Ahn H, Jeon E, Kim J C, et al. 2017. Lentinan from shiitake selectivelyattenuates AIM2 and non-canonicalinflammasome activation while inducing pro-inflammatorycytokine production. Scientific Reports, 7(1): 1314-1325.

Alsac J M, Delbosc S, Rouer M, et al. 2013. Fucoidan interferes with *Porphyromonas gingivalis*-induced aneurysm enlargement by decreasing neutrophil activation. Journal of Vascular Surgery, 57(3): 796-805.

Arjunan N, Singaravelu C M, Kulanthaivel J, et al. 2017. A potential photocatalytic, antimicrobial and anticancer activity of chitosan-copper nanocomposite. International Journal of Biological Macromolecules, 104: 1774-1782.

Asano I, Umemura M, Fujii S, et al. 2004. Effects of mannooligosaccharides from coffee mannan on fecal microflora and defecation in healthy volunteers. Food Science & Technology Research, 10(1): 93-97.

Atkins E D T, Phelps C F, Sheehan J K. 1972. The conformation of the mucopolysaccharides: hyaluronate. Biochem J, 128: 1255-1263.

Balazs E A, Laurent T C, Jeanloz R W. 1986. Nomenclature of hyaluronic acid. Biochem J, 235(3): 903.

Becker A, Schlöder P, Steele J E, et al. 1996. The regulation of trehalose metabolism in insects. Experientia, 52(5): 433.

Behera S S, Das U, Kumar A. 2017. Chitosan/TiO_2 composite membrane improves proliferation and survival of L929 fibroblast cells: application in wound dressing and skin regeneration. International Journal of Biological Macromolecules, 98: 329-340.

Cui C, Cui N, Wang P, et al. 2015. Sulfated polysaccharide isolated from the sea cucumber *Stichopus japonicus* against PC12 hypoxia/reoxygenation injury by inhibition of the MAPK signaling pathway. Cellular & Molecular Neurobiology, 35(8): 1081-1092.

Elizondo-Gonzalez R, Cruz-Suarez L E, Ricque-Marie D, et al. 2012. *In vitro*, characterization of the antiviral activity of fucoidan from *Cladosiphon okamuranus*, against newcastle disease virus. Virology Journal, 9(1): 307.

Fanaro S, Jelinek J, Stahl B, et al. 2005. Acidic oligosaccharides from pectin hydrolysate as new component for infant formulae: effect on intestinal flora, stool characteristics, and pH. Journal of Pediatric Gastroenterology & Nutrition, 41(2): 186-190.

Hua C, Liu L J, Zhu J J, et al. 2010. Effect of soybean oligosaccharides on blood lipid, glucose levels and antioxidant enzymes activity in high fat rats. Food Chemistry, 119(4): 1633-1636.

Irhimeh M R, Fitton J H, Lowenthal R M, et al. 2005. A quantitative method to detect fucoidan in human plasma using a novel antibody. Methods & Findings in Experimental & Clinical Pharmacology, 27(10): 705-710.

Janakiram N B, Mohammed A, Rao C V. 2015. Sea cucumbers metabolites as potent anti-cancer agents. Marine Drugs, 13(5): 2909-2923.

Jia X, Chen X, Xu Y, et al. 2009. Tracing transport of chitosan nanoparticles and molecules in Caco-2 cells by fluorescent labeling. Carbohydrate Polymers, 78(2): 323-329.

Jin J O, Zhang W, Du J Y, et al. 2014. Fucoidan can function as an adjuvant *in vivo* to enhance dendritic cell maturation and function and promote antigen-specific Tcell immune responses. PLoS One, 9(6): e99396.

Kang S M, Kim K N, Lee S H, et al. 2011. Anti-inflammatory activity of polysaccharide purified from AMG-assistant extract of *Ecklonia cava* in LPS-stimulated RAW 264.7 macrophages. Carbohydrate Polymers, 85(1): 80-85.

Kariya Y, Sakai T, Kaneko T, et al. 2002. Enhancement of *T*-PA-mediated plasminogen activation by partially defucosylated glycosaminoglycans from the sea cucumber *Stichopus japonicus*. Journal of Biochemistry, 132(2): 335-343.

Kasper D L, Onderdonk A B, Crabb J, et al. 1979. Protective efficacy of immunization with capsular antigen against experimental infection with *Bacteroides fragilis*. Journal of Infectious Diseases, 140(5): 724-731.

Kim H J, Kim M H, Byon Y Y, et al. 2007. Radioprotective effects of an acidic polysaccharide of *Panax ginseng* on bone marrow cells. Journal of Veterinary Science, 8(1): 39.

Kim M J, Jeon J, Lee J S. 2014. Fucoidan prevents high-fat diet-induced obesity in animals by suppression of fat accumulation. Phytotherapy Research, 28(1): 137-143.

Kok N, Roberfroid M, Delzenne N. 1996. Dietary oligofructose modifies the impact of fructose on hepatic triacylglycerol metabolism. Metabolism Clinical & Experimental, 45(12): 1547-1550.

Kupfahl C, Geginat G H. 2006. Lentinan has a stimulatory effect on innate and adaptive immunity against murine Listeria monocytogenes infection. International Immunopharmacology, 6(4): 686-696.

Li X, Yang L, Wang Y S, et al. 2017. Fucoidan induce apoptosis of hela cells accompanied by the induction of autophagy. Latin American Journal of Pharmacy, 36(6): 1126-1133.

Lozano-Navarro J I, Díaz-Zavala N P, Velasco-Santos C, et al. 2017. Optical and mechanical properties of chitosan-starch films with natural extracts. International Journal of Molecular Sciences, 18(5): 1-18.

Lu Y, Zhang B Y, Wang B L, et al. 2010. The Effects of *Stichopus japonicus*, acid mucopolysaccharide on the apoptosis of the human hepatocellular carcinoma cell line HepG2. American Journal of the Medical Sciences, 339(2): 141-144.

Lübbeke A, Salvo D, Stern R, et al. 2012. Risk factors for posttraumaticosteoarthritis of the ankle: an eighteen year follow-up study. Int Orthop, 36(7): 1403-1410.

Maeda Y, Kimura Y. 2004. Antitumor effects of various low-molecular-weight chitosans are due to increased natural killer activity of intestinal intraepithelial lymphocytesin sarcoma 180-bearing mice. Journal of Nutrition, 134(4): 945-950.

Markova N, Kussovski V T, Dilova K, et al. 2002. Effects of intraperitoneal and intranasal application of lentinan on cellular response in rats. International Immunopharmacology, 2(12): 1641-1645.

Markova N, Kussovski V T, Drandarska I, et al. 2003. Protective activity of lentinan in experimental tuberculosis. International Immunopharmacology, 3(10-11): 1557-1562.

Marudhupandi T, Kumar T T, Senthil S L, et al. 2014. *In vitro* antioxidant properties of fucoidan fractions from *Sargassum tenerrimum*. Pakistan Journal of Biological Sciences, 17(3): 402-407.

Maruyama H, Tamauchi H, Iizuka M, et al. 2006. The role of NK cells in antitumor activity of dietary fucoidan from *Undaria Pinnatifida sporophylls* (Mekabu). Planta Medica, 72(15): 1415-1417.

Mayol L, de Stefano D, Campani V, et al. 2014. Design and characterization of a chitosan physical gel promoting wound healing in mice. Journal of Materials Science Materials in Medicine, 25(6): 1483-1493.

Mcclure M O, Moore J P, Blanc D F, et al. 1992. Investigations into the mechanism by which sulfated polysaccharides inhibit HIV infection *in vitro*. Aids Research & Human Retroviruses, 8(1): 19-26.

Meyer K, Palmer J. 1934. The polysaccharide of the vitreous humor. Journal of Biological Chemistry, 107: 629-639.

Mikhail A, Selyaninm P Y. Boykov V N. 2015. Hyaluronic Acid: Preparation, Properties, Application in Biology and Medicine. UK: John Wiley and Sons, Ltd.: 1-3.

Min S K, Kwon O C, Lee S, et al. 2012. An antithrombotic fucoidan, unlike heparin, does not prolong bleeding time in a murine arterial thrombosis model: a comparative study of undaria pinnatifida sporophylls and fucus vesiculosus. Phytotherapy Research, 26(5): 752-757.

Misgav M, Lubetszki A, Brutman-Barazani T, et al. 2017. The hemostatic efficacy of chitosan-pads in hemodialysispatients with significant bleeding tendency. Journal of Vascular Access, 18(3): 220-224.

Nagamine T, Hayakawa K, Nakazato K, et al. 2015. Determination of the active transport of fucoidan derived from Okinawa Mozuku across the human intestinal Caco-2 cells as assessed by size-exclusion chromatography. Journal of Chromatography B Analytical Technologies in the Biomedical & Life Sciences, 997: 187-193.

Nagamine T, Nakazato K, Tomioka S, et al. 2014. Intestinal absorption of fucoidan extracted from the brown seaweed, *Cladosiphon okamuranus*. Marine Drugs, 13(1): 48-64.

Ngo D N, Kim M M, Kim S K. 2008. Chitin oligosaccharides inhibit oxidative stress in live cells. Carbohydrate Polymers, 74(2): 228-234.

Nielsen K. 1995. Stability of freeze dried horseradish peroxidase conjugated monoclonal antibodies used in diagnostic serology. Journal of Immunoassay, 16(2): 183.

Nishitani Y, Zhang L, Yoshida M, et al. 2013. Intestinal anti-inflammatory activity of lentinan:influence on IL-8 and TNFR1 expression in intestinal epithelial cells. PLoS One, 29(11): 616-618.

Park J, Cha J D, Choi K M, et al. 2017. Fucoidan inhibits LPS-induced inflammation *in vitro* and during the acute response *in vivo*. International Immunopharmacology, 43: 91-98.

Pecchi E, Priam S, Mladenovic Z, et al. 2012. 156 inhibition of prostaglandin E2 and matrix metalloproteinases synthesis in interleukin-1b-stimulated osteoblasts: a potential role of chondroitin sulfate on bone in osteoarthritis. Osteoarthritis & Cartilage, 18(2): 127-135.

Ponce N M, Pujol C A, Damonte E B, et al. 2003. Fucoidans from the brown seaweed adenocystis utricularis: extraction methods, antiviral activity and structural studies. Carbohydrate Research, 338(2): 153-165.

Reeds A.1977. Polysachharides Shapes. London: Chapman and Hall.

Samphao A, Butmee P, Jitcharoen J, et al. 2015. Flow-injection amperometric determination of glucose using a biosensor based on immobilization of glucose oxidase onto Au seeds decorated on core Fe_3O_4, nanoparticles. Talanta, 142: 35-42.

Scott J E, Cummings C, Brass A, et al. 1991. Secondary and tertiary structures of hyaluronan in aqueous solution, investigated by rotary shadowing-electron microscopy and computer simulation. Biochem J, 274: 699-705.

Sheng X, Zhang N, Song S, et al. 2011. Morphological transformation and proliferation of rat astrocytes as induced by sulfated polysaccharides from the sea cucumber *Stichopus japonicus*. Neuroscience Letters, 503 (1): 37-42.

Sun Y, Tang J, Gu X, et al. 2005. Water-soluble polysaccharides from *Angelica sinensis* (Oliv.) Diels: preparation, characterization and bioactivity. International Journal of Biological Macromolecules, 36 (5): 283-289.

Tanaka T, Fujishima Y, Hanano S, et al. 2004. Intracellular disposition of polysaccharides in rat liver parenchymal and nonparenchymal cells. International Journal of Pharmaceutics, 286 (1-2): 9-17.

Varun T K, Senani S, Jayapal N, et al. 2017. Extraction of chitosan and its oligomers from shrimp shell waste, their characterization and antimicrobial effect. Veterinary World, 10 (2): 170-175.

Vogel G, Aeschbacher R A, Müller J, et al. 1998. Trehalose-6-phosphate phosphatases from *Arabidopsis thaliana*: identification by functional complementation of the yeast tps2 mutant. Plant Journal, 13 (5): 673-683.

Wang H F, Lim P S, Kao M D, et al. 2001. Use of isomalto-oligosaccharide in the treatment of lipid profiles and constipation in hemodialysis patients. Journal of Renal Nutrition, 11 (2): 73-79.

Wang J, Cao Y, Wang C, et al. 2011. Wheat bran xylooligosaccharides improve blood lipid metabolism and antioxidant status in rats fed a high-fat diet. Carbohydrate Polymers, 86 (3): 1192-1197.

Wang J, Liu H, Li N, et al. 2014. The protective effect of fucoidan in rats with streptozotocin-induced diabetic nephropathy. Marine Drugs, 12 (6): 3292-3306.

Wang Y, Zeng T, Wang S E, et al. 2010. Fructo-oligosaccharides enhance the mineral absorption and counteract the adverse effects of phytic acid in mice. Nutrition, 26 (3): 305-311.

Weatherall J M, Mroczek K, Mclaurin K, et al. 2013. Post-traumatic ankle arthritis bulletin of the hospital for joint diseases. Bull Hosp Jt Dis, 71 (1): 104-112.

Wu L, Sun J, Su X, et al. 2016. A review about the development of fucoidan in antitumor activity: progress and challenges. Carbohydrate Polymers, 154: 96-111.

Yuan Y, Macquarrie D. 2015. Microwave assisted extraction of sulfated polysaccharides (fucoidan) from *Ascophyllum nodosum*, and its antioxidant activity. Carbohydrate Polymers, 129: 101-107.

Zhang J, Liu J, Li L, et al. 2008. Dietary chitosan improves hypercholesterolemia in rats fed high-fat diets. Nutrition Research, 28 (6): 383-390.

Zhang Y, Li Q, Shu Y, et al. 2015. Induction of apoptosis in S180 tumour bearing mice by polysaccharide from *Lentinus edodesvia* mitochondria apoptotic pathway. Journal of Functional Foods, 15: 151-159.

Zhang Y, Li S, Wang X, et al. 2011. Advances in lentinan: isolation, structure, chain conformation and bioactivities. Food Hydrocolloids, 25 (2): 196-206.

Zhang Y, Mei H, Shan W, et al. 2016. Lentinan protects pancreatic β cells from STZ-induced damage. Journal of Cellular & Molecular Medicine, 20 (10): 1803-1812.

Zhang Y, Song S, Liang H, et al. 2010a. Enhancing effect of a sea cucumber *Stichopus japonicus* sulfated polysaccharide on neurosphere formation *in vitro*. Journal of Bioscience & Bioengineering, 110 (4): 479-486.

Zhang Y, Song S, Song D, et al. 2010b. Proliferative effects on neural stem/progenitor cells of a sulfated polysaccharide purified from the sea cucumber *Stichopus japonicus*. Journal of Bioscience & Bioengineering, 109 (1): 67-72.

Zhao L, Xiao Y, Xiao N. 2013. Effect of lentinan combined with docetaxel and cisplatin on the proliferation and apoptosis of BGC823 cells. Tumor Biology, 34 (3): 1531-1536.

Zhao X, Guo F, Hu J, et al. 2016. Antithrombotic activity of oral administered low molecular weight fucoidan from *Laminaria Japonica*. Thrombosis Research, 144: 46-52.

Zhao Y, Zhang S, Wang P, et al. 2017. Seleno-short-chain chitosan induces apoptosis in human non-small-cell lung cancer A549 cells through ROS mediatedmitochondrial pathway. Cytotechnology, 69 (6): 1-13.

Zheng N X, Xiu R J, Zhang Y X, et al. 2000. Intestinal absorption of an acidic polysaccharide from Liuwei Dihuang decoction in mice. Chinese Pharmacological Bulletin, 16 (4): 403-405.

Zhou L D, Zhang Q H, Zhang Y, et al. 2009. The shiitake mushroom-derived immuno-stimulant lentinan protects against murine malaria blood-stage infection by evoking adaptive immune-responses. International Immunopharmacology, 9 (4): 455-462.

Zhu H, Shenga K, Yana E, et al. 2012. Extraction, purification and antibacterial activities of a polysaccharide from spent mushroom substrate. International Journal of Biological Macromolecules, 50 (3): 840-843.

第六章　脂类营养药物

脂类是广泛存在于生物体中的脂肪及能被有机溶剂提取的类脂化合物。1783 年 Karl Scheele 发现甘油是油脂的基本构成部分。1823 年 Cherveul 发现了脂肪的化学性质，初步提出了脂肪的结构。1929 年 Burr 等揭示了膳食脂肪酸的功能，是高能量及必需脂肪酸的来源，同时还可作为其他营养素的吸收载体，如脂溶性维生素 A、D、E、K 等。膳食中脂溶性化合物的生物利用依赖于脂肪的吸收。随着分析技术的进步，人们对脂肪的研究发展到了更新的高度(Srinivasan, 2013)。

第一节　脂类的定义与分类

脂类(lipid)是一大类疏水化合物的多相性基团(heterogeneous group)，包括油类(oil)、脂肪类(fat)和类脂(lipoid) 3 种基本形式。

大部分构成食物的脂肪和动物体脂主要以甘油三酯(triglyceride)为其基本结构，即一分子甘油与三分子脂肪酸所形成的酯(图 6.1)。脂肪酸的种类很多，目前已知天然存在的脂肪酸有 40 多种，且绝大多数为偶数碳原子。

$$\begin{array}{l} CH_2—O—COR_1 \\ \quad\quad\quad\quad\quad | \\ CH_2—O—COR_2 \\ \quad\quad\quad\quad\quad | \\ CH_2—O—COR_3 \end{array}$$

图 6.1　甘油三酯结构

甘油三酯的合成在内质网上完成，其脂肪酸来源包括细胞液内合成的软脂酸、内质网上形成的其他脂肪酸及从膳食中摄取的脂肪酸等。合成过程的中间产物为磷脂酸(磷酸甘油二酯)。在肝、心脏、肾等许多器官内，有 2 个合成磷脂酸的通道，既可由 α-磷酸甘油的酰化来形成，而 α-磷酸甘油则来源于糖酵解的中间产物；也可以直接将磷酸二羟丙酮酰化，后经 NADPH 还原，最终再酰化为磷脂酸。

脂肪酸的基本结构为 $CH_3[CH_2]_nCOOH$，式中 n 的数目大部分为 2～24 个，基本上都是偶数碳原子，依据双键个数不同，可将自然界中的脂肪酸分为 3 类：①饱和脂肪酸(saturated fatty acid, SFA)；②含一个不饱和键的单不饱和脂肪酸(monounsaturated fatty acid, MUFA)；③具有 2 个及以上不饱和键的多不饱和脂肪酸(polyunsaturated fatty acid, PUFA)。脂肪酸的饱和程度，不仅影响其物理特性，而且影响它的生理特性，动物脂肪(如猪油、牛油)主要由饱和脂肪酸组成，在室温下为固态。而以不饱和脂肪酸为主的油类，如花生油、豆油等，在室温下则为液态。

脂肪酸的命名和表达方式可简化为碳原子及不饱和键的数目，如棕榈酸为 16 个碳的饱和脂肪酸，其中没有不饱和键，故以 16∶0 表示，而油酸含有 18 个碳和 1 个不饱和键，以 18∶1 表示，故棕榈酸的列式如图 6.2 所示。

$$\begin{array}{ccccc} 16 & 4 & 3 & 2 & 1 \\ CH_3[CH_2]_{11}— & CH_2— & CH_2— & CH_2— & COOH \\ \omega & & \gamma & \beta & \alpha \end{array}$$

图 6.2　棕榈酸列式

天然存在的不饱和脂肪酸以顺式结构(氢原子位于碳链的同一侧)为主，其碳原子链更为弯曲和扭结，导致脂肪酸之间的紧密程度降低，从而降低了脂肪的熔点。脂肪酸各异构体之间最普遍的区别是酰基链上从甲基端起第 1 个双键的位置。如果第 1 个双键位于从甲基端起第 3 个碳原子上，则被称为 Omega-3 脂肪酸，常表示为 ω-3 或 n-3 脂肪酸。主要膳食来源包括大豆油（占总脂肪酸的 7%）和菜籽油（占总脂肪酸的 10%）。如果脂肪酸的第 1 个双键出现在从甲基端起第 6 个碳原子上，这类脂肪酸称为 ω-6 脂肪酸。主要膳食来源有玉米油、红花油、大豆油及葵花籽油（何志谦，2008）。

脂类在生物化学上的分类有如下两种。①单纯脂，简单脂类药物为不包含脂肪酸的脂类，如亚油酸、亚麻酸、花生四烯酸、甾体化合物（胆固醇、谷固醇、胆酸、胆汁酸等）、前列腺素，以及其他如胆红素、辅酶 Q、人工牛黄等；②复合脂，包括脂肪酸结合的脂类药物，甘油三酯（如卵磷脂、脑磷脂、豆磷脂等）、磷酸甘油酯类、鞘磷脂、蜡等；③萜类，如多萜类、固醇和类固醇。

常见的脂类和类脂如下。

（1）蜡：是脂肪酸与高级醇形成的酯，广泛存在于树叶的表面、果皮和一些昆虫的分泌物中，通常由长链脂肪酸（C21～C35）组成。海洋动物体脂及甲壳中含量丰富。

（2）磷脂：由两个脂肪酸残基和一个极性基团（通过磷酸键连接于甘油分子上）与甘油分子连接构成。磷脂既含有疏水的脂肪酸残基又含有亲水的极性基团，如胆碱、丝氨酸、肌醇及乙酰胺等，是构成细胞膜的主要成分，也是脂蛋白颗粒的重要构成成分。细胞膜的流动性取决于构成磷脂的脂肪酸成分。磷酸肌醇能介导信号转导，在调节细胞的生产、分化、凋亡、细胞内小泡的运输、离子通道的激活、细胞骨架的改变和细胞运动等方面均能发挥相应的作用。磷脂是除甘油三酯以外在体内最多的脂类，具有多种形式：甘油磷脂存在于组织、血浆中，是细胞膜的构成物质并与机体的脂肪运载有关；神经鞘磷脂（sphingomyelin）存在于神经鞘，为磷酸胆碱与神经鞘氨醇（sphingosine）的酯化物。

（3）糖脂（glycolipid）：包括脑苷脂类和神经节苷脂。它含有神经鞘氨醇，与己糖和复合碳水化合物结合，是构成细胞膜的必需脂类。

（4）固醇类（sterol）：是一种固态的类醇，可与脂肪酸形成酯。胆固醇（cholesterol）存在于所有动物组织中，40%～60%的膳食胆固醇可被机体吸收。蛋类为含胆固醇较多的常用食物之一，而植物性食物中胆固醇含量较少。正常人每天可合成相当数量的胆固醇，由体内的乙酸盐通过甲羟戊酸和鲨烯合成，主要合成部位在肝，也可于肠壁合成。

胆固醇通过两个主要途径被消耗：一是作为胆汁被排出，其中的胆固醇与胆盐和卵磷脂形成微粒而存在于胆汁中。在小肠部位，胆汁中的胆固醇与食物中的胆固醇混合，其中一部分被吸收，另一部分进入结肠。在结肠内由于微生物的作用，大部分转变成粪固醇（coprosterol），成为粪便中的中性类固醇的组成部分。二是胆固醇在肝被氧化而成为初级的胆醇，即胆酸及鹅胆酸；之后与甘油或牛磺酸结合从胆道分泌。在小肠内，胆酸所形成的微粒对于脂肪的吸收极为重要；但大部分的胆酸在回肠下端被再吸收而不断再回流和利用，只有小部分的胆盐在不断回流的肠肝循环中，未被再吸收而进入大肠。肠内的微生物将其分子内的甘油、牛磺酸及 7-羟基移走，形成次级胆酸，即脱氧胆酸与石胆酸。它们都作为粪胆酸而被排出体外，人体每日一般可排出 0.5 g。植物固醇（plant sterol）由于在其侧链上仅有 1 或 2 个碳原子的链，很难被机体吸收并可干扰人体对固醇的吸收，故可用于降低血浆内胆固醇，常见的为 β-谷固醇（β-sitosterol）。另一类为麦角固醇（ergosterol），其存在于酵母及真菌类植物中（图 6.3）。这种固醇在紫外线的照射下，可转变为维生素 D_2，即麦角钙化醇（ergocalciferol）（孙远明，2010）。

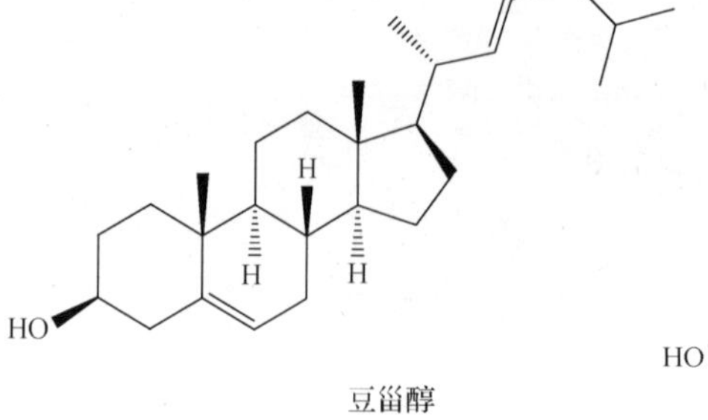

豆甾醇

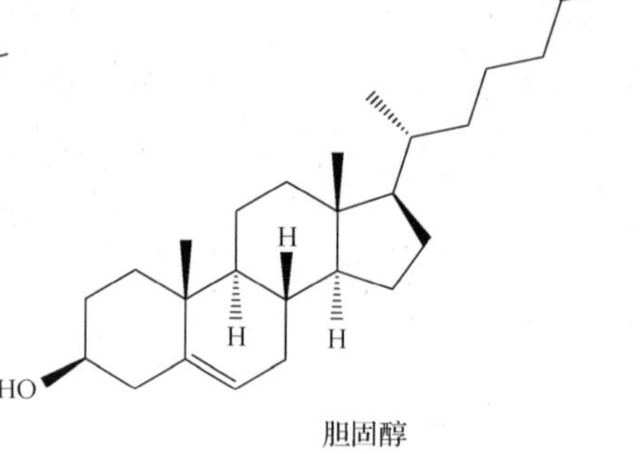

胆固醇

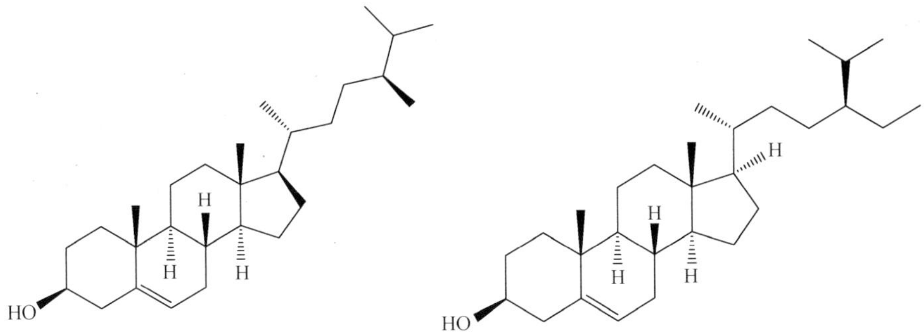

菜油甾醇　　β-谷固醇

图 6.3 常见固醇的分子式

第二节 脂肪的消化、吸收与转运

一、脂肪的消化

常见食物原料如肉类、乳制品、植物油等，都是以混合甘油三酯的形式进入胃肠道的。在口腔内，脂肪不能被消化，到达胃时则由于部分碳水化合物和蛋白质的消化，使脂肪从混合物中得到初步分离，被少量消化。最近研究发现人类的咽部可以分泌一种酯酶，其在胃内可以分解长链甘油三酯。而胃酯酶的分子质量小且比胰脂酶作用的最适 pH 低。但胰脂酶仍是脂肪的主要消化酶。

在消化过程中，食糜间断地从胃进入十二指肠。由于食糜对胃及十二指肠的刺激而引起激素的分泌，如胆囊收缩素（cholecystokinin）、肠抑胃素（enterogastrone）、肠促胰酶素（pancreozymin）、促胰液肽（secretin）及促肠液素（enterocrinin）等。这些激素引起胆囊的收缩，使得胆液进入十二指肠，同时促进胰液分泌酯酶。胆汁使肠内容物的 pH 从 6～7 提高到 8～9，并依靠其表面活性剂的作用，刺激酯酶发挥作用。胃及空肠上段的蠕动使甘油三酯小滴变为更小的脂粒，其相对表面积增大数万倍，并使胰脂酶作用于甘油-脂肪酸酯键，分解甘油酯及脂肪酸（图 6.4）。同时，胆固醇酯及磷脂被水解为游离胆固醇，卵磷脂被水解为溶血卵磷脂（lysolecithin），也从底质中游离出脂肪酸（李涛和王天志，2002）。

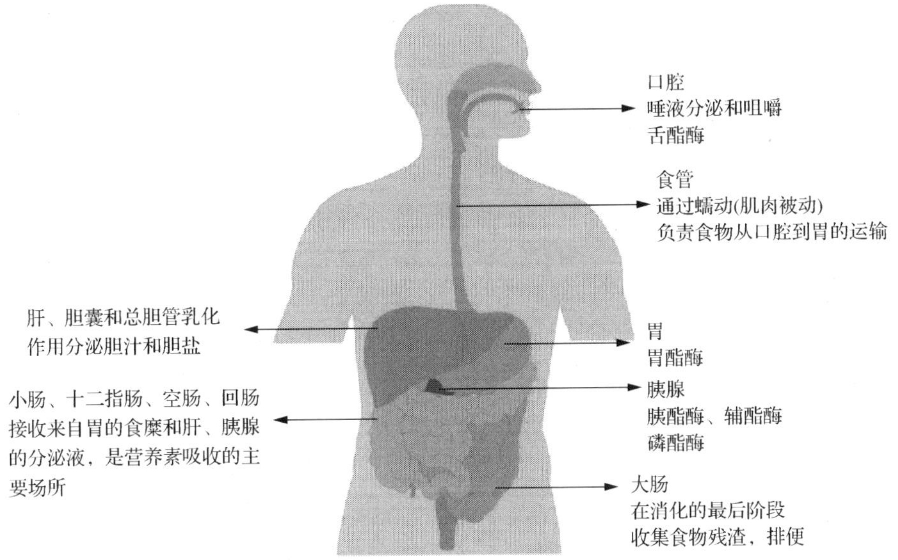

图 6.4 脂类的消化吸收

胆酸及其盐都是两亲性物质。胆汁分子形成的微胶粒（micelle）可以溶解极性极低的化合物，如脂肪酸、甘油单酯、胆固醇、卵磷脂等。胰腺能够分泌重碳酸盐，使得十二指肠的 pH 更加适宜于甘油三酯的水解。而当微胶粒达到临界浓度时，胆盐则会对胰脂酶的活性起到抑制作用。而共脂肪酶(colipase)的存在可以防止其对胰脂酶的抑制，这主要是因为它能为酯酶提供连接部位，使其不被胆酸所作用。因此可以把共脂肪酶-胆盐-胰脂酶的复合体看作与脂肪乳化物相作用的一个酶单位。

由甘油三酯水解得到的中链脂肪酸(medium-chain fatty acid)(6～12 个碳)具有一定的极性和水溶性，因而它不需要以微胶粒的方式溶解就可以直接进入代谢。而极性相对较低的长链脂肪酸及胆固醇则主要以微胶粒形式被消化。因此，若肠腔中无胆盐微胶粒，则机体对长链脂肪酸的吸收会显著下降，而对短链及中链脂肪酸则基本无影响。

在腔肠内甘油磷脂及胆固醇酯也可以被水解为游离脂肪酸、甘油单酯及溶血甘油磷酸酯(lysoglycerophosphate)。而甘油酯可被极性化合物溶解扩散于胆盐-卵磷脂-胆固醇的微胶粒中，并进入肠道。微胶粒抵达肠黏膜细胞的微绒毛时会被分解，而脂肪酸、甘油单酯及胆固醇则通过扩散进入肠壁。被释放的结合胆盐提高其余脂类的溶解性而进入回肠被吸收，并通过肝胆而进入再循环。但一部分胆盐在结肠中损失，主要是被细菌分解形成其他代谢产物从而排出体外。每一分子的胆盐需经过 15～20 次肠肝循环才能被细菌完全消耗(Ros, 2000)。

长链脂肪酸进入微绒毛膜中是一个被动吸收过程。在肠黏膜细胞质中存在一种可与脂肪酸结合的蛋白质，可促进脂肪吸收。在黏膜细胞中，长链脂肪酸被一种与其有较高亲和力的酶激活而与乙酰辅酶 A(CoA)结合，最终被代谢。

脂肪在小肠黏膜吸收后的终产物形式为乳糜微粒(chylomicron)及极低密度脂蛋白(very low density lipoprotein, VLDL)。乳糜微粒的直径为 0.5～1 nm，其中约含 80%甘油三酯、10%磷脂、2%胆固醇及其酯，以及约 2%蛋白质。正常人每日摄入的脂肪中，约 95%会被人体吸收，而 5%左右随粪便排出(王佃亮和乐卫东，2015)。

二、脂肪的吸收

中链甘油三酯(链长 6～12 个碳，medium chain triglyceride, MCT)具有分子质量小、水溶性大、脂肪链短等特点，因此与长链(16～18 个碳)甘油三酯展现出不同的吸收特点。MCT 被吸收后直接从门静脉转运到肝而不需酯化，它们以游离脂肪酸的方式与血浆蛋白结合进入门静脉，并最终在肝被氧化。MCT 具有如下特点：①更快地被水解；②不需要胆酸的作用来消化吸收；③吸收后不需要形成乳糜微粒；④运输通道不经过淋巴系统。因此，中链甘油三酯可用做治疗脂肪吸收不良的特殊营养物质，此外还可用于治疗胰功能不全、吸收不良综合征等疾病(Ward et al., 1984)。

三、脂肪的细胞内代谢

由于脂肪的疏水性，对于大部分脂肪及其水解产物来说，均不能被直接释放进入静脉的水相环境中。甘油三酯和其他脂溶性化合物在进入循环以前，先在小肠黏膜细胞内被包裹进脂蛋白颗粒中，形成乳糜微粒，乳糜微粒将它们从小肠携带到机体其他部位，进而被摄取，进入代谢和存储途径(何海冰，2016)。

第三节　脂肪的生理功能及营养价值评价

一、脂肪的生理功能

(1) 供给和储存能量。由于脂类本身特殊的化学结构，每克脂肪在体内氧化分解可产生 37.6 kJ 的能量，两倍于碳水化合物和蛋白质产生的能量。

(2) 构成机体组织。脂类占正常人体重的 14%～19%，且绝大多数以甘油三酯的形式存在，成为蓄积脂肪。

(3) 保护机体，滋润肌肤。体脂具有良好的隔热作用，同时，能够缓冲机械冲击，保护和固定各种内脏器官、组织及关节。此外，皮下储存的适量体脂可以滋润皮肤，起到增加皮肤弹性、延缓衰老的作用。

(4) 促进脂溶性维生素的消化吸收。脂类可刺激消化道内胆汁分泌，促进脂溶性维生素(维生素 A、维生素 D、维生素 E 等)的消化吸收，避免其吸收障碍。因此当饮食中缺乏脂肪时，脂溶性维生素的吸收也会受到影响，常表现为上皮干燥、角质化、增生等病症。

(5) 刺激人的食欲。脂肪可刺激机体产生肠抑胃素，延缓肠道蠕动速度，从而延迟胃排空时间，给人以饱腹感(Kao and Fink, 2010)。

二、必需脂肪酸的生理功能与缺乏症

膳食脂质成分在很多慢性疾病的预防和发展中发挥重要作用(图 6.5)。

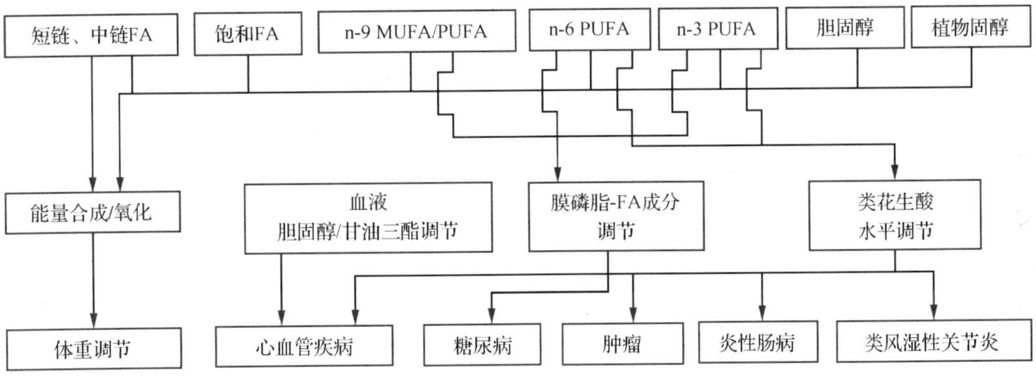

图 6.5 膳食脂质成分、代谢系统及疾病/健康结局的相互作用

三、脂肪的营养价值评价

脂肪的营养价值和许多因素有关，如脂肪的消化率、脂肪酸的含量及组成、脂溶性维生素种类及含量等。

1) 食物脂肪的消化率

脂肪的消化率越高，其营养价值越高。而脂肪的消化率与其熔点密切相关，一般认为脂肪的熔点在50℃以上时，其消化率较低，为 80%～90%，而当熔点接近或低于人的体温时，消化率则可达 97%以上。脂肪中不饱和脂肪酸的种类及数量是影响脂肪熔点的关键因素，不饱和脂肪酸含量越多，链段越短，则其熔点越低，也越容易消化。

2) 必需脂肪酸的含量

必需脂肪酸含量与组成是衡量油脂营养价值的重要方面。植物油中的必需脂肪酸较动物油更高，因而其营养价值高于动物油脂。此外，海产动物脂肪中二十碳五烯酸和二十二碳六烯酸含量丰富，因其具有降低血脂的功能，对预防心血管疾病具有特殊效果。

3) 脂溶性维生素

植物油脂，尤其是谷物胚芽中含有大量的维生素 E，而动物肝中的维生素 A 和维生素 D 含量丰富，对维持人体正常机能具有重要的生理作用。

四、脂肪的膳食参考摄入量

在人类合理的膳食结构中，20%～30%的热量来自于脂肪供给，其中必需脂肪酸应占总热量的 2%。饱和脂肪酸、单不饱和脂肪酸和多不饱和脂肪酸之间的比例以 1∶1∶1 为宜。若脂肪供给热能比例过高，会造成过多的脂肪堆积，导致肥胖，从而引起心血管疾病及女性乳腺癌等疾病。

第四节 脂类药物的分离提取及制备生产工艺

天然脂类是一类复杂的混合物，目前主要从天然资源中提取、分离制备，成本较低。工业生产中脂类药物的制备方法主要有提取法、化学合成或半合成法、生物转化法(陈闯等，2003)。

一、提取法

按照在生物体中的结合状态可将脂类药物分为游离态和结合态两种。其中卵磷脂、脑磷脂、花生四烯酸、前列腺素等都以游离态存在，可根据其溶解性质，采用相应溶剂从生物体系中提取得到。脂类通常以结合态形式存在。其中中性及非极性脂类通过分子间引力与其他脂类分子或蛋白质分子的疏水区相结合；极性脂类通过氢键或静电力与蛋白质分子相结合；脂肪酸可通过酯、酰胺、糖苷等方式与多糖分子以共价键相结合(孟令玮等，2017)。

二、化学合成或半合成法

许多生物来源的脂类药物可以以相应的有机化合物或来源于生物体的某些成分为原料，采用化学合成或半合成法制备。例如，以胆酸为原料经氧化或还原反应可生成猪去氧胆酸、鹅去氧胆酸及熊去氧胆酸，3 种胆酸分别与牛磺酸结合，可获得具有特定药理作用的牛磺猪去氧胆酸、牛磺鹅去氧胆酸和牛磺熊去氧胆酸。从脊椎动物肝中分泌出的胆汁，可以与甘氨酸或牛磺酸形成结合型胆酸。

三、生物转化法

微生物发酵、动植物细胞培养及酶工程技术统称为生物转化法。常见的有通过微生物发酵法或烟草细胞培养法获得的辅酶 Q_{10}；用紫草细胞生产的紫草素；以花生四烯酸为原料，经过酶细胞合成的前列腺素；以牛磺石胆酸为原料，生产的牛磺熊去氧胆酸等(潘建军等，2013)。

第五节 脂类营养药物的研究现状

一、脂类营养药物的分类

按脂类营养药物组成成分可分为：①简单脂类，脂肪酸与醇脱水缩合形成的化合物，其种类最多；②复合脂类，单纯脂加上磷酸等基团形成的衍生物，常见如卵磷脂、脑磷脂、脂蛋白等；③衍生脂类，包括两大类，一是脂肪酸及其衍生物，如高级脂肪酸、前列腺素等；二是长链脂肪醇，如鲸蜡醇、鞘氨醇等；④不皂化脂类，是一类不含脂肪酸的脂质，主要有类萜及类固醇。

按脂类营养药物的化学结构可将其分为如下几类：①不饱和脂肪酸类，分子中有碳碳双键，如亚油酸、亚麻酸等。②磷脂类，一是甘油磷脂，含甘油，如卵磷脂(PC)、脑磷脂(磷脂酰乙醇胺)等；二是神经磷脂，含神经氨基醇，常以脑酰胺形式存在，如脑酰胺磷酸胆碱(神经磷脂、鞘磷脂)等。③胆酸类，主要为胆烷酸，可用于肝胆疾病的治疗。④固醇类，均为甾体化合物，如胆固醇、麦角固醇及谷固醇等。⑤胆色素，如胆红素、胆绿素等(翟光喜等，2001)。

二、脂类营养药物的功能

脂类化合物广泛存在于自然界动植物及微生物中，是机体中重要的供能物质。由于其参与细胞膜的构成，对于机体内物质的运输具有重要的作用。同时，脂类化合物在脂肪酸代谢过程中可转化为其他生理活性物质，因而对生物体具有重要意义。

(1)能量储存。脂肪是体内重要的储能物质，1 g 脂肪在机体内完全氧化时可释放出 37.6 kJ(9.3 kcal)

的能量(相当于碳水化合物和蛋白质的两倍)，占人类膳食总能量供给的25%左右。此外，氧化过程中释放出大量的热量，可维持机体体温恒定。

(2) 作为生物膜的骨架。磷酸与蛋白质结合形成的磷脂，可用于构建细胞膜(磷脂占 50%～70%)及细胞器膜(如线粒体膜、内质网膜、核膜、神经髓鞘膜等)，维持细胞和细胞器的正常形态和功能。固醇类物质占细胞膜组成的20%～30%，对维持细胞膜的形态具有重要的作用。

(3) 对神经系统的作用。神经髓鞘中含有大量的胆固醇和磷脂，对神经兴奋及信号传递起着重要作用。其中鞘磷脂是细胞膜及各种生物器膜的重要组成成分，其被鞘磷脂酶水解后的代谢产物如神经酰胺、鞘氨醇、1-磷酸鞘氨醇是具有生物活性的信号分子，可作为第一和(或)第二信使产生多样的生物学效应：①诱导包括平滑肌及心肌细胞等各种细胞凋亡；②调节平滑肌细胞的增殖分化；③调节免疫功能和炎症反应；④参与氧化应激。最终影响细胞的生长、分化、衰老和凋亡等许多重要的信号转导过程(潘玮，2014)。

(4) 酶的激活剂：生物膜上许多酶的活性与磷脂关系密切。磷脂是磷脂酶作用的主要底物，经磷脂酶催化水解后的产物，如甘油二酯、肌醇-3,4,5-三磷酸等是细胞的第二信使。而花生四烯酸、磷脂酸等则是细胞信号转导的重要分子(陈莉延和梁标，2000)。

(5) 生长因子与抗氧化剂：新生组织生长及受损组织修复均需要有充足的必需脂肪酸。前列腺素类几乎分布在无微粒体酶的所有动物组织中，具有抑制血管运动、收缩平滑肌的作用(王峰鹏，2009)。卵磷脂是维持体内胶体溶液稳定性的必需物质，当血浆中磷脂浓度过低时，可出现脂血症，导致脂质沉积。所以血液中磷脂浓度越高，则胆固醇及其他脂质就越不容易在组织中沉积(殷涌光等，2009)。同时，近年来，许多研究表明静脉输注脂肪乳剂能减轻多种亲脂类药物(如局部麻醉药、维拉帕米、氯米帕明等)的毒性(彭玉璇等，2011)。脂类营养药物中的α-生育酚具有良好的抗氧化效果。

第六节　常见脂类营养药物

表 6.1 所示为常见脂类生化药的来源及主要用途，其中多数不饱和脂肪酸具有降低血脂的作用。

表 6.1　常见脂类生化药的来源及主要用途(Sugawara et al.，2010)

品名	来源	主要用途
胆固醇	从脑或脊髓中提取	人工牛黄的原料
麦角固醇	从酵母中提取	维生素 D_2 的原料，防止小儿软骨病
β-谷固醇	从蔗渣及米糠中提取	降低血浆胆固醇
脑磷脂	从酵母及脑中提取	止血，防止动脉粥样硬化及神经衰弱
卵磷脂	从脑、大豆及卵黄中提取	防止动脉粥样硬化、肝脏疾病及神经衰弱
卵黄油	从蛋黄中提取	抗铜绿假单胞菌及治疗烧伤
亚油酸	从玉米胚及豆油中分离	降血脂
亚麻酸	从亚麻油中分离	降血脂，防止动脉粥样硬化
花生四烯酸	从动物肾上腺中分离	降血脂，合成前列腺素 E_2 的原料
鱼肝油脂肪酸钠	从鱼肝油中分离	止血，治疗静脉曲张及内痔
前列腺素 E_1、E_2	羊精囊提取或酶转化	中期引产、催产或降血压
辅酶 Q_{10}	心肌提取、发酵、合成	治疗亚急性重型肝炎及高血压
胆红素	胆汁提取或酶转化	抗氧化剂，消炎，人工牛黄的原料
原卟啉	从动物血红蛋白中分离	治疗急性及慢性肝炎
原卟啉及其衍生物	由原卟啉合成	肿瘤激光疗法的辅助剂及诊断试剂
胆酸钠	从牛、羊胆汁中提取	治疗胆汁缺乏、胆囊炎及消化不良
胆酸	从牛、羊胆汁中提取	人工牛黄的原料

续表

品名	来源	主要用途
猪去氧胆酸	从猪胆汁中提取	降胆固醇，治疗慢性支气管炎，人工牛黄的原料
去氢胆酸	胆酸脱氢制备	治疗胆囊炎
鹅去氧胆酸	禽胆汁提取或半合成	治疗胆结石
牛磺熊去氧胆酸	化学半合成	治疗炎症、退热
牛磺鹅去氧胆酸	化学半合成	抗艾滋病、流感及副流感病毒感染
牛黄去氢胆酸	化学半合成	抗艾滋病、流感及副流感病毒感染
人工牛黄	由胆红素、胆酸等配制	清热、解毒及抗惊厥

常见脂类营养药物及其功能如下。

1）蔗糖聚酯

许多肥胖症的治疗措施都利用了对脂肪消化和吸收过程的干扰，其目的在于减少膳食中脂肪能量的比例，通过采用不易被消化的物质来替代食物中的天然脂肪，或者通过提供可阻碍消化过程的物质来实现该目标。

蔗糖聚酯经脂肪酸与蔗糖中的羟基酯化得到，具有与膳食脂肪相似的感官性状，但可抵抗消化性脂酶的裂解，因此不易被吸收。

2）植物甾醇（张蕾等，2013）

植物甾醇是一类以环戊烷全氢菲（甾核）为骨架的天然醇类化合物，可以抑制人体对胆固醇的吸收，促进其降解代谢及生物合成；具有类激素、类生长素的功能，同时能增强免疫力、抗炎、抗衰老、预防糖尿病等；可促进肌肉生长，从而加快伤口愈合，增强毛细血管内的循环。关于植物甾醇降低胆固醇的机制存在以下几种可能性：①共沉淀现象；②竞争混合胶束，胆固醇的吸收主要通过溶于混合胶束，植物甾醇可与之竞争，降低其在肠道中的吸收；③增加小肠上皮细胞相关基因的表达，使胆固醇不进入血循环而从肠道排出；④影响胆固醇的运输，植物甾醇可通过抑制肝细胞载脂蛋白 B（apolipoprotein B, ApoB）的生成及降低极低密度脂蛋白（very low density lipoprotein, VLDL）中游离胆固醇和酯化胆固醇的含量来影响血液中 LDL 的形成，增加低密度脂蛋白受体表达及中密度和高密度脂蛋白的代谢，从而能促进 LDL 的清除；⑤降低酯化速率，植物甾醇可通过减缓胆固醇在肠上皮细胞中的酯化速率，减少乳糜微粒中胆固醇的总量。

3）力文

主要成分为甘油三酯（C6～C24），是将等摩尔数的长链甘油三酯（LCT）和中链甘油三酯（MCT）混合后，在一定的条件下进行水解和酯化反应后形成的混合物，其中约 75%为混合链甘油三酯，可作为肠外营养提供能量和必需脂肪酸。具体配方如下：鱼油 15%；橄榄油 25%；大豆油 30%；中链甘油三酯 30%；L-生育酚 200 mg。

4）合文

主要成分为鱼油、橄榄油、大豆油、中链甘油三酯和维生素 E。鱼油能够缓解系统性炎症活性。橄榄油[促炎（ω-6）]与鱼油[抗炎（ω-3）]比例为 2.5∶1 时，是理想的 ω-6 和 ω-3 脂肪酸输入比例，在此比例下可达到最佳免疫平衡。可用于肠外营养，为摄取营养不能、不足或有禁忌的成人提供能量及必需脂肪酸，同时能够改善炎症平衡，控制血脂水平，维持肝功能，抑制脂质过氧化和氧化应激，减少感染并发症，改善炎症平衡。具体配方如下：每袋（250 mL）中组分为精制结构甘油三酯 50 g；精制卵磷脂 3 g；甘油（无水）5.5 g。

5）尤文

尤文是 ω-3 鱼油脂肪乳注射液，主要成分为精制鱼油和卵磷脂，为患者补充长链 ω-3 脂肪酸，特别是二十碳五烯酸和二十二碳六烯酸，调节炎症平衡，保护重要器官。具体配方如下：每袋（100 mL）中组分为精制鱼油 10 g；精制卵磷脂 1.2 g。

6) 力能

力能是中/长链脂肪乳注射液（C6～C24）。主要成分为精制蛋黄卵磷脂、甘油和注射用水，用适量氢氧化钠调节 pH。适用于需要接受胃肠外营养和/或必需脂肪酸缺乏的患者。具体配方如下：每袋(250 mL)中组分为纯化大豆油 25 g；精制结构甘油三酯 25 g；精制卵磷脂 3 g；甘油(无水)6.25 g。

7) 英脱利匹特

英脱利匹特是脂肪乳注射液(C14～C24)。它是一种高能量胃肠外营养液制剂，由精馏豆油加乳化剂等制成的可供静脉滴注用的水包油(O/W)乳剂。乳剂球粒的直径不能大于 1 tan（平均为 0.5 tma)，其颗粒大小及生物特性与天然乳糜微粒相似，可为人体提供热量和必需脂肪酸(亚油酸 52%、亚麻酸 8%、油酸 22%、棕榈酸 13%、硬脂酸 4%、其他脂肪酸 1%)，且具有不含氨基酸、糖类等优点。适用于需要高热量的患者、必需脂肪酸缺乏者、禁用蛋白质的患者、分解代谢过度而不能应用高渗葡萄糖作为主要热量来源者，如手术前后营养失调、营养障碍或氮平衡失调、烧伤、长期昏迷、肾功能损害、癌症和其他恶性病等。

8) 熊去氧胆酸(Singh et al., 2014)

服后可增加胆汁酸的分泌，同时导致胆汁酸成分的变化，使成品在胆汁中的含量增加。能降低胆汁中胆固醇物质的量(摩尔数)和胆固醇饱和指数，从而有利于结石中的胆固醇逐渐溶解。临床主要用于不宜手术治疗的胆固醇型胆结石，并对中毒性肝病、胆囊炎、胆道炎和胆汁性消化不良等也有一定疗效。

9) 鹅去氧胆酸

主要作用于胆固醇型胆结石症，降低胆汁内胆固醇的饱和度，从而使结石中的胆固醇溶解、脱落，大剂量可抑制胆固醇的合成，并增加胆石症患者胆汁的分泌，其中的胆盐和磷脂分泌量维持不变，并有降血脂的作用。

10) 猪去氧胆酸

猪去氧胆酸是从猪胆中提取的一种胆烷酸。它能抑制胆酸的形成及溶解脂肪，降低血中胆固醇和甘油三酯的含量，适用于 Ia 或 Ib 型高脂血症、动脉粥样硬化症。对百日咳杆菌、白喉杆菌、金黄色葡萄球菌等有一定的抑制作用。可用作消炎药，治疗慢性支气管炎、小儿病毒性上呼吸道炎症等。能够刺激胆汁分泌，使胆汁变稀而不增加固体量，适用于胆道炎、胆囊炎、胆石症和其他非阻塞性胆汁淤积；还可加速胆囊造影剂排出。同时能促进肠道中脂肪的分解和脂溶性维生素的吸收，可用于治疗肝胆疾病引起的消化不良，降低血液中胆固醇的含量，治疗和预防冠心病、高血压等。

11) 胆红素

胆红素是血红素分解的主要成分及胆汁的主要色素；具有抗氧化及有效清除过氧化氢的功能，保护细胞膜的脂质免于这些活性基的氧化作用。胆红素具有多种药理作用，如对 W256 瘤有良好的抑制作用，能够增殖肝细胞，治疗血清肝炎、肝硬化等疾病，此外，胆红素还具有镇静、镇惊、解热、降压、促进红细胞生长等作用，是制造人工牛黄的主要原料。

12) 血红素

血红素具有补血、清除体内有害物质、防治心血管疾病、防治动脉硬化、延缓衰老、补充能量等功能，适用于治疗缺铁性贫血、营养不良性贫血、手术失血、哺乳期贫血，以及呼吸障碍引起的贫血等。

13) 血卟啉

血卟啉适用于治疗口腔、膀胱等部位表浅癌症。

14) 注射用前列腺素 E_1

注射用前列腺素 E_1 为二十碳五元环前列腺烷酸的一族衍生物，具有抑制血小板聚集、血栓素 A2 生成、动脉粥样脂质斑块形成及免疫复合物形成的作用；能扩张外周和冠状动脉血管；降低外周阻力和血压。适用于防治血栓性脉管炎、慢性动脉闭塞症、心肌梗死、心力衰竭、视网膜中央静脉血栓，用于体外循环保护血小板、动脉造影、血管重建手术等中。

15) 注射用前列腺素 E_2

注射用前列腺素 E_2 对妊娠各阶段的子宫都有明显的兴奋作用。适用于中期妊娠引产、足月妊娠引产和治疗性流产、妊娠毒血症、妊娠合并心肾疾患者，过期妊娠、死胎不下、水泡状胎块、羊膜早破、高龄产妇等均可适用。

16）亚油酸

亚油酸可降血脂，适应于动脉粥样硬化的辅助治疗和预防。

17）亚麻酸

亚麻酸具有辅助降血脂的功效，适用于血脂偏高者，不适用于少年儿童。

18）花生四烯酸

花生四烯酸是人体大脑和视神经发育的重要物质，对提高智力和增强视敏度具有重要作用，具有酯化胆固醇、增加血管弹性、降低血液黏度、调节血细胞功能等生理活性。对预防心血管疾病、糖尿病和肿瘤等具有重要功效；也具有安定、抗消化性溃疡及缓解胃肠功能障碍的作用。但过量的花生四烯酸会导致免疫力低下。

19）二十二碳五烯酸和二十二碳六烯酸

二十二碳五烯酸和二十二碳六烯酸具有抗衰老、增强大脑功能、改善血液循环、降血脂、缓解类风湿性关节炎、提高视网膜反射功能、防止视力降低、防止脂肪肝及抗癌等作用。

20）脑磷脂

脑磷脂能够防止动脉粥样硬化、肝脂肪性病变与肝硬化，并适用于神经衰弱。

21）卵磷脂

卵磷脂能够改善机体神经功能障碍及紊乱、增强记忆力、防止心血管系统疾病及抗衰老等作用。临床中可用于治疗肝炎、脂肪肝、动脉粥样硬化、小儿湿疹、神经衰弱症、营养不良、贫血、消瘦等。另外，在药物辅料中可用作增溶剂、乳化剂、油脂类的抗氧化剂及脂质体、脂肪乳剂、注射用大豆磷脂的原料等。

22）宝灵肝胆护理丸

主要成分为脱胆固醇的胆提取物和油酸钠。适用于肝硬化、黄疸病、胆结石等。

23）β-谷固醇

β-谷固醇别名谷甾醇、谷甾醇，可从米糠油提取后的下脚料中提取获得，适用于高胆固醇血症和防止动脉硬化症。在肠内与胆固醇结合成低溶解度的复合物，干扰食物中胆固醇（外源性）从胃肠道的吸收，并能干扰胆汁中胆固醇（内源性）的重吸收，使胆固醇随粪便排泄，降低血浆胆固醇。

24）人工牛黄

人工牛黄是根据天然牛黄（牛胆结石）的组成，人工配制的脂类药物，主要成分为胆红素、胆酸、猪胆酸、胆固醇及无机盐等。人工牛黄具有清热、解毒、祛痰及抗惊厥的作用，临床上用于治疗热病谵狂、神昏不语、小儿惊风及咽喉肿胀等，外用治疗疔疮及口疮等。

25）角鲨烯

角鲨烯又名鲨烯，是一种高度不饱和的烃类化合物。具有类似红细胞的摄氧功能，生成活化的氧合角鲨烯，随着血液输送到机体末端组织中释放出氧分子，使细胞恢复活力，能够治疗因缺氧引起的各种疾病。具有促进血液循环的作用，具有预防及治疗因血液循环不良而引起的病变，如心脏病、高血压、低血压及脑卒中等。角鲨烯还具有促进新陈代谢、提高免疫力、降低胆固醇、消除体内自由基，以及延缓机体组织细胞衰老等多种功效，能显著地提升氧化物歧化酶活性，修复组织损伤，加速造血细胞的生成，防止白细胞减少及抗肿瘤等。膳食中的角鲨烯能降低血清胆固醇和甘油三酯的水平，对β-羟基-β-甲基戊二酰辅酶A还原酶活性有抑制作用，从而降低致癌基因片段的戊烯化作用，起到治疗肺癌、胰腺癌等肿瘤疾病的作用。

26）酮洛芬

酮洛芬是非甾体抗炎镇痛药物，主要作用机制为可逆性抑制环氧酶和脱氧酶，而抑制前列腺素和白三烯的生物合成，还具有拮抗缓激肽和稳定溶酶体膜的活性，所以对炎症和非炎症疼痛有效。消炎作用较布洛芬强，不良反应小，毒性低。口服易由胃肠道吸收。用于治疗类风湿性关节炎、风湿性关节炎、骨关节炎、关节强硬性脊椎炎及痛风等。

27) 丙酮酸酯

丙酮酸酯有效清除过氧化氢及其他活性氧，可以改善由氧化剂介导的细胞损伤。

28) 去氢胆酸

去氢胆酸有利胆作用，可促进胆汁分泌，增加胆汁容量，使肠道畅通，促进肠道小结石的排出。临床上主要用于胆囊及胆道功能失调、慢性胆囊炎、胆石症等。

第七节 脂类营养药物的发展趋势

(一) 存在的问题

脂类药物是广泛存在于生物体中具有药用价值的化合物，应用于临床需要获得高纯度、大规模的脂类药物。但我国对一些脂类药物如卵磷脂等的研究和生产起步较晚，尽管国内一些科研院校在脂类药物的分离技术方面也做了大量的研究、开发工作，但与国外相比，仍存在诸多问题。

(1) 脂类营养药物的提取和生产：产品纯度低，生产规模小，资源利用率低，功能性欠佳，产品质量检测手段落后等，加之一些脂类药物的提取来源于动物组织或植物，来源有限，产量有限且操作不方便，难以进行自动化大规模生产。

(2) 脂类营养药物的临床应用：临床应用缺乏药理学研究数据支持，虽然已有部分临床报告证实脂肪乳剂对长效局部麻醉药物毒性具有逆转作用，但确切机制尚不明确，因此，脂类药物治疗疾病的作用机制仍有待进一步研究探讨，以便更好地将脂类营养药物应用于临床。

(3) 脂类营养药物与其他营养物质的相互作用较为复杂：复杂的食物组分既包括蛋白质、多糖等宏量营养素，也含有维生素、无机盐等微量营养素，摄食之后引起的肠胃 pH、胆汁分泌等生理特性的急剧变化，都会影响脂类营养药物的释放和吸收速率。因此，应加强关于脂类营养药物代谢动力学的研究(任雪等，2016)。

(二) 解决对策及发展前景

(1) 开发来源：由于脂类营养药物提取及生产来源有限，传统的药物研究手段和方式已很难满足社会的需求，海洋天然产物和海洋药物成为医药界关注的新热点。海洋生物活性物质初始来源大部分为低等海洋生物及其共生微生物。应用基因工程、细胞工程、发酵工程及生物反应器等生物技术生产生物活性物质，通过生物技术手段，培植新的海洋药源生物，以获得大量海洋天然产物，也是海洋药物研究与开发过程中的重要途径。此外，随着化合物结构鉴定方法及分子修饰手段的日益完善，采用定向修饰(半合成)手段获得的新型药物种类日益丰富。

(2) 优化生产工艺：国内大量研究集中于脂类营养药物生产工艺的研究，不断优化脂类营养药物的生产工艺，尤其是利用生物工程技术，将是未来脂类营养药物生产制备的研究重点和主要手段。

(3) 临床前及临床研究：在临床应用中，应用现代先进的科学技术手段，取样手段如微透析技术，检查技术如基因组学、质谱等进行临床前药理学研究及临床治病机制研究，以便扩大脂类药物的临床应用范围，更好地发挥治病救人的目的。

(陈 浩)

主要参考文献

陈闯，王思玲，苏德森. 2003. 磷脂药物制剂研究进展. 中国生化药物杂志，(2)：98-101.

陈莉延，梁标. 2000. 磷脂酶 A_2 的研究进展. 临床与病理杂志，(6)：473-476.

何海冰. 2006. 酮洛芬酯类前体药物亚微乳剂的研究. 沈阳：沈阳药科大学博士学位论文.

何志谦. 2008. 人类营养学. 北京：人民卫生出版社.

李涛, 王天志. 2002. 卵磷脂的研究进展. 中药材, (10): 752-756.
孟令玮, 王玉丽, 高春生, 等. 2017. 基于药物-磷脂复合物的纳米释药系统研究进展. 国际药学研究杂志, (1): 40-46.
潘建军, 寇翠英, 孙晓卿. 2013. 谈脂类药物的制备原理. 科技传播, (20): 125, 127.
潘玮. 2014. 鞘磷脂类信号通路在慢性心功能不全中的作用与机制研究. 长沙: 中南大学博士学位论文.
彭玉璇, 封小美, 于布为. 2011. 脂肪乳剂用于亲脂类药物毒性救治的研究进展. 中国药理学通报, (11): 1494-1496.
任雪, 徐彩红, 褚莹莹, 等. 2016. 食物营养组分与药物的相互作用. 食品工程, (3): 7-9, 18.
孙远明. 2010. 食品营养学. 北京: 中国农业大学出版社.
王佃亮, 乐卫东. 2015. 生物药物与临床应用. 北京: 人民军医出版社.
王峰鹏. 2009. 天然产物化学. 北京: 科学出版社.
殷涌光, 陈玉江, 刘瑜, 等. 2009. 磷脂功能性质及其生产应用的研究进展. 食品与机械, (3): 120-124.
翟光喜, 娄红祥, 邹立家, 等. 2001. 药物磷脂复合物的研究进展. 中国药学杂志, (12): 10-13.
张蕾, 陈庆森, 阎亚丽, 等. 2013. 植物甾醇对心血管疾病作用的研究现状. 食品科学, (23): 344-350.
Kao K K, Fink M P. 2010. The biochemical basis for the anti-inflammatory and cytoprotective actions of ethyl pyruvate and related compounds. Biochem Pharmacol, 80 (2): 151-159.
Ros E. 2000. Intestinal absorption of triglyceride and cholesterol. Dietary and pharmacological inhibition to reduce cardiovascular risk. Atherosclerosis, 151 (2): 357-379.
Singh C, Bhatt T D, Gill M S, et al. 2014. Novel rifampicin-phospholipid complex for tubercular therapy: synthesis, physicochemical characterization and *in vivo* evaluation. Int J Pharm, 460 (1-2): 220-227.
Srinivasan D, Kirk L P, Owen R F. 2013. 食品化学. 北京: 中国轻工业出版社.
Sugawara A, Kudo M, Saito A, et al. 2010. Novel effects of beraprost sodium on vasculatures. International Angiology, 29 (2): 28-32.
Ward A, Brogden R N, Heel R C, et al. 1984. Ursodeoxycholic acid—a review of its pharmacological properties and therapeutic efficacy. Drugs, 27 (2): 95-131.

第七章　维生素类营养药物

维生素是一类低分子有机化合物的统称，它们是维持机体正常生理功能和细胞内代谢所必需的营养物质。维生素一词是波兰生物化学家卡西米尔·芬克(Kazimierz Funk)命名的，他鉴定出在糙米中能对抗脚气病的物质是胺类，它是维持生命所必需的，所以建议命名为“vitamine”。维生素在体内含量很小，且需要量极少，不能像糖、蛋白质那样为机体提供能量，一般都是从食物中获得的，但对于维持人体基本生理功能是必不可少的，是最常见的营养药物之一。如果这些营养物质缺乏，就可能会使物质代谢过程发生障碍，生物不能正常生长、发育，导致机体生理功能紊乱、疾病发生等，这种因缺乏维生素导致的疾病即维生素缺乏症。

维生素种类繁多，有十几种，这些维生素根据溶解性能，可分为脂溶性维生素和水溶性维生素两大类。脂溶性维生素包括维生素 A、D、E、K，水溶性维生素包括维生素 B_1、B_2、B_6、B_{12}、烟酸、维生素 C、叶酸等。

第一节　脂溶性维生素

不溶于水而溶于脂肪和脂肪溶剂的维生素称为脂溶性维生素。常见的脂溶性维生素包括维生素 A、D、E、K 等。它们的消化与吸收都和脂类有关。

一、维生素 A

维生素 A 为抗眼干燥症维生素，是人类发现的第一个维生素，可视为最重要的维生素之一，在世界绝大多数发展中国家，尤其是儿童中，维生素 A 缺乏已超过任何一种维生素。

(一) 维生素 A 的结构与特性

维生素 A 是所有具有视黄醇生物活性的物质的统称。它是具有脂环的不饱和一元醇类，有维生素 A_1 和维生素 A_2 两种，结构式见图 7.1 和图 7.2。维生素 A_1 也称为视黄醇，存在于哺乳动物及咸水鱼的肝中；维生素 A_2 为 3-脱氢视黄醇，存在于淡水鱼的肝中。二者的生理功能相同，但维生素 A_2 的生理活性只有维生素 A_1 的 40%左右。

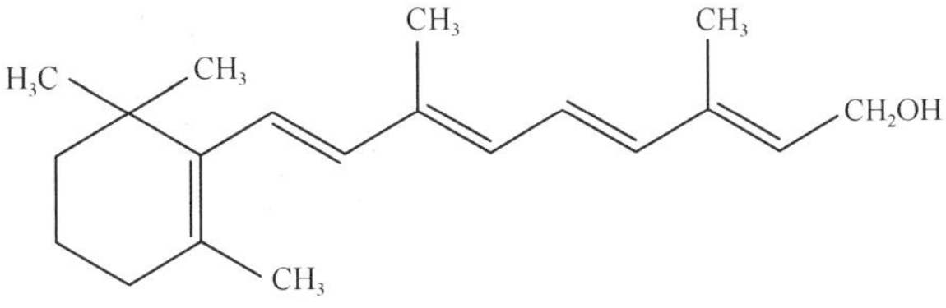

图 7.1　维生素 A_1 结构式

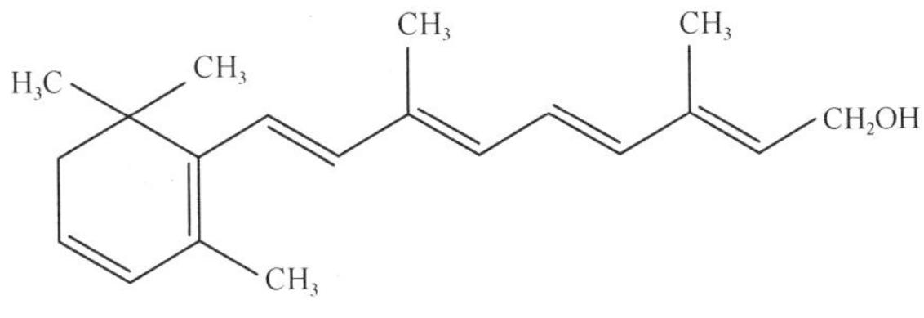

图 7.2　维生素 A_2 结构式

维生素 A 只存在于动物性食品(肝、蛋、肉)中，在很多植物性食品如胡萝卜、红辣椒、菠菜、芥菜等有色蔬菜中存在着类胡萝卜素，类胡萝卜素的结构与维生素 A_1 相似，但不具有生物活性，它在人和动物的肠壁和肝中能转变成具有生物活性的维生素 A，因此胡萝卜素也称为维生素 A 原。其中生物活性最高的是 β-胡萝卜素。

维生素 A 和胡萝卜素都不溶于水，可溶于脂类和有机溶剂，在脂类中比较稳定，一般烹调蒸煮都不会引起破坏，但维生素 A 容易被空气氧化，也易被紫外线照射破坏。

(二) 维生素 A 的生理功能

维生素 A 及胡萝卜素进入消化道后，在肠中与胆盐及脂肪消化产物一起乳化后被肠黏膜吸收，植物组织中的各种类胡萝卜素在肠黏膜上皮细胞被裂解成视黄醛，进而被转化成维生素 A。进入体内的维生素 A 主要有以下生理功能。

1. 维护正常视觉

维生素 A 是构成视网膜的感光物质，参与视网膜视紫质的合成与再生，维持正常暗适应能力，维持正常视觉。当维生素 A 缺乏时，视紫红质合成受阻，使视网膜不能很好地感受弱光，在暗处不能辨别物体，暗适应能力降低，严重时可出现夜盲症。早在 1000 多年前，唐朝的孙思邈在医书《备急千金要方》中就记载了动物的肝有治眼病和夜盲等功效，这是世界医学史上关于维生素 A 能治眼病的最早的文字记录。

2. 维持上皮细胞的正常结构和功能

维生素 A 还参与上皮细胞与黏膜细胞中糖蛋白的生物合成，维持上皮细胞的正常结构和功能，促进生长发育；能够促进蛋白质的生物合成和骨细胞的分化，促进机体的生长和骨骼的发育；免疫球蛋白也是糖蛋白，其合成也与维生素 A 有关，有增加机体抗感染的作用(Arruda et al., 2009)；维生素 A 可促进上皮细胞的正常分化并控制其恶变，从而有防癌作用(李凯等, 2009)。

正常人每日维生素 A 的生理需要量为 2600～3300 IU。当维生素 A 缺乏时，除了感受暗光发生障碍，导致夜盲、眼干、角膜软化、表皮细胞角化、失明等症状外，还会影响人的正常发育，上皮组织干燥及抵抗病菌的能力降低，因此易于感染疾病。但摄入维生素 A 过多会引起中毒，主要症状为厌食、烦躁、皮肤干燥、瘙痒、毛发干枯易落、肝脾肿大等。及时停止食用，症状可很快消失。

(三) 维生素 A 营养药物

维生素 A 营养药物的单剂主要为维生素 A 软胶囊，主要用于预防和治疗维生素 A 缺乏症，如夜盲症、眼干燥症、角膜软化症和皮肤粗糙等，也可以用于维生素 A 需要量增加或摄入不足的情况，如作为妊娠、哺乳期妇女和婴儿预防用药。国家食品药品监督管理总局(SFDA，现称国家市场监督管理总局)批准上市的维生素 A 软胶囊共计 21 个文号，规格分别为 5000 IU 和 25 000 IU。5000 IU 规格的维生素 A 软胶囊作为预防用药，25 000 IU 规格的维生素 A 软胶囊主要为治疗用药。

二、维生素 D

维生素 D 又称胆钙化醇，是一种抗佝偻病维生素。维生素 D 的发现是人类与佝偻病斗争的结果。1918 年，英国医生梅兰比(Edward Mellanby)发现鱼肝油可以预防佝偻病，但他误认为佝偻病是缺乏维生素 A 所致。直到 1921 年，麦科勒姆(Elmer McCollum)发现，被破坏了维生素 A 的鱼肝油同样具有预防佝偻病的功效，从而发现了第四种维生素，命名为“维生素 D”。

维生素 D 分为内源性和外源性两大类，内源性维生素 D 是人体皮肤内的 7-脱氢胆固醇经日光中的紫外线照射后产生，这是人体获得维生素 D 的主要来源。因此，维生素 D 也被誉为“阳光维生素”。外源性维生素 D 一般从食物中获得。一般食物中的维生素 D 极少，鱼、肝、蛋黄、奶类等食物中的维生素

D_2相对较多。

(一)维生素D的结构与特性

维生素D是类固醇衍生物，化学结构中具有环戊烷多氢菲结构，结构式见图7.3。维生素D种类很多，主要包括维生素D_2(麦角钙化醇)和维生素D_3(胆钙化醇)，二者的区别仅在侧链上。植物性食物中所含的麦角固醇经紫外线照射后可转变为维生素D_2，故麦角固醇是维生素D_2的维生素原。人和动物皮下含有7-脱氢胆固醇，为维生素D_3的前体，经日光或紫外线照射可转变为维生素D_3，这是人体维生素D_3的主要来源。

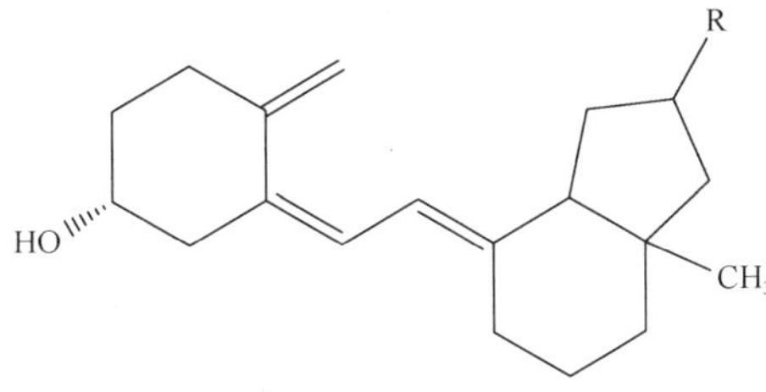

图7.3 维生素D结构式

(二)维生素D的生理功能

天然维生素D主要来源于肝和鱼油，维生素D的作用主要为预防和治疗佝偻病、促进儿童生长、预防和治疗骨质疏松、预防感染、预防心血管疾病、促进皮肤的新陈代谢、增强对湿疹的抵抗力等。近年来国内外学术界对维生素D的研究较多，认为维生素D不仅仅是一种维生素，更起着类激素的作用，对调控机体内分泌系统的稳定和维持正常功能起着重要作用。

维生素D的生理功能主要体现在以下几个方面。

1. 促进小肠黏膜对钙、磷的吸收，以及肾小管对钙、磷的重吸收，维持正常血钙水平和磷酸盐水平

提高机体对钙、磷的吸收，使血浆钙和血浆磷的水平达到饱和程度，促使人体达到最大骨峰值，减少发生骨质疏松的风险。

转运至小肠的维生素D可以促进小肠黏膜上皮中钙结合蛋白的合成，从而促进钙的吸收，也能促进肾小管对钙、磷的重吸收，减少丢失。维生素D缺乏不仅会影响肠道钙吸收，使维生素D受体结构异常、调节蛋白表达水平下降，同样可能造成钙的吸收障碍，导致钙代谢异常(刘锦和张巍，2014)。

2. 促进骨骼和牙齿的生长发育

能够促进破骨细胞活动，使旧骨脱钙，骨盐溶解，同时刺激成骨细胞活性，血液中钙、磷向骨质生成部沉着，新骨形成，还能促进牙齿矿化以维持其正常生长。科学地补充维生素D，能够有效防止钙、磷吸收障碍所导致的骨质疏松及骨折的发生，防止骨骼、肌肉、运动系统多种疾病的发生(黄伟和王天兵，2012)。

3. 调节基因转录

由于维生素D是脂溶性维生素，因此维生素D_3的作用机制与许多小分子亲脂性物质，如甲状腺素、雌激素等类似，通过与核受体结合启动各种生物学效应。例如，在临床实践中，维生素D药物可以抑制甲状旁腺激素的过度产生和甲状旁腺增生(程佳和王永吉，2014)。

正常成年人每日维生素D的生理需要量约为200 IU，婴幼儿每日的需要量为400 IU。当维生素D缺乏时，临床表现为手足抽搐，严重时，儿童引起佝偻病，成人引起软骨病。服用维生素D可防治手足抽搐、佝偻病、软骨病，但在使用维生素D时应先补充钙。大剂量久用维生素D会造成中毒，表现为血钙过高、骨破坏、异位钙化和动脉硬化等。维生素D在食物中与维生素A伴存，肉、牛奶中含量较少，而鱼、蛋黄、奶油中含量特别丰富，尤其是海产鱼肝油中含量特别丰富。

(三)维生素D营养药物

维生素D营养药物的单剂主要为维生素D滴剂，用于预防和治疗各种原因引起的维生素D缺乏症，如佝偻病、骨软化症等，也可以用于妊娠、哺乳期的补钙及低钙血症等。SFDA批准上市的维生素D滴剂共有3个批准文号，规格有400 IU和800 IU。过量摄入维生素D可引起中毒，中毒的症状主要有恶心、呕吐、食欲缺乏、体重减轻、头痛等，严重者可导致死亡。

另外，维生素D相关的营养药物还包含复方制剂，如维生素AD软胶囊、维生素AD滴剂等，主要用于治疗佝偻病和夜盲症、小儿手足抽搐症，以及预防维生素AD缺乏症等。

三、维生素E

维生素E又称生育酚，最早于20世纪20年代被Evans在动物实验中发现，因其与动物生殖能力有关，所以称为生育酚。

(一)维生素E的结构与特性

维生素E是一类苯并二氢吡喃衍生物，包括8种活性物质，其侧链饱和的为生育酚，侧链含双链的为三烯生育酚，结构式见图7.4。根据苯并二氢吡喃环上甲基的数目和位置的不同，生育酚和三烯生育酚各有4个同系物，即α、β、γ、δ。我们通常所说的维生素E是指α-生育酚，其活性最高，在食物中分布最广。

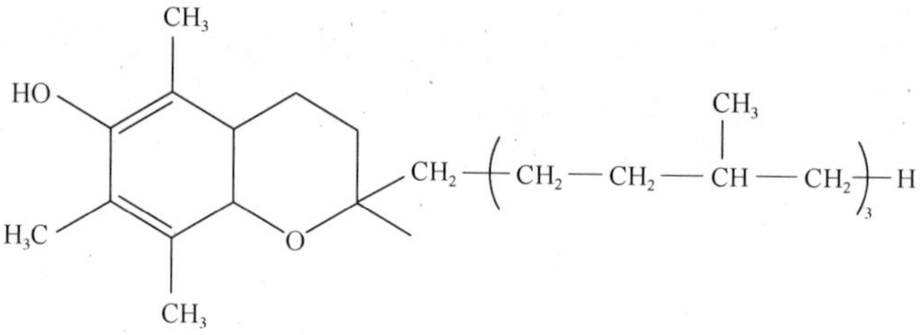

图7.4　维生素E结构式

维生素E是浅黄色油状液体，可溶于乙醇和脂溶剂，不溶于水，对酸、热较稳定，对氧极其不稳定，极易被氧化，在高温油炸时维生素E活性会明显下降。

(二)维生素E的生理功能

维生素E在自然界分布广泛，多存在于植物组织中，在植物种子的胚芽，尤其是麦胚油、棉籽油、玉米油、大豆油中含量丰富。维生素E的基本功能是强抗氧化作用，随着人们研究的深入，维生素E对消化系统和免疫系统的作用等方面研究也有了新的进展。

1. 强抗氧化作用

维生素E苯并二氢吡喃环的6位酚羟基上有一个较为活泼的氢，该活泼氢释放，可以与自由基结合形成稳定的化合物，阻断自由基的链式反应，从而阻断氧化反应(侯文彬和许艳萍，2015)。因此维生素E能在体内发挥强抗氧化作用，清除自由基，防止不饱和脂肪酸受过氧化作用的损伤，从而维持和保护细胞膜的完整性和正常功能；并且能保护体内其他成分如维生素A、维生素C、硒，以及多种氨基酸免受脂质过氧化物的损害。同时，维生素E还可以减少脂褐素沉着、增加皮肤弹性、延缓衰老。

2. 增强生育功能

维生素E能增加雄性动物精子数量，增强活力，增强雌性动物卵巢功能，使雌激素分泌增加，卵泡增多，生殖机能增强，防止流产。维生素E缺乏时，动物的生殖器官会受到损害而导致不育。因此维生素E临床上多用于治疗习惯性流产和先兆性流产，也可作为预防性用药治疗男性不育(王洪记，2000)。

3. 提高免疫功能

维生素 E 可能与清除免疫细胞内的自由基、保护免疫细胞正常功能有关。维生素 E 能够增强巨噬细胞的吞噬功能、维持 T 淋巴细胞的正常功能、增强 B 淋巴细胞的体液免疫，从而起到预防癌症的作用。

(三) 维生素 E 营养药物

维生素 E 营养药物的单剂主要有维生素 E 片、维生素 E 软胶囊，另有一些复方制剂。SFDA 批准上市的维生素 E 软胶囊共有 149 个批准文号，规格有 5 mg、50 mg 和 100 mg，主要用于由脂肪吸收异常引起的维生素 E 缺乏症，也可用于习惯性流产、先兆流产、不育症的辅助治疗。

但长期大量服用维生素 E，则会出现头痛、头晕、眩晕、视力模糊等症状，还可能出现血栓、卒中等危险。

四、维生素 K

维生素 K 是丹麦生物化学家达姆(Dam Henrik)教授在进行胆固醇研究时发现的一种与出血性疾病有关的维生素，也被称为凝血维生素或抗出血维生素。

(一) 维生素 K 的结构与特性

维生素 K 是一切具有叶绿醌生物活性的 2-甲基-1, 4-萘醌衍生物的统称，是凝血酶原形成所必需的因子。

天然的维生素 K 有维生素 K_1、K_2 两种，结构式见图 7.5 和图 7.6。维生素 K_1 在绿叶植物中含量丰富，因此维生素 K_1 又称为叶绿 2-甲基萘醌。K_2 是人体肠道细菌的代谢产物。

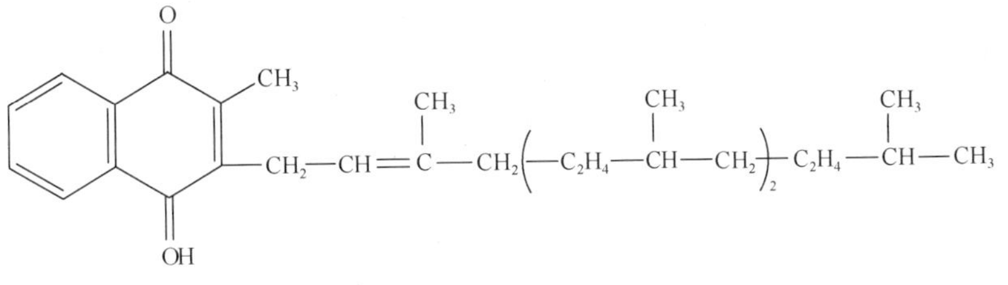

图 7.5 维生素 K_1 结构式

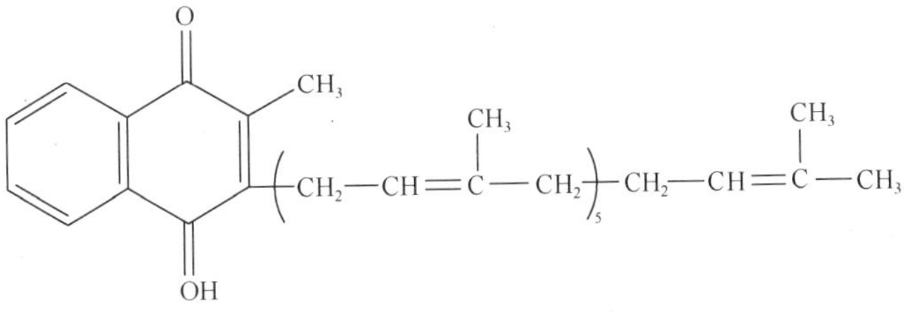

图 7.6 维生素 K_2 结构式

临床上所用的维生素 K 是人工合成的，有维生素 K_3、K_4、K_5、K_7 等，均以叶绿 2-甲基萘醌为主体，结构式见图 7.7 和图 7.8。其中，维生素 K_4 的凝血活性比 K_1 高 3～4 倍。

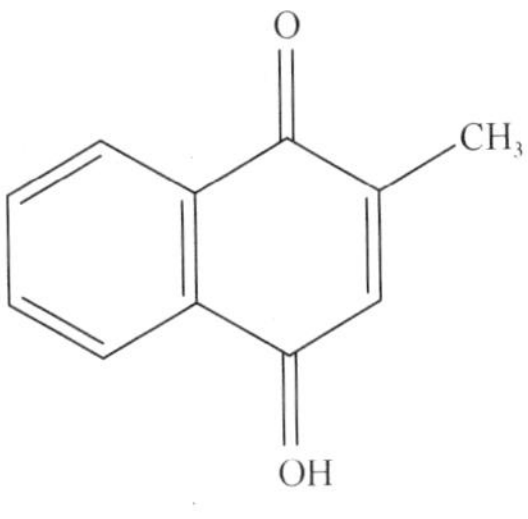

图 7.7 维生素 K_3 结构式

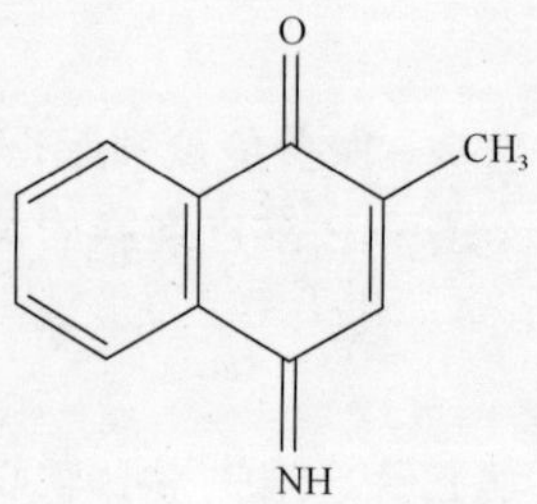

图 7.8 维生素 K_4 结构式

天然维生素 K 为黄色油状物，人工合成的维生素 K 为黄色结晶粉末。维生素 K 的化学性质都较稳定，能耐酸、耐热，但对光敏感，易被紫外线照射分解。

（二）维生素 K 的生理功能

维生素 K 的主要生理功能是参与凝血作用，在肝内作为羧化酶的辅酶，促进凝血因子Ⅱ（凝血酶原）、Ⅶ、Ⅸ和Ⅹ等的合成，并使凝血酶原转变成活性凝血酶，从而促进血液凝固。缺乏维生素 K，凝血酶原合成受阻，凝血时间延长，导致皮下、肌肉和肠道出血，或因受伤后血流不凝或难凝。

随着维生素 K 作用机制的阐明，近代还发现维生素 K 还具有预防骨质疏松，防止骨折，预防动脉粥样硬化、冠心病和 2 型糖尿病的发生和发展等保健功能。维生素 K_1 被发现对包括肝癌、结肠癌、肺癌、胃癌、鼻咽癌、乳腺癌等细胞系均具有抗癌活性（Newberne and Suphakarn, 1983）。自 1995 年以来，维生素 K_2 在日本被批准用于治疗骨质疏松症。此外，在骨质疏松症治疗中，维生素 K_2 已被证明能防止骨折，维持骨密度（BMD）（Ishida, 2008）。维生素 K 还可能作为电子传递体系的一部分，参与氧化磷酸化过程。

维生素 K 在蛋黄、苜蓿、绿叶蔬菜、动物肝、鱼肉中含量丰富，人体肠道中的大肠杆菌也可以合成维生素 K，故人体一般不会缺乏维生素 K。但梗阻性黄疸和胆瘘患者、肝功能不全患者、长期使用广谱抗菌药的患者、新生儿、早产儿等，易因维生素 K 缺乏而引发出血。

（三）维生素 K 营养药物

维生素 K 营养药物的单剂主要有维生素 K_1 片和维生素 K_1 注射液，SFDA 批准上市的维生素 K_1 注射液共有 14 个批准文号，规格为 10 mg，主要适用于维生素 K 缺乏或活力降低，导致凝血因子Ⅱ、Ⅶ、Ⅸ或Ⅹ合成障碍性疾病，如梗阻性黄疸、胆瘘、慢性腹泻等所致出血，香豆素类、水杨酸钠等所致的低凝血酶原血症，新生儿出血及长期应用广谱抗生素所致的体内维生素 K 缺乏。但当过多补充维生素 K 时，孕妇可产生溶血性贫血，且其新生儿会出现高胆红素血症，甚至胆红素脑病，又称核黄疸。

第二节 水溶性维生素

溶于水而不溶于有机溶剂的维生素称为水溶性维生素。水溶性维生素包括维生素 B 族、维生素 C，属于维生素 B 族的主要有维生素 B_1、B_2、B_6、B_{12}、生物素、泛酸、烟酸和叶酸等。水溶性维生素特别是维生素 B 族在生物体内通过构成辅酶而对物质代谢发挥作用。这类辅酶在肝内含量最丰富。与脂溶性维生素不同，进入人体的多余的水溶性维生素及其代谢产物均自尿中排出，体内不能多贮存。

一、维生素 B_1

脚气病是曾经导致人类巨大痛苦和死亡的疾病，是人类医学史上的重要疾病。荷兰医生艾克曼（Christiaan Eijkman）在脚气病的研究中，发现米糠能治好脚气病，并通过进一步的实验证明，米糠中应该含有某种物质，艾克曼称为抗脚气病因子，该因子可以治愈脚气病。1910 年，波兰生物化学家丰克（Kazimierz Funk）从米糠中提取和提纯到这种含有氮的晶体物质，即维生素 B_1。

(一) 维生素 B_1 的结构与特性

维生素 B_1 又称为抗脚气病维生素、抗神经炎因子，是最早发现的水溶性 B 族维生素。维生素 B_1 的化学结构式见图 7.9，是由含氨基的嘧啶环和含硫的噻唑环组成，故又称为硫胺素，在生物体内常以焦磷酸硫胺素(TPP)的辅酶形式存在。

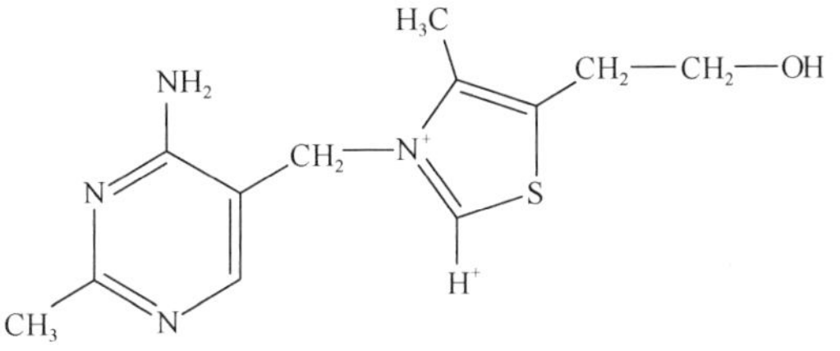

图 7.9 维生素 B_1 结构式

维生素 B_1 分子中含有氨基，又称为噻嘧胺，与盐酸可生成盐酸盐。一般使用的维生素 B_1 都是化学合成的硫胺素盐酸盐，呈白色针状结晶。

维生素 B_1 极易溶于水，微溶于乙醇，在酸性条件下较稳定，在 pH 为 3.5 时加热到 120℃仍可保持活性；在中性、碱性条件下易被破坏。维生素 B_1 遇光效价降低，很容易因受热和氧化而遭到破坏。

维生素 B_1 在植物中分布广泛，谷类、豆类的种皮、胚芽中含量很丰富。例如，米糠和麦麸都含有丰富的维生素 B_1。酵母中维生素 B_1 含量最多。瘦肉、白菜及芹菜中维生素 B_1 含量也比较丰富。

(二) 维生素 B_1 的生理功能

维生素 B_1 在体内的生理作用主要是以辅酶的形式参与能量和三大营养素代谢，此外，硫胺素对神经组织可能也有非辅酶的作用，但机制尚不明确。

1. 辅酶功能

维生素 B_1 之所以重要，是因为机体每个细胞的氧化活动都需要它。被吸收后的维生素 B_1 在细胞内变成具有活性的焦磷酸硫胺素，它是一种重要的生物催化剂，是丙酮酸和 α-酮戊二酸的辅酶，而丙酮酸和 α-酮戊二酸是葡萄糖有氧氧化分解产生 ATP 的关键酶，在葡萄糖、脂肪和氨基酸代谢中起重要作用，若缺乏维生素 B_1，能量代谢过程会被终止，导致营养素的代谢发生紊乱。

2. 非辅酶功能

维生素 B_1 衍生物除了可以作为重要酶的辅助因子参与糖代谢和能量代谢外，还可发挥非酶辅助因子的作用。因此，维生素 B_1 缺乏可以引起各种临床病症。典型的维生素 B_1 缺乏症就是以神经系统和心血管系统损害为主要特征的脚气病。

此外，维生素参与神经递质——乙酰胆碱和 γ-氨基丁酸(GABA)的合成，同时可抑制胆碱酯酶的活性。因此，缺乏维生素 B_1 时还会引起胃肠蠕动缓慢、消化液分泌减少、食欲缺乏和消化不良等症状。

近年来研究发现维生素 B_1 还与肿瘤发生和发展等密切相关，高剂量维生素 B_1 能够抑制肿瘤细胞增殖，但其机制尚未明确(廖明永，2014)。

(三) 维生素 B_1 营养药物

维生素 B_1 营养药物的单剂主要包括维生素 B_1 片和维生素 B_1 注射液等，SFDA 批准上市的维生素 B_1 片共有 717 个批准文号，规格为 5 mg 和 10 mg 两种，主要适用于维生素 B_1 缺乏的预防和治疗，如缺乏维生素 B_1 引起的脚气病和 Wernicke 脑病，也可用于周围神经炎、消化不良等的辅助治疗。维生素 B_1 一般可以从食物中正常摄取，很少出现单一的维生素 B_1 缺乏症，一般使用复合维生素 B 制剂较适宜。

二、维生素 B_2

维生素 B_2 又称核黄素。1879 年英国著名化学家布鲁斯(Bruce)发现牛奶的上层乳清中存在一种黄绿色的荧光色素，他们用各种方法提取，试图发现其化学本质，都没有成功。几十年中，尽管世界许多科学家从不同来源的动植物中都发现这种黄色物质，但都无法识别。直到 1928 年，科学研究发现维生素 B 复合物受热失去抗脚气病的功能以后，还存在着促进生长的特性。1932 年，德国科学家 Warburg 和 Christian 发现了可促进细胞生长的活性物质，经进一步分析发现，这种物质由两部分组成，其中一种成分是蛋白质；另一部分为具有黄绿色荧光的色素。1933 年，Richard Kuhn 和 Paul Kerrer 两位科学家分离出纯维生素 B_2，确定并人工合成其结构，由于其分子中含有 1 个五碳糖(核糖)，故被命名为核黄素。

(一)维生素 B_2 的结构与特性

维生素 B_2 是核糖醇与 6,7-二甲基异咯嗪的缩合物，结构式见图 7.10。在生物体内，核黄素主要以黄素单核苷酸(FMN)和黄素腺嘌呤二核苷酸(FAD)两种形式存在。维生素 B_2 为棕黄色针状晶体，味苦，几乎无气味。它微溶于水，不溶于丙酮、苯、氯仿和乙醚等有机溶剂。在水中，维生素 B_2 会发出略带黄色的荧光。维生素 B_2 性质比较稳定，耐热和酸，但对光和碱不稳定，如牛奶暴露在阳光下 4 h 以上，大部分维生素 B_2 被分解破坏，在烹调食物时加入碱后维生素 B_2 也会被破坏。

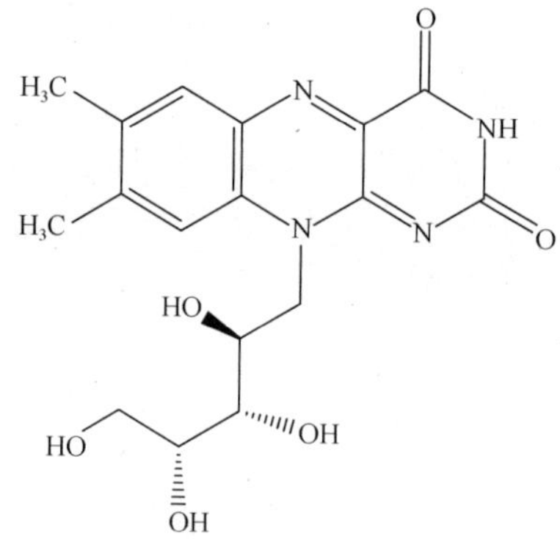

图 7.10 维生素 B_2 结构式

(二)维生素 B_2 的生理功能

维生素 B_2 在消化、神经维护等方面有重要意义，能维持视力，预防白内障，维持口腔及消化道黏膜的健康，可促进碳水化合物、脂肪与蛋白质的新陈代谢，维持细胞呼吸。缺乏时，组织呼吸减弱，代谢强度降低，主要症状是唇炎、舌炎、口角炎、角膜炎、多发性神经炎等。

1. 参与体内生物氧化与能量代谢

由维生素 B_2 构成的辅酶，如 FMN、FAD，是多种氧化还原酶的辅酶，与特定的酶蛋白紧密结合组成黄素蛋白，黄素蛋白是机体中许多酶系统中重要辅基的组成成分，通过呼吸链参与体内氧化还原反应与能量代谢。这些酶在氨基酸的氧化脱氨作用及嘌呤核苷酸的代谢中起重要作用，从而能促进蛋白质、脂肪、碳水化合物的代谢。若体内核黄素不足，则物质和能量代谢发生紊乱，将表现出多种缺乏症状。

2. 参与维生素 B_6 和烟酸的代谢

维生素 B_2 能够激活维生素 B_6，维生素 B_6 是色氨酸转化为有活性的烟酸所必需的，因此维生素 B_2 是 B 族维生素起协调作用的典范。FAD 和 FMN 分别作为辅酶参与色氨酸转变为烟酸、维生素 B_6 转变为磷酸吡哆醛的过程。

3. 参与体内的抗氧化防御系统和药物代谢

维生素 B_2 有较强的抗氧化活性，FAD 作为谷胱甘肽还原酶的辅酶，参与体内抗氧化防御系统，维持还原型谷胱甘肽的浓度。FAD 还与细胞色素 P450 结合，参与药物代谢。

4. 参与细胞生长发育

维生素 B_2 是许多氧化酶系统的辅酶，也参与叶酸转化成各种辅酶的过程，这些叶酸辅酶是合成脱氧核糖核酸所必需的，因此维生素 B_2 对细胞的增殖及机体的生长起着间接的作用。

维生素 B_2 广泛分布于自然界，在酵母中含量最高，动物的肝、心脏、肾中含量也很丰富，其次是奶、蛋类食品等；植物性食物以干豆类、花生和绿色蔬菜中含量较多。许多动物的肠道细菌能合成核黄素，但人的肠道合成量不足以满足机体的需要。

(三)维生素 B_2 营养药物

维生素 B_2 营养药物的单剂主要为维生素 B_2 片和维生素 B_2 注射液，主要用于防治口角炎、舌炎、结膜炎、脂溢性皮炎等维生素 B_2 缺乏症，也可以用于胃肠外营养及因摄入不足导致的营养不良等。SFDA 批准上市的维生素 B_2 片共有 463 个批准文号，规格为 5 mg 和 10 mg 两种。水溶性维生素 B_2 在正常的肾功能状况下几乎不产生毒性，但当过量服用维生素 B_2 时，大部分以原型从尿中排出，使尿呈现为黄色。

三、泛酸

泛酸又称遍多酸，由 Roger Williams 在 1933 年发现，广泛分布于各种食物中。泛酸的辅酶态是辅酶 A (CoA)，为泛酸、腺嘌呤、核糖及磷酸的复合物。因此泛酸为身体细胞所不可缺少的物质，是物质代谢环节的必需物质，没有 CoA，糖类和脂质都不能转化为能量。若人体缺乏泛酸可能会易过敏、血糖低、疲倦甚至较易出现痛风或风湿性关节炎等。

(一)泛酸的结构与特性

泛酸是由 α,γ-二羟基-β,β-二甲基丁酸和 β-丙氨酸脱水缩合而成的一种有机酸，结构式见图 7.11。泛酸为淡黄色油状物，具酸性，易溶于水和乙醇，不溶于有机溶剂。泛酸在中性溶液中稳定，在酸性和碱性溶液中易水解，在光和热等条件下也不稳定。

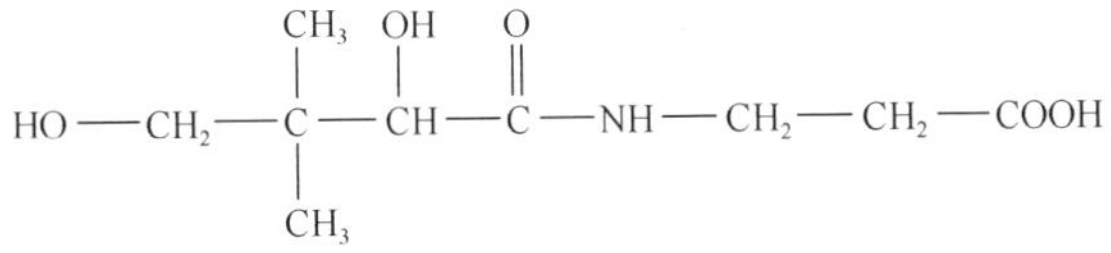

图 7.11 泛酸结构式

泛酸是 CoA 及酰基载体蛋白(ACP)的组成部分，在体内，泛酸几乎都用于组成 CoA 和 ACP 的辅基。

泛酸广泛存在于生物界，在酵母、肝、肾、蛋、小麦、米糠、花生和豌豆中含量丰富，在蜂王浆中含量最多。泛酸几乎存在于所有的活细胞中，在原核生物、真菌、霉菌和植物的细胞内可以通过酶促反应合成。人类肠道中的细菌可以合成泛酸，因此极少发生缺乏症。

(二)泛酸的生理功能

泛酸的主要生理功能是构成辅酶 A 和酰基载体蛋白，并通过它们在代谢中发挥作用。辅酶 A 的主要作用是传递酰基，为酰基的受体和供体，参与体内任何一个有乙酰基形成转移的反应。它可以参与能量代谢的三羧酸循环，参与形成神经递质乙酰胆碱，在糖、脂类和蛋白质的代谢中具有重要作用，为生物体提供了 90%的能量。辅酶 A 还可以通过修饰蛋白来影响蛋白质的定位、稳定性和活性。

泛酸可以促进肾上腺分泌更多的激素来对抗压力，对皮肤和神经组织的健康也很重要。此外，Felker 等(2014)报道称，左旋肉碱和泛酸联合用药可以减少丙戊酸诱导的肝损伤。Demirci 等(2014)发现泛酸可以通过调节总的氧化和抗氧化状态来改善糖尿病心血管(CV)功能和心脏功能。

(三)泛酸类营养药物

泛酸类营养药物的单剂主要为泛酸钙片，SFDA 批准上市的泛酸钙片共有 6 个批准文号，规格为 5 mg 和 10 mg 两种，主要适用于泛酸缺乏症，如吸收不良综合征、热带口炎性腹泻、乳糜泻、局限性肠炎或应用泛酸钙拮抗药物时的预防和治疗，或者作为维生素 B 族缺乏症的辅助治疗。

四、维生素 B_6

在 19 世纪，糙皮病除发现由烟酸缺乏引起外，在 1926 年又发现另一种维生素在饲料中缺乏时，也会诱发小鼠糙皮病，出现皮炎症状，1934 年将其命名为维生素 B_6，直到 1938～1939 年才被分离出来，人们可以定性并能合成出维生素 B_6。

(一)维生素 B_6 的结构与特性

维生素 B_6 又称抗皮炎维生素，根据 R 基团的不同，分为吡哆醇、吡哆醛和吡哆胺 3 种化合物，结构式见图 7.12，它们均为 2-甲基吡啶衍生物，在体内 3 种物质可互相转化。

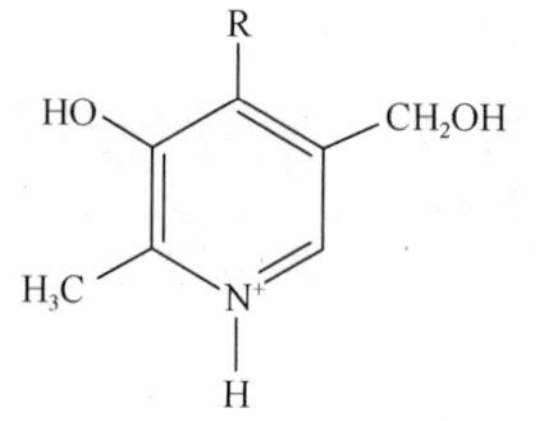

图 7.12　维生素 B_6 结构式

维生素 B_6 易溶于水和乙醇，微溶于脂溶剂，在酸液中稳定，在碱液中易被破坏，遇光易被破坏，不耐高温。

维生素 B_6 在动植物体内分布很广，在酵母菌、肝、谷粒、肉、鱼、蛋、豆类及花生中含量较多，维生素 B_6 在动物体组织中主要以吡哆醛和吡哆胺的形式存在，而在植物中则主要以吡哆醇的形式存在。

(二)维生素 B_6 的生理功能

维生素 B_6 为人体内某些辅酶的组成成分，参与多种代谢反应，尤其是和氨基酸代谢有密切关系，包括转氨基、脱羧、侧链裂解、脱水及转硫化作用(Malara et al., 2013)。

1. 参与氨基酸、糖原和脂肪代谢

维生素 B_6 主要以 5-磷酸吡哆醛的形式作为转氨基反应中的辅酶，参与 α-氨基酸脱羧和外消旋作用，以及脂质和核酸的代谢，并且是糖原磷酸化酶的必需辅酶，从而参与所有氨基酸代谢，也参与糖原和脂肪酸的代谢。

2. 参与一碳单位代谢

磷酸吡哆醛为丝氨酸羟甲基转氨酶的辅酶，该酶通过将丝氨酸侧链转移到受体叶酸盐分子，参与一碳单位代谢，如果发生代谢障碍可造成巨幼红细胞贫血。

3. 参与神经递质合成

参与某些神经介质的合成，如 5-羟色胺、牛磺酸、多巴胺、去甲肾上腺素和 γ-氨基丁酸。轻度的维生素 B_6 缺乏会影响中枢神经系统内神经递质的平衡，而且可能导致抑郁症患者情绪波动(Mohajeri et al.,

2015）。

4. 减少慢性病的发生

维生素 B_6，以及叶酸和维生素 B_{12}，在同型半胱氨酸周期中扮演着至关重要的角色。在痴呆患者中研究发现，同型半胱氨酸周期的中断会导致同型半胱氨酸水平升高（Agnew-Blais et al., 2015）。轻度高同型半胱氨酸血症被认为是造成血管疾病的一种可能危险因素，维生素 B_6 的干预可降低血浆同型半胱氨酸含量。

维生素 B_6 在动植物体内分布很广，某些动植物和微生物能合成维生素 B_6，因维生素 B_6 在食物中含量丰富，肠道细菌又可合成，所以人类很少发生维生素 B_6 缺乏症。维生素 B_6 缺乏可致眼、鼻与口腔周围皮肤脂溢性皮炎，还可能会引起贫血、高同型半胱氨酸血症、黄尿酸尿症等。

（三）维生素 B_6 营养药物

维生素 B_6 营养药物的单剂主要为维生素 B_6 片和维生素 B_6 注射液，主要用于防治因大量或长期服用异烟肼等引起的周围神经炎，也可用于减轻部分患者妊娠、抗癌药和放射治疗等引起的恶心、呕吐，以及其他维生素 B_6 缺乏症。SFDA 批准上市的维生素 B_6 单剂主要为维生素 B_6 片和维生素 B_6 注射剂，维生素 B_6 片共有 478 个批准文号，规格为 10 mg。

五、烟酸

烟酸又称尼克酸、维生素 PP、抗癞皮病维生素。历史上，早在 1867 年德国化学家就发现了烟酸，但直到 1937 年，人类才开始用烟酸治疗癞皮病，并阐明它是抗癞皮病因子。

（一）烟酸的结构与特性

烟酸是烟酸、烟酰胺及其他一些吡啶衍生物的统称，其结构式见图 7.13。烟酸本身为吡啶 3-羧酸，是烟酰胺的前体，两者在体内可相互转化，烟酸很容易转变为具有生理活性的烟酰胺。

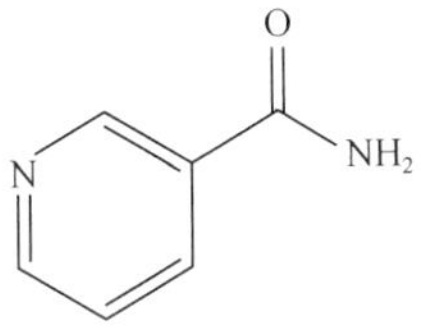

图 7.13 烟酸结构式

烟酸是维生素中最稳定的一种，在体内烟酸主要以烟酰胺的形式存在。烟酰胺的主要生理功能是作为辅酶成分参与代谢。含有烟酰胺的辅酶有两种：一种是烟酰胺腺嘌呤二核苷酸（NAD），又称辅酶Ⅰ；另一种是烟酰胺腺嘌呤二核苷酸磷酸酯（NADP），又称辅酶Ⅱ。辅酶Ⅰ和辅酶Ⅱ是脱氢酶的辅酶，在氧化还原反应中作为氢的受体或供体，起传递氢的作用。

烟酸、烟酰胺都是稳定的、不吸湿的白色结晶，能溶于水和乙醇，不易被酸、碱、光、热等条件破坏。

烟酸和烟酰胺在自然界分布很广，以酵母、肝、鱼、绿叶蔬菜、肉类、谷物及花生中含量较丰富。人体可利用色氨酸合成少量烟酸，但不能满足需要，还需从食物中供给。由于玉米缺乏色氨酸和烟酸，故长期只食用玉米有可能患缺乏症。缺乏烟酸时表现为皮炎、腹泻及痴呆等，俗称癞皮病。

（二）烟酸的生理功能

1. 构成辅酶Ⅰ和辅酶Ⅱ

烟酰胺的主要生理功能是作为辅酶成分参与代谢。辅酶Ⅰ和辅酶Ⅱ是脱氢酶的辅酶，在氧化还原反应中作为氢的受体或供体，起传递氢的作用，参与细胞内氧化还原反应的全过程。

2. 降低体内胆固醇水平

烟酸能够降低血清中胆固醇和低密度脂蛋白的水平，升高高密度脂蛋白水平(Ma et al., 2015)，烟酸单独或联合其他调脂药物，有利于延缓动脉粥样硬化，改善心血管功能。

3. 抑制炎症基因的表达

除了在能量代谢中扮演至关重要的角色外，越来越多的证据表明，烟酸能够有效抑制炎症基因的表达，并有益于多种炎症相关疾病的治疗(Zhang et al., 2012)。烟酸可以通过抑制内皮细胞C反应蛋白的表达，抑制血管炎症和内皮细胞功能失调(张波和刘宏斌，2012)。

4. 葡萄糖耐量因子的组成成分

烟酸是葡萄糖耐量因子的重要组成成分，葡萄糖耐量因子是从酵母中分离出来的一种有机铬复合物，具有加强胰岛素功效及促使葡萄糖转化为脂肪的作用。

(三)烟酸营养药物

烟酸营养药物的单剂主要为烟酸片和烟酸注射液，主要用于预防和治疗烟酸缺乏症和治疗癞皮病，也可用作血管扩张药，治疗高脂血症。SFDA批准上市的烟酸片共有69个批准文号，规格为50 mg和100 mg两种。

过量应用烟酸，会引起糖尿病、肝损伤及消化性溃疡等。将烟酸用于高脂血症时，有些人会出现血管过度扩张的症状，如颜面潮红、皮肤红肿、头晕眼花、皮肤瘙痒等，此外，还可伴随胃肠道反应，如恶心、呕吐、腹泻等。

六、生物素

生物素是酵母的生长因子，又称为维生素B_7或维生素H。生物素的发现历经40余年。1901年，Wildiers发现了酵母生长所必需的物质，他称为“生物活素”。1936年，德国科学家Kogl和Tonnis从煮熟的鸭蛋黄中分离出一种结晶物质，是酵母生长所必需的，称为“生物素”。1937年，匈牙利科学家Gyorgy发现一种物质能防止生蛋清所致的不利影响，并将此种物质命名为维生素H。到1940年，Gyorgy及其同事通过实验研究证实，生物素、维生素H、生物活素均为同一种物质，称为生物素。1943年，人工合成了生物素。

(一)生物素的结构与特性

生物素广泛存在于动植物中，天然存在的生物素主要以与其他分子结合的形式存在。

生物素为含硫维生素，是由噻吩环和尿素结合而成的一个双环化合物，结构式见图7.14，侧链上有一分子异戊酸，与酶蛋白的ε-赖氨酸残基结合，发挥辅酶作用。生物素共有8种不同的立体异构体，其中只有D(+)-生物素具有生物活性。

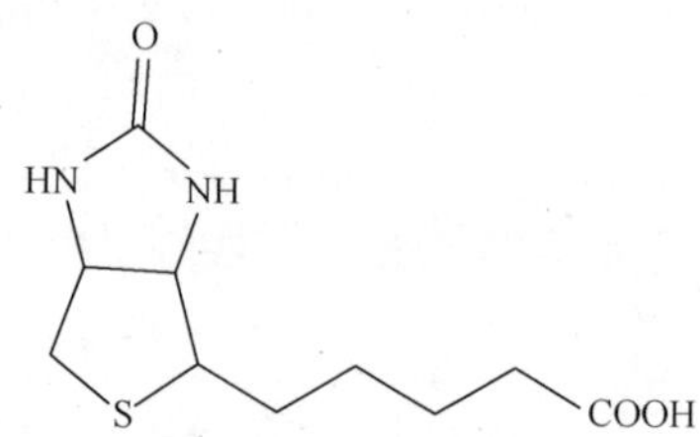

图7.14 生物素结构式

生物素为无色、无臭的针状结晶，易溶于热水，不溶于乙醇。一般情况下，生物素是比较稳定的，只有在强酸、强碱及紫外线处理时才会被破坏。

(二) 生物素的生理功能

生物素作为机体许多酶的辅助因子，在各种营养物质代谢过程中发挥重要作用，是动物体内维持正常生理功能所必需的维生素之一。

1. 参与各种营养物质代谢

生物素是多种羧化酶如丙酮酸羧化酶、乙酰辅酶 A 羧化酶等的辅酶，参与体内 CO_2 羧化过程，起传递羧基的功能，是碳水化合物、脂肪和蛋白质代谢中一种重要的辅酶，参与碳水化合物与蛋白质之间的相互转化，也参与蛋白质和碳水化合物转化为脂肪的过程，对于细胞生长和增殖，以及维持各种细胞的正常功能起重要作用。

2. 影响基因表达

生物素不仅参与羧化酶代谢途径，而且影响基因表达，动物缺乏生物素将导致细胞增殖减缓、免疫功能受损和胚胎发育畸形(潘林和孙建义，2005)。

生物素来源广泛，如在肝、肾、蛋黄、酵母、蔬菜和谷类中都有，人体肠道细菌也能合成生物素，因此人类一般不会患生物素缺乏症。但是，大量食入生鸡蛋清或长期口服抗生素药物易引起生物素缺乏病。

(三) 生物素营养药物

生物素的营养药物制剂在 SFDA 网站尚未有批准文号，仅有一个生物素原料的批准文号。

生物素能够维持上皮细胞结构，缺乏时易引起毛囊丘疹和毛发脱落等，因此生物素可防止脱发、维护皮肤健康。

七、叶酸

1941 年，美国学者 Mitchell 等在菠菜中发现了乳酸链球菌的一个生长因子，因主要来源于植物叶，命名为叶酸。叶酸是一种在自然界广泛存在的水溶性 B 族维生素，又称为蝶酰谷氨酸(PGA)。

(一) 叶酸的结构与特性

叶酸是一组化学结构相似、生化特征相近的化合物的统称，由蝶啶、对氨基苯甲酸和一个或多个谷氨酸结合而成，结构式见图 7.15。叶酸在体内以四氢叶酸(THF)的形式存在，四氢叶酸又称辅酶 F(CoF)，是一碳基团(如甲基、亚甲基和甲酰基等)转移酶的辅酶，以一碳基团的载体参与一些生物活性物质的合成。

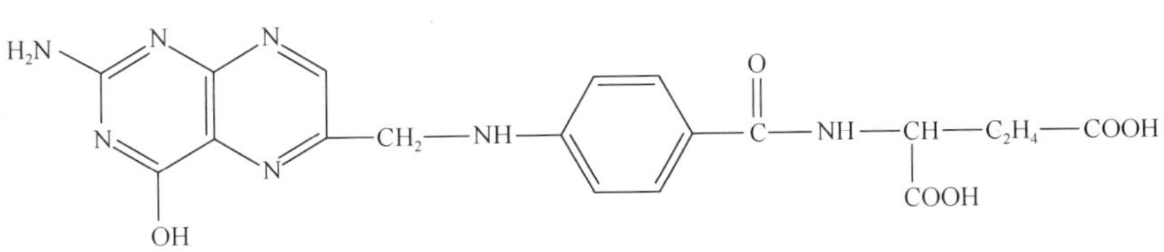

图 7.15 叶酸结构式

叶酸为一种黄色或橙黄色的晶体或晶状粉末。叶酸无臭无味，没有固定的熔点，加热至 250℃时立即分解。叶酸溶于热水和碳酸钾、氢氧化钾、氢氧化钠等碱性溶液，微溶于冷水，不溶于乙醇、氯仿、乙醚和苯等有机溶剂。叶酸在酸性环境下不稳定，当 pH 低于 4.5 时即被完全破坏；但叶酸在碱性或中性溶液中对热稳定，即使加热到 100℃达 1 h 也不会被破坏；叶酸易被紫外线所破坏。因此叶酸必须密封、避光和低温保存。

叶酸在自然界中广泛存在，因在植物叶中含量丰富而得名叶酸。在酵母，动物的肝、肾中含量也高。肠道细菌也能合成叶酸，故人类一般不易发生叶酸缺乏病。

(二)叶酸的生理功能

叶酸在机体内的许多酶反应中起着辅酶的作用，故也称为叶酸辅酶。叶酸是维持细胞功能、新陈代谢和生长的一类维生素，对核酸和蛋白质的合成、氨基酸的相互转化、嘌呤合成和 DNA 的合成与代谢都有重要意义。

叶酸作为维持生物体正常生命过程所必需的一类有机物质，通常被机体吸收后，至少变成 5 种有活性的辅酶形式，参与机体内一碳单位的转移，对嘌呤、嘧啶、核酸和蛋白质的生物合成，以及细胞的分裂、生长具有特别重要的作用。叶酸的生理功能如下。

1. 参与核酸的生物合成

叶酸能够促进嘌呤和胸腺嘧啶核苷酸的生物合成，从而进一步合成 DNA 和 RNA，在细胞分裂和繁殖中发挥重要作用。

2. 构成含铁血红蛋白的成分

当叶酸缺乏时，血红细胞的发育和成熟受到影响，造成巨红细胞性贫血症。因此，叶酸在临床上可用于治疗巨幼红细胞贫血，故叶酸又称抗贫血维生素。

3. 促进氨基酸的相互转化

叶酸能够参与氨基酸的代谢，作为一碳单位的载体，促进苯丙氨酸与酪氨酸、组氨酸与谷氨酸、半胱氨酸与甲硫氨酸的相互转化。

叶酸辅酶促进嘌呤、胸腺嘧啶核苷酸的生物合成和甲硫氨酸、丝氨酸、谷氨酸的转化、互变，说明叶酸在核酸的生物合成和蛋白质的生物合成过程中的重要性，也充分说明了叶酸在细胞生长和再生中的重要作用。因此，叶酸是许多生物生长所必需的。

(三)叶酸营养药物

叶酸营养药物的单剂主要为叶酸片，主要用于治疗由各种原因引起的叶酸缺乏和巨幼红细胞贫血，以及作为妊娠后期的预防给药。SFDA 批准上市的叶酸片共有 38 个批准文号，规格为 0.4 mg 和 5 mg 两种。

人体缺乏叶酸会引起心脏病及胎儿神经软管缺陷等疾病，叶酸与同型半胱氨酸代谢关系密切，对预防心血管疾病的发生也具有重要的生物学意义。怀孕早期缺乏叶酸是引起神经管畸形的主要原因，正常孕妇怀孕早期每日叶酸需求量为 400 μg。大剂量服用叶酸可能产生毒副反应，如影响锌吸收、导致锌缺乏等。

八、维生素 B_{12}

1849 年，英国伦敦的内科医生阿迪生(Addison)报道了一种恶性贫血病，1934 年，诺贝尔生理学或医学奖授予 Whipple、Minot 和 Murphy 三人，以表彰他们发现用肝治疗贫血病的研究。直到 1948 年，科学家才通过实验证明维生素 B_{12} 缺乏是引起阿迪生恶性贫血的根源。1955 年，英国牛津的霍奇金(Hodgkin)确定了维生素 B_{12} 的化学结构，并于 1964 年获得了诺贝尔化学奖。

(一)维生素 B_{12} 的结构与特性

维生素 B_{12} 又称抗恶性贫血维生素。因分子中含有钴和许多酰氨基，故又名氰钴胺素，是唯一含有金属元素的维生素，结构式见图 7.16。

维生素 B_{12} 为深红色晶体，无臭无味，熔点甚高(320℃时不熔)。维生素 B_{12} 溶于水和乙醇，不溶于氯仿和乙醚，遇强光可分解，在 210～220℃高温下会变色，在强酸性或强碱性下可分解(王华等，2007)。

肝、鱼、肉、蛋、奶等中富含维生素 B_{12}，植物中不含维生素 B_{12}；人体肠道细菌可以合成。所以因摄入不足而致维生素 B_{12} 缺乏者在临床上比较少见。

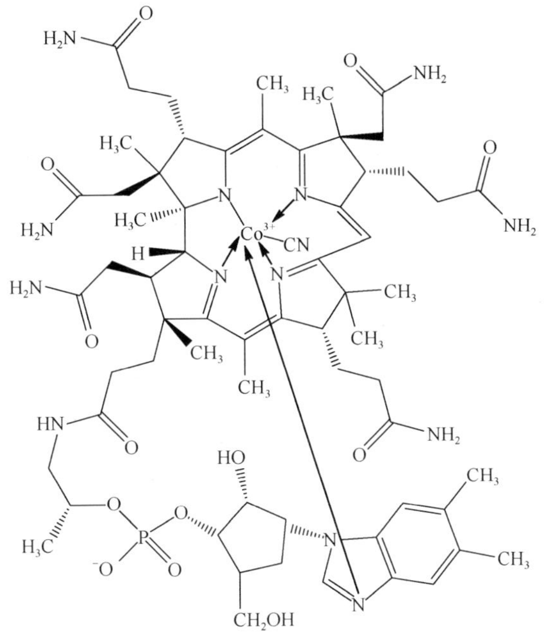

图 7.16 维生素 B_{12} 结构式

(二) 维生素 B_{12} 的生理功能

维生素 B_{12} 在组织内以辅酶即腺苷钴胺素、甲基钴胺素等形式参与代谢。维生素 B_{12} 在维持神经系统正常功能和血液形成中发挥着至关重要的作用，还可提高叶酸利用率，促进碳水化合物、蛋白质和脂肪的代谢。

1. 维护神经系统正常功能

维生素 B_{12} 是维持神经系统生理功能不可缺少的营养素，参与神经组织脂蛋白的合成，维护神经髓鞘的生理代谢与功能。缺乏维生素 B_{12} 时，可引起神经障碍、脊髓变性，并可产生严重的精神症状。维生素 B_{12} 缺乏还可导致周围神经炎。

2. 提高叶酸的利用率

维生素 B_{12} 与叶酸一起合成甲硫氨酸和胆碱，产生嘌呤和嘧啶的过程中合成氰钴胺甲基先驱物质如甲基钴胺和辅酶 B_{12}，参与许多重要化合物的甲基化过程。维生素 B_{12} 缺乏时，从甲基四氢叶酸上转移甲基基团的活动减少，使叶酸变成不能利用的形式，导致叶酸缺乏症。

3. 促进红细胞的发育和成熟

将甲基丙二酰辅酶 A 转化成琥珀酰辅酶 A，参与三羧酸循环，其中琥珀酰辅酶 A 与血红素的合成有关，从而使肌体造血机能处于正常状态，预防恶性贫血。

维生素 B_{12} 还参与脱氧核糖核酸(DNA)的合成，脂肪、碳水化合物及蛋白质的代谢，增加核酸与蛋白质的合成量。

(三) 维生素 B_{12} 营养药物

维生素 B_{12} 营养药物的单剂主要为维生素 B_{12} 注射剂，主要用于治疗原发性或继发性内因子缺乏所致的巨幼红细胞贫血，以及维生素 B_{12} 吸收障碍等；也可以用于神经系统疾病，如神经炎等的治疗。SFDA 批准上市的维生素 B_{12} 注射剂共有 506 个批准文号，规格主要为 0.1 mg、0.25 mg、0.5 mg 和 1 mg 等。

维生素 B_{12} 的吸收与胃黏膜分泌的一种糖蛋白(称为内源因子)有关，维生素 B_{12} 只有与这种糖蛋白结合后才能通过肠壁被吸收。内源因子缺乏，将导致维生素 B_{12} 吸收障碍。缺乏维生素 B_{12} 会引起恶性贫血、神经炎、神经萎缩、烟草中毒性弱视等症。用维生素 B_{12} 治疗时应注射，口服无效。

九、维生素 C

维生素 C 因具有抗坏血病的作用又称为抗坏血酸。对人体来说是一种非常重要的必不可少的物质。

早在 15～16 世纪，坏血病曾波及整个欧洲，在海军中尤其严重，英国、法国等国家航海业也因此处于瘫痪状态。直到 18 世纪末，英国医生伦达(James Landa)发现，给病情严重的患者每天吃一个柠檬，可以治愈坏血病。1932 年，美国科学家成功分离得到维生素 C。

(一)维生素 C 的结构与特性

维生素 C 是一种含有 6 个碳原子的酸性多羟基化合物，结构式见图 7.17，分子中 C-2 及 C-3 位上两个相邻的烯醇式羟基易解离而释放出 H^+，故具有酸性，同时又易失去氢原子而具有强的还原性。

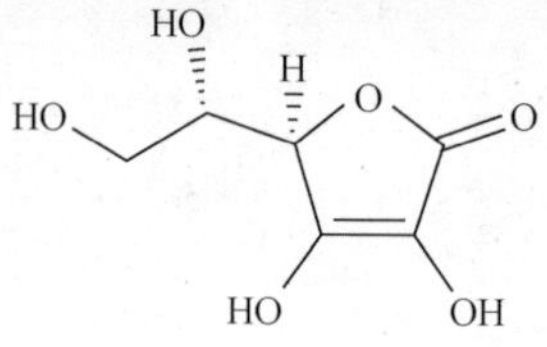

图 7.17　维生素 C 结构式

抗坏血酸有 L-抗坏血酸、D-抗坏血酸、L-异抗坏血酸、D-异抗坏血酸 4 种异构体。天然存在的是 L-抗坏血酸，即我们平时所说的维生素 C，它的生物活性高，其余的则无生物活性。

维生素 C 是一种无色无味的片状结晶，酸性，易溶于水，其水溶液不稳定，容易被空气中的氧气氧化成脱氢抗坏血酸，尤其是在中性或碱性溶液中很快被氧化。维生素 C 具有强的还原性，主要是通过其可逆的氧化还原特点作为辅酶表现出生理功能。

(二)维生素 C 的生理功能

维生素 C 是铁吸收、伤口愈合和胶原蛋白形成中必不可少的营养素，还与神经递质的传导及葡萄糖代谢有密切关系。维生素 C 能促进胶原蛋白和黏多糖的合成，故能促进伤口愈合、骨质钙化，增加微血管的致密性，降低其通透性及脆性。缺乏维生素 C 时，细胞间质中黏多糖的合成受到阻碍，正常胶原不能维持，导致毛细血管通透性增加，脆性增强，血管易破裂出血，即产生所谓的坏血病。

1. 抗氧化作用

维生素 C 作为一种营养素，通常是一种强抗氧化剂，它的最大特性是还原性，通过还原作用消除有害氧自由基的毒性。维生素 C 能保持巯基酶的活性和谷胱甘肽的还原态，起解毒作用，可用于缓解铅、汞、砷、苯等的慢性中毒。

2. 提高人体免疫功能

维生素 C 能够促进免疫球蛋白的合成与稳定，增强免疫系统功能，它能够激发中性粒细胞的阳性趋化和细胞增殖反应，具有抗菌活性和自然杀伤细胞的活性。

维生素 C 还能够刺激人体产生干扰素，增强抗病毒能力。有研究表明，静脉注射维生素 C 可降低与免疫激活相关的白细胞介素-2 介导的毒性，提高治疗效果(Wagner et al., 2014)。

3. 预防普通感冒

如今，维生素 C 经常被用于预防和治疗普通感冒。然而，对于维生素 C 是否治疗感冒，还存在很多争议。有研究证实，维生素 C 可能只是缩短了感冒症状的持续时间，但并没有降低感冒症状的程度(Heimer et al., 2009)。

维生素 C 广泛存在于新鲜水果和蔬菜中，柑橘、枣、山楂、番茄、辣椒、豆芽、猕猴桃、番石榴等中尤其丰富。人体不能合成维生素 C，必须从食物中摄取。

(三)维生素C营养药物

维生素C营养药物的单剂主要为维生素C片及维生素C泡腾片、维生素C注射液等，主要用于防治坏血病，也可用于各种急慢性传染性疾病等的辅助治疗，以及慢性铁中毒的治疗等。SFDA批准上市的维生素C片共有1122个批准文号，规格主要为25 mg、50 mg和100 mg等。

维生素C 是人体免疫系统发挥功能所必需的，其需要量因人而异，健康人一般每天为10～50 mg。免疫功能低下的患者，其血浆和白细胞中的维生素C浓度也低，必须补充，特别是对于吞噬细胞功能异常患者，最好是大剂量服用维生素C。

第三节　总结与展望

维生素是维持人类生命活动不可缺少的营养元素，是参与新陈代谢的必需物质，维生素缺乏时，人体内某些酶失调会导致物质代谢发生障碍，甚至引起各种疾病；但过量或不恰当地使用维生素，或者将维生素作为补药，会由于维生素过量而对身体产生有害的影响，甚至中毒。

随着人民生活水平的逐渐提高，维生素制剂的研究取得了很大的进展，不仅包含维生素单剂，也包含众多的维生素复合制剂，各种维生素复合制剂的应用成为维生素营养、治疗及辅助治疗的趋势，针对不同生理或病理状态的人群，开发研制稳定、高质、多效的复合维生素制剂，具有重大的研究价值和广阔的市场前景，也是营养药物研究的重要分支。

(王玉玲)

主要参考文献

程佳, 王永吉. 2014. 维生素D功能的再认识. 陕西理工学院学报(自然科学版), 30(3): 52-58.

侯文彬, 许艳萍. 2015. 维生素E功能研究进展. 中国医学工程, 23(2): 199-201.

黄伟, 王天兵. 2012. 维生素D缺乏对骨骼肌肉系统的影响. 中国骨质疏松杂志, 18(9): 861-866.

李凯, 曾舒琦, 高解春, 等. 2009. 孕鼠维生素A缺乏对子代鼠肾发育及肿瘤发生的影响. 中华小儿外科杂志, 30(7): 476-480.

廖明永. 2014. 维生素B_1与肿瘤关系的研究进展. 中国国际肿瘤营养学论坛暨全国肿瘤营养与支持治疗学术会议: 211-215.

刘锦, 张巍. 2014. 维生素D调节肠道钙吸收的研究进展. 中国儿童保健杂志, 22(7): 713-715.

潘林, 孙建义. 2005. 生物素的生理功能及其分子作用机制. 中国饲料, (6): 21-24.

王洪记. 2000. 维生素E开发应用现状及发展前景. 江苏化工, 28(6): 7-10.

王华, 陈辉, 李雪梅, 等. 2007. 维生素B_{12}功能及营养作用研究. 中国食物与营养, 2: 57-58.

詹吉昌. 2008. 关于天然维生素E研究的综述. 黑龙江科技信息, (25): 31.

张波, 刘宏斌. 2012. 烟酸抑制血管紧张素Ⅱ诱导的内皮细胞C反应蛋白的表达. 中国医药导报, 9(13): 170-172.

Agnew-Blais J C, Wassertheil-Smoller S, Kang J H, et al. 2015. Folate vitamin B-6, and vitamin B-12 intake and mild cognitive impairment and probable dementia in the Women's Health Initiative Memory Study. Journal of the Academy of Nutrition and Dietetics, 115(2): 231-241.

Arruda S F, Siqueirae M A, Valencia F F. 2009. Vitamin A deficiency increases hepcidin expression and oxidative stress in rat. Basic Nutritional Investigation Nutrition, 25(4): 472-478.

Demirci B, Demir O, Dost T, et al. 2014. Protective effect of vitamin B_5 (dexpanthenol) on cardiovascular damage induced by streptozocin in rats. Bratisl Lek Listy, 115(4): 190-196.

Felker D, Lynn A, Wang S, et al. 2014. Evidence for a potential protective effect of carnitine-pantothenic acid co-treatment on valproic acid-induced hepatotoxicity. Expert Review of Clinical Pharmacology,7(2): 211-218.

Heimer K A, Hart A M, Martin L G, et al. 2009. Examining the evidence for the use of vitamin C in the prophylaxis and treatment of the common cold. Journal of the American Association of Nurse Practitioners, 21(5): 295-300.

Ishida Y. 2008. Vitamin K_2. Clinical Calcium, 18(10): 1476-1482.

Ma L, Lee B H, Clifton H , et al. 2015. Nicotinic acid is a common regulator of heat-sensing TRPV1-4 ion channels. Scientific Reports, 5: 8906.

Malara M, Hübner-Wozniak E, Lewandowska I. 2013. Assessment of intake and nutritional status of vitamin B_1, B_2, and B_6 in men and women with different physical activity levels. Biology of Sport, 30 (2) : 117-123.

Mohajeri M H, Troesch B, Weber P. 2015. Inadequate supply of vitamins and DHA in the elderly: implications for brain aging and Alzheimer-type dementia. Nutrition, 31 (2) : 261-275.

Newberne P M, Suphakarn V. 1983. Nutrition and cancer: a review, with emphasis on the role of vitamins C and E and selenium. Nutrition and Cancer, 5 (2) : 107-119.

Thompson B C, Halliday G M, Damian D L. 2015. Nicotinamide enhances repair of arsenic and ultraviolet radiation-induced DNA damage in HaCaT keratinocytes and *ex vivo* human skin. PLoS One, 10 (2) : e0117491.

Wagner S C, Markosian B, Ajili N, et al. 2014. Intravenous ascorbic acid as an adjuvant to interleukin-2 immunotherapy. Journal of Translational Medicine, 12 (1) : 127.

Zhang X M, Jing Y P, Jia M Y, et al. 2012. Negative transcriptional regulation of inflammatory genes by group B_3 vitamin nicotinamide. Molecular Biology Reports, 39: 10367-10371.

第八章　矿物质类营养药物

第一节　概　　述

矿物质是一类生物进行生命活动所必需的营养素。尽管在人体组织中能检测到多达 81 种化学元素，但仅有 26～28 种被认为是机体发育与新陈代谢所必需的元素。通常人体内含量大于体重 0.01%且具有生理功能的化学元素被称为宏量元素或常量元素，包括钙、磷、钾、钠、镁、氯和硫；人体内含量小于体重 0.01%的化学元素被称为微量元素，其中铁、锌、铜、钴、钼、硒、碘、铬为人体必需微量元素。人体所需的矿物质有如下特点：①体内无法合成，需要从食物和饮用水中摄取；②矿物质在体内组织、器官的分布不均匀；③矿物质之间存在协同或者拮抗效应；④某些微量元素在体内需要量极少，生理剂量与中毒剂量范围过窄，过量摄入极易引起中毒。

由于人体中大部分矿物质主要来源于植物和动物，因此人体中化学元素的种类和含量与其所生存的地理环境表层的元素构成和饮食习惯有关。人类在农作物种植中对含氮、磷、钾等人工肥料的偏好，使作物减少了吸收其他矿物质的机会；对土地的重复和过度使用，使得地表中的相关矿物质含量大幅减少；农药的广泛使用直接杀害土壤中可以参与矿物质转化循环的微生物，使得作物更难获得生长所必需的矿物质。土壤贫瘠的地区主要表现为矿物质的缺乏，这将间接导致人体缺乏足量且多样化的矿物质。矿物质缺乏不仅影响机体的物质代谢，使其难以获得足够的能量，而且导致营养性疾病的发生，如缺硒所引起的克山病(地方性心肌病)与缺碘所引起的甲状腺肿及地方性克汀病(呆小症)，给公众健康造成极大危害。在生理上对矿物质有特殊营养需求的群体，如儿童、孕妇、老人、素食主义者、减肥者、重体力劳动者等，与普通人群的建议摄入量会有很大差异，如果没有及时和足量摄取，会对身体的正常生长发育和生理功能造成不可逆的伤害。长期的矿物质摄入不足，会引起亚临床缺乏症状甚至缺乏病。例如，长期缺铁会引起缺铁性贫血，严重缺钙会导致婴幼儿发生佝偻病。

目前，采取在食品中添加矿物质以改善人体营养状况的做法已经得到大多数国家的认可。根据我国矿物质营养缺乏的状况，铁、锌、碘、钙已经被列为食物营养强化的主要矿物质，主要通过面粉、大米、食用油、食盐、酱油等进行营养强化。同时，补充多种矿物质可以预防癌症、心血管疾病、眼病、骨质疾病、感染性疾病，并且可以全面提升人体的免疫能力，因此提出了“全面补充”的概念，也就是说人体内每一种元素都有存在的合理性和必要性。例如，善存银片(国药准字 H10950025)含有 16 种矿物质，金施尔康(国药准字 H10930015)含有 12 种矿物质。尽管大部分矿物质可以从食物中获得，但骨质疏松、反复感染等与矿物质缺乏有密切关系的临床疾病或症状仍然需要相关药物的干预。

中国营养学会修订的适合一般人群的矿物质参考摄入量见表 8.1，如果有人通过合理饮食仍然难以足量摄入，或难以经肠道吸收，服用营养素补充剂和营养类药物不失为一种重要手段。使用营养类药物对于经临床营养评估认为营养不良的患者尤为必要。本章将对与人体健康和疾病有密切相关的主要矿物质的生理功能、缺乏和过量的表现及其在临床实践中的应用作介绍。

表 8.1　矿物质的参考摄入量(成年人部分)

矿物质	推荐摄入量(RNI)或适宜摄入量(AI)		可耐受最高摄入量/UL
	男	女	
钙/(mg/d)	18～49 岁：800	18～49 岁：800；孕早期：800；孕中期：1000；孕晚期：1000；哺乳期：1000	2000
	50～79 岁：1000	50～79 岁：1000	
磷/(mg/d)	18～64 岁：720	18～64 岁：720；孕期：720；哺乳期：720	3500

续表

矿物质	推荐摄入量（RNI）或适宜摄入量（AI）		可耐受最高摄入量/UL
	男	女	
	65～79 岁：700	65～79 岁：700	
钾/（mg/d）	18～79 岁：2000（AI）	18～79 岁：2000（AI）；孕期：2000（AI）；哺乳期：2400（AI）	—
钠/（mg/d）	18～49 岁：1500（AI）	18～49 岁：1500（AI）；孕期：1500（AI）；哺乳期：1500（AI）	—
	50～79 岁：1400（AI）	50～79 岁：1400（AI）	
镁/（mg/d）	18～64 岁：330	18～64 岁：330；孕期：370；哺乳期：330	—
	65～79 岁：320	65～79 岁：320	
氯/（mg/d）	18～49 岁：2300（AI）	18～49 岁：2300（AI）；孕期：2300（AI）；哺乳期：2300（AI）	—
	50～79 岁：2200（AI）	50～79 岁：2200（AI）	
铁/（mg/d）	18～79 岁：12	18～79 岁：20；孕早期：20；孕中期：24；孕晚期：29；哺乳期：24	42
碘/（μg/d）	18～79 岁：120	18～79 岁：120；孕期：230；哺乳期：240	600
锌/（mg/d）	18～79 岁：12.5	18～79 岁：7.5；孕期：9.5；哺乳期：12.0	40
硒/（μg/d）	18～79 岁：60	18～79 岁：60；孕期：65；哺乳期：78	400
铜/（mg/d）	18～79 岁：0.8	18～79 岁：0.8；孕期：0.9；哺乳期：1.4	8
氟/（mg/d）	18～79 岁：1.5（AI）	18～79 岁：1.5（AI）；孕期：1.5（AI）；哺乳期：1.5（AI）	3.5
铬/（μg/d）	18～79 岁：30（AI）	18～79 岁：30（AI）；孕早期：31（AI）；孕中期：34（AI）；孕晚期：36（AI）；哺乳期：37（AI）	—
锰/（mg/d）	18～79 岁：4.5（AI）	18～79 岁：4.5（AI）；孕期：4.9（AI）；哺乳期：4.8（AI）	11
钼/（μg/d）	18～79 岁：100	18～79 岁：100；孕期：110；哺乳期：103	900

资料来源：中国营养学会，2014

第二节　宏 量 元 素

一、钙

钙是地壳中排名第五丰富的矿物质，在自然界中广泛存在。这种常见的矿物质对人体有很多益处，其中最被人所熟知的是增强骨质。身体内的钙几乎都存在于骨骼和牙齿中，摄取适量的钙有利于维持骨骼的强度和健康。钙可以用于治疗一系列与骨骼有关的疾病，如骨质疏松症等。钙离子除了可以满足细胞内生化功能和调节凝血功能等需求外，身体中绝大多数的钙以无机盐的形式存在于骨骼中，用于支撑身体、参与运动和保护内脏器官。钙元素在口腔中形成牙齿后不会像骨骼中的钙一样再次参与钙的代谢过程。在20～30 岁人体骨量达到峰值后，丢失的钙需要通过膳食不断加以补充，而这也是骨骼正常动态代谢所必需的。成年人的骨骼矿物质含量及骨密度需要通过摄取充足的钙来维持。

人们对作为营养强化剂的钙与维生素 D 的补充越来越重视，以此生产的营养强化食品和相关药品受到不同人群的欢迎。对于钙元素摄取总量的日常监测有助于了解和评估人群中的营养状况与参照膳食营养素推荐摄入量而合理饮食的情况。进行相关的教育宣教和饮食干预后可以提高人们对骨质疏松的理解，以及对足量摄取钙与维生素 D 重要性的认识。骨质疏松症是一种引发疼痛甚至致残的疾病，对其进行预防是一个长期的过程。年长的、绝经期后的妇女更容易受到骨质疏松的危害，因为她们体内的雌激素水平显著下降，饮食中钙与维生素 D 的摄取也相对不足。流行病学调查已经证实钙元素不仅与骨质疏松有关，也参与了多种疾病的发生和发展，如心血管疾病、糖尿病、肿瘤、感染、神经退行性病变等（Perez-Lopez et al., 2012）。

在身体快速发育的青春期，如果日晒不足或者钙摄取不足将会导致低钙血症和维生素 D 缺乏，最终可以发展为佝偻病。维生素 D 缺乏性佝偻病也称为骨软化症，是以维生素 D 缺乏导致钙、磷代谢紊乱和临床以骨骼的钙化障碍为主要特征的疾病。补充钙和维生素 D 对佝偻病的预防十分必要。美国学者经研究认为，食用牛奶和奶制品是最经济划算的补钙方式，并且同时可以补充核黄素与维生素 B_{12}(Drewnowski, 2011)。日常每天摄取 1500 mg 钙可以有效控制身体脂肪的沉积。为了保持骨骼健康及其他正常生理活动，建议年轻人适当增加每日钙摄取量。

食物中的营养成分在肠道吸收过程中具有一定的协同性，钙元素的多样化来源有利于钙的补充。营养健康教育应该着重于如何减少高钙食物的不良反应。例如，高钙食物会升高胆固醇和脂肪水平。钙和维生素 D 的日常低摄入量已经成为女性健康的一大隐患。因此，除了日常增加食物中钙的摄入外，低骨密度的成年女性更需要合理地进行额外补充。在美国的一项研究中，不同年龄层的非裔美国人并没有达到《2005 年美国膳食指南》与 2004 年美国医学会规定的乳制品摄入量(Fulgoni et al., 2007)。澳大利亚儿童在日常食物中对钙与锌的摄取量仅是女性青少年推荐量的 70%，因此 2～4 倍额外的食物被过量食用，在没有达到对相关营养素的摄入标准的同时(如钙)，造成了对能量、脂肪和糖的过多摄入(Rangan et al., 2008)。

钙具有重要而广泛的生理功能，然而，过量摄入钙也会对人体造成危害，如高钙血症和乳碱(milk-alkali)综合征(会引起肾钙质沉着和肾结石)。通过中和胃酸并降低胃内 pH，碳酸钙可以作为抗酸剂用于缓解胃-食管反流病。但是服用抗酸剂的患者在计算钙摄入量的时候很容易忽视抗酸剂中钙元素的含量，导致实际摄入过多。有病例显示，持续一周服用 2500 mg/d 的碳酸钙可以引发 milk-alkali 综合征，而其重要症状包括碱中毒和肾功能障碍(Neupane and Knohl, 2014)。

钙的生理功能、缺乏和过量症的表现见表 8.2。我国批准使用的含钙药物的基本情况见表 8.3。

表 8.2 钙的生理功能、缺乏和过量症的表现

矿物质	生理功能	缺乏和过量
钙	①形成和维持骨骼和牙齿的结构； ②维持神经和肌肉的兴奋性； ③参与凝血过程； ④参与调节或激活多种酶的活性； ⑤促进细胞信号转导； ⑥维持细胞膜稳定性	缺乏：当血清钙降低时，神经肌肉的兴奋性升高，手足痉挛抽搐；儿童时期长期摄入不足，伴维生素 C 缺乏时，可引起手足抽搐症、骨骼钙化不良、生长发育迟缓，严重者可出现佝偻病；成年人尤其是生育次数多、哺乳时间长的妇女易发生骨软化症；老年人缺钙易发生骨质疏松症 过量：高钙血症，肾结石，milk-alkali 综合征；干扰其他矿物质的吸收和利用，如铁、锌、镁、磷等

表 8.3 含钙药物的药品类别和已批准的国药准字数量

药品类别	已批准的国药准字数量	药品类别	已批准的国药准字数量
碳酸钙片	143	牡蛎碳酸钙咀嚼片	18
牡蛎碳酸钙片	107	碳酸钙 D_3 片	6
碳酸钙颗粒	100	葡萄糖酸钙锌口服液	4
三合钙咀嚼片	68	碳酸钙 D_3 咀嚼片	3
乳酸钙片	57	乳酸钙颗粒	2
葡萄糖酸钙口服液	30	乙酸钙颗粒	2
碳酸钙咀嚼片	29	碳酸钙 D_3 颗粒	2
三维钙片	28	复方碳酸钙泡腾颗粒	1

资料来源：http://app1.sfda.gov.cn/datasearch/face3/dir.html (数据截至 2018 年 5 月 17 日)

二、镁

镁是人体内含量第四丰富的矿物质，对保持健康状态至关重要。人体内大约一半的镁元素存在于骨骼中，另外一半主要存在于其他人体器官和组织内的细胞中，只有少量的镁元素存在于血液中。人体很难保持血液中镁元素水平的稳定。镁对神经系统、肌肉功能及骨骼强化非常重要，并且参与人体内数百种生命活动，其中包括肌肉的放松与收缩、蛋白质合成和能量在体内的合成与运输。镁也可以降低心血管疾病的发生率。在一项英国的地球化学环境研究中，研究人员认为饮用低镁水的人群发生心血管疾病的概率更高，并且有明显的区域分布特征(Davies, 2015)。虽然人们从食品中摄取镁元素可以基本达到人体日常所需摄入量，但是有先天性基因缺陷的人无法充分利用这些镁元素。达到日常营养建议摄入量的最好方法是健康、均衡的饮食习惯。摄入足够的水果和蔬菜不仅可以保证镁元素的补充，有益于骨骼发育，并且可以形成体内的碱性环境，减少钙的排出以增加骨密度(Farsinejad-Marj et al., 2016)。人体对镁元素的需求是以生化活动与电生理的标准来衡量的，居住在软水地区的人群、使用利尿剂的患者、倾向于镁缺乏的人群和心律不齐的患者都需要额外增加镁的摄入量。

镁与很多代谢相关疾病有关，如糖尿病、肥胖、高血压和代谢综合征。镁还可以影响慢性疾病的进展，如慢性肾病等(Silva et al., 2016)。镁元素摄入不足阻碍骨质与矿物质的正常代谢，因而镁元素的缺乏增加了骨密度降低和骨折发生的风险。镁元素的缺乏与抑郁相关，并可能带来其他健康问题，如智力下降和成瘾。对于缺镁的抑郁患者进行不少于 8 周的镁元素补充(500 mg/d)可以有效缓解抑郁状态和升高血清镁浓度(Rajizadeh et al., 2017)。由慢性炎症应激恶化导致的镁缺乏可以增加罹患动脉粥样硬化、骨质疏松，甚至癌症的概率(Nielsen, 2010)。对于睡眠呼吸暂停的患者，低的镁元素摄入量与炎性指标 C 反应蛋白呈现明显的负相关关系。2005～2006 年，有 48%的美国人日常镁摄入量没有达到建议摄入量，与 2001～2002 年的 56%相比有所下降。研究发现，食物中钙元素与镁元素比例呈现不断升高的趋势。该研究排除了营养补充剂的影响，因为营养补充剂中的钙元素含量常常高于镁元素(Rosanoff et al., 2012)。对于镁元素缺乏所带来的健康隐患，有学者建议在精制谷物和饮用水中人工添加生物利用度高的镁元素来进行补充(Eby G A and Eby K L, 2006)。

在临床实践中，镁元素的补充和使用在疾病的处理和预后中发挥积极作用。通过血流动力学研究，硫酸镁被证实可以在小动脉中起到血管舒张剂的作用，降低动脉的收缩压和舒张压，可以应用于心血管疾病的治疗。镁元素与神经肌肉系统之间的关系体现在能量代谢、跨膜运输和肌肉收缩与舒张。由于可以控制肾上腺反应，镁元素还广泛应用于诱导麻醉和嗜铬细胞瘤手术中。镁可以降低心脏手术中心律不齐的发生率，防止子痫期间的惊厥性抽搐发作。同时，作为二线治疗方案，镁还可以用于治疗高血压、低钾血症和胰岛素抵抗。对严重急性哮喘的儿童入院后 1 h 内给予硫酸镁静脉注射，会明显减少后期治疗中对医疗器械辅助呼吸的需求(Torres et al., 2012)。最新的动物实验研究结果表明，镁元素不仅可以增强化疗药物的肿瘤杀伤能力，而且可以同时降低药物对正常组织的细胞毒性(Kumar et al., 2017)。

镁的生理功能、缺乏和过量症的表现见表 8.4。我国批准使用的含镁药物的基本情况见表 8.5。

表 8.4　镁的生理功能、缺乏和过量症的表现

矿物质	生理功能	缺乏和过量
镁	①激活多种酶的活性； ②抑制钾、钙通道； ③维护骨骼生长和神经肌肉兴奋性； ④维护胃肠道的功能； ⑤参与蛋白质合成	缺乏：可致神经肌肉兴奋性亢进，表现为反射异常、肌肉震颤、手足抽搐、情绪激动，也可导致胰岛素抵抗和骨质疏松 过量：血清镁在 1.5～2.5 mmol/L 时，常伴有恶心、胃肠痉挛等胃肠道反应；2.5～3.5 mmol/L 时则出现瞌睡、肌无力、膝腱反射弱、肌麻痹；5 mmol/L 时深腱反射消失；超过 5 mmol/L 时可发生随意肌或呼吸肌麻痹；超过 7.5 mmol/L 时可发生心脏完全传导阻滞或心搏停止

表 8.5　含镁药物的药品类别和已批准的国药准字数量

药品类别	已批准的国药准字数量
天冬氨酸钾镁注射液	56
注射用天冬氨酸钾镁	19
天冬氨酸钾镁片	10
天冬氨酸钾镁口服液	6

资料来源：http://app1.sfda.gov.cn/datasearch/face3/dir.html(数据截至 2018 年 5 月 17 日)

三、钠

钠极少存在于食物中，而主要以盐的形式存在。隐性高血压常见于2型糖尿病患者中，有观点认为这与钠元素的摄入过量有关(Uzu et al., 2012)。一项来自瑞士的最新研究证明，尿钠水平与血压呈正相关关系，并且此相关关系与尿钾和尿素水平无关(Glatz et al., 2017)。此外，钠元素摄入过量被认为是影响血液透析患者生存的一个独立风险因素(McCausland et al., 2012)。减少饮食中的钠摄入是防止高钠引发疾病的一个理想途径。研究表明，对患有1型糖尿病的非裔美国人来说，低热量和低钠的饮食可以减少罹患糖尿病视网膜病变的概率(Roy and Janal, 2010)。饮用富含碳酸氢钠的水(苏打水)与低钠饮食对于维持钙的体内平衡有积极作用(Schorr et al., 1996)。

从世界范围内看，绝大多数人群的饮食习惯是高钠低钾。但是，低钠的饮食对于人群健康更有益，尤其对于透析患者来说，低钠饮食对于控制高血压和减少透析期间体重增加至关重要。对于透析过程中不能耐受体液丢失或者出现高血压症状的患者，日常的钠摄入量最好不超过5 g/d(Lindley, 2009)。高钠食物有加工肉类、罐装食品、奶酪、面包、酱料、腌制食品、大米、面食、调味品等。饭店和快餐店提供的食品和速食食品中钠的含量一般也都比较高。调查研究证明，绝大多数的美国人饮食中的钠含量过高而钾含量过少(Cogswell et al., 2012)。世界上有些地区早已采取相关措施减少钠的摄入，但是把钠摄入量最终降低到日常建议摄入量的目标需要很多年的努力才能实现(Barr, 2010)。目前，主流观点建议每人每天摄入不超过1500 mg的钠。然而对于普通人来说，由于绝大多数的钠存在于食物中，因此人们想要提前做出正确的饮食选择非常困难。

除了日常膳食营养，药物中的钠元素也有促进健康的作用。例如，口服贝前列素可以改善血栓性肺动脉高压患者的运动能力和通气效率(Nagaya et al., 2002)。钠离子作为阳离子，可以与碱性的氢氧根结合形成氢氧化钠，作为吸收性抗酸药用于缓解胃酸过多。由于心血管系统对钾离子浓度更为敏感，为避免高钾带来的心律失常，钠离子成为保护心血管系统和稳定血压药物的理想选择。例如，硝普钠作为血管扩张剂，可以增大周围血管内径，使得血压迅速下降，用于缓解心力衰竭症状。丹参酮ⅡA磺酸钠可以增加冠状动脉血流，降低心肌缺氧带来的损害。除了间接参与药物作用，钠离子也可在维持血浆胶体渗透压和保持电解质稳定方面直接发挥作用。浓度为0.9%的氯化钠溶液(也称生理盐水)不仅用于临床患者的液体补充，而且是其他药物进入人体发挥作用所必需的理想溶剂。容积性泻药硫酸钠中的钠离子虽然易溶于水，但却不被肠壁吸收，可以在肠道内形成高渗环境而促进水分排出并刺激肠壁引起排便。

钠的生理功能、缺乏和过量症的表现见表8.6。

表8.6 在钠的生理功能、缺乏和过量症的表现

矿物质	生理功能	缺乏和过量
钠	①调节体内水分与渗透压； ②维持酸碱平衡； ③维持血压正常； ④增强神经肌肉兴奋性	缺乏：一般不易缺乏，早期症状不明显，出现倦怠、淡漠、无神，甚至起立时发生晕眩。中、重度缺乏时，可出现恶心、呕吐、血压下降、肌肉痉挛、视力模糊、心率加快、脉搏细弱、疼痛反射消失，甚至出现淡漠、僵硬、昏迷、外周循环衰竭、休克，更严重者因急性肾衰竭而死亡 过量：尿中钠离子/钾离子值增高，是高血压的重要影响因素

四、钾

钾元素为人体生命活动所必需的矿物质，其主要以钾离子的形式在小肠被吸收。食物中的钾元素一般与有机酸结合，如柠檬酸钾。如果以摄入食物的总热量作为参照标准，蔬菜和水果中钾元素含量最为丰富。为了满足对钾元素的需求，人体必须定时定量地摄取足够的钾来应对膳食性的钾缺乏或病理生理因素引起的钾元素在肾和消化道的过度丢失。作为一种对人体极为重要的矿物质，钾离子对维持细胞功能和生物电至关重要。钾是电解质元素中的一种(另外两种是钠离子和氯离子)，它可以携带极少量的电荷(电势)。钾离子是细胞内最主要的阳离子，重量约为人体钾总量的98%。血清钾的正常参考浓度为3.5～5.5 mmol/L(陆金春等，2009)。红细胞中含有420 mg的钾，因此与血清钾相比，红细胞计数可以作为一个更理想的指标来预测人体中钾的状态。日本的一项研究表明，根据受试者自我记录和描述的结果，较高的钾、钙、镁摄入可以减少罹患痴呆的概率(Ozawa et al., 2012)。低水平的血清钾也被称为低钾血症，可以引起肌肉无力、心律失常和轻度血压升高。过量的钾摄入会引发高钾血症，导致心律失常(致死性心律失常)和肾功能减退。

肥胖是糖尿病的一个主要风险因素，有时会掩盖其他风险因素对疾病发生和进展的作用。一项涉及不同种族的队列研究显示，血清钾浓度与空腹血糖浓度呈负相关，但长期来看并不会影响糖尿病的发生率(Chatterjee et al., 2016a)。服用胰岛素可以增加细胞对钾元素的吸收，从而降低血清钾的水平。由于充足的钾摄入可以降低各种慢性病发生的风险，因此专家建议人们可以多食用富钾的水果、蔬菜，或者是低脂或无脂的乳制品。很多研究发现，充足的钾摄入可以减少发生脑卒中的概率，尤其是缺血性脑卒中。但是，通过光谱分析，缺血性脑卒中患者毛发中的钾含量明显高于正常人毛发中的钾含量(Karaszewski et al., 2007)。因此，补充钾元素是否可以有效减少罹患缺血性脑卒中的概率还需要更多的研究来证实。

蔬菜和水果中含有大量的有机阴离子，其中部分阴离子可以与钾离子形成中性的钾盐，如柠檬酸钾、苹果酸钾，或是少量的草酸钾和酒石酸钾。这些化合物最终将会在体内转变为碳酸氢钾来中和肾的非挥发性酸类物质。一旦肾中的酸性物质没有被中和，将会导致轻度的代谢性酸中毒，并且会长期影响骨骼中钙元素沉积和蛋白质形态。天冬氨酸钾镁作为镁元素和钾元素的混合补充药物，主要用于心动过速、心绞痛和心力衰竭，此外还可以用于低钾血症。钾离子除了可以在临床治疗中直接发挥作用，根据其参与组成的化合物单纯的理化性质也可以在疾病治疗中发挥作用。例如，枸橼酸铋钾胶囊作为一种非吸收性抗酸药，物质本身并不能中和胃酸或抑制胃酸分泌，然而它可以在胃液的酸性环境下在溃疡面上形成一层胶体沉淀，从而减少胃酸、消化酶和细菌对损伤处的腐蚀和消化作用。

钾的生理功能、缺乏和过量症的表现见表8.7。

表8.7　钾的生理功能、缺乏和过量症的表现

矿物质	生理功能	缺乏和过量
钾	①维持糖、蛋白质的正常代谢； ②维持细胞内正常渗透压； ③维持神经肌肉的应激性和正常功能； ④维持心肌的正常功能； ⑤维持细胞内外正常的酸碱平衡	缺乏：在神经肌肉、消化、心血管、泌尿、中枢神经等系统发生功能性或病理性改变。静脉补液少钾或无钾时，易发生钾元素缺乏 过量：易发生在肾功能不全的患者中，并引起高钾血症。症状有皮肤苍白、低血压、心跳缓慢、心律不齐，甚至心搏骤停

第三节　微量元素

一、铁

缺铁性贫血是世界上最常见的营养障碍疾病。缺铁性贫血的原因有日常铁元素摄入量低、肠道吸收不足、失血过多或者需求增加等。缺铁而导致的营养失衡症状，主要出现在孕期等对铁需求增加的时期，严重者能够导致婴儿早产、发育迟缓、低出生体重，还会影响新生儿身体健康。育龄期妇女和儿童最容易受到缺铁性贫血的影响，缺铁性贫血影响儿童早期身体与认知能力的发育，并且经常造成不可逆的损害。孕期口服硫酸亚铁很难改善血液学指标，甚至会导致炎症反应等一系列不良反应。除此以外，铁缺乏经常会导致严重疲劳、身体虚弱和其他相关疾病。身体内的正常铁代谢主要是根据食物中摄取铁的水平来进行调节的。食物中铁元素的抑制剂，如植物中的肌醇六磷酸、鞣酸，茶叶中的多酚或者钙元素，都可以导致人群中缺铁性贫血的发生。由于日常饮食中食物成分的拮抗作用而引起的铁吸收障碍影响了全世界大约30%的人口(Beinner and Lamounier, 2003)。铁是血液中血红蛋白与肌肉中肌红蛋白的必需组成成分，体内的铁元素大约有2/3存在于血红蛋白中。铁也是人体血液中多种蛋白质合成所必需的组成成分。铁的缺乏会限制血细胞的形成，从而影响氧气在体内的循环和交换。因此，铁元素对人体的保护作用主要是保证足够的氧气供应。

食物中铁元素生物利用度过低是造成发展中国家6～24个月儿童缺铁性贫血流行的主要原因，仅仅增加食物种类和改变传统食品加工工艺无法完全保证人体摄入量达到日常需要(Dewey, 2007)。因此，通过各种手段在工业生产及家庭制作中强化铁的吸收对于人体健康非常重要。许多食物对铁的吸收有不利影响，其中包括乳制品(钙元素)、高纤维食物(肌醇六磷酸)、茶和咖啡(多酚类)，这些影响对育龄期妇女等处在营养缺乏边缘的特殊人群尤为明显。但是，如何针对孕期的不同阶段进行正确的补充，还需要专家根据不同情况制定不同的个体化方案(Chatterjee et al., 2016b)。现在，从婴儿4～6个月时开始补充生物利用度高的铁元素的建议已经得到认可(Dube et al., 2010)。对于身体内铁的检测，除了血红蛋白之外，血清铁蛋白、血清铁、游离原卟啉、血锌原卟啉和血清运铁蛋白受体也应该被包含在内。铁通过铁蛋白被人体吸收，并可以通过主食，如大豆，成为一种铁元素的生物强化手段。

需要注意的是，患有缺铁性贫血的6～24个月婴儿存在短期或长期较差的认知能力、运动能力、社会情感和神经发育，铁缺乏还对婴儿智力与行为发育有负面影响(Lozoff, 2007)。对婴儿铁缺乏的预防主要在于对怀孕妇女缺铁的预防，有针对性的营养补充和食物强化都可以有效预防人群中铁缺乏。食物来源的铁主要有两种形式：血红素铁与非血红素铁。血红素铁的来源主要是动物组织(肉类)，比较容易被吸收。大约40%的肉类中的铁是血红素铁，最好的来源包括动物肝、海鲜和瘦肉。非血红素铁主要是植物来源与动物组织的基本组成成分，很难被人体有效吸收，并且很大程度上依赖于人体的实际需求。如果铁元素的储量很低，对铁的吸收就会增加，反之亦然。非血红素铁的来源主要是煮熟的菠菜、豆类、鸡蛋、坚果、强化面包和面粉。

铁的生理功能、缺乏和过量症的表现见表8.8。我国批准使用的含铁药物的基本情况见表8.9。

表8.8 铁的生理功能、缺乏和过量症的表现

矿物质	生理功能	缺乏和过量
铁	①血红蛋白、肌红蛋白、细胞色素A及部分酶的组成成分； ②参与体内氧与二氧化碳的运输、交换和组织呼吸过程； ③可提高机体免疫力，增加中性粒细胞和吞噬细胞的功能； ④催化β-胡萝卜素转化为维生素A； ⑤参与嘌呤与胶原的合成、抗体的产生； ⑥促进脂类从血液中的转运及药物在肝中的代谢	缺乏：缺铁性贫血，特别是在婴幼儿、孕妇、乳母中更易发生；可导致心理活动和智力发育的损害及行为改变 过量：可致中毒；多种疾病如心脏病、肝脏疾病、糖尿病及某些肿瘤等与体内铁的储存过量相关；可致肝纤维化、肝硬化、肝母细胞瘤；导致机体氧化和抗氧化系统失衡

表8.9 含铁药物的药品类别和已批准的国药准字数量

药品类别	已批准的国药准字数量	药品类别	已批准的国药准字数量
枸橼酸铁铵维 B_1 糖浆Ⅱ	48	富马酸亚铁混悬液	2
富马酸亚铁	42	乳酸亚铁片	2
富马酸亚铁颗粒	16	复方锌铁钙口服溶液	2
富马酸亚铁片	15	维铁缓释片	2
葡萄糖酸亚铁糖浆	11	复方硫酸亚铁颗粒	1
右旋糖酐铁片	11	多糖铁复合物胶囊	1
葡萄糖酸亚铁片	8	复方硫酸亚铁叶酸片	1
富马酸亚铁胶囊	5	乳酸亚铁胶囊	1
硫酸亚铁缓释片	4	乳酸亚铁糖浆	1
琥珀酸亚铁片	4	乳酸亚铁口服液	1
富马酸亚铁咀嚼片	4	右旋糖酐铁分散片	1
右旋糖酐铁注射液	2	琥珀酸亚铁缓释片	1

资料来源：http://app1.sfda.gov.cn/datasearch/face3/dir.html（数据截至2018年5月17日）

二、碘

缺碘是导致儿童智力缺陷的原因，也是导致内分泌疾病最常见的原因之一。缺碘主要发生在土壤缺碘的内陆地区，在欠发达国家中非常常见。持续多月饮食中的碘缺乏可以导致甲状腺功能减退、甲状腺细胞与甲状腺腺体增大。碘缺乏在女性中的发生率往往高于男性，并且在孕期妇女中更容易发生。碘作为合成甲状腺激素所必需的原料，对正常的大脑发育极为重要。胎儿、新生儿或者是婴儿更容易受到碘缺乏的危害。根据中国营养学会规定，孕期妇女碘的推荐摄入量为 230μg/d。有研究显示，对中等缺碘的学龄儿童补充碘之后，不仅其认知能力和运动能力得到显著提升，而且胰岛素样生长因子 1 与胰岛素样生长因子结合蛋白 3 的浓度都有增加，促进了身体发育(Zimmermann, 2007)。

人体需要碘，但是却不能合成碘，必须从食物中获得。食物中天然存在的碘含量较低，需要在食品加工过程中添加或强化，如碘盐。作为体内储存碘元素的唯一器官，甲状腺含有身体内超过 2/3 的碘元素。甲状腺广泛参与生殖、神经、肌肉运动、蛋白质和脂肪分解、毛发和指甲生长，以及细胞对氧的吸收利用。甲状腺利用碘元素合成甲状腺素，也就是三碘甲状腺原氨酸(T_3)和四碘甲状腺原氨酸(T_4)，促进人体的物质与能量代谢和生长与发育过程。甲状腺中的碘元素不足会导致甲状腺肿大，也就是俗称的大脖子病。碘缺乏或者甲状腺分泌不足会导致女性停止排卵，甚至不孕。碘缺乏还可以导致甲状腺的自身免疫性疾病，并且增加患甲状腺癌的概率。碘缺乏不仅影响甲状腺健康，还会增加患前列腺癌、乳腺癌、子宫内膜癌和卵巢癌的概率。陆地植物中通常仅含有极少的碘元素(0.001 mg/g)，海洋植物中却含有大量的碘元素(0.5～0.8 mg/g)。

在婴儿期，碘对大脑发育至关重要，并且早产儿更容易受到碘缺乏或碘过量的危害。由于孕期甲状腺激素的水平变化和潜在碘不足对胎儿的不利影响，在整个怀孕期间保证碘的摄入显得尤为重要。由于在蔬菜、谷物和其他很多食物中碘元素含量较低，缺碘性疾病也是世界范围内最常见的营养缺乏症之一。因此，做好对植物中碘元素的研究并做好营养强化可以使我们保持健康并消除缺碘性疾病。一项来自澳大利亚的研究证实，通过在面包中添加碘盐，有利于减少碘缺乏在各个年龄层人群中的发生率(Baxter et al., 2011)。

人群中的碘营养状态可以通过尿碘浓度来进行评估。世界卫生组织、联合国儿童基金会和国际缺碘性疾病协会共同制定孕期妇女尿碘的正常中位浓度为 150～249 μg/L，以便保证充足的碘摄入。在墨西哥，强化碘盐已经提供给来自没有普及医疗保险地区的孕期妇女(Garcia-Solis et al., 2011)。在欧洲国家，通过全面服用含碘的多维维生素片，孕期妇女和哺乳期妇女可以达到碘的日常摄入量，即 250 μg/d(Glinoer, 2007)。碘元素在不同食物中的浓度变化很大，并且食品标签并不能完全反映其真实含量。由于碘缺乏或补充不足会带来严重健康隐患，在新西兰，食物中对儿童和哺乳期妇女的碘元素常规添加量分别为 90 μg/d 和 150 μg/d。同时，尿碘的监测也有益于碘缺乏的早期发现。

海洋储藏了大量的碘元素，除了海藻是最常见的富含碘的食物，鱼类也是自然界中补充碘的理想来源。在挪威，牛奶和乳制品也是人群碘元素摄入量的决定因素，因此，在牛的饲料中添加碘元素也成为一种补充碘元素的措施(Dahl et al., 2004)。含碘丰富的食物有干海藻、鳕鱼、碘盐、虾类和乳制品。由于海盐没有经过强化，因此并不是一个很好的碘元素来源。强化碘盐是我们补充碘的主要途径，但是过多地食用碘盐会导致精液中碘元素含量升高，降低精子活力，并最终导致男子不育(Partal-Lorente et al., 2017)。

碘的生理功能、缺乏和过量症的表现见表 8.10。我国批准使用的含碘药物的基本情况见表 8.11。

表 8.10　碘的生理功能、缺乏和过量症的表现

矿物质	生理功能	缺乏和过量
碘	①参与能量和物质代谢； ②促进身体生长发育； ③促进神经系统发育和分化； ④参与甲状腺素合成与垂体激素作用	缺乏：引起地方性甲状腺肿和地方性克汀病的发生，亚临床克汀病和儿童智力低下的发生 过量：可导致高碘性甲状腺肿等高碘性危害

表 8.11 含碘药物药品类别和已批准的国药准字数量

药品类别	已批准的国药准字数量
碘化钾片	5
碘酸钾片	2
碘化油咀嚼片	1

资料来源：http://app1.sfda.gov.cn/datasearch/face3/dir.html（数据截至 2018 年 5 月 17 日）

三、锌

锌元素是人体内 300 多种代谢活动所需酶类的组成部分，在细胞分裂、DNA 与蛋白质合成中起重要作用。锌缺乏现象在发展中国家十分常见，有数据表明高达 20 亿人有可能受到锌缺乏所带来的发育迟缓影响（Prasad, 2008）。蛋白质摄入不足、锌元素吸收不良和机体代偿功能降低都可能导致锌缺乏。尽管影响锌元素在人体内生物利用度的原因有很多，但是食物中锌元素和肌醇六磷酸的含量是影响锌吸收的关键因素（Sandberg, 1991）。实验证明，在肌醇六磷酸为 900 mg/d 的情况下，人体需要摄入 100 mg 的锌才能保证 6.4 mg/d 锌的有效吸收（Hambidge et al., 2008）。在高肌醇六磷酸的饮食中，锌的生物利用度会显著降低，因此，修改锌的日常建议摄入量是有理论依据的。肌醇六磷酸的主要来源有谷物及谷物制品，如面包、蔬菜、土豆、开胃小吃（薯片、脆片）、热饮、水果与坚果。以蔬菜作为主要食物的人群，如素食主义者，被认为是锌元素缺乏的高危人群。锌缺乏在儿童中的发生率也高于其他营养素的缺乏，食物中富含生物可利用锌可以使青少年远离锌缺乏症的危害。

锌元素对保持机体正常免疫系统至关重要，作为一种人体必需的微量营养素，锌在先天免疫和适应性免疫中发挥积极作用。大部分的锌缺乏源自营养不良，这将引起细胞介导的免疫功能障碍，使得机体遭受细菌感染和脓毒症的概率大大增加。通过调节促炎因子（如核因子 κB）的功能，锌元素参与并控制着机体炎症反应的发生和强度。口服硫酸锌可以减少手术后伤口愈合所需要的时间（Kogan et al., 2017）。补充锌元素可以减少重症肺炎的死亡率，但是并不会明显改变治疗结果和抗生素使用方案（Wang and Song, 2017）。荟萃分析显示，口服锌制剂可以减少普通感冒症状的持续时间。胰岛素抵抗是肥胖症的一个临床表现，补充锌元素不仅刺激胰岛素的分泌，而且增强细胞和组织对胰岛素的敏感性。对于糖尿病患者，相关治疗通常建议摄入更多的抗氧化剂。通过补充锌元素和维生素，可以增强抗氧化能力，而锌元素自身也可以在人体内表现出类似抗氧化剂的保护作用，使得糖尿病患者受益（Liang et al., 2015）。接受减重手术的患者术后需要进行锌的补充，但是一般情况下都被忽视，或者补充不足（Salle et al., 2010）。

改良的食物加工方法可以减少锌元素从食物中丢失，并且保持适量的体育运动对膳食质量和锌元素摄取也十分有益。然而，过量的锌摄入可以导致痉挛、腹泻和呕吐，还可以导致对其他矿物质或者维生素的吸收失调。在一项大范围研究中，科研人员发现锌元素摄入量与前列腺癌发生的风险密切相关，特别是对前列腺癌晚期患者。因此，锌被列为前列腺癌的风险因子（Gallus et al., 2007）。虽然有针对性地补充锌元素可以降低相关疾病的发病率，但是在临床实践中全面开始实行之前，更多高质量的临床试验需要继续开展，以明确补充剂量和补充方式，避免过量的补充导致出现其他的健康问题。

锌的生理功能、缺乏和过量症的表现见表 8.12。我国批准使用的含锌药物的基本情况见表 8.13。

表 8.12 锌的生理功能、缺乏和过量症的表现

矿物质	生理功能	缺乏和过量
锌	①促进生长发育； ②促进神经发育； ③调节免疫功能； ④参与前列腺素的分泌和合成	缺乏：肠病性肢端性皮炎、生长缓慢、皮肤伤口愈合不良、味觉障碍、胃肠道疾患、免疫功能减退、性发育障碍与性功能低下等 过量：急性锌中毒；肝、肾功能受损；电解质紊乱

表 8.13 含锌药物的药品类别和已批准的国药准字数量

药品类别	已批准的国药准字数量
葡萄糖酸锌片	30
葡萄糖酸锌颗粒	17
葡萄糖酸锌口服液	14
硫酸锌颗粒	4

资料来源：http://app1.sfda.gov.cn/datasearch/face3/dir.html（数据截至 2018 年 5 月 17 日）

四、硒

硒是人体必需的微量元素，广泛参与氧化应激和免疫调节等各项生理生化活动。硒作为硒代半胱氨酸的组成成分，最终参与抗氧化物酶的合成，尤其是谷胱甘肽过氧化物酶等硒蛋白。目前，人体内至少发现了 25 种硒蛋白，它们被划分为抗氧化酶（谷胱甘肽、谷胱甘肽过氧化物酶等）、抗氧化蛋白（硒蛋白 P、硒蛋白 W 等）和代谢酶（硫氧还蛋白还原酶、脱碘酶等）(Shenkin, 2009)。通过调节细胞应答，硒蛋白保护细胞免受自由基的有害影响，减少由于氧化损伤导致的细胞凋亡。虽然硒对人体健康的保护机制还没有被完全阐明，但是硒的抗氧化性质被认为是相关保护作用的基础。

硒缺乏与很多疾病的发生有关，如免疫损伤等。很多疾病都与硒的摄入不足有联系，如大骨节病、黏液水肿型克汀病、前列腺癌、心脏病和艾滋病。根据地理位置不同，食物中的硒含量变化很大。由于土壤中的硒元素较少，在中国和东西伯利亚地区的儿童和年轻育龄女性很容易受到相关缺乏症的危害。低硒摄入加重苯丙酮尿症的症状，并最终演变为脑损伤和进行性智力缺陷。通过口服亚硒酸钠，以心肌损伤为特征的克山病在中国的发病率明显下降，证明了硒对维持人体健康的必要性(Chen, 2012)。即使在富硒地区，补充硒同样可以改善人群的健康状况。在生物利用度方面，硒代甲硫氨酸是亚硒酸盐的两倍。然而，对于已经摄入充足硒元素的人群来说，补硒会增加罹患 2 型糖尿病的概率。服用含有过量硒的营养强化剂（200 倍高于硒元素标注含量）会引起硒中毒，可表现为恶心、腹泻、疲劳、脱发、关节疼痛、指甲变色或脆性增加(MacFarquhar et al., 2010)。

研究表明，静脉注射五水合硒酸钠（商品名 selenase）不仅显著降低重度败血症患者的死亡率并增加患者心脏骤停昏迷后清醒的概率(Reisinger et al., 2009)，还可以明显促进创伤性脑损伤患者的功能恢复(Khalili et al., 2017)。在重症监护方面，由于与器官功能不全程度之间存在着负相关关系，血清硒水平也可以作为一项评价预后状况的指标。除此以外，硒蛋白 P 和谷胱甘肽过氧化物酶也可以作为衡量硒营养状况的生物指标。动物实验表明，补充硒元素不仅减少莨菪碱诱导的痴呆症状中的细胞坏死(Demirci et al., 2017)，而且减缓阿尔茨海默病中的神经退行性病变的进展，包括缓解症状和减少含 β-淀粉样蛋白的斑块形成(Zheng et al., 2016)。在血液供应不足时，代谢活跃的器官会受到缺血性损伤；当血流供应恢复时，人体器官又会遭受更严重的再灌注损伤。活性氧形成、脂质过氧化反应和炎症反应是缺血-再灌注损伤的主要作用机制。由于具有显著的抗氧化作用，硒元素增强了谷胱甘肽过氧化物酶活性，减弱了脂质过氧化反应，并下调了 NF-κB 信号通路的表达，从而减轻了实验动物的缺血-再灌注损伤程度(Kim et al., 2014)。

在综合流行病学、临床干预实验、模型动物实验和细胞培养实验的结果后，硒也被认为是一种重要的抗癌抑制剂。新西兰学者的研究发现，血清硒的升高可以显著降低 DNA 的损伤，但是单核苷酸多态性决定不同人群硒的利用率和此种相关性研究的有效范围。例如，GPx1 rs1050450 CC 基因型的人群最多利用 116 ng/mL 的硒，GPx4 rs713041 TT 基因型的人群最多利用 149 ng/mL 的硒。硒酵母已经在欧盟范围内推广使用，它不仅有可靠的遗传稳定性，而且目前还没有导致中毒的报道。即使远远高于欧盟委员会规定的 300 μg/d（我国可耐受最高摄入量为 400 μg/d，数据来源：《中国居民膳食营养素参考摄入量速查手册》），多年摄入 800 μg/d 的硒元素也没有被证明对身体有害(Rayman, 2004)。总之，硒的摄入量和人体健康的确切关系还需要更多的临床研究来进一步证实。

硒的生理功能、缺乏和过量症的表现见表 8.14。我国批准使用的含碘药物的基本情况见表 8.15。

表 8.14　硒的生理功能、缺乏和过量症的表现

名称	生理功能	缺乏和过量
硒	①维持细胞正常生理功能； ②构成含硒蛋白； ③调节免疫功能； ④保护心肌健康； ⑤降低重金属毒性； ⑥抗氧化和抗肿瘤作用	缺乏：缺硒是导致克山病的主要原因，临床表现为心脏扩大、心功能失代偿、心力衰竭或心源性休克、心律失常、心动过速或过缓，缺硒也会导致大骨节病 过量：急性硒中毒

表 8.15　含硒药物的药品类别和已批准的国药准字数量

药品类别	已批准的国药准字数量
硒酵母	6
亚硒酸钠片	5
硒酵母片	2
二硫化硒	4
二硫化硒洗剂	2
硒酵母胶囊	1
硒酵母混悬液	1
硒杞补肝合剂	1

资料来源：http://app1.sfda.gov.cn/datasearch/face3/dir.html（数据截至 2018 年 5 月 17 日）

第四节　电解质平衡

水是人体最重要的组成成分之一，约占体重的 60%。体内的水分称为体液，体液由水及溶解在其中的电解质、低分子有机化合物和蛋白质等组成。电解质是指本身具有离子导电性或在一定条件下（如高温熔融或溶于溶剂形成溶液）能够呈现离子导电性的物质，它们大多以离子形式存在，主要有 Na^+、K^+、Ca^{2+}、Mg^{2+}、Cl^-、HCO_3^-、HPO_4^{2-}、SO_4^{2-}、有机酸根和蛋白质阴离子等。细胞内外各种生命活动都是在体液中进行的。水、电解质和酸碱平衡是人体细胞进行正常代谢所必需的条件，也是维持人体生命和各脏器生理功能所必需的条件。机体体液容量、各种离子浓度、渗透压和酸碱度的相对恒定是维持细胞新陈代谢和生理功能的基本保证。

机体各组织或细胞中体液电解质的组成和含量有以下特点：①身体任何部位的体液中，阴离子和阳离子分别携带的电荷数相同，使体液保持电中性。②细胞内、外液电解质含量的差异显著。细胞外液的阳离子以 Na^+为主，阴离子以 Cl^-和 HCO_3^-为主；细胞内液的阳离子以 K^+为主，阴离子以 HPO_4^{2-}和蛋白质为主。③细胞内、外液的电解质总量不等，细胞内液中居多。由于细胞内液中蛋白质阴离子和二价阴离子的数量较多，其产生的渗透压相对于细胞外液中一价阳离子较小，因此细胞内、外液的渗透压基本相同。④血浆和细胞间液的电解质组成和含量非常相似，仅蛋白质含量有较大差别。这种差别是由毛细血管壁的通透性决定的，对维持血容量恒定、保证血液与组织间液之间水分的正常交换具有重要的生理意义。

电解质平衡是通过神经-内分泌系统及相关脏器的调节得以实现的。钠离子和钾离子作为人体内最重要的两种电解质成分，受到包括神经、激素和生理生化等多种方面的调节。具体来说，参与钠离子调节的有渴感、抗利尿激素、心房利钠因子和肾素-血管紧张素-醛固酮系统等；参与钾离子调节的有醛固酮、肾小管远端流速、肾小管上皮细胞内外跨膜电位差和细胞外液酸碱度等。因疾病、创伤、感染、物理因素、化学因素及不恰当的治疗而使平衡失调时，如果机体缺乏能力进行调节或超过了机体的代偿能力，将会出现电解质紊乱。电解质紊乱一旦发生，除了调整失衡，还必须针对其原发病进行治疗，但是当疾病发展到一定阶段时，电解质紊乱成为威胁生命的主要因素，则必须及早发现和纠正以挽救患者的生命。电解质紊乱的纠正方法和具体操作见表 8.16。

表 8.16　电解质紊乱的纠正方法和具体操作

纠正方法	具体操作
一般治疗	针对持续呕吐或明显脱水的患者，可静脉滴注适当浓度的葡萄糖盐水和其他相关电解质。鼓励患者摄入清淡、流质或半流质食物，以防止脱水加重
对症治疗	对于呕吐症状严重的患者，可注射止吐药或解痉药，如氯丙嗪或颠茄酊；对于腹泻症状严重的患者，可服用止泻药，如十六角蒙脱石等
抗菌治疗	对于感染性腹泻患者，可适当使用有针对性的抗生素。由于有抗生素滥用风险，因此抗菌治疗方式目前具有争议

临床上水、电解质代谢紊乱十分常见，它们往往是疾病的一种后果或疾病伴随的病理变化，有时也由医疗处置不当所引起。严重的水、电解质代谢紊乱使得疾病的诊断和治疗复杂化，甚至对患者生命造成严重威胁。对于肾病患者来说，钠、氯、钾、钙和磷的浓度异常非常常见，导致出现代谢性酸中毒和代谢性碱中毒等相关症状。通过促进肿瘤发生机制和破坏机体防御机制，电解质紊乱参与了癌症的发生（Nriagu et al., 2016）。在肠道切除手术和尿道重建手术中，电解质紊乱也是常见的并发症，值得临床医生警惕和注意（Squiers and Twitchell, 2017）。对于有脑损伤的患者来说，低钠血症会加重癫痫和脑水肿等病症，甚至改变颅内压力（Hutto and French, 2017）。横断面研究显示，高钠低钾的饮食习惯与心血管疾病的发生相关，在儿童时期就开始进行膳食中电解质的检测可以作为一个公共卫生领域的全新尝试（Grimes et al., 2015）。有关电解质紊乱的基本情况见表 8.17。

表 8.17　电解质紊乱、主要神经系统症状和治疗风险

电解质紊乱	定义	主要神经系统症状	过快或过度治疗的风险
低钠血症	钠<135 mmol/L	肌肉痉挛、反射减退、脑病、癫痫	脑桥中央髓鞘溶解
高钠血症	钠>145 mmol/L	乏力、反射亢进、强直、震颤、舞蹈症、肌痉挛、脑病	伴随癫痫或昏迷的脑水肿
低钾血症	钾<3.5 mmol/L	反射正常的肌无力、不累及颅神经的上升性乏力、感觉异常	心律不齐、低钙性抽搐
高钾血症	钾>5 mmol/L	伴反射减退的肌无力、不累及颅神经的上升性乏力、烧灼样感觉异常	心律不齐，特别是在没有补钙的情况时
低钙血症	钙<8.2 mg/dL	肌强直、牙关紧闭、角弓反张、脑病、震颤、面部叩击征、陶瑟征	使用地高辛的患者所致洋地黄中毒
高钙血症	钙>10.5 mg/dL	脑病、肌阵挛、强直、近端无力和反射亢进	呋塞米可加重心力衰竭患者的高钙血症
低镁血症	镁<0.6 mmol/L	伴面部叩击征、陶瑟征的肌强直，脑病，癫痫，反射亢进，震颤，舞蹈症，伴惊恐的肌阵挛	乏力
高镁血症	镁>2 mmol/L	伴呼吸功能不全的急性迟缓性瘫痪（可类似中脑综合征）	缺血性心脏病、心律失常、先兆子痫、哮喘

资料来源：修改自 Espay, 2014

氯化钠作为最常见的电解质平衡调节药物，可以通过注射和口服的方式纠正由于大面积烧伤、严重呕吐和腹泻、大量发汗、强利尿药和出血所引起的低盐性失水。清凉盐片（盐汽水片）可以用作解渴饮料补充盐分，提供给高温下工作的人员。氯化钾和天冬氨酸钾镁用于低钾血症的防治，也可以用于心律失常患者。氯化钙等含钙电解质平衡调节药物适用于血钙降低所引起的抽搐、佝偻病和软骨病，也可用于缺钙人群的钙盐补充。由于与镁离子存在竞争性拮抗作用，氯化钠也可作为解毒剂用于镁盐中毒。硫酸镁可以用于低镁血症的预防和治疗，口服状态下硫酸镁不被吸收，导致小肠内的高渗状态，并且刺激肠蠕动，从而也可作为导泻剂。然而，各种电解质平衡调节药物都有相应的禁忌证，因此，在临床实践中，应实时监控血清相关离子浓度，以免引起继发性损伤。

第五节 总结与展望

有效和足量的矿物质摄入可以保障人体健康和正常生理活动，而矿物质缺乏则会引起一系列的相关症状和疾病，甚至危及生命。虽然使用矿物质药物可以预防疾病和缓解病症，但是如何避免服用药物所带来的不良反应，如对组织、器官的继发性损伤，则需要临床医生、临床药师和药学专家的密切合作。随着遗传学、基因组学和代谢组学的不断发展，在开展临床治疗前不仅需要厘清矿物质相关疾病的发病机制，而且需要结合不同个体的内在基因特征选择适合的药物治疗，即个体化治疗。一方面可以根据个体或群体的基因特点提前向有矿物质缺乏倾向的人群提供矿物质补充剂；另一方面可以通过临床的持续监测，对矿物质缺乏症确诊患者进行合理和适当的药物治疗。

当然，实践中还存在许多困难。目前，基因检测对于矿物质缺乏症的预防和诊断价值有限。基因检测结果涉及个人、民族和国家安全，相关信息的泄露会给个人生活带来困扰，甚至会对国家安全造成威胁。因此，在个体化治疗矿物质缺乏症之前，必须加快相关学科的研究，健全基因信息保护机制，最终达到保护个体和公共健康的目的。

（赵　钊）

主要参考文献

陆金春，李春德，黄宇峰. 2009. 临床检验报告速查手册. 上海：第二军医大学出版社.

中国营养学会. 2014. 中国居民膳食营养素参考摄入量速查手册. 北京：中国标准出版社.

Barr S I. 2010. Reducing dietary sodium intake: the Canadian context. Appl Physiol Nutr Metab, 35(1): 1-8.

Baxter J R, Riddell L, Huggins C E, et al. 2011. Iodine status in Melbourne adults in the early 1990s and 2007-2008. Aust N Z J Public Health, 35(5): 408-411.

Beinner M A, Lamounier J A. 2003. Recent experience with fortification of foods and beverages with iron for the control of iron-deficiency anemia in Brazilian children. Food Nutr Bull, 24(3): 268-274.

Chatterjee R, Shand A, Nassar N, et al. 2016b. Iron supplement use in pregnancy-Are the right women taking the right amount? Clin Nutr, 35(3): 741-747.

Chatterjee R, Zelnick L, Mukamal K J, et al. 2016a. Potassium measures and their associations with glucose and diabetes risk: The Multi-Ethnic Study of Atherosclerosis (MESA). PLoS One, 11(6): e0157252.

Chen J. 2012. An original discovery: selenium deficiency and Keshan disease (an endemic heart disease). Asia Pac J Clin Nutr, 21(3): 320-326.

Cogswell M E, Zhang Z, Carriquiry A L, et al. 2012. Sodium and potassium intakes among US adults: NHANES 2003-2008. Am J Clin Nutr, 96(3): 647-657.

Dahl L, Johansson L, Julshamn K, et al. 2004. The iodine content of Norwegian foods and diets. Public Health Nutr, 7(4): 569-576.

Davies B E. 2015. The UK geochemical environment and cardiovascular diseases: magnesium in food and water. Environ Geochem Health, 37(3): 411-427.

Demirci K, Naziroglu M, Ovey I S, et al. 2017. Selenium attenuates apoptosis, inflammation and oxidative stress in the blood and brain of aged rats with scopolamine-induced dementia. Metab Brain Dis, 32(2): 321-329.

Dewey K G. 2007. Increasing iron intake of children through complementary foods. Food Nutr Bull, 28(4 Suppl): S595-S609.

Drewnowski A. 2011. The contribution of milk and milk products to micronutrient density and affordability of the U.S. diet. J Am Coll Nutr, 30(5 Suppl 1): 422S-428S.

Dube K, Schwartz J, Mueller M J, et al. 2010. Iron intake and iron status in breastfed infants during the first year of life. Clin Nutr, 29(6): 773-778.

Eby G A, Eby K L. 2006. Rapid recovery from major depression using magnesium treatment. Med Hypotheses, 67(2): 362-370.

Espay A J. 2014. Neurologic complications of electrolyte disturbances and acid-base balance. Handb Clin Neurol, 119: 365-382.

Farsinejad-Marj M, Saneei P, Esmaillzadeh A. 2016. Dietary magnesium intake, bone mineral density and risk of fracture: a systematic review and meta-analysis. Osteoporos Int, 27(4): 1389-1399.

Fulgoni V 3rd, Nicholls J, Reed A, et al. 2007. Dairy consumption and related nutrient intake in African-American adults and children in the United States: continuing survey of food intakes by individuals 1994-1996, 1998, and the National Health And Nutrition Examination Survey 1999-2000. J Am Diet Assoc, 107(2): 256-264.

Gallus S, Foschi R, Negri E, et al. 2007. Dietary zinc and prostate cancer risk: a case-control study from Italy. Eur Urol, 52(4): 1052-1056.

Garcia-Solis P, Solis S J, Garcia-Gaytan A C, et al. 2011. Iodine nutrition status in pregnant women in Mexico. Thyroid, 21(12): 1367-1371.

Glatz N, Chappuis A, Conen D, et al. 2017. Associations of sodium, potassium and protein intake with blood pressure and hypertension in Switzerland. Swiss Med Wkly, 147: w14411.

Glinoer D. 2007. Clinical and biological consequences of iodine deficiency during pregnancy. Endocr Dev, 10: 62-85.

Grimes C A, Baxter J R, Campbell K J, et al. 2015. Cross-sectional study of 24-hour urinary electrolyte excretion and associated health outcomes in a convenience sample of Australian primary school children: The Salt and Other Nutrients in Children (SONIC) Study Protocol. JMIR Res Protoc, 4 (1): e7.

Hambidge K M, Miller L V, Westcott J E, et al. 2008. Dietary reference intakes for zinc may require adjustment for phytate intake based upon model predictions. J Nutr, 138 (12): 2363-2366.

Hutto C, French M. 2017. Neurologic intensive care unit electrolyte management. Nurs Clin North Am, 52 (2): 321-329.

Karaszewski B, Kozera G, Dorosz A, et al. 2007. High magnesium or potassium hair accumulation is not associated with ischemic stroke risk reduction: a pilot study. Clin Neurol Neurosurg, 109 (8): 676-679.

Khalili H, Ahl R, Cao Y, et al. 2017. Early selenium treatment for traumatic brain injury: does it improve survival and functional outcome? Injury, 48 (9): 1922-1926.

Kim Y, Kim D C, Cho E S, et al. 2014. Antioxidant and anti-inflammatory effects of selenium in oral buccal mucosa and small intestinal mucosa during intestinal ischemia-reperfusion injury. J Inflamm (Lond), 11 (1): 36.

Kogan S, Sood A, Garnick M S. 2017. Zinc and wound healing: a review of zinc physiology and clinical applications. Wounds, 29 (4): 102-106.

Kumar G, Solanki M H, Xue X, et al. 2017. Magnesium improves cisplatin-mediated tumor killing while protecting against cisplatin-induced nephrotoxicity. Am J Physiol Renal Physiol, 313 (2): F339-F350.

Liang T, Zhang Q, Sun W, et al. 2015. Zinc treatment prevents type 1 diabetes-induced hepatic oxidative damage, endoplasmic reticulum stress, and cell death, and even prevents possible steatohepatitis in the OVE26 mouse model: Important role of metallothionein. Toxicol Lett, 233 (2): 114-124.

Lindley E J. 2009. Reducing sodium intake in hemodialysis patients. Semin Dial, 22 (3): 260-263.

Lozoff B. 2007. Iron deficiency and child development. Food Nutr Bull, 28 (4 Suppl): S560-S571.

MacFarquhar J K, Broussard D L, Melstrom P, et al. 2010. Acute selenium toxicity associated with a dietary supplement. Arch Intern Med, 170 (3): 256-261.

McCausland F R, Waikar S S, Brunelli S M. 2012. Increased dietary sodium is independently associated with greater mortality among prevalent hemodialysis patients. Kidney Int, 82 (2): 204-211.

Nagaya N, Shimizu Y Satoh T, et al. 2002. Oral beraprost sodium improves exercise capacity and ventilatory efficiency in patients with primary or thromboembolic pulmonary hypertension. Heart, 87 (4): 340-345.

Neupane S, Knohl S J. 2014. The Institute of Medicine, the Food and Drug Administration, and the calcium conundrum. Public Health Nutr, 17 (8): 1865-1867.

Nielsen F H. 2010. Magnesium, inflammation, and obesity in chronic disease. Nutr Rev, 68 (6): 333-340.

Nriagu J, Darroudi F, Shomar B. 2016. Health effects of desalinated water: role of electrolyte disturbance in cancer development. Environ Res, 150: 191-204.

Ozawa M, Ninomiya T, Ohara T, et al. 2012. Self-reported dietary intake of potassium, calcium, and magnesium and risk of dementia in the Japanese: the Hisayama Study. J Am Geriatr Soc, 60 (8): 1515-1520.

Partal-Lorente A B, Maldonado-Ezequiel V, Martinez-Navarro L, et al. 2017. Iodine is associated to semen quality in men who undergo consultations for infertility. Reprod Toxicol, 73: 1-7.

Perez-Lopez F R, Brincat M, Erel C T, et al. 2012. EMAS position statement: vitamin D and postmenopausal health. Maturitas, 71 (1): 83-88.

Prasad A S. 2008. Zinc in human health: effect of zinc on immune cells. Mol Med, 14 (5-6): 353-357.

Rajizadeh A, Mozaffari-Khosravi H, Yassini-Ardakani M, et al. 2017. Effect of magnesium supplementation on depression status in depressed patients with magnesium deficiency: a randomized, double-blind, placebo-controlled trial. Nutrition, 35: 56-60.

Rangan A M, Randall D, Hector D J, et al. 2008. Consumption of 'extra' foods by Australian children: types, quantities and contribution to energy and nutrient intakes. Eur J Clin Nutr, 62 (3): 356-364.

Rayman M P. 2004. The use of high-selenium yeast to raise selenium status: how does it measure up? Br J Nutr, 92 (4): 557-573.

Reisinger J, Hollinger K, Lang W, et al. 2009. Does early administration of selenium improve neurological outcome after cardiac arrest? Am J Emerg Med, 27 (2): 176-181.

Rosanoff A, Weaver C M, Rude R K. 2012. Suboptimal magnesium status in the United States: are the health consequences underestimated? Nutr Rev, 70 (3): 153-164.

Roy M S, Janal M N. 2010. High caloric and sodium intakes as risk factors for progression of retinopathy in type 1 diabetes mellitus. Arch Ophthalmol, 128 (1): 33-39.

Salle A, Demarsy D, Poirier A L, et al. 2010. Zinc deficiency: a frequent and underestimated complication after bariatric surgery. Obes Surg, 20 (12): 1660-1670.

Sandberg A S. 1991. The effect of food processing on phytate hydrolysis and availability of iron and zinc. Adv Exp Med Biol, 289: 499-508.

Schorr U, Distler A, Sharma A M. 1996. Effect of sodium chloride- and sodium bicarbonate-rich mineral water on blood pressure and metabolic parameters in elderly normotensive individuals: a randomized double-blind crossover trial. J Hypertens, 14 (1): 131-135.

Shenkin A. 2009. Selenium in intravenous nutrition. Gastroenterology, 137 (5 Suppl): S61-S69.

Silva A P, Mendes F, Fragoso A, et al. 2016. Altered serum levels of FGF-23 and magnesium are independent risk factors for an increased albumin-to-creatinine ratio in type 2 diabetics with chronic kidney disease. J Diabetes Complications, 30 (2): 275-280.

Squiers A N, Twitchell K. 2017. Metabolic and electrolyte abnormalities related to use of bowel in urologic reconstruction. Nurs Clin North Am, 52 (2): 281-289.

Torres S, Sticco N, Bosch J J, et al. 2012. Effectiveness of magnesium sulfate as initial treatment of acute severe asthma in children, conducted in a tertiary-level university hospital: a randomized, controlled trial. Arch Argent Pediatr, 110 (4): 291-296.

Uzu T, Nakao K, Kume S, et al. 2012. High sodium intake is associated with masked hypertension in Japanese patients with type 2 diabetes and treated hypertension. Am J Hypertens, 25 (11): 1170-1174.

Wang L, Song Y. 2018. Efficacy of zinc given as an adjunct to the treatment of severe pneumonia: a meta-analysis of randomized, double-blind and placebo-controlled trials. Clin Respir J, 12 (3): 857-864.

Zheng L, Zhu H Z, Wang B T, et al. 2016. Sodium selenate regulates the brain ionome in a transgenic mouse model of Alzheimer's disease. Sci Rep, 6: 39290.

Zimmermann M B. 2007. The adverse effects of mild-to-moderate iodine deficiency during pregnancy and childhood: a review. Thyroid, 17 (9): 829-835.

第九章　核苷酸类营养药物

第一节　概　　述

核酸是由多个核苷酸组成的生物大分子。碱基与戊糖通过糖苷键连接成核苷，核苷与磷酸以酯键连接成核苷酸。戊糖分为核糖和脱氧核糖。根据戊糖的不同，核苷酸分为脱氧核糖核酸（DNA）和核糖核酸（RNA）。DNA 主要存在于真核细胞细胞核染色体中，是生物体的遗传信息物质。RNA 由 DNA 转录而来，在细胞质中行使各自的生理功能。RNA 主要有信使核糖核酸（mRNA）、转运核糖核酸（tRNA）和核糖体核糖核酸（rRNA）3 种。

核酸在人体内的合成方式有两种途径：一种是细胞利用磷酸核糖、氨基酸、一碳单位及 CO_2 等简单物质为原料合成核苷酸的过程，称为从头合成途径，是体内的主要合成途径，此过程需要消耗大量能量，成年后该途径的合成能力逐渐减弱；另一种是利用体内游离碱基或核苷，经简单反应过程生成核苷酸的过程，称为补救合成途径，只有部分组织和器官可以经过此方式合成核酸。此过程是低耗能途径，其合成能力不受年龄增长的限制。外源补充核酸可增加补救途径的核酸生成量，并反馈抑制从头合成途径而起到节能作用。机体合成核苷的主要部位是肝，底物充足时，主要以补救途径合成核酸。

核酸是构成基因的基础物质，有着重要的营养作用。食物中含有丰富的核酸，但是只有很少量的核酸可以进入机体的代谢循环中供机体利用。核酸进入消化系统后先被分解成核苷酸，这些核苷酸贮存在核苷酸池中，供许多必要的生化反应使用。由于核酸的从头合成，核酸长期以来一直被视为非必需营养物质。然而研究表明，部分外源核苷酸能够进入各种组织而被利用，其代谢产物在细胞内能参与一系列的生物化学过程：合成 DNA 和 RNA；产生能量如 ATP；产生 AMP、ADP 和 ATP 等酶的变构效应剂和信号转导的第二信使 cAMP 和 cGMP；产生辅酶的组分，如 AMP 是 NAD+［烟酰胺腺嘌呤二核苷酸（氧化态）］、NADP+（烟酰胺腺嘌呤二核苷酸磷酸，是还原型辅酶Ⅱ）、FAD（黄素腺嘌呤二核苷酸）和 CoA（辅酶 A）的重要的辅酶组分；产生辅因子合成的前体物，如 GTP（鸟苷三磷酸）是四氢生物蝶呤合成的前体物；形成代谢的活性中间物，如 UDP-葡萄糖（尿苷二磷酸葡萄糖）、GDP-甘露糖（鸟苷二磷酸甘露糖）等参与糖复合物的合成等，CDP-胆碱（胞磷胆碱）、CDP-乙醇胺、CDP-甘油二酯等参与磷脂合成，*S*-腺苷甲硫氨酸（SAM）是活性甲基供体；3′-磷酸腺苷-5′-磷酰硫酸（PAPS）是活性硫酸供体。虽然核酸可以由内源合成，但是在外源核酸不足的情况下，依然可以引起机体各种各样的问题。因此，外源核酸在特定的生理条件下是人体不可缺少的重要营养物质，在增强免疫功能、保护 DNA、调控代谢、延缓衰老、保护心脑血管和神经系统等方面有着重要的生物学功能。

1. 维持机体正常免疫功能，调控稳定代谢内环境

核酸营养对机体的影响中，最敏感、受影响最直接的是免疫系统。免疫细胞自身合成核苷酸能力不足而免疫细胞又需要各种营养素来保证细胞的正常功能和增殖，虽然机体能从头合成核苷酸，但若想维持免疫系统的正常机能，必须有一定量的外源核酸。免疫系统通过嘌呤和嘧啶合成 DNA 和 RNA，促进蛋白质合成和细胞增殖。外源核酸作为对 DNA 和 RNA 的主要补充，促进免疫细胞生长和免疫细胞因子分泌，不仅促进免疫系统发育和免疫功能修复，对维持正常的细胞免疫和体液免疫也起着重要的作用（Holen et al., 2006）。外源核酸可提高淋巴细胞增殖率、增强细胞免疫和体液免疫能力，调节辅助性 T 淋巴细胞（helper T cell），辅助 B 淋巴细胞的应答及 B 淋巴细胞的成熟与分化，核酸衍生物能维持免疫细胞的正常功能且诱导免疫细胞的生长和增殖，外源补充核酸可改善健康婴儿的体液免疫应答（Hawkes et al., 2006）。临床研究表明，母乳中含有的核苷酸可以提高婴儿的免疫反应，提高婴儿抵抗病毒的能力（Yau et al., 2003）。核酸还能

提高特异性抗原白细胞介素 4(IL-4)的表达量，降低 γ-干扰素(IFN-γ)的表达量，从而增强细胞免疫功能(Nakamoto et al., 2011)。

外源核酸能介导炎症应答，宏观调控细胞、组织、器官功能，稳定体内代谢环境，保护机体正常运行。外源核酸的摄取，使细胞中核酸和核酸受体的水平在各种生物学应答及炎症反应过程中均有增加(Kolachala et al., 2008)。胃癌术后行化疗的患者使用脱氧核苷酸钠，能够显著减轻术后炎症反应，提高机体免疫能力，具有良好的安全性(曾杰等，2015)。膜外二三磷酸核苷水解酶-1(NTPDase-1)的缺失能影响胰岛素调节功能和肝细胞内的葡萄糖代谢，胞外核酸可能参与了炎症与代谢之间的调控机制(Enjyoji et al., 2008)。除此之外，胞外核酸中嘌呤信号传递在中枢神经系统炎症中的作用，印证了胞外核酸在各种炎症、免疫应答中的调节作用(Virgilio et al., 2009)。可见，外源核酸影响了参与细胞生长、分化与凋亡，以及免疫反应和炎症反应的部分转录因子的表达和活性(Ortega et al., 2011)，在调节各种免疫应答和分子信号中起着重要的生物学作用(Schetinger et al., 2007)。

2. 保护和修复损伤的 DNA

外源核酸可促进电离辐射小鼠肠腺基因组的修复，其中涉及了某些基因的表达上调(崔大祥等，2001)。添加外源核酸的饮食可以保护免疫抑制小鼠胸腺细胞 DNA 损伤，并降低损伤程度(王兰芳等，2004)。鱼精 DNA 的摄入可减少 γ 射线对小鼠骨髓细胞染色体的损伤，降低微核发生率(唐孝礼，1998)。大鼠慢性铅中毒导致淋巴细胞、肝细胞、脑细胞 DNA 损伤，外源补充核酸可以提高淋巴细胞、肝细胞、脑细胞 DNA 损伤修复能力，部分减轻铅对肝细胞、脑细胞 DNA 的氧化损伤(刘晓波等，2008)。外源核酸是合成 DNA 和 RNA 的原料来源之一，降低细胞中 DNA 损伤，提高细胞 DNA 损伤修复能力(Korb et al., 2008)。外源核酸能降低环磷酰胺诱导的损伤小鼠胸腺细胞的 DNA 水平，减少由于过多摄入多不饱和脂肪酸所致的淋巴细胞中 DNA 的氧化损伤，这一保护机制可能与 DNA 修复相关基因的表达水平有关(Wang et al., 2008)。由此可见外源核酸对胸腺、淋巴细胞、肝细胞、脑细胞的 DNA 损伤具有一定的保护作用，能减轻毒物、脂肪等对 DNA 的损伤(唐望先等，2011)。

3. 抗氧化，延缓衰老

外源核酸是天然的抗氧化剂，能清除自由基、阻止脂质过氧化和猝灭单线态氧，防止氧化应激对细胞的损伤，保护机体正常功能。核酸及其代谢产物可作为内源性自由基清除剂和抗氧化剂(Pérez et al., 2002)。外源核酸能降低老龄大鼠体内脂质过氧化产物丙二醛(MDA)的含量，增强超氧化物歧化酶(SOD)和血清谷胱甘肽过氧化物酶(GSH-Px)活力，提高机体的抗氧化能力和性激素分泌水平，延缓衰老(张艳春等，2006)。外源核苷酸降低 NO 含量与 NO 合成酶活性，减少从头合成核苷酸时与谷胱甘肽(GSH)争夺前体物质，提高 GSH 水平，增强了 SOD、GSH-Px 等抗氧化酶的活性从而增强氧化应激小鼠的抗氧化能力，保护机体免受氧化损伤(施用晖等，2006)。

4. 保护和修复损伤的肠道

核酸能维持肠道正常生长、发育和修复损伤，同时能调节肠道菌群平衡，减少腹泻的发生，缩短腹泻的持续时间(Singhal et al., 2008)。在肠上皮细胞中，核苷酸最容易被吸收的形式是核苷，核苷同时又可以促进肠上皮细胞增殖(Vieites et al., 2008)。体内外研究表明，外源核苷酸有助于调节肠道菌群(Hess and Greenberg, 2012)。给婴儿喂养增加核苷酸的配方奶粉能改善肠道菌群，同时改善肠胃和免疫功能(陈祥贵等, 2003)。外源核苷酸能够增加肠道中乳酸杆菌的数量，降低大肠杆菌及肠球菌的数量。因此调节肠道菌群可能是核苷酸的作用机制之一(蔡夏夏等，2015)。

5. 辅助降血脂，保护心脑血管

外源核苷酸具有一定的辅助降血脂的作用，可以预防动脉粥样硬化和冠心病(赵明等，2009)。外源核酸可以影响血清中低密度脂蛋白胆固醇和高密度脂蛋白胆固醇水平来调节脂肪代谢，调节胰岛素和肝细胞中的葡萄糖代谢(Enjyoji et al., 2008)。外源嘌呤可以促进血管平滑肌和内皮细胞的迁移和增殖，同时参与许多心血管疾病的信号转导，包括心力衰竭、高血压、血栓形成等(Burnstock, 2017)。动脉粥样硬化可能受到核苷酸及其代谢物浓度的影响，血管上皮细胞炎症的加剧可能与细胞外腺苷水平的降低有一定关系(Kutryb-Zajac et al., 2014)。

6. 改善记忆功能

核酸是大脑神经系统中重要的生物活性成分。实验研究表明增加外源核苷酸可减轻由于年龄增加导致的大脑形态及某些记忆功能的退化(Chen et al., 2000)。给衰老大鼠饲喂胞磷胆碱，大鼠记忆时间增长，可能是影响了神经突触的密度和大小，能稳定和保护记忆力(Teather and Wurtman, 2003)。年老大鼠通过外源摄入尿嘧啶核苷(UMP)能促进纹状体多巴胺的释放，显著提高神经微丝-70和神经微丝-M蛋白(轴突向外生长的标记)的表达水平，与UMP消耗量呈正相关(Wang et al., 2005)。同时补充UMP可增加衰老大鼠大脑尿嘧啶核苷的水平，影响膜卵磷脂的产生和神经突的外向生长(Wang et al., 2007)。

7. 辅助保护肝，改善肝损伤

肝是合成核苷酸的主要器官，缺乏核苷酸的饮食会影响成年大鼠肝的超微结构和功能，肝细胞核和核仁变小，粗面内质网和核糖体减少，肝的RNA浓度降低，脂质增多(López-Navarro et al., 1996)。口服核苷酸的雌性小鼠血清转氨酶活性低于对照组，肝细胞坏死减轻，各种病理变化总水平低于模型组，证明外源核苷酸对小鼠非酒精性肝损伤具有潜在的保护作用(高丽芳等，2016)。外源摄入核苷酸的雄性Wistar大鼠能够促进蛋白质合成，增强抗氧化能力，调节脂质代谢，有助于肝组织损伤后修复(江清浩等，2011)。由此可见，外源核酸可有效防治肝损伤和改善肝的能量状况，参与肝的许多病理生理学改变(Korb et al., 2008)。

8. 抗肿瘤

癌细胞不能利用外源核酸进行补救合成，但外源核酸可反馈抑制癌细胞从头合成核酸，抑制癌细胞增殖，增强正常细胞的代谢能力，常作为癌症辅助治疗的手法(李蓉，2012)。肺癌细胞化疗过程中释放出来的胞外核苷酸可以通过嘌呤能信号介导抑制肿瘤的转移，是一种在化疗中应用的新的抗肿瘤转移因子(Schneider et al., 2015)。乳酸杆菌DM9811培养基滤液中RNA组能明显抑制结肠癌HT-29细胞生长并且上调荷瘤鼠的细胞免疫水平，延长荷瘤鼠的生存期(张婵等，2011)。

核苷酸营养学是生物化学、遗传学、药学与营养学相互渗透的交叉学科。随着营养基因组学和精准营养的发展，基因结构和功能与膳食营养物质的关系日渐被人们关注。当前核苷酸研究开发的方向是：核苷酸高效酶解技术的开发、分离、纯化和机制的研究，酶解工艺改进技术等的开发及其应用；核苷酸的功能性生物学评价研究；核苷酸的营养学转化；婴幼儿食品、保健食品和临床特殊膳食等的开发。

第二节　核苷酸类营养药物的成分

核苷酸并不是针对单一症状或者某种疾病产生作用，而是通过改善细胞活力从而提高机体的功能和调节能力，使机体达到最优的综合生理平衡状态，具有广泛稳定的营养保健作用。核苷酸对促进儿童的生长发育，增强智力，提高成年人的抗病、抗衰老能力及促进手术患者的身体康复均有显著作用。核苷酸摄入不足，会导致核苷酸缺乏症，引起人体免疫功能的退化和老化。将核苷酸类物质相配合制成保健品，或添加到食品中制成功能性食品，有利于人体补充核苷酸，使核苷酸代谢处于旺盛状态，可以延缓衰老、提高人体免疫功能及治疗疾病。例如，药理学实验证明核苷酸口服液具有调节机体免疫功能的作用，而且无明显毒副反应，使用安全。采用新的核苷酸膳食治疗高脂血症，对降低高血压、高血脂，改善动脉粥样硬化的效果十分明显。目前核苷酸营养类相关产品主要应用在具免疫调节作用的保健品、婴幼儿奶粉和调味品、特殊医学作用的配方食品中。

1. 大分子核酸类DNA和RNA

核酸类保健食品是指以核酸(DNA或RNA)为原料，辅以相应的协调物质生产的保健食品，可以增强人体免疫力。核酸在体内经过一系列的降解，最终以戊糖、磷酸和碱基的形式参与人体生理活动。将核酸添加到保健中可以做成胶囊、口服液等剂型，能改善细胞活力，提高人体体液免疫、细胞免疫和非特异性免疫能力，降低肿瘤发病风险。研究表明，寡聚脱氧核苷酸（CpG oligodeoxynucleotide, CpGODN）对狂犬病疫苗（rabies vaccine, RV）具有免疫增效作用，可能成为一种新型的狂犬病疫苗佐剂（闫江泓等，2017）。但是痛风患者、血尿酸高者、肾功能异常者不宜服用核酸类保健品[详见《关于更改核酸类保健食品不适宜人群的通知》（国食药监注[2007]674 号）]。

2. 单核苷酸类

单核苷酸类代表成分：5′-单磷酸胞苷、5′-单磷酸尿苷、5′-单磷酸腺苷、5′-单磷酸鸟苷、5′-单磷酸肌苷。

单磷酸核苷酸是添加到保健品中的主要形式，目前主要应用于婴幼儿奶粉中。在乳代品中添加外源核苷酸，对婴儿特别是新生儿维持机体免疫系统功能、促进肠道成熟、肝的生长发育和代谢等方面都有重要作用。婴儿早期快速生长使外源核苷酸的需求量较其他时期更多。母乳中含有大量的核苷酸，断乳后膳食来源的核苷酸成为主要来源。

目前，我国现行的有效针对婴幼儿配方食品的标准主要是 GB 25596—2010《食品安全国家标准 特殊医学用途婴儿配方食品通则》、GB 10765—2010《食品安全国家标准 婴儿配方食品》、GB 10767—2010《食品安全国家标准 较大婴儿和幼儿配方食品》、GB 1886.82—2015《食品安全国家标准 食品营养强化剂 5′-尿苷酸二钠》、GB 1903.3—2015《食品安全国家标准 食品营养强化剂 5′单磷酸腺苷》、GB 1903.5—2016《食品安全国家标准 食品营养强化剂 5′-胞苷酸二钠》、GB 14880—2012《食品安全国家标准 食品营养强化剂使用标准》和欧盟指令 2006/141/EC《关于婴幼儿配方食品和较大婴幼儿配方食品》。

3. 核苷酸呈味钠盐类

核苷酸呈味钠盐类代表成分：5′-肌苷酸二钠、5′-鸟苷酸二钠、5′-尿苷酸二钠、5′-胞苷酸二钠。

5′-呈味核苷酸二钠（disodium 5′-ribonucleotide）由酵母所得的核酸分解、分离制得，或由发酵法制取。主要由 5′-鸟苷酸二钠和 5′-肌苷酸二钠组成，其性状也与之相似，为白色至米黄色结晶或粉末，无臭，味鲜，与谷氨酸钠合用有显著的协同作用，使鲜度大增。溶于水，微溶于乙醇和乙醚。5′-尿苷酸二钠和 5′-胞苷酸二钠的呈味力较弱。在食品工业中，鲜味剂被广泛用于液体调料、特鲜酱油、粉末调料、肉类加工、鱼类加工、饮食业等行业。目前，针对呈味核苷酸二钠盐现行有效的标准是 GB 1886.171—2016《食品安全国家标准 食品添加剂 5′-呈味核苷酸二钠（又名呈味核苷酸二钠）》和 QB/T 2845—2007《食品添加剂 呈味核苷酸二钠》。

4. 核苷酸衍生物类

核苷酸衍生物类代表成分：烟酰胺核苷类[烟酰胺腺嘌呤二核苷酸还原酶（NADH）、烟酰胺单核苷酸（NMN）]、黄素单核苷酸（FMN）、黄素腺嘌呤二核苷酸（FAD）、辅酶 A、*S*-腺苷甲硫氨酸。

1）烟酰胺腺嘌呤二核苷酸还原酶

烟酰胺腺嘌呤二核苷酸还原酶（NADH）是烟酸（维生素 B_3）的活性形式，是人体细胞产生于线粒体的辅酶。外源摄入烟酰胺腺嘌呤二核苷酸增加，能提高细胞内携带能量的分子三磷酸腺苷（ATP）的水平。目前对帕金森病的研究比较多。帕金森病患者明显缺乏多巴胺，烟酰胺腺嘌呤二核苷酸能增加内源性多巴胺的合成，抑制帕金森综合征黑质变性过程和促进神经细胞存活及分化（Kuhn et al., 1996）。

使用 NADH 保健品一般不会导致不良反应。但超过 10 mg 剂量会引起睡眠困难、焦虑、反胃和疲劳等不良反应，这可能与产生多余能量有关。长期每天服用 10 mg 的人会出现失眠、情绪波动和焦虑等不良反应，但在停止使用后，这些不良反应能自己消失。因此，不建议长期服用含有烟酰胺腺嘌呤二核苷酸还原酶的产品。

2）烟酰胺单核苷酸

烟酰胺单核苷酸（NMN）是一种生成维生素 B_3 和烟酰胺嘌呤二核苷酸（NAD）的吡啶核苷酸前体。NMN 可以由酵母、细菌和哺乳类细胞所合成。烟酰胺是辅酶 I 和辅酶 II 的组成部分，参与体内脂质代谢、组织呼吸的氧化过程和糖类无氧分解过程。NMN 会转化成体内能量代谢必不可少的 NAD 物质。人体内 NAD 随着年龄增长呈现递减趋势。NMN 可以通过维持血脑屏障（BBB）的完整性来改善脑缺血中组织型纤溶酶原激活剂(tPA)诱导的出血性转化(Wei et al., 2017)。NMN可增强NAD生物合成并改善小鼠疾病模型中的各种病理学。小鼠口服给药NMN可有效缓解小鼠与年龄相关的生理衰退，抑制随着年龄增长的体重增加现象，增强代谢能量、身体活动，改善胰岛素敏感性和血浆脂质分布，改善眼功能和其他病理生理状况；细胞层面上，NMN阻止关键代谢器官与年龄相关的基因表达变化，增强线粒体氧化代谢能力和改善骨骼肌中纤维蛋白的不平衡状态。由此可见，NMN是一种抵抗衰老的有效物质成分(Mills et al., 2016)。

3)黄素单核苷酸和黄素腺嘌呤二核苷酸

黄素单核苷酸(FMN)是黄素蛋白的辅基，黄素腺嘌呤二核苷酸(FAD)是存在于体内的活性核黄素，属于需氧脱氢酶类，又名活性型维生素B_2。FMN和FAD在生物氧化过程的电子传递中起着重要的作用，广泛参与体内多种氧化脱氢反应，在生物氧化系统中起传递氢的作用。其氧化型和还原型分别简写为FAD和FADH2。FADH2是人体内糖类(葡萄糖、果糖等)无氧酵解和有氧氧化中必需的物质，是B族维生素的衍生物，参与电子传递和氧化磷酸化途径产生ATP。体内维生素B_2的储存是很有限的，因此每天都要由饮食提供。膳食中的大部分维生素B_2是以FMN和FAD辅酶形式和蛋白质结合存在的。FMN通过保护线粒体酶复合物1中的酶结合/活性位点免受·OH等自由基攻击，从而起到抗氧化清除自由基的作用(龙建纲等，2015)。核黄素通过下调高脂血症大鼠脂质代谢因子固醇调节元件结合蛋白(SREBP1)和二酯酰甘油酰基转移酶2(DGAT2)、mRNA和蛋白质的表达水平从而影响脂质代谢酶3-羟基-3-甲基戊二酸单酰辅酶A还原酶(HMGR)的水平，调节脂质代谢(周朋辉，2015)。

4)辅酶A

辅酶A(CoA、CoASH或HSCoA)由泛酸、β-巯基乙胺和3′,5′-二磷酸腺苷组成。辅酶A分子中的活性基团为巯基(—SH)，巯基与酰基形成硫酯。在生物体内辅酶A是由泛酸、半胱氨酸和三磷酸腺苷(ATP)在Mg^{2+}参与下经过一系列酶催化反应合成的。辅酶A为体内乙酰反应的辅酶，可与乙酸盐结合成为乙酰辅酶A，进入氧化过程，对糖、蛋白质及脂肪的代谢有重要作用；体内三羧酸循环、乙酰胆碱的合成、肝糖原的储存、胆固醇量的降低及血浆脂肪含量的调节等均与辅酶A有密切关系。辅酶A可有效降低高脂血症患者的甘油三酯(TG)水平，安全性良好(赵水平等，2012)。急性酒精中毒合并脑外伤患者的常规治疗方案中加用辅酶A，临床耐受性好、安全性良好，不仅可提高临床疗效，还能降低其他药品的不良反应，同时配合相应的护理干预，使疗效更满意(赵俊松等，2015)。辅酶A在脑部合成神经肌肉信使和神经递质乙酰胆碱及褪黑激素(melatonin)等，能促进硫酸软骨素和透明质酸的合成，对结缔组织的形成、保护和修复起重要作用；能激活白细胞，促进血红蛋白的合成，参与抗体的合成，提高机体免疫力(Nickolaos, 2017)。

5)*S*-腺苷甲硫氨酸

S-腺苷甲硫氨酸(*S*-adenosyl-L-methionine，SAM、SAMe或AdoMET)，即*S*-腺苷-L-甲硫氨酸，又名腺苷甲硫氨酸。它是甲硫氨酸(methionine, Met)的活性形式，广泛存在于动植物体内。SAM在细胞代谢中有重要作用，包括转甲基作用、转氨丙基作用、转硫作用，为100多种不同的甲基转移酶催化反应提供甲基，是合成谷胱甘肽(GSH)和合成多胺的转氨丙基过程的前体。体内充足的SAM是维持这些代谢途径正常运转的前提。

20世纪70年代，SAM在欧洲是一种治疗抑郁症的针剂处方药。直到现在科学家对它治疗抑郁症的研究也没有停止。SAM对治疗抑郁症尤其是男性抑郁症患者具有很好的疗效(Sarris et al., 2015)。*S*-腺苷甲硫氨酸能治疗多种精神疾病，然而需要科学工作者提供更多更有力的科学根据(Sharma et al., 2017)。

肝病方面，已经确定SAM是甲基转移酶反应中的主要甲基供体，并且SAM补充还原型谷胱甘肽沉积物并减轻肝损伤。SAM联合还原型谷胱甘肽治疗妊娠期肝内胆汁淤积症具有更加显著的临床效果(谢萍等，2017)。由于SAM的安全性，可以将SAM用作改善肝功能的药物治疗方案的基础(Guo et al., 2015)。

SAM能改善阿尔茨海默病(Alzheimer's disease, AD)，补充SAM可减少AD转基因小鼠脑海马区淀粉样蛋白(β-amyloid, Aβ)沉积。可能的机制是：SAM作为甲基供体，可增高AD小鼠甲基化潜能与DNA甲基转移酶(DNA methyltransferase, DNMT)活性，降低早老素1的(presenilin 1, PS1)蛋白质表达水平，从而抑制海马区Aβ沉积(王心妍等，2016)。

针对关节炎，SAM 具有抗炎和止痛作用，SAM 通过促进蛋白聚糖合成来减轻炎症带来的疼痛，同时改善关节的其他功能障碍(Bottiglieri, 2002)。欧洲已将 SAM 作为治疗关节炎的处方药使用。

第三节 核苷酸类营养药物学的前景和展望

核苷酸作为人体内不可或缺的重要营养物质，医学上，它在多种疾病方面的疗效已经引起人们的重视，如肝病、抑郁症和阿尔茨海默病等；营养学上，核苷酸已经越来越多地被添加到营养保健品中，在许多国家甚至作为相关疾病患者术后膳食配方的主要添加成分之一，对患者术后恢复起到了良好的促进作用。

近几年，虽然对核苷酸进行了大量的基础性研究，取得了很多有意义的成果和进展，但是对核苷酸在营养方面的科学理论研究还比较少，甚至在核苷酸的某些功能方面还存在争议。因此，需要进行更精确和详细的科学研究，以提出更有利的科学论据。

核苷酸诸多的生物学功能已被发现，随着核苷酸营养药物学的建立，核苷酸更多的生物学功能将被揭示，为进一步开发核苷酸在营养学上的应用提供更多的方向指引。

除了对核苷酸诸多生物学功能的评价，更为重要的是对核苷酸生物学功能的机制阐明，尤其是在细胞分子水平上的研究，需要进行深入细致的研究，为核苷酸的应用发展提供强有力的理论支持。

今后应以强有力的科研理论为支撑，逐步开发核苷酸在营养保健品和临床特殊膳食方面的应用，从而为人类健康做出贡献。

（张 娥）

主要参考文献

蔡夏夏，鲍雷，王楠，等. 2015. 膳食 5′-核苷酸对酒精性肝损伤大鼠肠道菌群的影响. 食品科学, 36(15): 212-216.

陈祥贵，王瑞淑，邓茂先，等. 2003. 外源核苷酸对肠上皮细胞增殖和迁移的作用. 西华大学学报(自然科学版), 22(B12): 81-85.

崔大祥，曾桂英，王枫，等. 2001. 外源核酸促核辐射鼠肠腺细胞修复的基因分析. 生物化学与生物物理进展, 28(3): 353-357.

高丽芳，罗葵，崔淑香. 2016. 外源性核苷酸对小鼠非酒精性肝损伤保护作用初探. 首都医科大学学报, 37(3): 356-359.

江清浩，林兵，李勇，等. 2011. 外源性 5′-核苷酸促进大鼠酒精性肝损伤的修复. 营养学报, 33(4): 349-353.

李蓉. 2012. 现代临床营养学. 2 版. 北京：科学出版社: 35-49.

李勇. 2007. 餐桌上的奇妙世界：核酸、基因与食品. 北京：北京大学医学出版社.

刘晓波，李晶，朴海锦. 2008. 核酸对铅中毒大鼠 DNA 损伤的影响. 中国卫生工程学, (3): 136-137.

龙建纲，王学敏，高宏翔，等. 2005. 黄素单核苷酸对羟自由基损伤的大鼠肝线粒体复合物Ⅰ的保护作用. 第二军医大学学报, 26(10): 1136-1139.

施用晖，李石营，钱佳，等. 2006. 外源核苷酸对小鼠消化道抗氧化作用的影响. 食品科学, 27(12): 706-709.

唐望先，虞涤霞，吴文杰. 2011. 核酸营养研究进展. 中华预防医学杂志, 45(2): 163-165.

唐孝礼. 1998. 外源性 DNA 对小鼠自身 DNA 的保护作用. 中山大学学报(自然科学版), 37(4): 125-127.

王兰芳，乐国伟，施用晖，等. 2004. 外源核苷酸对免疫抑制小鼠胸腺细胞 DNA 损伤的影响. 营养学报, 26(4): 257-261.

王心妍，李首，李文，等. 2016. *S*-腺苷甲硫氨酸对阿尔茨海默病小鼠淀粉样蛋白生成的影响. 营养学报, 38(2): 143-146.

谢萍，王莹，尹燕平. 2017. *S*-腺苷甲硫氨酸联合还原型谷胱甘肽治疗妊娠期肝内胆汁淤积症. 国际妇产科学杂志, 44(2): 222-224.

闫江泓，于鹏程，陶晓燕，等. 2017. CpG 寡聚脱氧核苷酸佐剂对狂犬病疫苗免疫效果的影响. 中国生物制品学杂志, 30(6): 566-570.

曾杰，陈宁波，胡卫健. 2015. 脱氧核苷酸钠对胃癌患者术后机体炎症反应的影响. 中国老年学杂志, 35(2): 307-309.

张婵，文姝，唐立. 2011. 乳酸杆菌发酵滤液中核酸抗肿瘤效应及对荷瘤鼠免疫功能的影响. 中国微生态学杂志, 23(7): 577-581.

张艳春，陈文华，潘洪志，等. 2006. 核酸营养对铅染毒大鼠肝肾组织的保护作用. 黑龙江医学, 30(3): 188-189.

赵俊松，张龙文，胡晓凡. 2015. 辅酶 A 治疗急性酒精中毒并脑外伤 40 例及护理分析. 中国药业, (15): 78-79.

赵明，刘志刚，张佳丽，等. 2009. 口服核苷酸降血脂作用的实验研究. 中国预防医学杂志, 12: 1124-1126.

赵明，杨睿悦，张召锋，等. 2010. 5′-核苷酸对小鼠获得性免疫调节作用研究. 科技导报, 28(6): 46-49.

赵水平，陈雅琴，陈君柱，等. 2012. 辅酶 A 对高脂血症患者的疗效及安全性. 中国新药与临床杂志, (5): 242-246.

周朋辉. 2015. 核黄素对脂质代谢的影响及作用机制的初步探讨. 天津：天津医科大学硕士学位论文.

Bottiglieri T. 2002. *S*-adenosyl-l-methionine (SAMe): from the bench to the bedside–molecular basis of a pleiotrophic molecule. American Journal of Clinical Nutrition, 76(5): 1151S-1157S.

Burnstock G. 2017. Purinergic signaling in the cardiovascular system. Circulation Research, 120 (1) : 207-228.

Chen T H, Wang M F, Liang Y F, et al. 2000. A nucleoside-nucleotide mixture may reduce memory deterioration in old senescence-accelerated mice. Journal of Nutrition, 130 (12) : 3085-3089.

Enjyoji K, Kotani K, Thukral C, et al. 2008. Deletion of Cd39/Entpd1 results in hepatic insulin resistance. Diabetes, 57 (9) : 2311-2320.

Guo T, Chang L, Xiao Y, et al. 2015. *S*-adenosyl-L-methionine for the treatment of chronic liver disease: a systematic review and meta-analysis. PLoS One, 10 (3) : e0122124.

Hawkes J S, Gibson R A, Roberton D, et al. 2006. Effect of dietary nucleotide supplementation on growth and immune function in term infants: a randomized controlled trial. European Journal of Clinical Nutrition, 60 (2) : 254-264.

Hess J R, Greenberg N A. 2012. The role of nucleotides in the immune and gastrointestinal systems: potential clinical applications. Nutrition in Clinical Practice Official Publication of the American Society for Parenteral & Enteral Nutrition, 27 (2) : 281-294.

Holen E, Bjørge O A, Jonsson R. 2006. Dietary nucleotides and human immune cells. II. Modulation of PBMC growth and cytokine secretion. Nutrition, 22 (1) : 90-96.

Kolachala V L, Bajaj R, Chalasani M, et al. 2008. Purinergic receptors in gastrointestinal inflammation. American Journal of Physiology-Gastrointestinal and Liver Physiology, 294 (2) : G401-G410.

Korb V, Tep K, Escriou V, et al. 2008. Current data on ATP-containing liposomes and potential prospects to enhance cellular energy status for hepatic applications. Crit Rev Ther Drug Carrier Syst, 25 (4) : 305-345.

Kuhn W, Müller T, Winkel R, et al. 1996. Parenteral application of NADH in Parkinson's disease: clinical improvement partially due to stimulation of endogenous levodopa biosynthesis. Journal of Neural Transmission, 103 (10) : 1187-1193.

Kutryb-Zajac B, Zukowska P, Toczek M, et al. 2014. Extracellular nucleotide catabolism in aortoiliac bifurcation of atherosclerotic ApoE/LDLr double knock out mice. Nucleosides Nucleotides & Nucleic Acids, 33 (4-6) : 323-328.

López-Navarro A T, Bueno J D, Gil A, et al. 1996. Morphological changes in hepatocytes of rats deprived of dietary nucleotides. British Journal of Nutrition, 76 (4) : 579-589.

Mills K F, Yoshida S, Stein L R, et al. 2016. Long-term administration of nicotinamide mononucleotide mitigates age-associated physiological decline in mice. Cell Metabolism, 24 (6) : 795-806.

Nakamoto M, Shuto E, Hosaka T, et al. 2011. Dietary deoxynucleic acid induces type 2 T-helper immune response through toll-like receptor 9 in mice. European Journal of Nutrition, 50 (6) : 421-426.

Nickolaos D. The structural and biochemical function of coenzyme A. http://www.Coenzyme-A Comstructural-and-biochemical-function-coenzyme-a.html [2017-9-28].

Ortega Á, Gil Á, Sánchez-Pozo A. 2011. Exogenous nucleosides modulate expression and activity of transcription factors in Caco-2 cells. The Journal of Nutritional Biochemistry, 22 (6) : 595-604.

Pérez M J, Suárez A, Gómez-Capilla J A, et al. 2002. Dietary nucleotide supplementation reduces thioacetamide-induced liver fibrosis in rats. The Journal of Nutrition, 132 (4) : 652-657.

Sarris J, Price L H, Carpenter L L, et al. 2015. Is *S*-adenosyl methionine (SAMe) for depression only effective in males? A re-analysis of data from a randomized clinical trial. Pharmacopsychiatry, 48 (4/5) : 141-144.

Schetinger M R C, Morsch V M, Bonan C D, et al. 2007. NTPDase and 5′-nucleotidase activities in physiological and disease conditions: new perspectives for human health. Biofactors, 31 (2) : 77-98.

Schneider G, Glaser T, Lameu C, et al. 2015. Extracellular nucleotides as novel, underappreciated pro-metastatic factors that stimulate purinergic signaling in human lung cancer cells. Molecular Cancer, 14 (1) : 201.

Sharma A, Gerbarg P, Bottiglieri T, et al. 2017. *S*-adenosyl methionine (SAMe) for neuropsychiatric disorders: a clinician-oriented review of research. The Journal of Clinical Psychiatry, 78 (6) : e656.

Singhal A, Macfarlane G, Macfarlane S, et al. 2008. Dietary nucleotides and fecal microbiota in formula-fed infants: a randomized controlled trial. The American Journal of Clinical Nutrition, 87 (6) : 1785-1792.

Teather L A, Wurtman R J. 2003. Dietary cytidine (5′) -diphosphocholine supplementation protects against development of memory deficits in aging rats. Progress in Neuropsychopharmacology and Biological Psychiatry, 27 (4) : 711-717.

Vieites J M, de la Torre R, del Carmen Ramírez M, et al. 2008. Exogenous nucleosides accelerate differentiation of rat intestinal epithelial cells. British Journal of Nutrition, 99 (4) : 732-738.

Virgilio F D, Ceruti S, Bramanti P, et al. 2009. Purinergic signalling in inflammation of the central nervous system. Trends in Neurosciences, 32 (2) : 79-87.

Wang L F, Gong X, Le G W, et al. 2008. Dietary nucleotides protect thymocyte DNA from damage induced by cyclophosphamide in mice. Journal of Animal Physiology and Animal Nutrition, 92 (2) : 211-218.

Wang L, Albrecht M A, Wurtman R J. 2007. Dietary supplementation with uridine-5′-monophosphate (UMP), a membrane phosphatide precursor, increases acetylcholine level and release in striatum of aged rat. Brain Research, 1133: 42-48.

Wang L, Pooler A M, Albrecht M A, et al. 2005. Dietary uridine-5′-monophosphate supplementation increases potassium-evoked dopamine release and promotes neurite outgrowth in aged rats. Journal of Molecular Neuroscience, 27(1): 137-145.

Wei C C, Kong Y Y, Hua X, et al. 2017. NAD replenishment with nicotinamide mononucleotide protects blood-brain barrier integrity and attenuates delayed tissue plasminogen activator-induced haemorrhagic transformation after cerebral ischaemia. British Journal of Pharmacology, 174(21): 3823-3836.

Yau K I T, Huang C B, Chen W, et al. 2003. Effect of nucleotides on diarrhea and immune responses in healthy term infants in Taiwan. Journal of Pediatric Gastroenterology and Nutrition, 36(1): 37-43.

Yokoyama H, Fujiwara H, Watanabe H. 2004. Dietary nucleosides and nucleotides do not affect tumor incidence but reduce amyloidosis incidence in B6C3F1 mice irradiated with californium-252. Nutrition, 20(4): 383-389.

第十章　中医营养学与营养中药

中医营养学是千百年来中华民族运用饮食维护健康、防治疾病的智慧结晶和文化瑰宝，历史悠久，源远流长。中医营养学内容丰富，涉及面广，是一门综合学科，与中医基础理论、中药性能理论、养生学及临床各科关系密切(周俭，2012)。中医营养学是研究中医饮食理论及其应用的一门学科，不同于中医药膳学，中医营养学研究的是饮食问题，中医药膳学研究的是食药同用问题，二者均与作者探讨的“营养中药”不同。到目前为止，“营养中药”尚没有公开、明确的定义，作者在本书中将“营养中药”定义为：来源于国家药品标准，通过提供营养物质或改善营养状况的方式达到预防、治疗伤病或增强体质目的的中药及中药方剂，主要涵盖补益类中药及中药方剂。

第一节　中医营养学的概念

“营养”一词源自《普济方・一百八十八卷》，“夫人之所以滋养其身者，唯气与血。血为营，气为卫。营行脉中，卫行脉外……血之周流于身，上透泥丸，下至涌泉，灌溉诸经，营养百脉”。“营”有经营、营造、谋取之意；“养”有滋养、调养、养护之意。“肝气不足则血弱，肾气不足则精衰，血弱精衰，不能营养于目，渐致昏暗”（《圣济总录・卷一百八》）。又如“疔疮之生，膏粱人居其半，皆因营养过度，火毒外发所致”（《华佗神方・卷五》）。其实在传统中医学中与现代医学认识相近，营养不足或营养过度都可以导致疾病的发生。

在古代，“营养”与“荣养”相通。《华佗神方・卷一》记载：“肺生肾，肾生肝，肝生心，心生脾，脾生肺，上下荣养，无有休息。”又如《雷公炮制药性解・卷一》记载：“酒厚肠胃，驻颜色，通行血脉，荣养肌肤。”

营养，实际上就是机体摄取、消化、吸收和利用食物或养料，以维持正常生命活动的过程。人们摄取食物，经过胃的受纳腐熟、脾的运化，将食物中的精微物质输送到全身，以营养五脏六腑、四肢百骸及皮毛筋骨等组织器官，生命得以生生不息(朱天民，2017)。

中医营养学是研究中医饮食理论及其应用的一门学科。它和养生、中药、针灸、推拿等学科一样，都是中医学的重要组成部分，在预防医学、临床医学、康复医学、老年医学各领域占有重要地位。我国固有的中医营养学已有两千多年的历史，自成体系，为中华民族的繁衍与健康做出了巨大的贡献。

第二节　中医营养学的起源与发展

一、早期活动

我国酿酒有着悠久的历史，夏代已知用谷物酿酒，商代开始酿制“陈年甜酒”。酒不仅是一种饮料，而且可以广泛地用于疾病的治疗，古字“醫”就是从“酒”衍生出来的，说明酒和医疗的关系非常密切。《黄帝内经》中共记载了 13 个方剂，其中酒剂就有 4 个，所以《汉书》称酒为“百药之长”。

相传商代伊尹创制了汤液，《资治通鉴》谓伊尹“闵生民之疾苦，作汤液本草，明寒热温凉之性，酸苦辛甘咸淡之味，轻清浊重，阴阳升降，走十二经络表里之宜，今医言药性，皆祖伊尹”。伊尹精通烹调，善于配制各种汤液，所用原料就有“阳补之姜，招摇之桂”。姜桂既是菜肴中的调料，又是发汗解表、宣通阳气、温胃止呕的佳品。这些都说明在中医应用广泛的剂型——汤液，其产生与饮食有着密切的关系。

至周代，经济和医药有了较大发展，各行各业日益趋向专业化。西周至春秋战国时期，将医生细分 4 种，即“食医”、“疾医”（内科医生）、“疡医”（外科医生）、“兽医”。食医位居四医之首，具有较高的地位。据《周礼·天官》记载："食医中士一人，掌和王之六食、六饮、六膳、百羞、百酱、八珍之齐。"这句话说明食医在当时已经形成一种制度。我国设立食医的时间比西方营养师的出现早了2000多年。

二、秦汉时期

这一时期，由于社会的变革、生产力的发展、科学文化水平的提高，出现了诸子蜂起、百家争鸣的局面。其中最为突出的代表著作就是《黄帝内经》，它包括《素问》和《灵枢》两个部分，各81篇，共18卷。该书内容丰富，论述详尽，奠定了中医学的理论基础，对中医营养学的发展也产生了巨大的影响。

《黄帝内经》强调整体观念，认为人体是一个有机的整体，人与自然界也是一个有机整体。书中阐述了五味与五脏的关系及作用，如《素问·宣明五气》云"五味所入，酸入肝、辛入肺、苦入心、咸入肾、甘入脾，是为五入"；《素问·藏气法时论》有"辛散""酸收""甘缓""苦坚""咸软"等；主张全面均衡、五味调和的膳食，如"谷肉果菜，食养尽之"（《素问·五常政大论》），"是故谨和五味，骨正筋柔，气血以流，腠理以密，如是则骨气以精、谨道如法、长有天命"（《素问·生气通天论》）。饮食不能偏嗜五味，否则会引起种种疾患。书中还指出了一些饮食调理、饮食宜忌、饮食卫生等方面的问题和方法。可以说，《黄帝内经》为中医营养学奠定了理论基础。

我国现存最早的本草专著当推《神农本草经》，其约成书于东汉末年。全书分为三卷，共载药物365种，按药物功效的不同分为上、中、下三品。上品功能滋补强壮、延年益寿，无毒或毒性很弱，可以久服；中品功能治病补虚，兼而有之，有毒或无毒当斟酌使用；下品功专祛寒热、破积聚，治病攻邪，多具毒性，不可久服。其中食物就有十几种，如酸枣、葡萄、大枣、干姜、赤小豆、粟米、龙眼肉、阳桃等。

汉代医家张仲景著成《伤寒杂病论》，分为《伤寒论》和《金匮要略》两部分。《伤寒论》中还创制了一些食物名方，如猪肤汤、葱豉汤、百合鸡子黄汤等，至今仍在使用。《金匮要略》书后所附的"禽兽鱼虫禁忌并治""果实菜谷禁忌并治"中除继承了先秦饮食宜忌等经验外，在理论上还有不少新的阐述，指出"所食之味，有的与病相宜，有的与身为害，若得宜则益体，害则成疾"，说明了饮食与身体、疾病的关系。该书还记载了一些饮食禁忌、饮食卫生、食物中毒的内容。

秦汉时期在对饮食与疾病关系的认识上，以及食物的应用方面，均较前人有所深入。

三、唐宋元时期

唐宋元代是我国封建社会的鼎盛时期，经济繁荣，医药卫生也比较发达，对营养学的发展产生了积极的影响。

唐代医家孙思邈在所著的《备急千金要方》一书中专设"食治"篇，该篇列于第二十六卷，是我国现存最早的食疗专篇。该篇分为果实、菜蔬、谷米、鸟兽四大门类，收载食物164种，分别论述各种食物的医疗用途，并提出动物的肝能治夜盲，猪肝、赤小豆、薏苡仁、谷皮等能治脚气病。至此，食疗开始逐渐从各门学科中分化出来，标志食疗专门研究的开始。

孙思邈的弟子孟诜集前人之大成编写了《食疗本草》一书。书中总结唐代以前所积累的食疗知识，内容丰富。该书共收载食疗本草241种，凡可供食用且兼具医疗效果之物均予记录，收录了许多唐初本草中未载的食药。需要注意的是，该书记载的不全是食物，也有一定数量的药物，但多属作用比较和缓之品。该书是我国现存最早的一本食疗本草。

宋代用饮食治病已经相当普遍，如《太平圣惠方》是宋代官方修制的大型方书之一，由朝廷命医官王怀隐等集体历经10年编纂而成。该书在第九十六卷、第九十七卷专门设立食疗门，共载方160首，可以治疗28种病症。例如，治疗中风的豉粥方、用于消渴小便数的羊肺羹等。

元代经济繁荣，疆土辽阔。忽思慧是元代一位蒙古族医学家，兼通蒙汉医学，于元延祐年任宫廷的饮膳太医。他积累了烹饪技术、营养卫生及饮食保健等方面的丰富经验，在任期间著成《饮膳正要》一书。该书收载各类食物200余种，介绍食物的性味、功用和主治，并附有图谱，其内容相当丰富，堪称我国古代第一部烹饪及营养的专著。书中记载了大量的羊肉及其附属物的方子，对后世影响颇多。

唐宋元时期是中国古代中医营养学最为丰富、最有成就的时期。

四、明清时期

明代最伟大的医药著作当属李时珍所著的《本草纲目》，他参考了自《神农本草经》始，到明嘉靖末年陈嘉谟撰《本草蒙筌》为止的本草学著作 40 种，还广泛参阅了古今医家书目 227 家、古今经史百家书目 440 家。对于大量的古代文献，李时珍并非一味地辑录前人的文字、述而不作，而是十分注意将古代文献与个人见解相结合，复者芟之，缺者补之，伪者纠之，全面地评述每一味食物，且纲目分明，博而不繁，详而有要，书中还增补了不少以前未曾记载或虽有记载但述之不详的食物，大大扩充了食物本草的品种，在百病主治药中既有药又有食。例如，在“腰痛”条中就列有山药、茴香、干姜、栗子、山楂、莲子、芡实、猪肾、羊肾等食物。《本草纲目》中还记载了大量食疗方，并且十分重视饮食禁忌，在书中序列第二卷对相关的问题述之详细，内容涉及服药禁忌、病中禁忌、妊娠禁忌等。时至今日，这些内容仍有一定的参考意义。《本草纲目》对中药学、中医营养学都有着卓越的贡献。

清代医家也比较重视饮食营养，有关著作也有不少，其中较早的是《食物本草会纂》，为清康熙年间沈李龙所编。全书共 12 卷，收集食物 621 种，分为水、火、谷、菜、果、鳞、介、禽、兽上、兽下 10 部，记其性味、主治及附方等，并有附图。

饮食营养与烹饪密切相关，清代烹饪书籍比较出名的有《随园食单》《随息居饮食谱》等。《随园食单》为袁枚所著，该书阐述了烹饪的基本理论，还记载了 342 种菜肴、饭点、茶酒等的用料和制作方法，以江浙菜肴为主，还涉及一些宫廷菜和其他地方的菜肴。菜肴以清素见长。

清代曹庭栋所撰的《老老恒言》共 5 卷，前 4 卷为老年人日常起居寝食养生方法，在第五卷论述粥在老年养生中的作用。书中记载粥谱 100 余种，如莲肉粥、藕粥、胡桃粥、杏仁粥等，可供老年人保健之用。

五、近代和现代

近代是指鸦片战争至中华人民共和国成立前这一时期。由于历史原因，中国医学发生了重大的变革，西方医学进入我国并得以发展，中医学受到冲击和制约，西医营养学也随之进入并传播。这一阶段，中医营养学比较沉寂。我国营养学的奠基人侯祥川先生在 1936 年编写了《中国食疗之古书》，详细介绍古代的营养学著作，并给予高度的评价，反映出老一辈营养学家的用心与远见卓识。

新中国成立以后，随着经济和医学的进步，中医各学科得到了很大的发展。由于人民生活水平的提高，在饮食方面对食养食疗也就提出了更高的要求，中医营养学又有了新的发展契机。

20 世纪 80 年代以来，陆续开展了一系列营养古籍的整理出版工作，对古籍加以注释、查漏补缺，将一些遗失的原著进行补遗，例如，唐代孟诜的《食疗本草》，原书早已遗失，仅存敦煌残卷，主要内容散在于后世本草中，后由谢海洲等医家辑录复原才得以恢复原貌，发挥其应有的作用。

一批食疗和营养学著作也都涌现出来，如窦寇祥主编的《饮食治疗指南》，钱伯文、孟仲法等主编的《中国食疗学》，姜超主编的《实用中医营养学》，施奠邦主编的《营养食疗学》等，各抒己见，百家争鸣。

1984 年北京中医学院(后更名为北京中医药大学)成立了中医营养教研室，随即在本科开设中医营养班。20 世纪 90 年代初，翁维健教授主持编写了《中医饮食营养学》教材。之后一些中医学院校相继开设了营养专业或相关课程，中医营养学进入我国高等教育的殿堂，并初具规模。

近年来，全国许多中医医院开设了食疗门诊，用食物来调养身体、防病治病，收到了一定的效果，在临床营养方面发挥着作用。一些开发研制的养生保健食品，由于携带方便，适合长期应用的特点，颇受人们的欢迎。

中医营养学在远古时代与医药同时萌芽；至商周逐渐形成雏形，并受到重视，设有“食医”专司此事；复经数代逐渐充实，至唐宋元而集大成，达到较高的水平；明清各代皆有发展，而更臻完善，积累了丰富的经验，形成了较为完整的理论体系；至现代继续完善与发展，并纳入我国的高等教育体系。其清晰而绵长的演进轨迹，不仅折射出中医营养学强大的生命力和在养生保健、防病治病方面所发挥的巨大作用，更昭示了其未来美好的发展前景。

中医营养学是一个伟大的宝库，学科的发展创新可以借鉴一些现代科学的先进技术和方法，但是不能套用，不能完全按照西医的思路进行，否则很容易在发展中失去我国几千年的传统特色，其发展应该遵循中医营养学自身的理论和实践规律(周俭，2012)。

第三节　中医营养学的理论基础

一、整体观念

人体是由皮肉、筋骨、脏腑、经络、气血与津液等共同组成的一个有机整体，人体生命活动主要是脏腑功能的反映，脏腑功能的物质基础是气血、津液。脏腑各有不同的生理功能，通过经络联系全身的皮肉筋骨等组织，构成复杂的生命活动，它们之间保持着相对的平衡，相互联系、相互依存、相互制约，无论在生理活动还是病理变化方面都有着不可分割的联系。中医学非常重视人体本身脏腑组织的统一性、完整性及其与自然界的相互关系，认为人是一个有机的整体，构成人体的各个组成部分，在结构上是不可分割的，在功能上相互协调、相互为用，在病理上是相互影响的，人体与自然界是息息相关的，因而人的生命活动、疾病的产生和变化与机体内部及自然界变化都密切相关。另外，人与社会也密不可分。这一整体观念对中医营养学产生了深刻的影响(周俭，2012)。

(一)人是一个有机整体

人体是由各种内脏、组织、器官构成的，这些内脏、组织、器官虽然各有不同的生理功能，但它们相互之间不是互不相关，而是密切联系的，形成了一个有机的整体，从而维持人体的生命活动。

这种相互联系是以五脏为中心，通过经络的作用而实现的。它体现在脏腑之间、脏腑与各组织之间的各个方面。例如，心主血脉，主神志，主汗液，开窍于舌，其华在面，心与小肠相表里；肺主气，司呼吸，主宣发肃降，主通调水道，开窍于鼻，其华在毛，肺与大肠相表里；脾主运化，主升，主统血，主肌肉、四肢，开窍于口，其华在唇，脾与胃相表里；肝藏血，主疏泄，主筋，开窍于目，其华在爪，肝与胆相表里；肾藏精，主纳气，主水，主骨生髓，开窍于耳及二阴，其华在发，肾与膀胱相表里。所以脏腑的功能失常，可以反映于体表，正如《丹溪心法》所说："有诸内者，必形诸外。"体表组织器官有病变，也可以影响到脏腑。

在临诊过程中可以根据五官、形体、色脉等外在的变化，了解脏腑的虚实、气血的盛衰及正邪的消长，从而确定饮食原则。例如，老年人常见头发花白、腰酸腿软、眼花耳聋等症，考虑到目与肝有关，肝肾同源，肾与骨、耳及头发有关，认为是肝肾不足所致，宜补益肝肾，可以经常食用黑芝麻、核桃仁、山药、桑葚、芡实等食物，以聪耳明目、乌发、坚骨、延年益寿。又如，患者出现心慌、心悸、面色苍白、失眠、多梦等症，心主血脉，主神志，其华在面，诸症为心血不足所致，可予以大枣、莲子、百合、龙眼肉等以益气养血、安神助眠。

(二)人与自然密切相关

人处于自然界中，与自然具有相通相应的关系。昼夜阴阳的消长，一年四季的气候变化，不同地域的地理环境、居住条件、生活习惯等都会影响人的生理活动。在一般情况下，人应该顺应自然界的变化，正如《灵枢·邪客》所说："人与天地相应。"一旦气候环境的变化超过人体的适应能力，或者由于人体的调节机能失常，不能对外界变化做出适当的反应时，就会发生疾病。春生、夏长、秋收、冬藏，人也要顺应这种变化而调整饮食内容。例如，春季阳气生发，万物生机勃勃，为了顺应这种变化，可食用一些辛散之品，如葱、姜、蒜、香菜、豆豉等，以振奋身体的阳气；夏季天气炎热，宜食寒凉清热之品，如苦瓜、绿茶、绿豆等；三伏天暑湿较重，宜食健脾化湿之品，如冬瓜、薏苡仁、白扁豆等；秋季气候干燥，宜食甘润之品，如百合、枇杷、蜂蜜等；冬季气候寒冷，又逢身体休养生机之时，宜予补益之品，如羊肉、狗肉、乌骨鸡等。不同地域，对身体健康、疾病的发生也有影响。《素问·异法方宜论》说："故东方之域……鱼盐之地，海滨傍水，其民食鱼而嗜咸……故其民皆黑色疏理，其病皆为痈疡……西方者，金石之域，沙石之处……其民华食而脂肥，故邪不能伤其形体，其病生于内……北方者，天地所闭藏之域也……其民乐野处而乳食，脏寒生满病……南方者，天地所长养，阳之所盛处也……其民皆致理而赤色，其病挛痹……中央者，其地平以湿，天地所以生万物也众，其民杂食而不劳，故其病多痿厥寒热。"可见地域不同、饮食不同，所患疾病也不同。

四川、贵州、湖南等地处西南山区，气候潮湿阴冷，可吃一些辛辣之品，如辣椒、花椒等，以燥湿除湿。而北方气候干燥，则不宜食辛辣之物。有些四川人到北方工作后，还保留了原来的饮食习惯，喜欢吃辣椒，就出现了口唇生疮等上火症状。

（三）人与社会和谐统一

人的社会地位和生活环境不同，身心状态也有所差异。明代李中梓在《医宗必读》中指出："大抵富贵之人多劳心，贫贱之人多劳力；富贵者膏粱自奉；贫贱者藜藿苟充；富贵者曲房广厦，贫贱者陋巷茅茨；劳心则中虚而筋柔骨脆，劳力则中实而骨劲筋强；膏粱自奉者脏腑恒娇，藜藿苟充者脏腑恒固；曲房广厦者玄府疏而六淫易客，茅茨陋巷者腠理密而外邪难干。"

我国是一个多民族的国家，世界是一个多元化的社会，所到之处，进行饮食指导或饮食治疗时，均需尊重当地的宗教信仰、饮食风俗，与当地社会和谐统一。

二、阴阳平衡

（一）阴阳学说

阴阳学说认为阴阳代表着一切事物中的矛盾双方。就日光的向背而言，朝向阳光则为阳，背向阳光则为阴。因为向阳的地方光明、温暖，背阳的地方黑暗、寒冷。所以古人以光明、黑暗，温暖、寒冷分阴阳。阴阳决定着一切事物的生长、发展、变化及衰败和消亡。正如《素问·阴阳应象大论》所言："阴阳者，天地之道也，万物之纲纪。"

对人体而言，也存在着阴阳两个方面。人体的上部为阳，下部为阴；体表属阳，体内属阴；体表的背部属阳，腹部属阴；外侧为阳，内侧为阴。从五脏六腑来说，五脏属阴，六腑属阳。

人体的正常生命活动是阴阳两个方面保持相对平衡的结果。如果阴阳失去相对平衡，出现了偏盛或偏衰，就会发生疾病。如果阴阳不协调发展到相互分离，人的生命就停止了。正如《素问·生气通天论》说："阴阳离绝，精气乃绝。"

《素问·阴阳应象大论》曰："善诊者，察色按脉，先别阴阳。"阴阳是辨别证候的总纲。例如，八纲辨证中，表证、热证、实证属阳；里证、寒证、虚证属阴。在临床辨证中，只有分清阴阳，才能抓住疾病的本质，做到执简驭繁。凡见无热恶寒、四肢厥冷、息短气乏、精神不振、呕吐、下利清谷、小便色白、面白舌淡、脉沉微等证候的，属于阴证；凡见心烦口渴、气高而粗、目赤多眵、面唇色红、小便红赤、脉滑数有力等证候的，属于阳证。又如，在虚证分类中，心有气虚和血虚之分，前者属阳虚范畴，后者属阴虚范畴。

总之，阴阳偏盛、偏衰是疾病过程中病理变化的基本规律，尽管疾病的病理变化错综复杂、千变万化，但其基本性质可以概括为阴和阳两大类。辨别阴阳在临床上具有重要的意义。

（二）阴平阳秘

中医认为身体失健、罹患疾病，究其原因，皆为阴阳失衡所致，如阴阳之偏盛或阴阳之偏衰。《素问·生气通天论》云"阴平阳秘，精神乃治"，"因而和之，是谓圣度"，这是中医认识疾病、治疗疾病的基本原则。围绕调理阴阳进行食事活动，使机体保持"阴平阳秘"，是中医营养学理论的核心所在。正如《素问·至真要大论》所说："谨察阴阳之所在，以平为期。"

因此，饮食应以调整阴阳为基本指导思想。《素问·骨空论》说："调其阴阳，不足则补，有余则泻。"补即补虚，益气、养血、滋阴、助阳、添精、补髓、生津诸方面皆属于补虚；泻即泻实，解表、祛寒、清热、燥湿、利水、泻下、祛风、行气等方面则属于泻实。无论是补虚还是泻实，目的皆一，即调整机体内的阴阳使之平衡，以维持或达到"阴平阳秘"的正常生理状态，从而保证身体康健。阴虚者可给予山药、百合、猪肉、甲鱼等滋阴补虚的食物，阳虚者可给予羊肉、狗肉、虾等甘温助阳的食物。"热者寒之，寒者热之"也是平衡阴阳的手段。热病发热、口渴，可以给予西瓜、黄瓜、荸荠等寒凉性食物；因寒月经期腹痛，可以给予生姜、红糖等温热性食物。此外，在食物搭配和膳食的制备上，中医也十分注重调和阴阳，使膳食无偏寒、偏热之弊病。例如，烹制田螺、螃蟹等寒性食物时，总配以葱、姜、蒜、醋等温性调料，以佐制菜肴偏寒凉之性，以免食后损伤脾阳而引起脘腹不舒等症状。又如，烹制苦瓜时，因其苦寒，常配以辛温的辣椒，以期寒热平衡。

三、脾胃为本

《素问·灵兰秘典论》说："脾胃者，仓廪之官，五味出焉。"《素问·六节藏象论》也说："脾、胃、大肠、小肠、三焦、膀胱者，仓廪之本，营之居也，名曰器，能化糟粕，转味而入出者也。"可见脾胃是人体营养过程中的重要器官。

1. 脾的主要功能是"主运化"和"主升"

"主运化"包括运化水谷和运化水湿两个方面。通过脾的运化功能，将食物中的水谷精微物质转输和布散到全身，实际上是对营养物质的消化、吸收与运输。这一功能在营养学中是非常重要的。中医脾与西医学所讲的脾，是两个不同的概念。如果脾虚不能健运，则出现腹胀、腹泻、食欲缺乏、肌肉消瘦、四肢倦怠、倦怠无力等症。

运化水湿是指脾有调节水液的代谢、防止水液在体内停滞的作用。如果脾气虚，运化失常，水湿停留，可以生湿、生痰，引起腹胀、水肿，所以《素问·至真要大论》说："诸湿肿满，皆属于脾。"

"主升"是指升清，即脾气将水谷精微物质上输于肺，再由肺宣发布散至全身。如果脾的升清作用失常，则会导致清窍失养而出现头晕目眩等症。"主升"还包括升举脏器，防止下垂。脾虚则脾气的升托作用减弱。

2. 胃的主要功能是"受纳、腐熟水谷"和"主降"

饮食入口，容纳于胃，胃中的水谷经过胃气腐熟消磨，使水谷精微物质逸出，并由脾运化至全身。如果胃功能失常，就会出现厌食、食欲缺乏、胃脘满闷等症。胃还主降，以降为顺。胃气只有下行，才能把腐熟的饮食水谷下传入小肠，以便进一步消化、吸收和排泄。如果胃的通降功能失常，胃失和降，可见脘腹胀满疼痛、口臭泛酸、大便不通等症；或者出现胃气上逆，可见恶心呕吐、嗳气呃逆等症。

中医学认为，"胃为水谷之海""脾为气血生化之源"。胃主受纳，脾主运化；脾主升，胃主降。两者互为表里，共同完成食物的受纳、腐熟和对精微物质的吸收与输布，进而滋养五脏六腑、四肢百骸、肌肉筋骨、皮肤毛发。所以，脾胃为人体的后天之本。

李东垣十分重视脾胃在人体中的作用，在其所著《脾胃论》一书中云："阴精所奉，谓脾胃既和，谷气上升，春夏令行，故其人寿；阴精所降，谓脾胃不和，谷气下流，收藏令行，故其人夭"，并指出"内伤脾胃，百病丛生"。这些都对后世产生了深远影响。

脾胃为后天之本，脾胃功能的强弱对于身体康健，疾病的发生、传变、转归都起着重要的作用。在临床应用中，应注意培补后天以生气血，顾护脾胃而不伤中州。

长期以来，我国人民的膳食一直以谷物为主食，这是一个很好的饮食传统。谷物性味多为甘平，有健脾益胃、培补后天的作用，可以使气血生化源源不断。谷类食物中以粳米、籼米、粟米、糯米、小麦补脾胃的作用为优。

脾胃发病，大多由饮食所伤。李东垣云“若饮食失节，寒温不适，则脾胃乃伤”，需给予合理的饮食进行调养。他又引《难经·十四难》曰“损其脾者，调其饮食，适其寒温”，即损伤脾胃的人，应该注意饮食上的调节，所食之物要注意寒温适宜。忌食生冷、辛辣、黏腻之品，以免损伤脾胃之元气。

第四节　中医营养理论的现代研究

中医营养学的整个理论支撑体系都是源自中医学，只是传统中医营养学研究的是饮食问题，而本书则是从营养学的角度去探讨纳入国家药品标准的单味中药及中药方剂。从药物的功能主治描述来看，营养中药主要包括补益类的单味中药及中药方剂。

补益药具有补虚扶弱功效，可以主治人体正气虚弱、精微物质亏耗引起的精神萎靡、体倦乏力、面色淡白或萎黄、心悸气短、脉象虚弱等症。虚证的形成，或由先天禀赋不足，或由后天调养失宜所致。从“藏象学说”来看，补益药主要与脾肾两脏相关。脾五行属土，五方居中，且为后天之本，气血生化之源；脾主四时，其运化正常，则肝、心、肺、肾得养，故脾与其他四脏关系密切。而肾主骨生髓，亦为先天之本，与人体的生长发育和生殖密切相关。因此，重视先天和后天的关系，把握其生理病理对于防病治病，养生保健都具有重要意义(钟赣生，2012)。

一、脾的实质

脾为仓廪，主消化吸收。《素问·灵兰秘典论》曰：“脾胃者，仓廪之官，五味出焉。”说明胃主受纳、脾主运化。运化是指把水谷化为精微，并将精微物质传输至全身的功能。它对于气血的生成和维持正常活动所必需的营养起着重要的作用，故称脾胃为气血生化之源。脾胃运化功能正常，则消化吸收功能旺盛，水谷精微得以生气化血，气血充足，输布全身，损伤也容易恢复。如果脾胃运化失常，则化源不足，无以滋养脏腑筋骨。由于脾在水液代谢中的重要作用，《黄帝内经》亦有“诸湿肿满皆属于脾”之论，若脾虚不运，则上不能输精以养肺；下不能助肾以治水，由此则可导致水液内停中焦，游溢各处，波及五脏。现代医学将中医的脾定义为人体消化吸收食物的器官之一，脾的脏象包括了现代医学脾、胰、肝三脏的实体和功能。唐元瑜等(2011)根据脾的实体解剖研究，提出“脾即胰”说，胰内分泌的胰岛素和胰高血糖素，是参与调节人体必需的三大营养物质糖、脂肪、蛋白质代谢的主要激素。从经脉输转上讲，《素问·经脉别论》中认为食物“饮入于胃，游溢精气，上输于脾，脾气散精，上归于肺，通调水道，下输膀胱，水精四布，五经并行”。此引文当中所提及的物质从胃肠道运输到全身的过程，与临床营养学中营养物质的代谢过程很相似，脾在这个过程中相当于替代了现代医学中肝的作用，在物质新陈代谢中起到了枢纽和动力源的作用。通过气化化生精、气、血、津液以营养全身，控制物质间的转化及物质到能量的转变(刘毅等，2011)。

实验研究发现胃消化酶的分泌量与脾虚程度呈负相关，脾虚各证型血浆蛋白测定值较正常值均有下降，脾虚症患者血清游离氨基酸含量显著低于正常人。健脾益气可使诸症改善，并且可使血清白蛋白增加，逐渐改变白蛋白和球蛋白比例倒置现象(田祖宏等，2016)。代谢相关基因研究发现，营养代谢障碍与脾虚导致酶基因的表达下调相关(邓琦蕾等，2017)。可见，中医的脾在人体营养物质的代谢转化和输送中具有重要的作用。以补脾为主的中药方剂，常用于虚劳的治疗中。叶天士医案中有通过顺应脾胃喜好治疗营养极差的虚劳证候，并提出了胃喜为补的理论，后人临床应用中收到较好的效果。蒲辅周等医案中，对老人素好食物，酌情投之，以醒脾胃之气，引谷气入，以进食足量富于营养的食物，以保证气血化生，营养不良恢复。余万祥等以健脾为主治疗肝病蛋白代谢失调收到较好疗效，姚惠等用益气健脾、活血理气法治疗老年脑卒中营养不良患者疗效显著，所以，脾为营养不良的关键之脏。

二、脾虚的现代研究

脾的实质和脾虚证的临床与动物实验研究较多，在许多方面都取得了较一致的认识。脾具有主运化、主统血、主升清降浊，在体合肉，主四肢，在志为思，在液为涎的作用，涉及机体的多个系统，脾虚证的现代研究概况(张凤娥等，2002)如下。

1. 脾虚证与消化系统关系

祖国医学认为“脾主运化”，脾与消化系统关系最为密切。消化系统形态和功能的异常是脾最基本的病理变化。许多实验结果表明，胃肠道运动功能、胃肠内分泌细胞、胃肠道激素、胰腺外分泌等功能的改变，均是脾虚证发生的病理机制(庞晓军等，2012)。

2. 脾虚证与能量代谢关系

能量代谢是生物体内物质代谢过程中所伴随的能量释放、转移和利用，它与中医“脾主运化”“脾主肌肉”理论有着密切的关系。脾主运化，从饮食水谷中摄取精微，以营养五脏六腑、四肢百骸。营养物质的吸收就是一个主动耗能和不断消耗 ATP 的过程。脾虚失运，则脏腑、肌肉无以充养，各器官的功能活动会减退。从现代医学角度看，组织器官、肌肉代谢相关酶的活性及线粒体质和量的变化均是脾虚证发生的病理机制。

3. 脾虚与免疫功能关系

中医学认为“脾主运化，为气血生化之源”，脾旺则不受邪，脾虚则气血生化不足，气血不足会导致免疫功能降低。现代研究也发现在脾虚患者及动物模型的机体变化中，红细胞免疫、体液免疫、局部免疫功能均呈低下状态。近年来学术界认为，脾虚证免疫失衡以非特异性免疫功能及细胞免疫功能低下为主，而体液免疫功能研究仍存在分歧。这表明中医学概念的脾不仅是现代医学上的形态固定、单一的脾器官，它具有更广泛的免疫学内涵。

4. 脾虚证与微循环系统及血液流变学关系

微循环是指微动脉和微静脉之间的血液循环，它实现了血液和组织之间的物质交换。中医理论认为“脾统血”，脾虚运血无力，血行迟滞或统摄无权，血溢脉外，均可因虚致瘀。说明脾虚与微循环系统、血液流变学有一定的相关性。

5. 脾虚证与微量元素的关系

微量元素是人体多种酶的组分及激活因子。它们源于先天，属水谷精微之气的一部分，又赖后天脾胃的运化而不断充养机体。若脾虚，则会影响到微量元素在体内的吸收、分布、排泄，从而导致血清及骨骼肌中微量元素分布的异常。

6. 脾虚证与神经内分泌系统的关系

中医关于脾的功能论述涉及现代医学中的神经、免疫、内分泌系统。脾在志为思，脾所运化水谷精微是精神活动的物质基础，与神经系统功能相关；脾失统血所致的月经不调、带下等与内分泌系统相关；脾主卫的作用与免疫系统相关。现代研究证实脾虚证时机体会出现自主神经功能紊乱、胃肠激素分泌紊乱和免疫系统功能低下。

三、“脾肾相关”理论

“脾肾相关”理论源于《黄帝内经》。《素问·五藏生成》曰：“肾之合骨也，其荣发也，其主脾也。”肾与脾为先后天之本，生理上互滋互助，病理上相互影响。在中医藏象理论中，脾阳根于肾阳，脾的阴阳皆以肾水肾火为根蒂。脾阳赖肾阳温煦而生化精微，脾土得肾水濡养而健运不息。李中梓在《医宗必读》中也说：“肾安则脾愈安，脾安则肾愈安。”《素问·宣明五气》曰：“脾为涎”“肾为唾”，而现代研究也表明“涎”“唾”为脾肾所共主。后世医家相继论述和发展了“脾肾相关”理论。邓铁涛教授提出“脾肾相关”理论是“五脏相关”学说的一个子系统。“脾肾相关”理论是基于中医阴阳、五行和藏象学说，根据脏腑在生理上彼此相通、在病理上相互转变的原理，以阐释脾和肾相关的生理功能、病理变化及其证治方药，体现了脏腑同病机和中医整体治疗观。

许叔微在《普济本事方》中对虚损的治疗，强调应从脾肾入手。温补派薛立斋在治疗内伤杂证时，强调治脾胃不效需改用或兼用补肾。张景岳主张用“阴中求阳，阳中求阴”的治则，通过补肾阴肾阳来治疗虚劳。赵献可提出“滋化源”的方法。用纯甘壮水、甘久温益火的方法补肾。现代研究发现中医药可以通过改善脾肾功能而达到改善营养状态的目的。李正胜通过对瘦素的观察证实补脾益肾法可以改善营养状态。补精益气，非血肉有情之品不可，历代虚劳也多用牛、犬、鹿等动物药，以栽培身内精血。至清代叶天士，用紫河车、猪脊筋、海参、人乳、阿胶、黄鳝等动物药治疗虚劳疗效显著，这也与现代营养学的思路比较一致。

“脾肾相关”理论对临床的指导价值重大，脾肾同病可见于临床各科病症而极受重视。脾与肾在生长发育与衰老、血液生成、水液代谢、饮食物的消化吸收等诸多方面密切相关，且涉及西医的多个器官和系统，尤其是神经、内分泌、免疫系统。研究发现，脾虚证、肾虚证都有不同程度的免疫功能低下及内分泌紊乱，但中医脾肾与神经内分泌免疫网络关系的研究仍处于探索阶段。因此，“脾肾相关”理论科学内涵的阐释已成为目前亟待研究的重点(蔺晓源等，2015)。

第五节　营 养 中 药

到目前为止，“营养中药”尚没有公开、明确的定义，从字面意思来看，“营养”是指食物进入机体后，经过消化、吸收、分解、代谢等一系列生化活动，从中吸取营养物质的过程。“中药”即中医用药，为中国传统中医特有药物。中药按加工工艺分为中成药、中药材。由于中药的发现和使用与生活密切相关，所以会有很多药食同源的中药，为了相对的严谨和规范，在本书中作者探讨的内容仅限于纳入国家标准的中药材和中药方剂。

一、营养单味中药

根据药性和主治病症的不同，中医临床一般分补气药、补血药、补阴药和补阳药 4 类：①补气药。用于治疗气虚证。气虚证主要见于肺气虚和脾气虚。肺主气，肺气虚则少气懒言、动则气喘、易出虚汗。脾主运化，为后天之本，气血生化之源。脾气虚则神疲乏力、食欲缺乏、脘腹胀满、大便溏泄，甚则浮肿脱肛等。凡具以上症状者均可选用补气药治疗。常用药有人参、党参、西洋参、太子参、黄芪、白术、山药、扁豆、甘草等。②补血药。用于治疗血虚证。血虚证主要见于心血虚和肝血虚。心血虚常见面色不华、唇舌色淡、心悸怔忡、失眠多梦、记忆力减退或出现结、代脉。肝血虚常见面色萎黄、指甲苍白、眩晕耳鸣、视物昏花、月经后期量少色淡，甚则经闭等。上述证候均可选用补血药治疗。因肝肾同源，精血同源，对一些肾精不足者，也常配用补血药。常用药有当归、熟地黄、何首乌、白芍、阿胶、龙眼肉等。③补阴药。用于治疗阴虚证。阴虚证主要见于肺阴虚、胃阴虚、肝阴虚、肾阴虚。肺阴虚多见干咳少痰，或咯痰带血、口干舌燥、咽痛音哑等症。胃阴虚多见舌绛苔剥、咽干口渴、纳呆不饥、胃中嘈杂、呕哕，或大便燥结等。肝阴虚多见两目干涩、视物不清、肢体麻木、眩晕等症。肾阴虚常见腰膝酸软、遗精滑泄、潮热盗汗、手足心热、心烦失眠等。上述证候可选用补阴药治疗。常用药有石斛、玉竹、黄精、百合、枸杞子、桑葚、墨旱莲、女贞子、龟甲、鳖甲等。④补阳药。用于治疗阳虚证。阳虚证多见于心阳虚、脾阳虚、肾阳虚。补心阳、温脾阳的药物参见温里药。肾阳为元阳，是人体阳气的根本。阳虚诸证往往与肾阳不足有关。肾阳虚可见肢寒畏冷、腰膝酸痛、阳痿早泄、宫冷不孕、白带清稀、遗尿尿频、小便清长等。常用药有鹿茸、巴戟天、肉苁蓉、冬虫夏草、蛤蚧、锁阳、海狗肾、韭菜籽、阳起石等(钟赣生，2012)。

1. 人参(Ren shen，《神农本草经》)

人参为五加科植物人参 *Panax ginseng* C. A. Mey.的根。主产于吉林、辽宁、黑龙江。以吉林抚松县产量最大，质量最好，称吉林参。野生者名“山参”；栽培者称“园参”。园参一般应栽培 6～7 年后收获。鲜参洗净后干燥者称“生晒参”；蒸制后干燥者称“红参”；加工断下的细根称“参须”。山参经晒干称

“生晒山参”。切片或粉碎用。

【功效】大补元气，补脾益肺，生津，安神益智。

【应用】

(1) 元气虚脱证。本品能大补元气，复脉固脱，为拯危救脱要药。适用于因大汗、大泻、大失血或大病、久病所致元气虚极欲脱，气短神疲，脉微欲绝的重危证候。单用有效，如独参汤(《景岳全书》)。若气虚欲脱兼见汗出，四肢逆冷者，应与回阳救逆之附子同用，以补气固脱与回阳救逆，如参附汤(《正体类要》)。若气虚欲脱兼见汗出身暖，渴喜冷饮，舌红干燥者，本品兼能生津，常与麦冬、五味子配伍，以补气养阴，敛汗固脱，如生脉散(《内外伤辨惑论》)。

(2) 肺脾心肾气虚证。本品为补肺要药，可改善短气喘促，懒言声微等肺气虚衰症状。治肺气咳喘、痰多者，常与五味子、苏子、杏仁等药同用，如补肺汤(《备急千金要方》)。

本品亦为补脾要药，可改善倦怠乏力、食少便溏等脾气虚衰症状。因脾虚不运常兼湿滞，故常与白术、茯苓等健脾利湿药配伍，如四君子汤(《太平惠民和剂局方》)。若脾气虚弱，不能统血，导致长期失血者，本品又能补气以摄血，常与黄芪、白术等补中益气之品配伍，如归脾汤(《济生方》)。若脾气虚衰，气虚不能生血，以致气血两虚者，本品还能补气以生血，可与当归、熟地等药配伍，如八珍汤(《正体类要》)。

本品又能补益心气，可改善心悸怔忡、胸闷气短、脉虚等心气虚衰症状，并能安神益智，治疗失眠多梦、健忘。常与酸枣仁、柏子仁等药配伍，如天王补心丹(《摄生秘剖》)。

本品还有补益肾气作用，不仅可用于肾不纳气的短气虚喘，还可用于肾虚阳痿。治虚喘，常与蛤蚧、五味子、胡桃等药同用。治肾阳虚衰，肾精亏虚之阳痿，则常与鹿茸等补肾阳、益肾精之品配伍。

(3) 热病气虚津伤口渴及消渴证。热邪不仅容易伤津，而且会耗气，对于热病气津两伤、口渴、脉大无力者，本品既能补气，又能生津。治热伤气津者，常与知母、石膏同用，如白虎加人参汤(《伤寒论》)。消渴一病，虽有在肺、脾(胃)、肾的不同，但常常相互影响。其病理变化主要是阴虚与燥热，往往气阴两伤，人参既能补益肺脾肾之气，又能生津止渴，故治消渴的方剂中亦较常用。此外，本品还常与解表药、攻下药等祛邪药配伍，用于气虚外感或里实热结而邪实正虚之证，有扶正祛邪之效。

【用法用量】煎服，3～19 g；挽救虚脱可用 15～30 g。宜文火另煎分次兑服。野山参研末吞服，每次 2 g，日服 2 次。

【使用注意】不宜与藜芦同用。

【现代研究】

(1) 化学成分：本品含多种人参皂苷、挥发油、氨基酸、微量元素及有机酸、糖类、维生素等成分。

(2) 药理作用：人参具有抗休克作用，人参注射液对失血性休克和急性中毒性休克患者比其他原因引起的休克，效果尤为显著；可使心搏振幅及心率显著增加，在心力衰竭时，强心作用更为显著；能兴奋垂体——肾上腺皮质系统，提高应激反应能力；对高级神经活动的兴奋和抑制过程均有增强作用；能增强神经活动过程的灵活性，提高脑力劳动功能；有抗疲劳，促进蛋白质、RNA、DNA 的合成，促进造血系统功能，调节胆固醇代谢等作用；能增强机体免疫功能；能增强性腺功能，有促性腺激素样作用；能降低血糖。此外，尚有抗炎、抗过敏、抗利尿及抗肿瘤等多种作用。人参的药理活性常因机体状态不同而呈双向作用。

(3) 不良反应：长期服人参或人参制剂，可出现腹泻、皮疹、失眠、神经过敏、血压升高、忧郁、性欲亢进(或性功能减退)、头痛、心悸等不良反应。

2. 黄芪(Huang qi，《神农本草经》)

黄芪为豆科植物蒙古黄芪 *Astragalus membranaceus* (Fisch.) Bge. var. *mongholicus* (Bge.) Hsiao 或膜荚黄芪 *A. membranaceus* (Fisch.) Bge.的根。主产于内蒙古、山西、黑龙江等地。春秋二季采挖，除去须根及根头，晒干，切片，生用或蜜炙用。

【功效】健脾补中，升阳举陷，益卫固表，利尿，托毒生肌。

【应用】

(1)脾气虚证。本品甘温，善入脾胃，为补中益气要药。脾气虚弱，倦怠乏力，食少便溏者，可单用熬膏服，或与党参、白术等补气健脾药配伍。因其能升阳举陷，故长于治疗脾虚中气下陷之久泻脱肛，内脏下垂。常与人参、升麻、柴胡等品同用，如补中益气汤(《脾胃论》)。若脾虚水湿失运，以致浮肿尿少者，本品既能补脾益气，又能利尿消肿，标本兼治，为治气虚水肿之要药，常与白术、茯苓等利水消肿之品配伍。本品又能补气生血，治血虚证亦常与补血药配伍，如当归补血汤(《兰室秘藏》)以之与当归同用。对脾虚不能统血所致失血证，本品尚可补气以摄血，常与人参、白术等品同用，如归脾汤(《济生方》)。对脾虚不能布津之消渴，本品能补气生津，促进津液的生成与输布而有止渴之效，常与天花粉、葛根等品同用，如玉液汤(《医学衷中参西录》)。

(2)肺气虚证。本品入肺又能补益肺气，可用于肺气虚弱、咳喘日久、气短神疲者，常与紫菀、款冬花、杏仁等祛痰止咳平喘之品配伍。

(3)气虚自汗证。脾肺气虚之人往往卫气不固，表虚自汗。本品能补脾肺之气，益卫固表，常与牡蛎、麻黄根等止汗之品同用，如牡蛎散(《太平惠民和剂局方》)。若因卫气不固，表虚自汗而易感风邪者，宜与白术、防风等品同用，如玉屏风散(《丹溪心法》)。

(4)气血亏虚，疮疡难溃难腐，或溃久难敛。本品以其补气之功收托毒生肌之效。疮疡中期，正虚毒盛不能托毒外达，疮形平塌，根盘散漫，难溃难腐者，可用本品补气生血，扶助正气，托脓毒外出，常与人参、当归、升麻、白芷等品同用，如托里透脓散(《医宗金鉴》)。溃疡后期，因气血虚弱，脓水清稀，疮口难敛者，用本品补气生血，有生肌敛疮之效。常与人参、当归、肉桂等品同用，如十全大补汤(《太平惠民和剂局方》)。此外，痹证、卒中后遗症等气虚而致血滞，筋脉失养，症见肌肤麻木或半身不遂者，亦常用本品补气以行血。治疗风寒湿痹，宜与川乌、独活等祛风湿药和川芎、牛膝等活血药配伍。对于卒中后遗症，常与当归、川芎、地龙等品同用，如补阳还五汤(《医林改错》)。

【用法用量】煎服，9～30 g。蜜炙可增强其补中益气作用。

【鉴别用药】人参、党参、黄芪三药，皆具有补气及补气生津、补气生血之功效，且常相须为用，能相互增强疗效。但人参作用较强，被誉为补气第一要药，并具有益气救脱、安神增智、补气助阳之功效。党参补气之力较为平和，专于补益脾肺之气，兼能补血。黄芪补益元气之力不及人参，但长于补气升阳、益卫固表、托疮生肌、利水退肿，尤宜于脾虚气陷及表虚自汗等证。

【现代研究】

(1)化学成分：本品主要含苷类、多糖、黄酮、氨基酸、微量元素等。

(2)药理作用：黄芪能促进机体代谢、抗疲劳、促进血清和肝中蛋白质的更新；有明显的利尿作用，能消除实验性肾炎尿蛋白；能改善动物贫血现象；能升高低血糖，降低高血糖；能兴奋呼吸；能增强和调节机体免疫功能，对干扰素系统有促进作用，可提高机体的抗病力；对流感病毒等多种病毒所致细胞病变有轻度抑制作用，对流感病毒感染小鼠有保护作用；有较广泛的抗菌作用；黄芪在细胞培养中，可使细胞数明显增多，细胞生长旺盛，寿命延长；能增强心肌收缩力，保护心血管系统，抗心律失常，扩张冠状动脉和外周血管，降低血压，能降低血小板黏附力，减少血栓形成；还有降血脂、抗衰老、抗缺氧、抗辐射、保肝等作用。

3. 当归(Dang gui，《神农本草经》)

当归为伞形科植物当归 *Angelica sinensis*(Oliv.) Diels 的根。主产于甘肃省东南部的岷县(秦州)，产量多，质量好。其次，陕西、四川、云南、湖北等省也有栽培。秋末采挖，除尽芦头、须根，待水分稍行蒸发后按大小粗细分别捆成小把，用微火缓缓熏干或用硫黄烟熏，防蛀防霉，切片生用，或经酒拌、酒炒用。

【功效】补血调经，活血止痛，润肠通便。

【应用】

(1) 血虚诸证。本品甘温质润，长于补血，为补血之圣药。若气血两虚，常配黄芪、人参补气生血，如当归补血汤(《兰室秘藏》)、人参养荣汤(《温疫论》)；若血虚萎黄、心悸失眠，常与熟地黄、白芍、川芎配伍，如四物汤(《太平惠民和剂局方》)。

(2) 血虚血瘀之月经不调、经闭、痛经等。常以本品补血活血，调经止痛，常与补血调经药同用，如四物汤(《太平惠民和剂局方》)，既为补血之要剂，亦为妇科调经的基础方；若兼气虚者，可配人参、黄芪；若兼气滞者，可配香附、延胡索；若兼血热者，可配黄芩、黄连，或牡丹皮、地骨皮；若血瘀经闭不通者，可配桃仁、红花；若血虚寒滞者，可配阿胶、艾叶等。

(3) 虚寒性腹痛、跌打损伤、痈疽疮疡、风寒痹痛等。本品辛行温通，为活血行气之要药。本品补血活血、散寒止痛，配桂枝、芍药、生姜等同用，治疗血虚血瘀寒凝之腹痛，如当归生姜羊肉汤(《金匮要略》)、当归建中汤(《备急千金要方》)；本品活血止痛，与乳香、没药、桃仁、红花等同用，治疗跌打损伤瘀血作痛，如复元活血汤(《医学发明》)、活络效灵丹(《医学衷中参西录》)；与金银花、赤芍、天花粉等解毒消痈药同用，以活血消肿止痛，治疗疮疡初起肿胀疼痛，如仙方活命饮(《妇人大全良方》)；与黄芪、人参、肉桂等同用，治疗痈疽溃后不敛，如十全大补汤(《太平惠民和剂局方》)；亦可与金银花、玄参、甘草同用，治疗脱疽溃烂，阴血伤败，如四妙勇安汤(《验方新编》)；若风寒痹痛、肢体麻木，可活血、散寒、止痛，常与羌活、防风、黄芪等同用，如蠲痹汤(《百一选方》)。

(4) 血虚肠燥便秘。本品补血以润肠通便，用治血虚肠燥便秘。常以本品与肉苁蓉、牛膝、升麻等同用，如济川煎(《景岳全书》)。

【用法用量】煎服，5～15 g。

【使用注意】湿盛中满、大便泄泻者忌服。

【现代研究】

(1) 化学成分：当归中含 β-蒎烯、α-蒎烯、莰烯等中性油成分。含对-甲基苯甲醇、5-甲氧基-2,3-二甲苯酚等酸性油成分、有机酸；糖类；维生素；氨基酸等。

(2) 药理作用：当归挥发油能对抗肾上腺素、垂体后叶激素或组胺对子宫的兴奋作用。当归水或醇溶性非挥发性物质对离体子宫有兴奋作用，使子宫收缩加强，大量或多次给药时，甚至可出现强直性收缩，醇溶性物质作用比水溶性物质作用强。离体蟾蜍心脏灌流实验中，本品煎剂含挥发油，可使收缩幅度及收缩频率皆明显抑制。当归浸膏有显著扩张离体豚鼠冠状动脉的作用，增加冠状动脉血流量。麻醉犬静脉注射本品心率无明显改变，冠状动脉阻力和总外周阻力下降，冠状动脉血流量显著增加，心肌氧耗量显著下降，心排出量和心搏指数有增加趋势。当归中性油对实验性心肌缺血亦有明显的保护作用。当归及其阿魏酸钠有明显的抗血栓作用。当归水浸液给小鼠口服能显著促进血红蛋白及红细胞的生成。

4. 白芍(Bai shao，《神农本草经》)

白芍为毛茛科植物芍药 *Paeonia lactiflora* Pall.的根。主产于浙江、安徽、四川等地。夏秋季采挖，去净泥土和支根，去皮，沸水浸或略煮至受热均匀，晒干。用时润透切片。一般生用或酒炒或清炒用。

【功效】养血敛阴，柔肝止痛，平抑肝阳。

【应用】

(1) 肝血亏虚及血虚月经不调。本品味酸，收敛肝阴以养血，常与熟地、当归等同用，治疗肝血亏虚，面色苍白，眩晕心悸，或月经不调，崩中漏下，如四物汤(《太平惠民和剂局方》)。若血虚有热，月经不调，可配伍黄芩、黄柏、续断等药，如保阴煎(《景岳全书》)；若崩漏，可与阿胶、艾叶等同用。

(2) 肝脾不和之胸胁脘腹疼痛或四肢挛急疼痛。本品酸敛肝阴，养血柔肝而止痛，常配柴胡、当归、白芍等，治疗血虚肝郁，胁肋疼痛，如逍遥散(《太平惠民和剂局方》)；也可以本品调肝理脾，柔肝止痛，与白术、防风、陈皮同用；治疗脾虚肝旺，腹痛泄泻，如痛泻要方(《景岳全书》)；若与木香、黄连等同用，可治疗痢疾腹痛，如芍药汤(《素问病机气宜保命集》)；若阴血虚筋脉失养而致手足挛急作痛，常配甘草缓急止痛，即芍药甘草汤(《伤寒论》)。

(3) 肝阳上亢之头痛眩晕。以本品养血敛阴、平抑肝阳，常配牛膝、代赭石、龙骨、牡蛎等，如镇肝熄风汤、建瓴汤（《医学衷中参西录》）。此外，本品敛阴，有止汗之功效。若外感风寒，营卫不和之汗出恶风，可敛阴和营，与温经通阳的桂枝等同用，以调和营卫，如桂枝汤（《伤寒论》）；至于阴虚盗汗，则须与龙骨、牡蛎、浮小麦等同用，具敛阴止汗的功效。

【用法用量】煎服，5～15 g；大剂量 15～30 g。

【使用注意】阳衰虚寒之证不宜用。反藜芦。

【现代研究】

(1) 化学成分：白芍含有芍药苷、牡丹酚芍药花苷、芍药内酯、苯甲酸等。此外，还含有挥发油、脂肪油、树脂糖、淀粉、黏液质、蛋白质和三萜类成分。

(2) 药理作用：白芍水煎剂饲喂小鼠，其腹腔巨噬百分率和吞噬指数均较对照组有明显提高。白芍能提高小鼠腹腔巨噬细胞的吞噬功能。白芍水煎剂可拮抗环磷酰胺对小鼠外周 T 淋巴细胞的抑制作用，使之恢复正常水平，表明白芍可使处于低下状态的细胞免疫功能恢复正常。白芍提取物对大鼠蛋清性急性炎症水肿有明显抑制作用，对棉球肉芽肿有抑制增生作用。白芍对乙酸引起的扭体反应有明显的镇痛效果，与甘草的甲醇复合物合用，二者对乙酸扭体反应有协同镇痛作用。芍药中的主要成分芍药苷具有较好的解痉作用。

5. 石斛（Shi hu，《神农本草经》）

石斛为兰科植物环草石斛 *Dendrobium loddigesii* Rolfe.、马鞭石斛 *D. fimbriatum* Hook. var. *oculatum* Hook.、黄草石斛 *D. chrysanthum* Wall.、铁皮石斛 *D. candidum* Wall.ex Lindl.或金钗石斛 *D. nobile* Lindl.的茎。主产于四川、贵州、云南等地。全年均可采取，以秋季采收为佳。烘干或晒干，切段，生用。鲜者可栽于砂石内，以备随时取用。

【功效】益胃生津，滋阴清热。

【应用】

(1) 胃阴虚及热病伤津证。本品长于滋养胃阴，生津止渴，兼能清胃热。主治热病伤津、烦渴、舌干苔黑之证，常与天花粉、鲜生地、麦冬等品同用，如《时病论》清热保津法。治胃热阴虚之胃脘疼痛、牙龈肿痛、口舌生疮可与生地、麦冬、黄芩等品同用。

(2) 肾阴虚证。本品又能滋肾阴，兼能降虚火，适用于肾阴亏虚之目暗不明、筋骨痿软及阴虚火旺、骨蒸劳热等证。肾阴亏虚，目暗不明者，常与枸杞子、熟地黄、菟丝子等品同用，如石斛夜光丸（《原机启微》）。肾阴亏虚，筋骨痿软者，常与熟地、山茱萸、杜仲、牛膝等补肝肾、强筋骨之品同用。肾虚火旺，骨蒸劳热者，宜与生地黄、枸杞子、黄柏、胡黄连等滋肾阴、退虚热之品同用。

【用法用量】煎服，6～12 g。鲜用，15～30 g。

【现代研究】

(1) 化学成分：本品含石斛碱、石斛胺、石斛次胺、石斛星碱、石斛因碱等生物碱，以及黏液质、淀粉等。

(2) 药理作用：石斛能促进胃液的分泌而助消化，使其蠕动亢进而通便；但若用量增大，反使肠肌麻痹。有一定的镇痛解热作用，其作用与非那西汀相似而较弱；可提高小鼠巨噬细胞的吞噬作用，用氢化可的松抑制小鼠的免疫功能之后，石斛多糖能恢复小鼠免疫功能；石斛水煎对晶状体中的异化变化有阻止及纠正作用；对半乳糖性白内障不仅有延缓作用，而且有一定的治疗作用。

6. 鳖甲（Bie jia，《神农本草经》）

鳖甲为鳖科动物鳖 *Trionyx sinensis* Wiegmann 的背甲。主产于湖北、湖南、安徽等地。全年均可捕捉，杀死后置沸水中烫至背甲上硬皮能剥落时取出，除去残肉，晒干，以砂炒后醋淬用。

【功效】滋阴潜阳，退热除蒸，软坚散结。

【应用】

(1)肝肾阴虚证。本品亦能滋养肝肾之阴，适用于肝肾阴虚所致阴虚内热、阴虚风动、阴虚阳亢诸证。对阴虚内热证，本品滋养之力不及龟甲，但长于退虚热、除骨蒸，故临床尤为多用。治疗温病后期，阴液耗伤，邪伏阴分，夜热早凉，热退无汗者，常与丹皮、生地、青蒿等品同用，如青蒿鳖甲汤(《温病条辨》)。治疗阴血亏虚，骨蒸潮热者，常与秦艽、地骨皮等品同用。主治阴虚风动，手足瘛疭者，常与阿胶、生地、麦冬等品同用。

(2)癥瘕积聚。本品味咸，还长于软坚散结，适用于肝脾肿大等癥瘕积聚。常与活血化瘀、行气化痰药配伍，如鳖甲煎丸(《金匮要略》)以之与丹皮、桃仁、厚朴、半夏等品同用，治疟疾日久不愈、胁下痞硬成块。

【用法用量】煎服，9～24 g。宜先煎。本品经砂炒醋淬后，有效成分更容易煎出；也可去其腥气，易于粉碎，方便制剂。

【现代研究】

(1)化学成分：本品含动物胶、骨胶原、角蛋白、17 种氨基酸、碳酸钙、磷酸钙、碘、维生素 D 及锌、铜、锰等。

(2)药理作用：鳖甲能降低实验性甲状腺亢进动物血浆 CAMP 含量；能提高淋巴母细胞转化率，延长抗体存在时间，增强免疫功能；能保护肾上腺皮质功能；能促进造血功能，提高血红蛋白含量；能抑制结缔组织增生，故可消散肿块；有防止细胞突变作用；还有一定的镇静作用。

7. 鹿茸(Lu rong，《神农本草经》)

鹿茸为脊椎动物鹿科梅花鹿 *Cervus nippon* Temminck 或马鹿 *Cervus elaphus* L. 等雄鹿头上尚未骨化而带茸毛的幼角。主产于吉林、黑龙江、辽宁、内蒙古、新疆、青海等地。其他地区也有人工饲养。夏秋两季雄鹿长出的新角尚未骨化时，将角锯下或用刀砍下，用时燎去毛，切片后阴干或烘干入药。

【功效】补肾阳，益精血，强筋骨，调冲任，托疮毒。

【应用】

(1)肾阳虚衰，精血不足证。本品甘温补阳，甘咸滋肾，禀纯阳之性，具升发之气，故能壮肾阳，益精血。若肾阳虚，精血不足，而见畏寒肢冷、阳痿早泄、宫冷不孕、小便频数、腰膝酸痛、头晕耳鸣、精神疲乏等，均可以本品单用或配入复方，如鹿茸酒，与山药浸酒服，治阳痿不举，小便频数；或与当归、乌梅膏为丸，治精血耗竭，面色黧黑，耳聋目昏等(《济生方》)；亦常与人参、黄芪、当归同用治疗诸虚百损，五劳七伤，元气不足，以及畏寒肢冷、阳痿早泄、宫冷不孕、小便频数等症，如参茸固本丸(《中国医学大辞典》)。

(2)肾虚骨弱，腰膝无力或小儿五迟。常以本品补肾阳，益精血，强筋骨，多与五加皮、熟地、山萸肉等同用，如加味地黄丸(《医宗金鉴》)；亦可与骨碎补、川续断、自然铜等同用，治骨折后期，愈合不良。

(3)妇女冲任虚寒，崩漏带下。本品补肾阳、益精血而兼能固冲任，止带下。与乌贼骨、龙骨、川续断等同用，可治崩漏不止，虚损羸瘦，如鹿茸散(《证治准绳》)。若配狗脊、白蔹，可治白带过多，如白敛丸(《济生方》)。

(4)疮疡久溃不敛，阴疽疮肿内陷不起。本品补阳气、益精血而达到温补内托的目的。治疗疮疡久溃不敛，阴疽疮肿内陷不起，常与当归、肉桂等配伍，如阳和汤(《外科全生集》)。

【用法用量】研末吞服，1～2 g，或入丸、散。

【使用注意】服用本品宜从小量开始，缓缓增加，不可骤用大量，以免阳升风动，头晕目赤，或伤阴动血。凡发热者均当忌服。

【现代研究】

(1)化学成分：从鹿茸的脂溶性成分中分离出雌二醇、胆固醇等，其中雌二醇及其在体内的代谢产物——雌酮为鹿茸雌激素样作用的主要成分。鹿茸中的氨基酸，以甘氨酸含量最丰富，还含有中性糖、葡萄糖胺，鹿茸灰分中含有钙、磷、镁等，水浸出物中含多量胶质。

(2)药理作用：大剂量鹿茸精使心缩幅度缩小，心率减慢，并使外周血管扩张，血压降低。中等剂量鹿茸精引起离体心脏活动明显增强，心缩幅度增大，心率加快，结果使心每搏输出量和每分输出量都增加。鹿茸具有明显的抗脂质过氧化作用及抗应激作用。

8. 肉苁蓉(Rou cong rong，《神农本草经》)

肉苁蓉为列当科植物肉苁蓉 *Cistanche deserticola* Y. C. Ma 的带鳞叶的肉质茎。主产于内蒙古、甘肃、新疆、青海等地。春季苗未出土或刚出土时采挖，除去花序。切片生用，或酒制用。

【功效】补肾助阳，润肠通便。

【应用】

(1)肾阳亏虚，精血不足之阳痿早泄、宫冷不孕、腰膝酸痛、痿软无力。本品味甘能补，甘温助阳，质润滋养，咸以入肾，为补肾阳、益精血之良药。常配伍菟丝子、川续断、杜仲同用，治男子五劳七伤，阳痿不起，小便余沥，如肉苁蓉丸(《医心方》)；亦可与杜仲、巴戟肉、紫河车等同用，治肾虚骨痿，不能起动，如金刚丸(《张氏医通》)。

(2)肠燥津枯便秘。本品甘咸质润入大肠，可润肠通便，常与沉香、麻子仁同用，治发汗、津液耗伤而致大便秘结，如润肠丸(《济生方》)；或与当归、牛膝、泽泻等同用，治肾气虚弱，大便不通，小便清长，腰酸背冷，如济川煎《景岳全书》。

【用法用量】煎服，10～15g。

【使用注意】本品能助阳、滑肠，故阴虚火旺及大便泄泻者不宜服。肠胃实热、大便秘结亦不宜服。

【现代研究】

(1)化学成分：肉苁蓉脂溶性成分经气质联用鉴定出 6-甲基吲哚，3-甲基-3-乙基己烷。从肉苁蓉中得到水溶性的 *N,N*-二甲基甘氨酸甲酯和甜菜碱等。

(2)药理作用：肉苁蓉水提液小鼠灌胃，能显著增加脾和胸腺重量，增强腹腔巨噬细胞吞噬能力，提高淋巴细胞转化率和迟发性超敏反应指数。肉苁蓉对阳虚和阴虚动物的肝脾核酸含量下降和升高有调整作用。有激活肾上腺、释放皮质激素的作用，可增强下丘脑-垂体-卵巢的促黄体功能，提高垂体对 LRH 的反应性及卵巢对 LH 的反应性，而不影响自然生殖周期的内分泌平衡。肉苁蓉乙醇提取物在体外温育体系中能显著抑制大鼠脑、肝、心脏、肾、睾丸组织匀浆过氧化脂质的生成，并呈良好的量效关系。

【用法用量】煎服，5～10 g；研末每次 1～2 g，每日 3 次；浸酒服用 1～2 对。

二、营养中药方剂

凡以补益药为主组成，具有补养人体气、血、阴、阳等作用，治疗各种虚证的方剂，统称营养中药方剂。因气血阴阳是依赖脏腑的功能活动而产生的，且肺主气、脾为气血生化之源、肝藏血、心主血、肾藏精，故补气以补脾肺为主，补血以补心肝脾为主，补阴补阳以补肾为主。培补五脏之气血阴阳时：还应根据五行相生理论，按“虚则补其母”的原则进行。主要分为补气、补血、气血双补、补阴、补阳、阴阳双补六类常用方剂(李冀，2012)。

1. 四君子汤(《太平惠民和剂局方》)

【组成】人参去芦、白术、茯苓去皮(各 9 g)，甘草炙(6 g)各等分。

【用法】上为细末。每服二钱(15 g)，水一盏，煎至七分，口服，不拘时候；入盐少许，白汤点亦得(现代用法：水煎服)。

【功能主治】益气健脾。用于脾胃气虚证。面色萎白，语声低微，气短乏力，食少便溏，舌淡苔白，脉虚弱。

【方解】本方证由脾胃气虚，运化乏力所致。脾胃为后天之本，气血生化之源，脾胃气虚，受纳与健运乏力，则饮食减少；湿浊内生，故大便溏薄；脾主肌肉，脾胃气虚，四肢肌肉无所禀受，故四肢乏力；

气血生化不足；血不足不荣于面，而见面色萎白；脾为肺之母，脾胃一虚，肺气先绝，故见气短、语声低微；舌淡苔白，脉虚弱皆为气虚之象。正如《医方考》所说："夫面色萎白，则望之而知其气虚矣；言语轻微，则闻之而知其气虚矣；四肢无力，则问之而知其气虚矣；脉来虚弱，则切之而知其气虚矣。"治宜补益脾胃之气，以复其运化受纳之功。方中人参为君，甘温益气，健脾养胃。臣以苦温之白术，健脾燥湿，加强益气助运之力；佐以甘淡茯苓，健脾渗湿，苓、术相配，则健脾祛湿之功益著。使以炙甘草，益气和中，调和诸药。四药配伍，共奏益气健脾之功。

【临床使用】

(1)辨证要点：本方为治疗脾胃气虚证的基础方，后世众多补脾益气方剂多从此方衍化而来。临床应用以面白食少，气短乏力，舌淡苔白，脉虚弱为辨证要点。

(2)加减变化：若呕吐者，加半夏以降逆止呕；胸膈痞满者，加枳壳、陈皮以行气宽胸；心悸失眠者，加酸枣仁以宁心安神；兼畏寒肢冷、脘腹疼痛者，加干姜、附子以温中祛寒。

(3)现代运用：本方常用于慢性胃炎、胃及十二指肠溃疡等属脾气虚者。

2. 玉屏风散(《医方类聚》)

【组成】防风一两(30 g)，黄芪、蜜炙白术各二两(各 60 g)。

【用法】上㕮咀，每服三钱(9 g)，用水一盏半，加大枣一枚，煎至七分，去滓，食后热服(现代用法：研末，每日 2 次，每次 6～9 g，大枣煎汤送服；亦可作汤剂，水煎服，用量按原方比例酌减)。

【功能主治】益气固表止汗。用于表虚自汗。汗出恶风，面色㿠白，舌淡苔薄白，脉浮虚。亦治虚人腠理不固，易感风邪。

【方解】本方主治卫气虚弱，不能固表之证。卫虚腠理不密，则易为风邪所袭，故时自恶风而易于感冒；表虚失固，营阴不能内守，津液外泄，则常自汗；面色㿠白，舌淡苔薄白，脉浮虚皆为气虚之象。治宜益气实卫，固表止汗。方中黄芪甘温，内可大补脾肺之气，外可固表止汗，为君药。白术健脾益气，助黄芪以加强益气固表之力，为臣药。两药合用，使气旺表实，则汗不外泄，外邪亦难内侵。佐以防风走表而散风御邪，黄芪得防风，则固表而不留邪；防风得黄芪，则祛风而不伤正。对于表虚自汗，或体虚易于感冒者，用之有益气固表、扶正祛邪之功。方名玉屏风者，言其功用有似御风屏障，而又珍贵如玉之意。本方配伍特点是以补气固表药为主，配合小量祛风解表之品，使补中寓散。本方与桂枝汤均可用治表虚自汗，然本方证之自汗，乃卫气虚弱、腠理不固所致；桂枝汤证之自汗，因外感风寒、营卫不和而致。故本方功专益气固表止汗，兼以祛风；而桂枝汤则以解肌发表，调和营卫取效。

【临床使用】

(1)辨证要点：本方为治疗表虚自汗的常用方剂。临床应用以自汗恶风，面色㿠白，舌淡脉虚为辨证要点。

(2)加减变化：自汗较重者，可加浮小麦、煅牡蛎、麻黄根，以加强固表止汗之效。

(3)现代运用：本方常用于过敏性鼻炎、上呼吸道感染属表虚不固而外感风邪者，以及肾小球肾炎易于伤风感冒而诱致病情反复者(杨百京，2002)。

3. 四物汤(《仙授理伤续断秘方》)

【组成】当归去芦，酒浸炒(9 g)，川芎(6 g)，白芍(9 g)，熟地黄酒蒸(12 g)各等分。

【用法】上为粗末。每服三钱(15 g)，水一盏半，煎至八分，去渣，食前热服(现代用法：作汤剂，水煎服)。

【功能主治】补血调血。用于营血虚滞证。头晕目眩，心悸失眠，面色无华，妇人月经不调，量少或经闭不行，脐腹作痛，甚或瘕块硬结，舌淡，口唇、爪甲色淡，脉细弦或细涩。

【方解】本方是补血调经的主方，是从《金匮要略》中的芎归胶艾汤减去阿胶、艾叶、甘草而成。本方治证由营血亏虚，血行不畅，冲任虚损所致。血虚与心、肝两脏关系最为密切。肝藏血，血虚则肝失所养，无以上荣，故头晕目眩；心主血，藏神，血虚则心神失养，故心悸失眠；营血亏虚，则面部、唇舌、爪甲等失于濡养，故色淡无华；冲为血海，任主胞胎，冲任虚损，肝血不足，加之血行不畅，则月经不调，可见月经量少、色淡、或前或后，甚或经闭不行等症；血虚则血脉无以充盈，血行不畅易致血瘀，可见脐腹疼痛，甚或瘕块硬结；脉细涩或细弦为营血亏虚，血行不畅之象。治宜补养营血为主，辅以调畅血脉。方中熟地黄甘温味厚质润，归肝、肾经，长于滋养阴血，补肾填精，为补血要药，故为君药。当归甘辛温，归肝、心、脾经，为补血良药，兼具活血作用，且为养血调经要药，用为臣药。佐以白芍养血益阴；川芎活血行气。四药配伍，共奏补血调血之功。

【临床使用】

(1)辨证要点：本方是补血调经的基础方。临床应用以面色无华，唇甲色淡，舌淡，脉细为辨证要点。

(2)加减变化：若兼气虚者，加人参、黄芪，以补气生血；以血滞为主者，加桃仁、红花，白芍易为赤芍，以加强活血祛瘀之力；血虚有寒者，加肉桂、炮姜、吴茱萸，以温通血脉；血虚有热者，加黄芩、丹皮，熟地易为生地，以清热凉血；妊娠胎漏者，加阿胶、艾叶，以止血安胎。

(3)现代运用：本方常用于妇女月经不调、胎产疾病、荨麻疹及过敏性紫癜等属营血虚滞者。

(4)使用注意：对于阴虚发热，以及血崩气脱之证，则非所宜。

4. 当归补血汤(《内外伤辨惑论》)

【组成】黄芪一两(30 g)，当归酒洗，二钱(6 g)。

【用法】以水二盏，煎至一盏，去滓，空腹时温服。

【功能主治】补气生血。用于血虚阳浮发热证。肌热面赤，烦渴欲饮，脉洪大而虚，重按无力。亦治妇人经期、产后血虚发热头痛；或疮疡溃后，久不愈合者。

【方解】本方证为劳倦内伤，血虚气弱，阳气浮越所致。血虚气弱，阴不维阳，故肌热面赤、烦渴引饮，此种烦渴，常时烦时止，渴喜热饮；脉洪大而虚、重按无力，是血虚气弱，阳气浮越之象，是血虚发热的辨证关键。治宜补气生血，使气旺血生，虚热自止。方中重用黄芪，其用量五倍于当归，其义有二：本方证为阴血亏虚，以致阳气欲浮越散亡，此时，恐一时滋阴补血固里不及，阳气外亡，故重用黄芪补气而专固肌表，即"有形之血不能速生，无形之气所当急固"之理，此其一；有形之血生于无形之气，故用黄芪大补脾肺之气，以资化源，使气旺血生，此其二。配以少量当归养血和营，则浮阳秘敛，阳生阴长，气旺血生，而虚热自退。至于妇人经期、产后血虚发热头痛，取其益气养血而退热。疮疡溃后，久不愈合，用本方补气养血，扶正托毒，有利于生肌收口。《内外伤辨惑论》说："血虚发热，证象白虎。"故本方应与白虎汤加以区别。白虎汤证是因为外感，热盛于内，病情属实；当归补血汤证由于内伤，为血虚气弱，病情属虚。因此，白虎汤证大渴而喜冷饮，身大热而大汗出，脉洪大而有力；当归补血汤证口渴则喜温饮，身虽热而无汗，脉大而虚，重按无力。所以《内外伤辨惑论》强调："惟脉不长实，有辨耳，误服白虎汤必死。"

【临床使用】

(1)辨证要点：本方为补气生血之基础方，也是体现李东垣"甘温除热"治法的代表方。临床应用时除肌热、口渴喜热饮、面赤外，以脉大而虚，重按无力为辨证要点。

(2)加减变化：若妇女经期，或产后感冒发热头痛者，加葱白、豆豉、生姜、大枣以疏风解表；若疮疡久溃不愈，气血两虚而又余毒未尽者，可加金银花、甘草以清热解毒；若血虚气弱出血不止者，可加煅龙骨、阿胶、山茱萸以固涩止血。用当归补血汤加味治疗冠心病心绞痛获得较好疗效(王波，2000)。

5. 归脾汤(《正体类要》)

【组成】白术、当归、白茯苓、黄芪、炒远志、龙眼肉、酸枣仁炒，各一钱(3 g)，人参一钱 (6 g)，木香五分(1.5 g)，甘草炙三分(1 g)，加生姜、大枣，水煎服。

【功能主治】益气补血，健脾养心。用于心脾气血两虚证。心悸怔忡，健忘失眠，盗汗，体倦食少，面色萎黄，舌淡，苔薄白，脉细弱；脾不统血证。便血，皮下紫癜，妇女崩漏，月经超前，量多色淡，或淋漓不止，舌淡，脉细弱。

【方解】本方证因思虑过度，劳伤心脾，气血亏虚所致。心藏神而主血，脾主思而统血，思虑过度，面色萎黄，脾气亏虚则体倦、食少；心血不足则见惊悸、怔忡、健忘、不寐、盗汗；面色萎黄、舌质淡，苔薄白，脉细缓均属气血不足之象。上述诸症虽属心脾两虚，却是以脾虚为核心，气血亏虚为基础。脾为营卫气血生化之源，《灵枢·决气》曰："中焦受气取汁，变化而赤是为血。"故方中以参、芪、术、草大队甘温之品补脾益气以生血，使气血旺而血生；当归、龙眼肉甘温补血养心；茯苓(多用茯神)、酸枣仁、远志宁心安神；木香辛香而散，理气醒脾，与大量益气健脾药配伍；大枣调和脾胃，以资化源。全方共奏益气补血、健脾养心之功，为治疗思虑过度，劳伤心脾，气血两虚之良方。本方的配伍特点：一是心脾同治，重点在脾，使脾旺则气血生化有源，方名归脾，意在于此；二是气血并补，但重在补气，意即气为血之帅，气旺则自生，血足则心有所养；三是补气养血药中佐以木香理气醒脾，补而不滞。故张璐说："此方滋养心脾，鼓动少火，妙以木香调畅诸气。世以木香性燥不用，服之多致痞闷，或泄泻，减食者，以其纯阴无阳，不能输化药力故耳。"

本方原载宋·严用和《济生方》，但方中无当归、远志，至明·薛已补此二味，使养血宁神之效尤彰。本方的适应范围，随着后世医家的临床实践，不断有所扩充，原治思虑过度、劳伤心脾之健忘、怔忡。元·危亦林在《世医得效方》中增加治疗脾不统血之吐血、下血。明·薛已《内科摘要》增补了治疗惊悸、盗汗、嗜卧少食、月经不调、赤白带下等症。归脾汤与补中益气汤同用参、芪、术、草以益气补脾。前者以补气药配伍养心安神药，意在心脾双补，复二脏生血、统血之职，主治心脾气血两虚之心悸怔忡、健忘失眠、体倦食少，以及脾不统血之便血、崩漏等。后者是补气药配伍升阳举陷药，意在补气升提，复脾胃升清降浊之能，主治脾胃气虚、气陷之少气懒言、发热及脏器下垂等。

【临床使用】

(1)辨证要点：本方是治疗心脾气血两虚证的常用方。临床应用以心悸失眠，体倦食少，便血或崩漏，舌淡，脉细弱为辨证要点。

(2)加减变化：崩漏下血偏寒者，可加艾叶炭、炮姜炭，以温经止血；偏热者，加生地炭、阿胶珠、棕榈炭，以清热止血。

(3)现代运用：本方常用于胃及十二指肠溃疡出血、功能性子宫出血、再生障碍性贫血、血小板减少性紫癜、神经衰弱、心脏病等属心脾气血两虚及脾不统血者。

6. 炙甘草汤(《伤寒论》)

【组成】甘草四两(12 g)，炙生姜三两(9 g)，切桂枝三两，去皮(9 g)，人参二两(6 g)，生地黄一斤(50 g)，阿胶二两(6 g)，麦冬半升(10 g)，去心麻仁半升(10 g)，大枣三十枚(10 枚)。

【用法】上以清酒七升，水八升，先煮八味，取三升，去滓，内胶烊消尽，温服一升，日三服(现代用法：水煎服，阿胶烊化，冲服)。

【功能主治】益气滋阴，通阳复脉。用于阴血阳气虚弱，心脉失养证。脉结代，心动悸，虚羸少气，舌光少苔，或质干而瘦小者；虚劳肺痿。干咳无痰，或咳吐涎沫，量少，形瘦短气，虚烦不眠，自汗盗汗，咽干舌燥，大便干结，脉虚数。

【方解】本方是《伤寒论》治疗心动悸、脉结代的名方。其证是由伤寒汗、吐、下或失血后，或杂病阴血不足，阳气不振所致。阴血不足，血脉无以充盈，加之阳气不振，无力鼓动血脉，脉气不相接续，故脉结代；阴血不足，心体失养，或心阳虚弱，不能温养心脉，故心动悸。治宜滋心阴，养心血，益心气，温心阳，以复脉定悸。方中重用生地黄滋阴养血为君，《名医别录》谓地黄"补五脏内伤不足，通血脉，益气力"。配伍炙甘草、人参、大枣益心气，补脾气，以资气血生化之源；阿胶、麦冬、麻仁滋心阴，养心血，充血脉，共为臣药。佐以桂枝、生姜辛行温通，温心阳，通血脉，诸厚味滋腻之品得姜、桂则滋而不腻。用法中加清酒煎服，以清酒辛热，可温通血脉，以行药力，是为使药。诸药合用，滋而不腻，温而不燥，使气血充足，阴阳调和，则心动悸、脉结代，皆得其平；虚劳肺痿属气阴两伤者，使用本方，是用其益气滋阴而补肺，但对阴伤肺燥较甚者，方中姜、桂、酒减少用量或不用，因为温药毕竟有耗伤阴液之弊，故应慎用。本方与生脉散均有补肺气，养肺阴之功，可治疗肺之气阴两虚，久咳不已。但本方益气养阴作用较强，敛肺止咳之力不足，重在治本，且偏于温补，阴虚肺燥较著或兼内热者不宜；而生脉散益气养阴之力虽不及本方，因配伍了收敛的五味子，标本兼顾，故止咳之功甚于炙甘草汤，且偏于清补，临证之时可斟酌选用。

【临床使用】

(1)辨证要点：本方为阴阳气血并补之剂。临床应用以脉结代，心动悸，虚羸少气，舌光色淡少苔为辨证要点。

(2)加减变化：方中可加酸枣仁、柏子仁以增强养心安神定悸之力，或加龙齿、磁石重镇安神；偏于心气不足者，重用炙甘草、人参；偏于阴血虚者重用生地、麦冬；心阳偏虚者，易桂枝为肉桂，加附子以增强温心阳之力；阴虚而内热较盛者，易人参为南沙参，并减去桂、姜、枣、酒，酌加知母、黄柏，则滋阴液降虚火之力更强。

(3)现代运用：本方常用于功能性心律不齐、期外收缩、冠心病、风湿性心脏病、病毒性心肌炎、甲状腺功能亢进等而有心悸、气短、脉结代等属阴血不足，阳气虚弱者。

7. 六味地黄丸(地黄丸)(《小儿药证直诀》)

【组成】熟地黄八钱(24 g)，山萸肉、干山药各四钱(各 20 g)，泽泻、牡丹皮、茯苓去皮，各三钱(9 g)。

【用法】上为末，炼蜜为丸，如梧桐子大。空心温水化下三丸。

【功能主治】滋补肝肾。用于肝肾阴虚证。腰膝酸软，头晕目眩，耳鸣耳聋，盗汗，遗精，消渴，骨蒸潮热，手足心热，口燥咽干，牙齿动摇，足跟作痛，小便淋沥，以及小儿囟门不合，舌红少苔，脉沉细数。

【方解】肾藏精，为先天之本，肝为藏血之脏，精血互可转化，肝肾阴血不足又常可相互影响。腰为肾之府，膝为筋之府，肾主骨生髓，齿为骨之余，肾阴不足则骨髓不充，故腰膝酸软无力、牙齿动摇、小儿囟门不合；脑为髓海，肾阴不足，不能生髓充脑，肝血不足，不能上荣头目，故头晕目眩；肾开窍于耳，肾阴不足，精不上承，或虚热生内热，甚者虚火上炎，故骨蒸潮热、消渴、盗汗、小便淋沥、舌红少苔、脉沉细数。治宜滋补肝肾为主，适当配伍清虚热、泻湿浊之品。方中重用熟地黄滋阴补肾，填精益髓，为君药。山茱萸补养肝肾，并能涩精，取“肝肾同源”之意；山药补益脾阴，亦能固肾，共为臣药。三药配合，肾肝脾三阴并补，是为“三补”，但熟地黄用量是山萸肉与山药之和，故仍以补肾为主。泽泻利湿而泄肾浊，并能减熟地黄之滋腻；茯苓淡渗脾湿，并助山药之健运，与泽泻共泻肾浊，助真阴得复其位；牡丹皮清泄虚热，并制山萸肉之温涩。三药称为“三泻”，均为佐药。六味合用，三补三泻，其中补药用量重于“泻药”，是以补为主；肝、脾、肾三阴并补，以补肾阴为主，这是本方的配伍特点。

六味地黄丸是宋·钱乙从《金匮要略》的肾气丸减去桂枝、附子而成，原名“地黄丸”，用治肾怯诸证。《小儿药证直诀笺正》说：“仲阳意中，谓小儿阳气甚盛，因去桂附而创立此丸，以为幼科补肾专药。”

【临床使用】

(1)辨证要点：本方是治疗肝肾阴虚证的基础方。临床应用以腰膝酸软，头晕目眩，口燥咽干，舌红少苔，脉沉细数为辨证要点。

(2)加减变化：若虚火明显者，加知母、玄参、黄柏等以加强清热降火之功；兼脾虚气滞者，加白术、砂仁、陈皮等以健脾和胃。

(3)现代运用：本方常用于慢性肾炎、高血压、糖尿病、肺结核、肾结核、甲状腺功能亢进、中心性视网膜炎及无排卵性功能性子宫出血、更年期综合征等属肾阴虚弱为主者。

(4)使用注意：脾虚泄泻者慎用。

8. 肾气丸(《金匮要略》)

【组成】干地黄八两(240 g)，薯蓣(即山药)、山茱萸各四两(各 120 g)，泽泻、茯苓、牡丹皮各三两(各

90 g)，桂枝、附子炮，各一两(各 30 g)。

【用法】上为细末，炼蜜和丸，如梧桐子大，酒下十五丸(6 g)，日再服。

【功能主治】补肾助阳。用于肾阳不足证。腰痛脚软，身半以下常有冷感，少腹拘急，小便不利，或小便反多，入夜尤甚，阳痿早泄，舌淡而胖，脉虚弱，尺部沉细，以及痰饮，水肿，消渴，脚气，转胞等。

【方解】本方证皆由肾阳不足所致。腰为肾府，肾阳不足，故腰痛脚软、身半以下常有冷感、少腹拘急；肾阳虚弱，不能化气利水，水停于内，则小便不利、少腹拘急，甚或转胞；肾阳亏虚，水液直趋下焦，津不上承，故消渴、小便反多；肾主水，肾阳虚弱，气化失常，水液失调，留滞为患，可发为水肿、痰饮、脚气等。病症虽多，病机均为肾阳亏虚，所以异病同治，治宜补肾助阳为法，即王冰所谓“益火之源，以消阴翳”之理。方中附子大辛大热，为温阳诸药之首；桂枝辛甘而温，乃温通阳气要药；二药相合，补肾阳之虚，助气化之复，共为君药。然肾为水火之脏，内寓元阴元阳，阴阳一方的偏衰必将导致阴损及阳或阳损及阴，而且肾阳虚一般病程较久，多可由肾阴虚发展而来，若单补阳而不顾阴，则阳无以附，无从发挥温升之能，正如张介宾说“善补阳者，必于阴中求阳，则阳得阴助，而生化无穷”(《类经》)，故重用干地黄滋阴补肾；配伍山茱萸、山药补肝脾而益精血，共为臣药。君臣相伍，补肾填精，温肾助阳，不仅可借阴中求阳而增补阳之力，而且阳药得阴药之柔润则温而不燥，阴药得阳药之温通则滋而不腻，二者相得益彰。方中补阳之品药少量轻而滋阴之品药多量重，可见其立方之旨，并非峻补元阳，乃在微微生火，鼓舞肾气，即取“少火生气”之义。正如柯琴所云“此肾气丸纳桂、附于滋阴剂中十倍之一，意不在补火，而在微微生火，即生肾气也”(《医宗金鉴·删补名医方论》)。再以泽泻、茯苓利水渗湿，配桂枝又善温化痰饮；牡丹皮苦辛而寒，擅入血分，合桂枝则可调血分之滞，三药寓泻于补，俾邪去而补药得力，为制诸阴药可能助湿碍邪之虞。诸药合用，助阳之弱以化水，滋阴之虚以生气，使肾阳振奋，气化复常，则诸症自除。本方配伍特点有二：一是补阳之中配伍滋阴之品，阴中求阳，使阳有所化；二是少量补阳药与大队滋阴药为伍，旨在微微生火，少火生气。由于本方功用主要在于温补肾气，且作丸内服，故名之“肾气丸”。

【临床使用】

(1)辨证要点：本方为补肾助阳的常用方。临床应用以腰痛脚软，小便不利或反多，舌淡而胖，脉虚弱而尺部沉细为辨证要点。

(2)加减变化：方中干地黄，现多用熟地黄；桂枝改用肉桂，如此效果更好；若夜尿多者，宜肾气丸加五味子；小便数多，色白体羸，为真阳亏虚，宜加补骨脂、鹿茸等，加强温阳之力；若用于阳痿，证属命门火衰者，酌加淫羊藿、补骨脂、巴戟天等以助壮阳起痿之力。

(3)现代运用：本方常用于慢性肾炎、糖尿病、醛固酮增多症、甲状腺功能低下、神经衰弱、肾上腺皮质功能减退、慢性支气管哮喘、更年期综合征等属肾阳不足者。

(4)使用注意：若咽干口燥、舌红少苔属肾阴不足，虚火上炎者，不宜应用。此外，肾阳虚而小便正常者，为纯虚无邪，不宜使用本方。吴仪洛在《成方切用》中称：“此亦为虚中夹邪滞而设尔，若纯虚之证，而兼以渗利，未免减去药力，当用右归丸或右归饮。”

(贾世伟，武建卓，王凤霞)

主要参考文献

邓琦蕾，申元英. 2017. 肠道微生物群在脑-肠-微生物轴中作用机制的研究进展. 实用医学杂志，33(14)：2404-2407.

李冀. 2012. 方剂学(新二版). 北京：中国中医药出版社：122-149.

蔺晓源，蔡光先，谭元生. 2015. 从脑肠轴研究“脾肾相关”理论的思路探讨. 时珍国医国药，26(9)：2210-2211.

刘毅，冯晓桃，王文健. 2011. “脾主运化”理论再认识——“脾主运”与“脾主化”之辨析. 中医杂志，15(52)：1264-1245.

唐元瑜，纪立金，王尔宁. 2011. 从中医脾的实体解剖学研究探微脾主运化功能. 浙江中医药大学学报，35(6)：821-823.

田祖宏，聂勇战. 2016. 肠道微生物与脑-肠轴交互作用的研究进展. 传染病信息，29(5)：302-307.

王波. 2000. 当归补血汤加味治疗冠心病心绞痛临床观察. 天津中医药, 17(3): 4.
杨百京. 2002. 玉屏风散合桂枝龙牡汤治疗重症自汗 45 例. 四川中医, 20(3): 43.
张凤娥, 瞿岳云, 刘文娥. 2002. 脾虚实质研究概述. 中医药导报, 18(12): 730.
钟赣生. 2012. 中药学. 北京: 中国中医药出版社: 364-418.
周俭. 2012. 中医营养学. 北京: 中国中医药出版社: 1-34.
朱天民. 2017. 中医营养与食疗. 北京: 中国医药科技出版社: 189-195.

第十一章　肠道菌群与营养药物

人体是一台奇妙复杂的机器，在零件清单中除了人体自身细胞以外，还包含了数以万亿的定植于上皮细胞表面的微生物细胞，如在口腔和肠道中发现的细菌。有越来越多的证据表明这些微生物不仅仅是停留在人体组织上，它们还在人体生理功能方面发挥关键作用，如消化、免疫和发育等（刘世利和吴凤娟，2014）。

第一节　人类和动物模型中的微生物多样性

人体所携带的微生物包含的基因总和是其自身基因数量的100倍以上，因此，人体被视为“超级生物”（Gill et al., 2006）。然而，动物在宫（或卵）内发育期间却处于完全无菌状态；在出生过程中，环境中的微生物迅速定植于这些“洁净”的动物上。此后，动物与微生物不断接触，这些微生物中有些是共生菌，有些是致病菌；有些细菌常驻，有些是过路菌。常驻共生菌在数目上要比宿主细胞多一个数量级，几乎完全覆盖了暴露于环境中的身体和腔道表面，其中细菌多样性和密度最高的地方是肠道。在已知的70个细菌类别和已报道的13个古菌类别中，有两个门在哺乳动物肠道占主导地位，即拟杆菌门（16.3%）和厚壁菌门（65.7%）（Eckburg et al., 2005; Ley et al., 2008）。人体肠道中的厚壁菌大部分属于类梭状芽孢杆菌纲，其中包括梭状芽孢杆菌XIV群和栖粪杆菌。人体肠道内已发现的其他类细菌还有放线菌（4.7%）、变形菌（8.8%）、疣微菌（2.2%）、梭杆菌（0.7%）、螺旋体（0.46%）、纤维杆菌（0.13%）和蓝藻（0.10%）等。人体肠道细菌只是地球上已发现细菌总数的一小部分，这些细菌是特化生活在哺乳动物肠道内的（Gill et al., 2006）。

第二节　人体肠道菌群的主要功能

一、代谢作用

肠道细菌最重要的代谢功能是能够发酵食物中宿主自身不能消化、分解的碳水化合物，包括大分子植物多糖（如抗性淀粉、纤维素、半纤维素、胶质）、一些寡糖（如寡果糖、菊粉等）、不溶性糖类等，以及由上皮细胞产生的内生黏液，可以转化为代谢终产物——短链脂肪酸（SCFA），为宿主提供能量及作为细菌生长和繁殖所需的营养物质（Flint et al., 2008）。短链脂肪酸多是由结肠内厌氧菌利用低聚糖、非淀粉多糖、抗性淀粉等未消化碳水化合物发酵的产物，主要包括乙酸、丙酸和丁酸。短链脂肪酸在结肠内不仅能为肠黏膜细胞提供能量，促进细胞的代谢、生长，还可以降低结肠内环境pH，减少有害菌的生长，防止肠道功能紊乱；更重要的是，近年来研究证实，短链脂肪酸能够抑制抗炎因子的生成，对结肠炎症反应起到抑制作用；短链脂肪酸还能抑制肿瘤细胞的增殖、控制原癌基因的表达、促进肿瘤细胞的分化和凋亡，起到抗肿瘤的作用（Piekarska et al., 2011; Vinolo et al., 2011）。此外，肠道微生物亦可刺激肠道免疫发育和功能发挥，从而有助于维持肠道稳态（Round and Mazmanina, 2009; Hooper and Macpherson, 2010）。丢失特定种属的细菌，获得刺激炎症发生的微生物，或微生物群落在组成上的大幅度改变（即菌群失调）（Tamboli et al., 2004）都会破坏健康。

二、营养作用

肠道菌群除了能够帮助宿主消化吸收食物中宿主自身不能代谢的物质，提供营养和能量外，另一个重要的营养作用是促进肠道发育。最近在多个动物模型中的研究结果证明，菌群可以调节肠道免疫反应。如果小鼠自出生就饲养在无菌环境中，其肠道发育会受到影响（Smith et al., 2007），无论是肠道形态结构还是肠上皮细胞的生长和增殖都明显处于非健康状态，并且免疫细胞的功能和多样性也有所降低，需要更多的食物来维持健康的体重。肠道细菌能够促进小肠血管生成。无菌小鼠小肠绒毛的毛细血管网发育明显受限，但当接种了一种细菌多形拟杆菌后，绒毛的微血管网络发育恢复良好。肠道细菌发酵植物多糖产生的短链脂肪酸还具有为肠上皮细胞提供能量，刺激其分化增殖的作用。

三、保护作用

肠黏膜及其定植的微生物是机体抵御病原体入侵的最重要的屏障之一。肠屏障的保护功能体现在以下几个方面：肠上皮细胞分泌的免疫球蛋白、肠黏膜的淋巴细胞组成的免疫系统可以抵御外源病原体；肠道内定植的共生菌能够通过与肠源性病原菌竞争肠上皮的黏附位点而抵制病原菌侵入肠上皮；一些细菌如双歧杆菌能够产生抑菌物质——细菌素(bacteriocin)，抑制机会致病菌的生长；此外，肠上皮的通透性也是影响肠屏障功能的重要因素，某些慢性代谢性疾病的发生就与肠道菌群失调介导的肠通透性降低有关。

第三节　肠道菌群在调节肠道免疫中的作用

随着对微生物的了解不断深入，人们已经认识到人体微生物与健康及疾病的关系。如口腔微生物，已有文献报道口腔微生物与多种全身性或特定器官疾病相关。致病因子也不再局限于牙周的病原体，甚至口腔共生菌都有可能在转移到另一生态部位时引起感染。此外，有些寄居在宿主体内的共生细菌还会以一种精巧的机制调机体炎症反应。NF-κB 是一种在进化上非常保守的转录因子，并在多种免疫细胞中表达。经典的 NF-κB 蛋白由致病菌诱导表达并启动炎症级联反应，用于清除病原体。唾液链球菌是哺乳动物在整个生命过程中普遍存在于口腔和消化道内的共生菌。最近有人研究发现唾液链球菌的 K12 株能够降低 NF-κB 水平，表明它具有抑制宿主炎症的作用(Kaci et al., 2011；刘世利和吴凤娟，2014)。为了确定唾液链球菌的产物能否影响肠道炎症反应，收集正在生长的唾液链球菌培养液的上清，然后将上清液与人肠道上皮细胞一起培养，结果显示与唾液链球菌上清液共培养的人肠道细胞内 NF-κB 活性大幅度降低。

病原菌和共生菌有相似的结构特点，如脂多糖和肽聚糖，似乎免疫系统很难区分它们。共生菌实现耐受的策略是其表达产物调节宿主免疫力；而宿主的特异性受体和酶也能调控针对有益微生物的过度反应。2008 年的一项研究赋予 NF-κB 新的角色——在果蝇肠道中维持耐受状态(Ryu et al., 2008)。要保持对菌群的耐受性，果蝇必须控制抗菌肽的水平。通常果蝇中段肠道细胞中的 NF-κB/Rel 会持续进入细胞核并激活靶基因；但是，无菌果蝇的 NF-κB/Rel 没有进入细胞核。当果蝇肠道中只有共生菌定植时，尽管出现了 NF-κB/Rel 向核内的缓慢易位，但没有诱导产生抗菌肽(AMP)；然而当果蝇感染病原菌时，NF-κB/Rel 的激活明显增强，并大量表达抗菌肽。那么，果蝇如何对抗菌肽的水平进行控制？研究表明，在没有感染病原菌的情况下，共生菌产生的肽聚糖(PG)驱动细胞表达少量 NF-κB/Rel；NF-κB/Rel 能够转录调控通路中的负性调节因子；因此，在共生菌定植时负性调节因子不断对基因表达施加制动效应，并形成了一个信号缓冲阈值。然而在病原菌感染时，大量的肽聚糖瞬间激活了信号转导通路，并掩盖了负调控因子的作用，引起抗菌肽的大量表达以清除感染。这种根据肽聚糖量来调节 NF-κB/Rel 信号通路的机制在进化上是非常保守的，当无菌斑马鱼被共生菌定植时，在肠道和肠道外组织中也能见到 NF-κB 及其靶基因的诱导表达(Kanther et al., 2011)。在小鼠中肽聚糖识别蛋白(PGRP)缺陷会导致肠道稳态的打破(Saha et al., 2010)；将菌群从 PGRP 缺陷小鼠转移到野生无菌宿主中，会增加它们对炎症的易感性，表明在小鼠体内的 PGRP 对于维持肠道稳态是很重要的。另外，诱导产生活性氧(ROS)是果蝇肠道内保持稳态平衡的另一种机制，并且调节方式有别于抗菌肽。在肠道中 ROS 由膜结合的双氧化酶(DUOX)稳定产生，当与宿主的上皮细胞发生相互作用时，细菌可以刺激 DUOX 的表达。当肠道细菌增加时，DUOX 表达也增加，从而诱导 ROS 的产生并控制共生菌的生长。DUOX 和 ROS 的表达不依赖于 NF-κB/Rel 信号，而是依靠 PLCβ 和 p38 信号。

脆弱拟杆菌是一种在人结肠癌中占主导地位的革兰氏阴性厌氧细菌，这种细菌专门合成多达 8 种不同的多糖，表达这些多糖的能力，对于它在哺乳动物肠道内的竞争性定植是非常重要的。这些多糖中的一种——多糖 A（PSA），具有强大的免疫调节能力（Mazmanian et al., 2005）。在哺乳动物的肠道内，大部分共生菌是在管腔内被发现的，并没有进入宿主组织；在大多数情况下，当共生菌接触组织时，炎症反应随之而来，细菌随后被清除。然而，最近的研究发现了一种新机制，即通过脆弱拟杆菌控制宿主免疫的机制来维持细菌数量（Round et al., 2011）。辅助性 T 细胞分为 4 个主要的类群，包括分泌炎性 IFNγ 的 $CD4^+$ T 细胞（Th1）、产 IL-17 的 $CD4^+$ T 细胞（Th17）、产 IL-4 的 $CD4^+$ T 细胞（Th2）和抗炎的调节性 T 细胞（Treg）。Th1 和 Th17 细胞对于清除细胞外的病原体是非常重要的，而蠕虫和寄生虫的清除需要 Th2 细胞。Treg 确保了炎症免疫在受控范围内并防止出现针对自身组织的免疫反应。现已证明，Treg 对于防止一些炎症发生非常重要，这些炎症可导致自身免疫性疾病如多发性硬化症（MS）、糖尿病和炎性肠病（IBD）的发生。脆弱拟杆菌定植的无菌动物体内产 IL-10 的 Treg 数量增加，但却完全缺乏炎性 Th17 细胞。Treg 的诱导依赖于 PSA，当以 ΔPSA 脆弱拟杆菌诱导动物时几乎检测不到 $IL\text{-}10^+$的 Treg 细胞。有趣的是，ΔPSA 脆弱拟杆菌会诱导强烈的 Th17 反应，这表明 PSA 能够抑制肠道内的炎症反应。事实上，如果在脆弱拟杆菌定植动物时专门去除 Treg，细菌会诱发 Th17 的发育。宿主负责介导这一信号的受体是 Toll 样受体 2（TLR2），TLR2 因为能够识别细菌表面的肽聚糖和脂蛋白而闻名，PSA 似乎选择性地锚定 T 细胞的 TLR2 并引发抗炎的 IL-10 反应。因此，PSA 是共生相关分子模式（SAMP）类分子的成员，不像病原体相关分子模式（PAMP）识别那样诱发炎症并清除细菌，SAMP 会引发反应维持共生现象。总之，这为细菌演化出特异分子来操纵宿主免疫系统以有利于其在宿主黏膜表面的长期存在提供了例证。

第四节 肠道菌群与疾病

肠道菌群的生态平衡是决定机体健康的重要因素，正常的菌群结构能够促进机体健康，而菌群失调必定会造成疾病的发生，且发病部位不仅仅只限于肠道内，甚至会波及全身。结直肠癌（CRC）是一种常见的非感染性肠道疾病，其发病率逐年上升。除了遗传因素外，环境因素特别是饮食对于 CRC 的发生发展起了重要的作用。目前的研究认为，肠道微生物的构成是影响肿瘤发生的重要因素，一些肠道菌群促进 CRC 的发生，如脱硫弧菌属（*Desulfovibrio*）、大肠杆菌（*Escherichia coli*, *E. coli*）和粪肠球菌（*Enterococcus faecalis*）的含量在 CRC 患者体内高于健康人群。另外，研究发现，一些特殊类型 *E. coli* 、变形菌（Proteobacteria）、产肠毒素脆弱拟杆菌（enterotoxigenic *Bacteroides fragilis*, ETBF）、拟杆菌/普雷沃氏菌属（*Bacteroides*/*Prevotella* ）、弯曲杆菌属（*Campylobacter*）、消化链球菌属（*Peptostreptococcus*）等在 CRC 患者结肠中的含量远高于正常对照人群。一些肠道菌群则抑制 CRC 的发生，如嗜酸乳杆菌（*Lactobacillus acidophilus*）和长双歧杆菌（*Bifidobacterium longum*）可降低致癌剂诱导的 CRC 的发生，这些益生菌抑制大肠癌的发生的研究发现已经得到了广泛的动物实验的支持。

目前学术界主流的学术观点认为，肠道内微生物所致的局部和全身的慢性炎症是导致肿瘤发生的主要机制。所有生物似乎都以进化的方式来保护自己免受其他生物的侵害，主动免疫就是一种生存进化来的机制。虽然从果蝇到人的免疫系统中许多组分都是保守的，但特定模型系统中有其独特的元素，从而使不同生物对共生微生物有不同的响应方式。人类、小鼠和斑马鱼都具有先天和适应性免疫反应，包括树突状细胞、吞噬性巨噬细胞、产生抗体的 B 淋巴细胞及抗原特异性 T 淋巴细胞。通常情况下，炎症是有益的，是人体的自动防御反应，但是有的时候，炎症也是有害的。自身免疫是免疫系统针对“自我”分子产生的炎症反应。在健康个体内，免疫系统耐受这些分子，启动自身反应的细胞在发育的早期就被删除。自身免疫性疾病包括多发性硬化症、糖尿病、炎性肠病、过敏、哮喘和类风湿性关节炎等。最近的流行病学和临床报告表明在西方人群中这些疾病的发病率明显呈快速增长趋势，如美国、日本和欧洲。由于发病率增长如此快速，遗传因素不可能是发病率上升的唯一原因，环境因素也可能参与其中。最近的研究结果证明，微生物对人体健康能够产生深远的影响，在此以炎性肠病、多发性硬化症和糖尿病为例详细介绍菌群是如何影响疾病发生发展的。

一、炎性肠病

炎性肠病（IBD）是涉及胃肠道炎症的慢性疾病，属于这一类的疾病有克罗恩病和溃疡性结肠炎。据估计仅在美国就有140万人患有炎性肠病，在欧洲这个数字为220万人。10%的炎性肠病患者是儿童，目前很少有治疗方法并且不能治愈。虽然目前仍不清楚炎性肠病是如何发展起来的，但它似乎是一种由多因素导致的疾病，其中包括遗传的易感性和环境因素。

在小鼠模型中的研究显示一些共生菌可以防治炎性肠病（Round and Mazmanian, 2009，2010）。也许较有前途的共生菌组合是被称为细菌鸡尾酒的VSL3。VSL3含有8株不同的细菌，其中包含3种双歧杆菌种、4种乳杆菌和一种链球菌。在动物模型中，初步证据显示VSL3可以刺激产生Treg和细胞因子IL-10，表明VSL3在结肠内诱导抗炎反应，并且这可能是VSL3防治炎性肠病的机制。然而，细菌体内哪些分子诱发抗炎反应，是否是保护作用及其机制还有待阐明。人体内其他与防治炎性肠病有关的细菌还有尼氏大肠杆菌1917（Grabig et al., 2006）和普氏栖粪杆菌（Sokol et al., 2008）；但是要确定它们是否能够保护人类免于患病，还有许多工作要做。另外一种已被证明在小鼠炎性肠病模型中具有保护作用的共生菌是脆弱拟杆菌，在结肠炎实验模型中脆弱拟杆菌在动物体内定植时有效地起到了保护作用，保护作用依赖于一种多糖PSA的产生，当被不表达PSA的突变菌（*B. fragilis* ΔPSA）定植时动物不受保护。另外，宿主通过TLR2信号识别PSA，TLR2缺陷的动物即使用纯化的PSA处理，也同样不再受保护而患结肠炎（Round et al., 2010）。PSA通过TLR2保护动物的机制是诱导产生IL-10的Treg；Treg因在维持肠道稳态和抑制炎症中发挥重要作用而闻名。此外，共生菌也和疾病的发生相关，肝螺杆菌是一种在多种动物内被发现的常见共生菌，免疫缺陷的动物会患上由这种微生物引起的慢性结肠炎（Kullberg et al., 1998）。总之，以上研究表明微生物组合在疾病的进展过程中是一个非常重要的影响因素，突出了共生菌的治疗潜力。

二、多发性硬化症

多发性硬化症（MS）是一种自身免疫性疾病，会影响中枢神经系统。患有这种疾病的人的移动能力会经历一个缓慢恶化的过程，在极端情况下会导致完全瘫痪。在同卵双胞胎中会经常出现发病的不一致性，表明疾病的进展受到环境因素的影响。实验性变态反应性脑脊髓炎（EAE）是MS的小鼠模型，它再现了人类疾病的许多可见特征。在此模型中神经元外壳上的髓鞘碱性蛋白（MBP）诱导宿主产生抗原特异性免疫应答。有趣的是，无菌小鼠的发病率大大降低，且在这些小鼠中枢神经系统和脾中的Th1和Th17应答也很低。分节丝状菌（SFB）在无菌动物内定植会诱发疾病（Lee et al., 2011），当无菌动物的小肠固有层完全缺乏Th17细胞时，SFB的定植将会诱导这些细胞群（Ivanov et al., 2009），EAE的诱导依赖于Th17和Th1型细胞反应，因此SFB诱发动物EAE的潜在机制就是诱导这些细胞群。从无菌小鼠体内分离的树突状细胞在体外不能诱导Th17和Th1细胞，而分离自SFB动物的树突状细胞却能够诱导这些细胞分化。因此，SFB可诱发动物发生EAE。与此相反，分离自脆弱杆菌的PSA已被证明在EAE模型中具有保护作用。与对照动物相比，口服多糖的动物不发生严重的疾病。进一步的研究可以确定单个细菌在疾病诱导中的作用。

三、糖尿病

糖尿病是一种慢性代谢性疾病，其特征是胰岛素产生或应答缺乏导致血糖增加，其发病率正在迅速增加。目前此病无法治愈，但可以通过改变生活方式和药物治疗来控制。与炎性肠病类似，糖尿病是一种由多因素导致的疾病，涉及遗传和环境的影响，最近的一项研究证明了微生物对疾病的作用（Wen et al., 2008）。非肥胖型糖尿病（NOD）小鼠随年龄增长会自发发生糖尿病，因此被用作糖尿病的模型；当这种小鼠品系和MyD88缺陷（大多数TLR和IL-1受体信号通路的接头分子）的动物杂交时，糖尿病的发病率会降低。当杂交动物以抗生素处理或除掉细菌后，糖尿病的发病率会增加。恢复MyD88–/–动物的共生菌群可以防止糖尿病的发生，表明共生菌在糖尿病的发生中起到一定的保护作用。沿着这条线路，另一个研究小组发现SFB的存在与雌性动物的疾病预防有关；与此相一致的是，SFB定植的动物体内存在Th17细胞，与共生菌在糖尿病中起到保护作用的结论相吻合(Kriegel et al., 2011)。在疾病中确定共生菌的作用是非常重要的，某些细菌在糖尿病的诱导中起负向调节作用。此外，明确SFB保护作用的机制可以为疾病的新疗法提供相关信息。维持肠道稳态和维持健康是紧密联系在一起的，有些细菌诱导调节抗炎免疫反应(如脆弱拟杆菌)，有些共生菌诱发炎症通路(如 SFB)，对于维持健康两种途径都需要。事实上，如果只诱导炎症调节通路，宿主将易被感染；但过量的炎症会使自身免疫性疾病随之而来。因此，维持肠道稳态和宿主健康可能依赖于菌群的结构。

第五节　寻找合适的细菌组合：将共生菌-宿主关系的知识用于治疗

如果我们可以发现一些共生菌在宿主健康中发挥的独特作用，以及这些共生菌彼此间如何相互作用，那么我们就可以在发病前给予患者正确组合的细菌以预防疾病。如果利用共生菌处理处于免疫系统初步形成时期的幼年宿主，可能会对其免疫力造成深远的影响，最终预防疾病的发生。

人体大肠内寄居菌群包含数以千计的不同细菌种、亚种和菌株。虽然对各个微生物群之间的很多结构功能的关系目前尚不明确，但这个庞大的复杂多变的多细胞群体在维持哺乳类宿主内环境稳定方面起着重要的作用。这些微生物的生长主要靠宿主体内丰富的营养物质，因此，控制菌群的结构和代谢的主要因素是食物的种类和数量(Cummings and Macfarlane, 1997)。此外，宿主的个体差异对于肠道微生物群落的形态和功能也有很大影响，如结肠蠕动频率，对那些受到肠道的解剖形态与生理作用影响的菌群作用很大。其他的调节机制还包括对营养和生存空间的竞争，以及细菌各种群间的协调作用，如共同分解复杂的聚合物或生产及利用氢气。菌群是一个稳定且极其复杂的群体，能够在相当大的程度上进行自我调节。许多外源微生物能够侵入并在胃肠道内短暂存活，体内固有菌群可以起到防止宿主被病原体侵入的屏障作用，但该作用在机体患病、压力、老化或抗菌治疗时被削弱。目前已发现菌群的构成和代谢可通过饮食来调控，尤其是包含益生菌、益生元、合生元的食品。在科学研究和临床中已经有大量证据证实这些所谓的功能性食品对健康有很大作用。

一、益生菌

早在1907年，俄国微生物学家Elie Metchnikoff就指出，食用酸奶有益健康，他认为这归功于酸奶里的保加利亚乳杆菌。益生菌是指用来调节生理平衡紊乱的细菌，后被描述为“有助于肠道微生物平衡的生物和物质”。目前被广泛接受的益生菌的定义是“摄入足量后会发挥超出体内一般营养物质的健康作用的活的微生物”。人类已经开始将某些微生物当作益生菌使用，双歧杆菌和乳杆菌在临床试验中最为常见。益生菌必须无毒或无致病性，并且能够在胃肠输送过程中存活下来。其他的理想性状还包括在胃肠道中定植，分泌短链脂肪酸(SCFA)、乳酸等抑制性物质，产生维生素等有益物质(Macfarlane and Cummings, 2002)。越来越多的证据表明它们可以抑制致病性细菌的生长，提高宿主免疫力。

(一) 克罗恩病

克罗恩病(CD)是一种复杂的胃肠道疾病，和溃疡性结肠炎(UC)一起，是人类突发炎性肠病的两种主要形式。克罗恩病患者可出现致命症状。克罗恩病的炎症反应可侵袭从口腔到直肠的任何消化道部分。克罗恩病很难治愈，如今的常规治疗方法包括抗炎药、类固醇、单克隆抗体治疗和手术。益生菌已经被应用于克罗恩病的治疗，鲍氏酵母菌被用于防止克罗恩病复发，32名患者每顿服用美沙拉嗪和1 g益生菌，对照组是单纯服用美沙拉嗪的患者。结果表明，6个月后服用益生菌与美沙拉嗪的患者的复发率(6%)明显低于仅服用美沙拉嗪的患者(38%)。

(二) 溃疡性结肠炎

溃疡性结肠炎是一种慢性，阵发性，只发生于大肠的炎症。与克罗恩病相比，溃疡性结肠炎在组织学和发生部位上都有所不同。溃疡性结肠炎首先发生于直肠远端，向右结肠进展，特点为血痢。多次试验证实大肠杆菌菌株 Nissle 1917 与美沙拉嗪配伍来治疗溃疡性结肠炎是有效的，同时可以预防溃疡性结肠炎的复发(Kruis et al., 1997; Rembacken et al., 1999)。在一项非安慰剂对照试验中，给予 20 名患者 VSL3 胶囊，其中含有 5×10^{11} 个细菌。结果显示，15 名患者(75%)的症状有所缓解(Venturi et al., 1999)。在最近的一项试验中，受试者为 29 名有轻、中度溃疡性结肠炎的儿童，益生菌组有 93%的儿童症状得到缓解，而安慰剂组只有 36%；复发率则分别为 21%和 73%(Miele et al., 2009)。在另外一项研究中，24 例轻、中度溃疡性结肠炎患者每天服用布拉迪酵母和美沙拉嗪 250 mg，持续 4 周。结果这些酵母使疾病活跃性降低了 68%(Guslandi et al., 2003)。Ishikawa 等(2003)在一年内为 21 位溃疡性结肠炎患者每天提供 100 mL 含有短双歧杆菌、两歧双歧杆菌的发酵乳，结果益生菌组(11 人中有 3 人患病，3/11)的发病率比对照组(9/10)低很多。在另一项为期 2 个月的研究中，发现双叉乳杆菌、嗜酸乳杆菌和肠球菌的混合物能够使 20%的人症状缓解，而服用安慰剂的对照组中 93%的患者出现复发(Cui et al., 2004)。

(三)结肠袋炎

结肠袋炎是细菌介导的发生于回肠袋的炎症，与原发疾病截然不同。数据表明，VSL3 是治疗结肠袋炎最具应用前景的益生菌，并且已被英国胃肠病协会认可为该病的治疗方法之一。Gionchetti 等(2000)进行了一项为期 9 个月的结肠袋炎随机对照试验，40 名志愿者每天服用 3×10^{12} 个益生菌或含有玉米淀粉的安慰剂，结果证实益生菌有效，只有 15%的患者复发；而安慰剂组全部复发。在他们的另一项试验中，证实这些益生菌同样能够防止结肠袋炎的术后复发(Gionchetti et al., 2003)。这两项研究都在益生菌组的患者粪便中检出了大量益生菌。在另一项研究中，接受益生菌治疗的患者只有 6%复发，而接受安慰剂患者的复发率为 85%(Mimura et al., 2004)，因此认为益生菌对于缓解症状有效。另外，鼠李糖乳杆菌也在一项研究中被证实能降低结肠切除术后发生结肠袋炎的风险(Gosselink et al., 2004)。

(四)肠易激综合征

许多益生菌已被证实对肠易激综合征有效。在早期的一项研究中，对 28 例有严重腹泻的患者使用屎肠球菌菌株 PR88 治疗 12 周，结果肠易激综合征症状减少 68%。肠溶性鼠李糖乳杆菌在一项为期 8 周的研究中用以减少疾病的严重程度，结果证明尽管益生菌组腹泻有所改善，但在便急、腹痛或腹胀方面益生菌组和安慰剂组之间没有显著差异。相比之下，将鼠李糖乳杆菌 GG、干酪乳酸杆菌 LC705、费氏丙酸杆菌谢氏亚种和动物双歧杆菌亚种 lactis Bb12 组合制成的胶囊，经患者服用 6 个月后结果证明有效，并且可缓解肠易激综合征的症状(Kajander et al., 2005)，益生菌组平均减弱 40%，安慰剂组减弱$<10\%$。另外两项随机对照试验的结果很好地证明了婴儿双歧杆菌 35624 对肠易激综合征的治疗效果。在另一项对社区中 360 余人为期 4 周的研究结果显示，每天服用 10^8 个婴儿双歧杆菌 35624 可见广泛效果，改善了基本的肠易激综合征的症状(Whorwell et al., 2006)。有趣的是，研究证明剂量很重要，因为在该次调查中将益生菌量降低至 10^6 个时就没有效果了。

(五)抗生素相关性腹泻

目前已经有人针对益生菌对抗生素相关性腹泻的有效性进行了研究。一些以安慰剂为对照的研究已经证实布拉迪酵母可减少抗生素相关性腹泻(AAD)患者腹泻的发病率(Surawicz et al., 1989)。但是，其效果可能会随年龄衰老而减弱，因为一项研究发现该菌对 69 例老年 AAD 患者毫无作用(Lewis et al., 1998)。布拉迪酵母也被证明可以有效抑制艰难梭菌的感染复发(Castagliuolo et al., 1999)，它也是唯一对艰难梭菌有效的菌种。另外，一项试验发现了鼠李糖乳杆菌 GG 可减少腹泻的发病率，并可减少药物的不良反应，如腹胀、胀气。在一项以安慰剂作为对照的研究中，119 名呼吸道感染的儿童被给予抗生素治疗，结果发现鼠李糖乳杆菌 GG 可以减少 70%患者的腹泻症状，但不能减轻疾病的严重程度(Arvola et al., 1999)。总结各种益生菌治疗 AAD 效果的研究，最有发展前景的当属布拉迪酵母，而鼠李糖乳杆菌 GG 似乎对儿童更有效。

(六)急性胃肠炎

临床试验证明益生菌可以有效地预防或治疗急性腹泻，大部分调查都集中在小儿胃肠炎方面。研究最多的益生菌是鼠李糖乳杆菌 GG 和布拉迪酵母。在一项试验中，291 个年龄从 1 个月至 3 岁的中度至严重腹泻的婴幼儿被给予鼠李糖乳杆菌 GG，同时接受标准的口服水化治疗(Guandalini et al., 2000)。结果显示腹泻持续时间从安慰剂组的 72 h 减为益生菌组的 58 h；接受鼠李糖乳杆菌 GG 治疗患者的住院时间也有所缩短，而慢性腹泻(时常超过 7 天)的发病率降低至 2.7%，与安慰剂组的 11%形成鲜明对比。另一项大型研究证明，100 名婴儿用了鼠李糖乳杆菌 GG 后，腹泻的平均时间从 6 天减少到 3 天(Guarino et al., 1997)。Szajewska 等(2001)对 81 名住院婴幼儿做了随机试验，发现益生菌组腹泻发病率为 7%，而对照组为 33%，证明了鼠李糖乳杆菌 GG 具有降低腹泻发病率的效能。有人对 5 个关于布拉迪酵母的研究进行了分析，共涉及 619 名儿童，数据表明益生菌可以显著减少儿童腹泻持续时间 1.1 天。

其他诸多益生菌制剂亦被作为治疗腹泻的方法进行了研究。Saavedra 等(1994)在一项双盲的随机对照试验中给 55 个年龄在 5～24 个月的婴儿喂食了双歧杆菌和嗜热链球菌。结果显示安慰剂组儿童的腹泻发病率为 31%，而益生菌组降至 7%。此外，益生菌组只有 3%的患者被发现有脱落的轮状病毒，而对照组有 39%。值得一提的是，当鼠李糖乳杆菌与口服水化治疗结合使用时，儿童轮状病毒感染的治疗效果很好。对 49 个 6～35 个月大的婴儿喂食鼠李糖乳杆菌 5 天，结果在补液治疗后腹泻发病率降低。同时科学家也发现该菌也通过增加轮状病毒特异性血清 IgA 含量和轮状病毒特异性抗体分泌细胞来增强机体免疫功能(Majamaa et al., 1995)。鼠李糖乳杆菌 GG 等乳杆菌也已被证实可以减少粪便中轮状病毒的排泄，从而防止病毒传播。在现有使用益生菌治疗小儿腹泻的证据基础上，欧洲儿科感染性疾病学会和欧洲儿科胃肠病、肝病与营养学会联合发布了一项声明，指出鼠李糖乳杆菌 GG 和布拉迪酵母可以辅助水化治疗，用于腹泻的治疗。

(七)便秘

科学家已经证明一些益生菌可以增加大便次数，并使大便成形。据报道，动物双歧杆菌 DN173010 可增加便秘和健康人的结肠蠕动频率(Picard et al., 2005; Agrawal et al., 2009)。在一项为期 8 周的罗伊氏乳杆菌 DSM 17938 的双盲随机对照实验中，研究人员发现益生菌可使患有慢性功能性便秘的儿童大便次数增多，但仍不成形。Chmielewska 和 Szajewska(2010)的研究结果表明，对于成人，双歧杆菌 DN173010、干酪乳杆菌和尼氏大肠杆菌 1917 有利于大便成形和增加排便次数。然而对于儿童，干酪乳杆菌 Lcr35 有效，而鼠李糖乳杆菌 GG 无效。

(八)过敏相关疾病

益生菌可以预防过敏性疾病。在芬兰针对具有过敏性疾病高风险的婴幼儿，将鼠李糖乳杆菌 GG 自妊娠前 2～4 周至哺乳期给予母亲连续服用，或直接让不进行母乳喂养的儿童服用 6 个月。儿童 2 岁时的结果证实，益生菌使过敏性皮炎的发病率降低了 50%。在这些儿童 4 岁时，益生菌组过敏性湿疹的发病率明显降低(Kalliomaki et al., 2001)。另一项试验在母亲妊娠前 4 周开始使用罗伊氏乳杆菌，婴儿出生一年后停止。结果发现在 2 岁时，益生菌组 LgE 相关湿疹的发病率显著降低(Abrahamsson et al., 2007)。Niers 等(2009)对 156 个有过敏史的家庭进行了双盲随机对照试验，提供的益生菌包括两歧双歧杆菌 W23、乳双歧杆菌 W52 和乳酸乳球菌 W58，时间从婴儿出生前 6 周至出生后 12 个月。结果益生菌被证实可以预防婴幼儿湿疹，3 个月时风险降低 58%，一岁时降低 26%。

已经有许多关于益生菌治疗儿童特应性皮炎的研究。在一项涉及 31 名特应性皮炎婴幼儿的研究中，研究人员每天给予他们水解乳清蛋白配方食品，加或不加 5×10^8 个鼠李糖乳杆菌 GG(Majamaa and Isolauri, 1997)。1 个月后发现益生菌组疾病活动指数显著降低。在另一项安慰剂对照试验中，27 名有过敏性湿疹的婴幼儿被给予乳双歧杆菌 Bb12 或者鼠李糖乳杆菌 GG、安慰剂。这两种益生菌均被证实可降低特应性湿疹的严重性，并使患者2个月后有显著的皮肤改善状况(Isolauri et al., 2000)。另一项双盲交叉研究证实，41名中到重度过敏性皮炎的儿童服用鼠李糖乳杆菌和罗伊氏乳杆菌6周后，可减轻特应性皮炎的严重程度(Rosenfeldt et al., 2002)。

二、益生元

几乎所有能到达人类大肠的碳水化合物都能为共生微生物提供底物，并会影响其生长和代谢活动。非淀粉多糖、膳食纤维，或其他复杂的大分子，如抗性淀粉、黏多糖、黏蛋白、糖醇和乳糖均已被证明有此作用。益生元是一种非活性的食物成分，通过调节菌群促进宿主健康。因此，益生元不是一种生物体或药物，它是一种可以化学表征的物质，因此大多数情况下它是一种食品级材料。益生元对于健康的好处应该是可量化的，而不应该是简单的食物成分被吸收入血液后出现的效果，或仅仅是益生元的单独效用。此外，必须证明益生元的存在或输送导致了宿主菌群组成或活性的改变。益生元的选择属性通常应该与双歧杆菌和乳杆菌的生长有关。研究还显示益生元对菌群结构的选择性是可变的，但对于使菌群变化到何种程度可称为益生元现在尚未真正确定。由于食品商标和法律要求的健康声明，不久的将来还要对其进行更严格的解析。

现在大部分涉及益生元寡糖的研究都使用菊粉、低聚果糖(FOS)衍生物和各种类型的低聚半乳糖(GOS)。虽然在一定程度上许多肠道细菌可以发酵这些物质，但如上文所述，大多数的研究青睐于公认的物种(如双歧杆菌及乳酸杆菌)。关注这两种生物的原因一方面是我们不知道益生元对菌群结构的整体影响；另一方面是益生元只能促进机体中已经存在的细菌的生长。因此，如果出于某种原因，如饥饿、药源性疾病或抗生素治疗导致菌群中不存在靶生物，益生元可能是无效的。

(一)益生元与健康

鉴于其安全性、稳定性、在上消化道耐消化，以及在结肠易发酵等特性，菊粉/FOS/GOS等益生元正越来越多地被纳入西方人的饮食。菊粉派生的寡糖和GOS使人轻度泻药，大量使用时还可能导致胃肠胀气，但对排便习惯的有害影响相对较小。虽然文献大多描述的是益生菌的健康效用，但也有证据显示益生元具显著的健康效用，特别是促进排便、促进矿物质吸收、潜在抗癌性能、脂质代谢、抗炎和免疫学效应。益生元对机体生理过程的影响源自于它被结肠内的微生物降解后形成短链脂肪酸(SCFA)，在大肠中产生的短链脂肪酸主要是乙酸、丙酸和丁酸。它们绝大多数(＞95%)经肠道吸收，并以不同的方式在不同身体部位参与代谢。

少量(5～20 g/d)乳果糖、菊粉、FOS和GOS对结肠菌群的组成及其代谢活动的影响已被广泛报道(Macfarlane et al., 2008)。消化道中各种宿主和微生物之间的相互作用均与益生元的使用相关。例如，在口腔和上消化道中，益生元被认为可以预防龋齿，提高小肠内钙和镁的摄取，竞争致病菌的细胞结合位点，发挥渗透作用，但有时会导致腹泻。在大肠中，益生元的发酵可导致细菌细胞增多，提高排便频率。在动物实验中对实验小鼠使用致癌物和诱变剂时，结果表明单纯或在合生元中的益生元皆可通过降低结肠上皮细胞中DNA的损害而减少黏膜表面上的隐窝病灶数量，预防肿瘤的形成(Steed et al., 2008)。只有少数研究涉及炎性肠病与益生元的关系，但这些研究只是先导实验，还远远不够。两项小型研究发现使用菊粉一段时间后憩室炎有所改善，临床评分显著提高，TLR2和TLR4的表达降低。

(二)膳食纤维

膳食纤维是食物中不被人体胃肠消化酶所分解的、不可消化植物成分的总称。膳食纤维包括纤维素、半纤维素、木质素、甲壳素、果胶、海藻多糖、树胶、黄原胶等，除甲壳素、黄原胶外，其余均分布在植物性食物中。谷物主要含半纤维素，蔬菜主要含纤维素，水果多含果胶，藻类和食用菌含有较多的多糖。

膳食纤维在大肠内降解后会产生大量短链脂肪酸，能够改善肠道菌群的繁殖环境，促进益生菌的繁殖，抑制有害菌的生长；短链脂肪酸还能抑制肿瘤细胞的生长增殖，诱导它们向正常细胞转化，控制致癌基因的表达，有效预防肠道疾病的发生。此外，膳食纤维对人体的有益作用还包括防治糖尿病、冠心病、肥胖症、高血压、胃肠癌症，以及清除外源有害物质、抗氧化、清除自由基等。

三、合生元

益生元只能影响已经存在于大肠的细菌的生长，而益生菌是外源的或入侵的物种，它们必须与千百年来适应了严峻的营养和环境条件的内源肠道微生物竞争。共生微生物已经占据了大部分可用的微生态环境，这使得新入驻的益生菌很难“站稳脚跟”。这促进了合生元，即益生菌和益生元组合的发展。如果益生菌和益生元组合适当，益生元会协助益生菌菌株在肠道竞争中胜出。现在关于合生元的临床研究相对较少，也许最有趣的结果来自于对炎性肠病患者的研究。

（一）炎性肠病

合生元对炎性肠病有作用。Furrie 等(2005)的研究中使用的合生元是从健康志愿者的结肠中分离的长双歧杆菌和益生元 Synergy 1，即长链菊苣菊粉和低聚果糖的混合物；结果显示与安慰剂组相比，合生元组乙状结肠镜检分数降低。合生元能够使结肠上皮细胞在炎症过程中产生的人诱导性 β-防御素 mRNA 浓度明显降低，溃疡性结肠炎中引起黏膜炎症的致炎因子 ZL-1α 和 TNF-α 的表达也于治疗后大大减少。合生元组的结肠黏膜炎性浸润明显减少，健康的上皮组织再生明显，还伴有黏膜相关双歧杆菌浓度的增加和排便习惯的显著改善。

涉及 35 名克罗恩病患者的一项研究显示，合生元组的黏膜组织中炎性细胞的主要细胞因子 TNF-α 显著减少，但安慰剂组无改变(Steed et al., 2010)。另外，合生元组的克罗恩病活动指数、组织学分数也得到了显著改善，黏膜长双歧杆菌和其他黏膜双歧杆菌种群数量也有所增加。证明合生元对大肠克罗恩病的患者有效。另一项研究是为 41 例有轻至中度溃疡性结肠炎的患者提供短双歧杆菌菌株和益生元低聚半乳糖的组合，结肠镜检评估结果发现疾病状况得以改善(Ishikawa et al., 2011)。

（二）腹泻

在一项实验中，111 名急性腹泻的儿童经口服合生元(含嗜热链球菌、鼠李糖乳杆菌、嗜酸乳杆菌、婴儿双歧杆菌和黄金双歧因子)或安慰剂治疗。结果表明合生元组腹泻时间比安慰剂组减少一天，粪便成形率也显著增高，在第 2 天达到 21%(对照组 2%)；第 3 天达到 50%(对照组 24%)。

（三）便秘

在另一项为期 7 个月的实验中，研究者用一种包含长双歧杆菌 BL99 和 90% GOS/10% FOS 的合生元饲喂 138 个 14 天大的婴儿。结果证明合生元可以很好地被婴儿耐受，他们较对照组便秘次数减少，呼吸道感染率降低(Puccio et al., 2007)。在另一项涉及 66 个患有功能性便秘的年轻男性的研究中，研究人员给予实验者一种含有 4 种乳酸菌(干酪乳杆菌、鼠李糖乳杆菌、嗜酸乳杆菌和保加利亚乳杆菌)、两种双歧杆菌(长双歧杆菌、短双歧杆菌)、嗜热链球菌和低聚果糖的合生元胶囊 4 周，结果表明与安慰剂组相比，实验组大便频率增加，大便更加成形(Fateh et al., 2011)。

（四）过敏及免疫相关疾病

合生元在特应性皮炎的预防和治疗中的实验结果表明，它们对于 IgE 相关疾病可能有效。在一项研究中，益生元 GOS 与鼠李糖乳杆菌、短双歧杆菌和费氏丙酸杆菌谢氏亚种组成合生元，其效果由 925 个具有娩出遗传性过敏症婴儿风险的孕妇来评估。这些孕妇自妊娠前 4 周开始使用该合生元，一直至婴儿出生后 6 个月。试验结果显示，虽然合生元组中过敏性疾病的累计发病率并没有减少，但粪便中 IgA 相比对照组有所增加，特应性湿疹发病率减少，并且 IgE 相关疾病的发病率降低(Kukkonen et al., 2007)。合生元组儿童的呼吸道感染频率降低，并在随访的 2 年内比对照组更少使用抗生素。

Bartosch 等(2005)利用益生元 Synergy 1、益生菌双歧杆菌 BB-02 和乳双歧杆菌 BL-01 组成的合生元对 18 名健康老年女性实施了双盲随机对照试验。对照组的安慰剂成分为麦芽低聚糖和马铃薯淀粉，药剂一天服用两次。在试验中与试验后，合生元组妇女粪便中的双歧杆菌均增多，证明合生元有助于使用者储存这些有益细菌，这些细菌也许可以帮助提升老年人的免疫力。在另外一项随机对照研究中，嗜酸乳杆菌 NCFM 与乳糖醇和由乳糖提取的二糖多元醇组合，给予 51 位超过 65 岁的老人使用 2 周，这些老人正在服用非甾体类抗炎药，结果显示益生元组比安慰剂组排便频率高，粪便中双歧杆菌的数量也增多(Ouwehand et al., 2009)。

越来越多的益生菌、益生元和合生元被证明有治疗作用，说明我们能通过饮食结构的改变来调控人体微生物，从而影响机体生理和免疫状态，有利于延长人类寿命。分析胃肠道中菌群的新分子工具的问世，使疾病能够更紧密地与特定细菌相关联，这或许为治疗炎性或其他肠道疾病，以及诸如老化等肠道功能障碍引发的疾病提供了新的有效的生物治疗方法。

（刘世利，梁　浩）

主要参考文献

刘世利, 吴凤娟. 2014. 人体微生物组. 北京: 化学工业出版社.

Abrahamsson T R, Jakobsson T, Bottcher M F, et al. 2007. Probiotics in prevention of IgE-associated eczema: a double-blind, randomized, placebo-controlled trial. J Allergy Clin Immunol, 119(5): 1174-1180.

Agrawal A, Houghton L A, Morris J, et al. 2009. Clinical trial: the effects of a fermented milk product containing *Bifidobacterium lactis* DN-173 010 on abdominal distension and gastrointestinal transit in irritable bowel syndrome with constipation. Aliment Pharmacol Ther, 29(1): 104-114.

Arvola T, Laiho K, Torkkeli S, et al. 1999. Prophylactic *Lactobacillus* GG reduces antibiotic-associated diarrhea in children with respiratory infections: a randomized study. Pediatrics, 104(5): e64.

Bartosch S, Woodmansey E J, Paterson J C, et al. 2005. Microbiological effects of consuming a synbiotic containing *Bifidobacterium bifidum*, *Bifidobacterium lactis*, and oligofructose in elderly persons, determined by real-time polymerase chain reaction and counting of viable bacteria. Clin Infect Dis, 40(1): 28-37.

Castagliuolo I, Riegler M F, Valenick L, et al. 1999. *Saccharomyces boulardii* protease inhibits the effects of *Clostridium difficile* toxins A and B in human colonic mucosa. Infect Immun, 67(1): 302-307.

Chmielewska A, Szajewska H. 2010. Systematic review of randomised controlled trials: probiotics for functional constipation. World J Gastroenterol, 16(1): 69-75.

Cui H H, Chen C L, Wang J D, et al. 2004. Effects of probiotic on intestinal mucosa of patients with ulcerative colitis. World J Gastroenterol, 10(10): 1521-1525.

Cummings J H, Macfarlane G T. 1997. Colonic microflora: nutrition and health. Nutrition, 13(5): 476-478.

Eckburg P B, Bik E M, Bernstein C N, et al. 2005. Diversity of the human intestinal microbial flora. Science, 308(5728): 1635-1638.

Fateh R, Iravani S, Frootan M, et al. 2011. Synbiotic preparation in men suffering from functional constipation: a randomised controlled trial. Swiss Medical Weekly,141: w13239.

Flint H J, Bayer E A, Rincon M T, et al. 2008. Polysaccharide utilization by gut bacteria: potential for new insights from genomic analysis. Nat Rev Microbiol, 6(2): 121-131.

Furrie E, Macfarlane S, Kennedy A, et al. 2005. Synbiotic therapy (*Bifidobacterium longum*/Synergy 1) initiates resolution of inflammation in patients with active ulcerative colitis: a randomised controlled pilot trial. Gut, 54(2): 242-249.

Gill S R, Pop M, Deboy R T, et al. 2006. Metagenomic analysis of the human distal gut microbiome. Science, 312(5778): 1355-1359.

Gionchetti P, Rizzello F, Helwig U, et al. 2003. Prophylaxis of pouchitis onset with probiotic therapy: a double-blind, placebo-controlled trial. Gastroenterology, 124(5): 1202-1209.

Gionchetti P, Rizzello F, Venturi A, et al. 2000. Oral bacteriotherapy as maintenance treatment in patients with chronic pouchitis: a double-blind, placebo-controlled trial. Gastroenterology, 119(2): 305-309.

Gosselink M P, Schouten W R, van Lieshout L M, et al. 2004. Delay of the first onset of pouchitis by oral intake of the probiotic strain *Lactobacillus rhamnosus* GG. Dis Colon Rectum, 47(6): 876-884.

Grabig A, Paclik D, Guzy C, et al. 2006. *Escherichia coli* strain Nissle 1917 ameliorates experimental colitis via toll-like receptor 2- and toll-like receptor 4-dependent pathways. Infect Immun, 74(7): 4075-4082.

Guandalini S, Pensabene L, Zikri M A, et al. 2000. *Lactobacillus* GG administered in oral rehydration solution to children with acute diarrhea: a multicenter European trial. J Pediatr Gastroenterol Nutr, 30(1): 54-60.

Guarino A, Canani R B, Spagnuolo M I, et al. 1997. Oral bacterial therapy reduces the duration of symptoms and of viral excretion in children with mild diarrhea. J Pediatr Gastroenterol Nutr, 25(5): 516-519.

Guslandi M, Giollo P, Testoni P A. 2003. A pilot trial of *Saccharomyces boulardii* in ulcerative colitis. Eur J Gastroenterol Hepatol, 15(6): 697-698.

Hooper L V, Macpherson A J. 2010. Immune adaptations that maintain homeostasis with the intestinal microbiota. Nat Rev Immunol, 10(3): 159-169.

Ishikawa H, Akedo I, Umesaki Y, et al. 2003. Randomized controlled trial of the effect of bifidobacteria-fermented milk on ulcerative colitis. J Am Coll Nutr, 22(1): 56-63.

Ishikawa H, Matsumoto S, Ohashi Y, et al. 2011. Beneficial effects of probiotic *Bifidobacterium* and galacto-oligosaccharide in patients with ulcerative colitis: a randomized controlled study. Digestion, 84(2): 128-133.

Isolauri E, Arvola T, Sutas Y, et al. 2000. Probiotics in the management of atopic eczema. Clin Exp Allergy, 30(11): 1604-1610.

Ivanov I I, Atarashi K, Manel N, et al. 2009. Induction of intestinal Th17 cells by segmented filamentous bacteria. Cell, 139(3): 485-498.

Kaci G, Lakhdari O, Dore J, et al. 2011. Inhibition of the NF-kappaB pathway in human intestinal epithelial cells by commensal *Streptococcus salivarius*. Appl Environ Microbiol, 77(13): 4681-4684.

Kajander K, Hatakka K, Poussa T, et al. 2005. A probiotic mixture alleviates symptoms in irritable bowel syndrome patients: a controlled 6-month intervention. Aliment Pharmacol Ther, 22(5): 387-394.

Kalliomaki M, Salminen S, Arvilommi H, et al. 2001. Probiotics in primary prevention of atopic disease: a randomised placebo-controlled trial. Lancet, 357(9262): 1076-1079.

Kanther M, Sun X, Muhlbauer M, et al. 2011. Microbial colonization induces dynamic temporal and spatial patterns of NF-kappaB activation in the zebrafish digestive tract. Gastroenterology, 141(1): 197-207.

Kriegel M A, Sefik E, Hill J A, et al. 2011. Naturally transmitted segmented filamentous bacteria segregate with diabetes protection in nonobese diabetic mice. Proc Natl Acad Sci USA, 108(28): 11548-11553.

Kruis W, Schutz E, Fric P, et al. 1997. Double-blind comparison of an oral *Escherichia coli* preparation and mesalazine in maintaining remission of ulcerative colitis. Aliment Pharmacol Ther, 11(5): 853-858.

Kukkonen K, Savilahti E, Haahtela T, et al. 2007. Probiotics and prebiotic galacto-oligosaccharides in the prevention of allergic diseases: a randomized, double-blind, placebo-controlled trial. J Allergy Clin Immunol, 119(1): 192-198.

Kullberg M C, Ward J M, Gorelick P L, et al. 1998. Helicobacter hepaticus triggers colitis in specific-pathogen-free interleukin-10(IL-10)-deficient mice through an IL-12- and gamma interferon-dependent mechanism. Infect Immun, 66(11): 5157-5166.

Lee Y K, Menezes J S, Umesaki Y, et al. 2011. Proinflammatory T-cell responses to gut microbiota promote experimental autoimmune encephalomyelitis. Proc Natl Acad Sci USA, 108 (Suppl 1): 4615-4622.

Lewis S J, Potts L F, Barry R E. 1998. The lack of therapeutic effect of *Saccharomyces boulardii* in the prevention of antibiotic-related diarrhoea in elderly patients. J Infect, 36(2): 171-174.

Ley R E, Hamady M, Lozupone C, et al. 2008. Evolution of mammals and their gut microbes. Science, 320(5883): 1647-1651.

Macfarlane G T, Cummings J H. 2002. Probiotics, infection and immunity. Curr Opin Infect Dis, 15(5): 501-506.

Macfarlane G T, Steed H, Macfarlane S. 2008. Bacterial metabolism and health-related effects of galacto-oligosaccharides and other prebiotics. J Appl Microbiol, 104(2): 305-344.

Majamaa H, Isolauri E. 1997. Probiotics: a novel approach in the management of food allergy. J Allergy Clin Immunol, 99(2): 179-185.

Majamaa H, Isolauri E, Saxelin M, et al. 1995. Lactic acid bacteria in the treatment of acute rotavirus gastroenteritis. J Pediatr Gastroenterol Nutr, 20(3): 333-338.

Mazmanian S K, Liu C H, Tzianabos A O, et al. 2005. An immunomodulatory molecule of symbiotic bacteria directs maturation of the host immune system. Cell, 122(1): 107-118.

Miele E, Pascarella F, Giannetti E, et al. 2009. Effect of a probiotic preparation (VSL#3) on induction and maintenance of remission in children with ulcerative colitis. Am J Gastroenterol, 104(2): 437-443.

Mimura T, Rizzello F, Helwig U, et al. 2004. Once daily high dose probiotic therapy (VSL#3) for maintaining remission in recurrent or refractory pouchitis. Gut, 53(1): 108-114.

Niers L, Martin R, Rijkers G, et al. 2009. The effects of selected probiotic strains on the development of eczema (the PandA study). Allergy, 64(9): 1349-1358.

Ouwehand A C, Tiihonen K, Saarinen M, et al. 2009. Influence of a combination of *Lactobacillus acidophilus* NCFM and lactitol on healthy elderly: intestinal and immune parameters. Br J Nutr, 101 (3) : 367-375.

Picard C, Fioramonti J, Francois A, et al. 2005. Review article: bifidobacteria as probiotic agents — physiological effects and clinical benefits. Aliment Pharmacol Ther, 22 (6) : 495-512.

Piekarska J, Mista D, Houszka M, et al. 2011. Trichinella spiralis: the influence of short chain fatty acids on the proliferation of lymphocytes, the goblet cell count and apoptosis in the mouse intestine. Exp Parasitol, 128 (4) : 419-426.

Puccio G, Cajozzo C, Meli F, et al. 2007. Clinical evaluation of a new starter formula for infants containing live *Bifidobacterium longum* BL999 and prebiotics. Nutrition, 23 (1) : 1-8.

Rembacken B J, Snelling A M, Hawkey P M, et al. 1999. Non-pathogenic *Escherichia coli* versus mesalazine for the treatment of ulcerative colitis: a randomised trial. Lancet, 354 (9179) : 635-639.

Rosenfeldt V, Michaelsen K F, Jakobsen M, et al. 2002. Effect of probiotic *Lactobacillus* strains in young children hospitalized with acute diarrhea. Pediatr Infect Dis J, 21 (5) : 411-416.

Round J L, Lee S M, Li J, et al. 2011. The Toll-like receptor 2 pathway establishes colonization by a commensal of the human microbiota. Science, 332 (6032) : 974-977.

Round J L, Mazmanian S K. 2009. The gut microbiota shapes intestinal immune responses during health and disease. Nat Rev Immunol, 9 (5) : 313-323.

Round J L, Mazmanian S K. 2010. Inducible Foxp3+ regulatory T-cell development by a commensal bacterium of the intestinal microbiota. Proc Natl Acad Sci USA, 107 (27) : 12204-12209.

Round J L, O'Connell R M, Mazmanian S K. 2010. Coordination of tolerogenic immune responses by the commensal microbiota. J Autoimmun, 34 (3) : J220-J225.

Ryu J H, Kim S H, Lee H Y, et al. 2008. Innate immune homeostasis by the homeobox gene caudal and commensal-gut mutualism in *Drosophila*. Science, 319 (5864) : 777-782.

Saavedra J M, Bauman N A, Oung I, et al. 1994. Feeding of *Bifidobacterium bifidum* and *Streptococcus thermophilus* to infants in hospital for prevention of diarrhoea and shedding of rotavirus. Lancet, 344 (8929) : 1046-1049.

Saha S, Jing X, Park S Y, et al. 2010. Peptidoglycan recognition proteins protect mice from experimental colitis by promoting normal gut flora and preventing induction of interferon-gamma. Cell Host Microbe, 8 (2) : 147-162.

Smith K, McCoy K D, Macpherson A J. 2007. Use of axenic animals in studying the adaptation of mammals to their commensal intestinal microbiota. Semin Immunol, 19 (2) : 59-69.

Sokol H, Pigneur B, Watterlot L, et al. 2008. *Faecalibacterium prausnitzii* is an anti-inflammatory commensal bacterium identified by gut microbiota analysis of Crohn disease patients. Proc Natl Acad Sci USA, 105 (43) : 16731-16736.

Steed H, Macfarlane G T, Blackett K L, et al. 2010. Clinical trial: the microbiological and immunological effects of synbiotic consumption -a randomized double-blind placebo-controlled study in active Crohn's disease. Aliment Pharmacol Ther, 32 (7) : 872-883.

Steed H, Macfarlane G T, Macfarlane S. 2008. Prebiotics, synbiotics and inflammatory bowel disease. Mol Nutr Food Res, 52 (8) : 898-905.

Surawicz C M, Elmer G W, Speelman P, et al. 1989. Prevention of antibiotic-associated diarrhea by *Saccharomyces boulardii*: a prospective study. Gastroenterology, 96 (4) : 981-988.

Szajewska H, Kotowska M, Mrukowicz J Z, et al. 2001. Efficacy of *Lactobacillus* GG in prevention of nosocomial diarrhea in infants. J Pediatr, 138 (3) : 361-365.

Szajewska H, Wanke M, Patro B. 2011. Meta-analysis: the effects of *Lactobacillus rhamnosus* GG supplementation for the prevention of healthcare-associated diarrhoea in children. Aliment Pharmacol Ther, 34 (9) : 1079-1087.

Tamboli C P, Neut C, Desreumaux P, et al. 2004. Dysbiosis in inflammatory bowel disease. Gut, 53 (1) : 1-4.

Venturi A, Gionchetti P, Rizzello F, et al. 1999. Impact on the composition of the faecal flora by a new probiotic preparation: preliminary data on maintenance treatment of patients with ulcerative colitis. Aliment Pharmacol Ther, 13 (8) : 1103-1108.

Vinolo M A, Rodrigues H G, Hatanaka E, et al. 2011. Suppressive effect of short-chain fatty acids on production of proinflammatory mediators by neutrophils. J Nutr Biochem, 22 (9) : 849-855.

Wen L, Ley R E, Volchkov P Y, et al. 2008. Innate immunity and intestinal microbiota in the development of Type 1 diabetes. Nature, 455 (7216) : 1109-1113.

Whorwell P J, Altringer L, Morel J, et al. 2006. Efficacy of an encapsulated probiotic *Bifidobacterium infantis* 35624 in women with irritable bowel syndrome. Am J Gastroenterol, 101 (7) : 1581-1190.

第十二章　药理营养素

药理营养素是指既可以为机体提供营养支持，又可以调节机体免疫功能，发挥抗癌、抗氧化、抑菌、抗病毒等药理功能的一类营养素(周华和许媛，2010)。药理营养素涵盖范围广泛，包括人类机体内部和植物、动物、菌类、微生物等食材中的活性物质及硒等微量元素。目前研究较多的药理营养素有谷氨酰胺、精氨酸和牛磺酸等功能性氨基酸，ω-3 不饱和脂肪酸及类胡萝卜素、多酚、皂苷等植物化学物质等。近年来，使用功能性氨基酸提高危重症或手术患者免疫力及改善患者临床结局已经成为营养学的研究热点，而植物化学物质也凭借其丰富的药理功能与营养价值引起了越来越多学者的关注。本章前三节将介绍 3 种常见的功能性氨基酸及其在手术患者中的应用。后八节将介绍 ω-3 不饱和脂肪酸和几种常见植物化学物质的营养作用及其应用。

第一节　谷 氨 酰 胺

1. 谷氨酰胺概述

谷氨酰胺(glutamine, Gln)是人体条件必需氨基酸，它有多种特殊的营养作用，是目前临床营养学的研究热点之一。L-Gln 易溶于水，熔点为 185～186℃，其解离常数 pK_{COOH}、pK_{NH_3}分别为 2.17 和 9.31，pI 为 5.65。谷氨酰胺化学结构式见图 12.1。除外源性摄入外，人体内的 Gln 还可来自于骨骼肌、脑和肺部组织的内源性合成(刘涛和彭健，1999)。人体内的 Gln 可以在肠道内发生氧化反应，为肠道活动提供能量。Gln 可以被肝代谢转化为其他氨基酸或生物活性物质，进而参与核苷酸、氨基糖和核酸的合成，为人体生长发育和新陈代谢提供物质基础(刘利军和赵瑾，2003)。此外，Gln 的代谢产物还可以作为合成尿素的前体物，有助于降低人体过量有害氨的含量(Souba et al., 1988)。

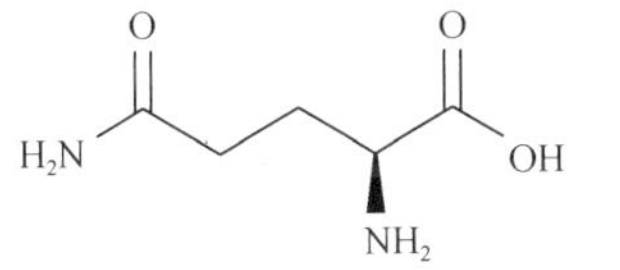

图 12.1　谷氨酰胺化学结构式

2. 谷氨酰胺的营养作用

Gln 可调节人体免疫功能。Gln 是一种良好的能源物质，可为巨噬细胞和淋巴细胞的快速增殖提供能量，其代谢产物可以调节 T 辅助细胞亚型间的平衡，促进 T 淋巴细胞发挥免疫作用(Klysz et al., 2015)。Gln 可以降低结肠癌患者的胰岛素抵抗，并维持其血糖-胰岛素平衡，降低其术后感染风险(Cui et al., 2014)。Gln 是谷胱甘肽这种强抗氧化物质的合成底物，此外，热休克蛋白 70(heat shock protein, HSP70)可以参与修复细胞结构和功能，防止组织损伤，减少细胞凋亡，而 Gln 可以促进 HSP70 的表达，因此 Gln 有抗氧化损伤作用(Jordan et al., 2016)。Gln 不仅是肠黏膜细胞和肠相关淋巴组织系统的优选能源物质，还可以刺激肠上皮细胞表达紧密连接蛋白，从而提高肠道的屏障功能(Li and Neu, 2009)。

3. 谷氨酰胺的应用

Gln 水溶性差且受热不稳定，因此临床上目前常采用稳定性更好的丙氨酰/甘氨酰-谷氨酰胺双肽作为 Gln 的供体。Gln 双肽进入人体后可被谷氨酰双肽酶水解，释放出 Gln、丙氨酰或甘氨酰，进而被人体吸收利用(于健春，2000)。几项临床研究显示，外源性补充 Gln 双肽有助于改善手术患者的临床结局。Meta 分析指出，危重患者根据临床指南肠外补充 Gln 二肽后，其感染并发症发生率、死亡率及住院时间均显著降低(Stehle et al., 2017)。然而，最近几项大型多中心随机对照试验结果却显示肠外补充 Gln 二肽虽然安全，但并没有改变 ICU 患者的临床结局(Ziegler et al., 2016)。

第二节 精 氨 酸

1. 精氨酸概述

Arg(arginine, Arg)是人体内一种重要的功能性氨基酸，其分子式为 $C_6H_{14}N_4O_2$，分子质量为 174.20 Da，化学结构式见图 12.2。Arg 常温下为白色结晶性粉末或斜方晶系晶体，不溶于乙醚，易溶于水。Arg 是一种双性氨基酸，其主链一端是较长的疏水侧链，另一端是一个胍基(pK_a=12.48)，在各种酸碱环境下都带正电荷(徐鑫等，2015)。Arg 在小肠被吸收后，可被精氨酸酶分解代谢产生鸟苷酸，进一步合成多胺这种细胞增殖促进剂。Arg 可被一氧化氮合酶氧化催化生成 NO，可以调节人体血管的通透性。Arg 还可被精氨酸分解酶分解成尿素，通过尿素循环降低人体内过量的氨，避免氨中毒。Arg 参与了涉及精氨酸酶、精氨酸/甘氨酸胍基转移酶、一氧化氮合酶、精氨酰-tRNA 合成酶等多种酶的代谢途径，在机体的匀质代谢方面也起着重要的作用(Yang et al., 2010)。

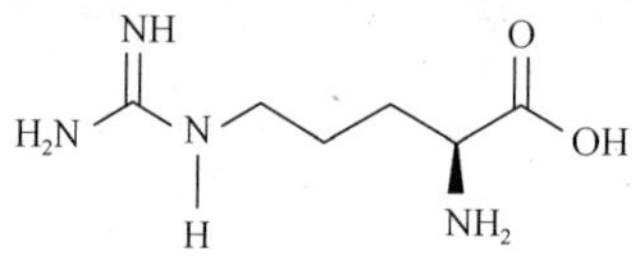

图 12.2 精氨酸化学结构式

2. 精氨酸的营养作用

Arg 可以调节人体免疫功能并发挥抗炎作用。Arg 是 T 淋巴细胞的增殖底物，可提高 T 淋巴细胞受体复合物及 ζ 碳链的表达，并调控 T 淋巴细胞免疫记忆的形成。Arg 的代谢产物 NO 可以作为信号分子调节免疫细胞受体表达和细胞因子的激活，并产生抗炎作用(Popovic et al., 2007)。生长激素和胰岛素可以促进蛋白质和胶原的合成，进而促进创面愈合，而 Arg 可以刺激这两种激素的分泌，加快伤口愈合。Arg 可促进受损肠黏膜修复，维护肠道屏障功能。Arg 可以减少肥胖，增加肌肉质量。Arg 有抗肿瘤活性(徐鑫等，2015)。

3. 精氨酸的应用

目前，Arg 用于手术治疗的疗效和安全性存在较大争议。一方面，有研究显示外源性补充 Arg 可以促进患者的术后恢复。肠内补充高剂量 Arg(18.9 g/d)可以降低头颈癌患者术后并发症的发病率，并减少住院时间(de Luis et al., 2015)。另一方面，有些研究却发现外源性补充 Arg 并不会给手术患者带来益处，甚至可能会带来伤害。早期部分研究者认为围手术期补充含有精氨酸、核苷酸和不饱和脂肪酸的营养剂可能会改善患者术前营养状况，减少术后感染的发生，并促进术后恢复。然而近期却有研究者发现围手术期补充该组合营养剂并不会明显改善肝移植患者的术前营养和术后恢复状态(Talvas et al., 2015)。而向脓毒症患者补充 Arg 后会导致患者死亡率增加(Heyland and Samis, 2003)。

第三节 牛 磺 酸

1. 牛磺酸概述

牛磺酸(taurine, Tau)又称为牛胆碱或牛胆素，是一种人体内常见的含硫氨基酸。Tau 分子质量为 125.15 Da，熔点为 328℃，常温下为单斜棱形棒状白色晶体，不溶于乙醚、无水乙醇和丙酮(钟国清，2001)。牛磺酸化学结构式见图 12.3。人体含 Tau 的总量为 12～18 g，其中 75%以上存在于骨骼肌内，有 15～66 mg 存在于血浆内(杨占军，2007)。除外源性摄取外，Tau 还可以在人体中以甲硫氨酸和半胱氨酸为原料内源性合成。Tau 体内代谢可生成羟乙基磺酸或牛磺胆酸，进一步参与人体脂肪分解、微团形成及脂肪酸再酯化过程。机体内 Tau 主要由肾控制排泄，当 Tau 过量时，肾会增加多余 Tau 的排出；当 Tau 不足时，肾则会通过重吸收减少 Tau 的排泄(王俊萍等，2005)。

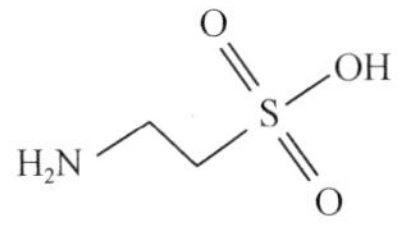

图 12.3 牛磺酸化学结构式

2. 牛磺酸的营养作用

Tau 可以防治心脑血管疾病。Tau 可以调节心肌细胞钙稳态，防止心肌钙超载，并能抑制心肌细胞脂质过氧化，进而保护心肌细胞(刘庆德等，1991)。大量摄入 Tau 可以显著降低血小板聚集性(张平伟和杨祖英，1997)。Tau 与胆汁结合可形成牛胆酸，牛胆酸可以促进消化道脂质的吸收并增加脂质和胆固醇的溶解性，进而预防结石形成，提高胆汁流量(胡艳丽等，2015)。此外，Tau 可以通过降低肾 NADPH 氧化酶活性和肾糖原异生率来发挥降血糖作用(Huxtable, 1992)。

3. 牛磺酸的应用

向进行心脏瓣膜置换术和冠状动脉旁路手术的患者补充 Tau 可以显著增加其左室射血分数和左心室心肌质量指数，并降低三酯水平，改善患者术后情绪，提高术后生活质量(Averin, 2015)。Meta 分析也指出，围手术期补充 Tau 虽然可以减弱老年髋骨骨折患者术后机体的氧化应激反应，但并没有降低术后并发症的发生率及死亡率(van Stijn et al., 2015)。

第四节 ω-3 不饱和脂肪酸

1. ω-3 不饱和脂肪酸概述

脂肪酸与氨基酸、维生素一样，是人体必需的营养素。研究表明，脂肪酸具有广泛而重要的生物学功能，且与某些生物遗传之间有密切的关系(翟所迪等，2003)。ω-3 不饱和脂肪酸是指从甲基端数，第一个双键位置位于三号碳位的一类多不饱和脂肪酸，因其在人体内无法自行合成，必须从饮食中摄取，因此 ω-3 不饱和脂肪酸属于必需脂肪酸(王新颖和黎介寿，2007)。ω-3 不饱和脂肪酸主要包括 α-亚麻酸(α-linolenic acid, ALA)、二十碳五烯酸(eicosapentaenoic acid, EPA)和二十二碳六烯酸(docosahexaenoic acid, DHA)。

1) α-亚麻酸

ALA 化学全称为 9, 12, 15-十八碳三烯酸，分子式为 $C_{18}H_{30}O_{21}$，熔点为–11.3℃，沸点为 230～232℃，可溶于乙醇和乙醚，其化学结构式见图 12.4。由于分子结构中有 3 个共轭双键，ALA 有非常强的还原性，易被高温、空气中的氧气及一些重金属离子氧化(杨静和常蕊，2011)。人体摄入的 ALA 可经肠道直接吸收，在肝中贮存，或经血液运送至全身各处，直接参与细胞膜的形成。ALA 是人体内所有 ω-3 多不饱和脂肪酸的前体，可经 Δ6 去饱和酶、延长链酶、Δ5 去饱和酶作用后形成 EPA，再经 β-氧化作用转换成 DHA(吴俏槿等，2016)。

2) 二十碳五烯酸和二十二碳六烯酸

人体内 ALA 向 EPA 和 DHA 转化的速度慢且转换量少，远不能满足人体需求，因此 EPA 和 DHA 均需要从膳食中摄取，属于人体必需不饱和脂肪酸(Sinclair, 1991)。EPA 和 DHA 均无色、无味，易溶于有机溶剂，不易溶于水，熔点分别为–54～–53℃和–45.5～44.1℃。EPA、DHA 化学结构式见图 12.4。EPA 和 DHA 结构中有活泼亚甲基，极易受光照、氧气、自由基及某些金属元素的影响，发生氧化、聚合、酸败等化学反应，产生鱼臭物质(许友卿等，2007)。EPA 和 DHA 主要以甘油酯的形式存在于海产鱼贝类、陆地植物和一些陆地动物器官如肝、脑中(Calder, 1998)。目前市面应用的 EPA 和 DHA 主要有甘油酯型、甲酯型、乙酯型和游离脂肪酸型4种，其中甘油酯型和游离脂肪酸型吸收最好。甘油酯型 EPA 和 DHA 进入人体后，可被肝分泌的胆盐乳化，再被肠脂肪酶和胰脂肪酶分解吸收(许友卿等，2007)。

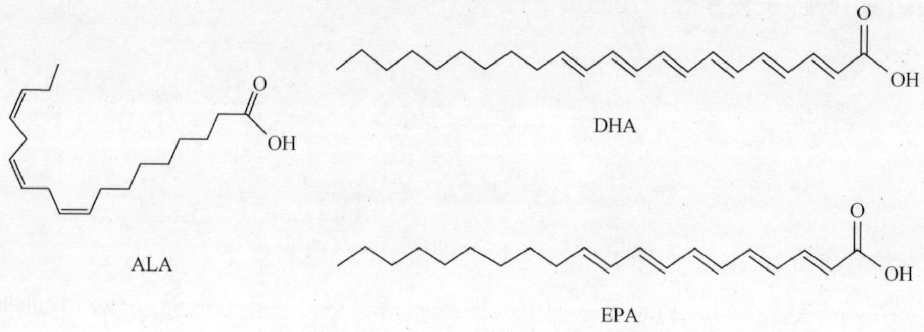

图 12.4　ALA、EPA、DHA 化学结构式

2. ω-3 不饱和脂肪酸的营养作用

ω-3 不饱和脂肪酸有抗炎作用。ALA 能显著抑制前列腺素 2 和亚硝酸盐的积累，并能从蛋白质和 mRNA 水平抑制一氧化氮合酶和环氧合酶的表达，进而发挥抗炎作用(Ren et al., 2007)。实验表明，风湿性关节炎患者摄入含 EPA 和 DHA 这两种营养素的饮食可使关节肿胀程度显著降低(Volker et al., 2000)。EPA 和 DHA 可以增加脂蛋白流动性，加快胆固醇排泄，抑制内源性胆固醇的合成，抑制动脉粥样硬化性疾病的发生(李春香等，2002)。DHA 在胎儿大脑和心血管系统的形成中发挥着重要作用。研究发现，孕妇在怀孕和哺乳期摄入的 DHA 会影响婴幼儿体内的 DHA 含量。孕妇摄入充足的 DHA，可以加快胎儿脑细胞的增生和大脑发育(Gillingham et al., 2005)。

3. ω-3 不饱和脂肪酸的应用

近年来，ω-3 不饱和脂肪酸丰富的营养功能引起了营养学界的广泛重视。2013 版《中国居民膳食营养素参考摄入量(Chinese DRIs)》中首次推荐中国居民每天摄入 1600～1800 mg ALA。目前 ALA 作为一种营养补充剂主要应用在制备营养素软胶囊上，常见的此类产品有亚麻子油软胶囊和银杏磷脂软胶囊等。此外，市场上还出现了添加 ALA 的保健凝胶糖果、饼干、植物保健油等，这些产品具有食药两用的功效。常见的添加有 ALA 的植物油产品有紫苏子油、亚麻子油及美藤果油等，这些植物油同时富含多酚、植物甾醇等内源性抗氧化剂，可以使 ALA 在人体内更加稳定(吴俏槿等，2016)。鱼油胶囊是目前市场中最常见的含有 EPA 和 DHA 的营养素补充剂，适合患有心脑血管疾病、痛风、高血压、高血脂和哮喘的人群使用。

第五节　类胡萝卜素

1. 类胡萝卜素概述

类胡萝卜素(carotenoid)是一种广泛存在于水果和蔬菜中的营养素。大多数类胡萝卜素是含有 40 个碳原子的由8个异戊二烯单位通过共价双键首尾相连构成的四萜，但也有碳原子数小于40的类胡萝卜素，如 β-脱辅基-胡萝卜醛等(Mattea et al., 2009)。根据化学结构的不同，可以将类胡萝卜素分为胡萝卜素类和叶黄素类。胡萝卜素只含有碳、氢两种元素，如 β-胡萝卜素和番茄红素。叶黄素是类胡萝卜素的含氧衍生物，通常含有羟基、酮基等含氧官能团，极性较胡萝卜素低，如叶黄素和虾青素。目前类胡萝卜素的制备常采用化学合成法、生物合成法及天然提取法。食品工业中制备类胡萝卜素时因考虑到安全问题，常采用后两种制备方法(胡珂和李娜，2010)。两种常见的类胡萝卜素——β-胡萝卜素和虾青素的化学结构式见图 12.5。

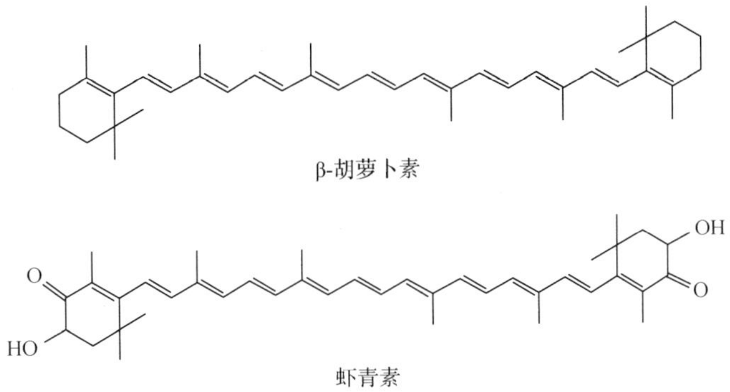

图 12.5 两种常见类胡萝卜素化学结构式

2. 类胡萝卜素的营养作用

类胡萝卜素可以与人体中的活性氧反应，并可以调节蛋白激酶、蛋白酪氨酸磷酸酶、MAP 激酶等氧化还原敏感性细胞靶蛋白的功能，进而降低组织细胞的氧化损伤(Kaulmann and Bohn, 2014)。类胡萝卜素有抗癌活性。番茄红素与β-胡萝卜素可以在 96 h 内显著抑制人乳腺癌细胞 MCF-7 的增殖，并增加细胞凋亡(Gloria et al., 2014)。β-胡萝卜素还可以降低肿瘤转移调节因子的表达并减弱恶性成神经细胞瘤细胞的迁移和侵袭能力(Niranjana et al., 2015)。类胡萝卜素可以增强人体免疫水平。虾青素可以通过调节蛋白酪氨酸磷酸酶 SHP-1 的表达来抑制 H_2O_2 介导的 NF-κB 的活化和先关炎性细胞因子的分泌(Speranza et al., 2012)。

3. 番茄红素概述及其应用

番茄红素是一种常见的功能性天然类胡萝卜素。番茄红素大多为红色长针状晶体，熔点为 174℃，易溶于氯仿和苯，可溶于丙酮、石油醚，难溶于甲醇和乙醇，不溶于水。番茄红素化学结构式见图 12.6。天然番茄红素均为全反式结构，稳定性差，光照和氧气会促使其由反式结构转变为顺式结构，并可能发生氧化降解。而顺式番茄红素极性更强，不易结晶，熔点更低(陈思呈等，2010)。番茄红素有多种营养作用，它具有极强的清除自由基能力，还可以增强人体免疫力，防治癌症，增强泌尿系统机能，并可以改善夜盲症和皮肤粗糙的状况(罗连响等，2013)。目前市场上常见的类胡萝卜素营养素补充剂主要有番茄红素软胶囊、类胡萝卜素片、类胡萝卜素胶囊、虾青素胶囊、天然胡萝卜素粉末和胡萝卜素片等，其中番茄红素软胶囊尤其受到消费者欢迎。

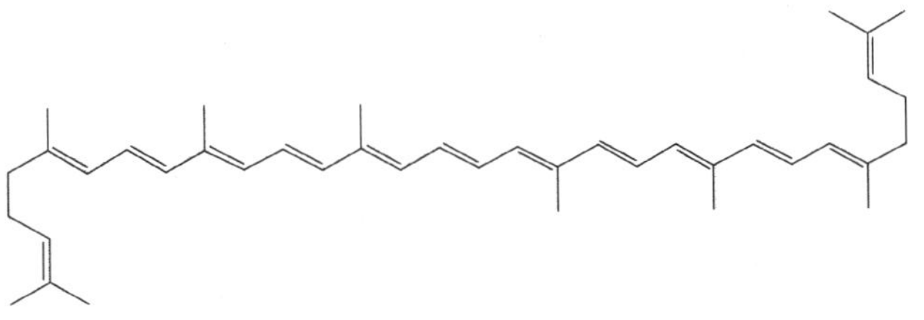

图 12.6 番茄红素化学结构式

第六节 植物固醇

1. 植物固醇概述

植物固醇(phytosterol)是一种以游离状态或与糖和脂肪酸等物质以结合状态存在的植物性甾体化合物。植物固醇的分子质量为 386～456 Da，熔点为 100～215℃，不溶于水，但可溶于苯、氯仿、乙醚等有机溶剂。植物固醇的骨架结构为含有醇羟基的环戊烷多氢菲，具有亲水性，但其物理、化学性质主要表现为疏水性，所以植物固醇具有乳化性(张朋军等，2010)。植物固醇主要包括β-谷固醇、菜籽固醇 1、菜籽固醇 2、菜油固醇、豆固醇(图 12.7)和相应的烷醇等。常见的植物油如玉米胚芽油、芝麻油、豆油中均含有丰富的植物固醇(王欣和王枫，2007)。

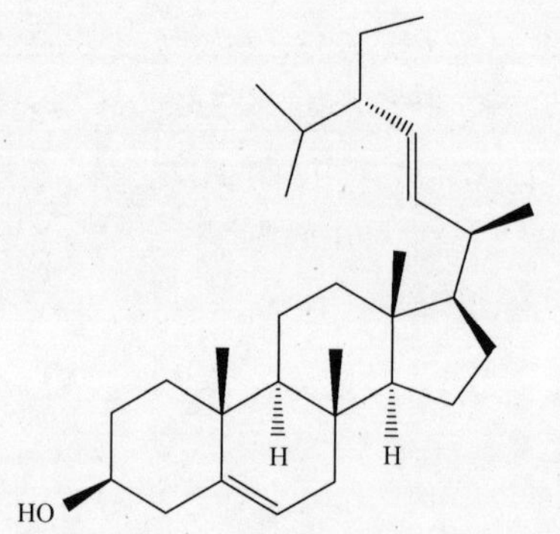

图 12.7　豆固醇化学结构式

2. 植物固醇的营养作用

植物固醇可以通过抑制胆固醇吸收并促进胆固醇排泄来发挥降血脂作用(Hayes et al., 2005)。植物固醇和环孢霉素 A 联用可以显著降低血浆中甘油三酯和低密度脂蛋白(LDL)水平，并减轻动脉粥样硬化症状(Moghadasian, 2006)。植物固醇有抗癌活性。16 mmol/L β-谷固醇可以使人乳腺癌细胞 MDA-MB-231 凋亡率增加 4～6 倍(Wong et al., 2013)。植物固醇可以调节人体免疫功能。β-谷甾醇及其葡萄糖苷的混合物(质量比为 100∶1)不仅可以刺激人外周淋巴细胞增殖，还可以促进巨噬细胞发挥正常的免疫功能(Bouic et al., 1996)。此外，植物固醇还可以参与调节人体激素平衡。

3. β-谷固醇概述及其应用

β-谷固醇是一种最常见的四环三萜类植物固醇，广泛存在于坚果和植物油中，其化学结构式见图 12.8。β-谷固醇具有抗癌、参与免疫调节、抑菌、抗病毒、降血脂、镇痛、抗氧化、抑制血小板聚集等多种生物学功能，已有多项研究显示，β-谷固醇可以降低许多慢性疾病的发病率(肖志彬等，2015)。目前，植物固醇营养复合片等营养素补充品已经获得了广大消费者的青睐，该产品的主要功效成分是 β-谷固醇、菜油固醇、豆甾醇、菜籽固醇等，不同品牌产品还会添加红曲、维生素 B 等成分，这类产品可以帮助人体降低胆固醇、甘油三酯水平，清除血管垃圾，预防冠心病、脑卒中、高血压等心脑血管疾病，适合三高人群、心脑血管疾病患者和日常保健人群使用。

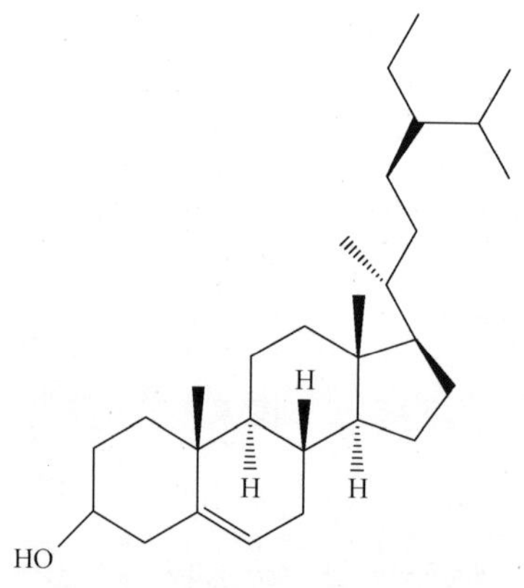

图 12.8　β-谷固醇化学结构式

第七节　皂　　苷

1. 皂苷概述

皂苷(saponin)是由皂苷元和糖组成的一类糖苷。皂苷元具有亲脂性，糖链有亲水性，因此皂苷具有乳化性，可用作表面活性剂。皂苷多为乳白色粉末，少数为晶体，易溶于热水，不溶于乙醚和苯。按配基结构的不同，皂苷可分为甾体皂苷和三萜皂苷(单磊等，2005)。甾体皂苷的皂苷元为螺旋甾烷、呋喃甾烷或呋喃螺旋甾烷，多由27个碳原子所组成，且分子结构中不含羧基，呈中性。甾体皂苷主要存在于薯蓣科、百合科和玄参科植物中。薯蓣皂苷化学结构式见图 12.9。三萜皂苷的皂苷元为三萜及其衍生物，多由 30 个碳原子组成，大部分三萜皂苷呈酸性，少数呈中性。三萜皂苷常见于五加科、远志科、豆科和葫芦科植物中(石佳佳等，2016)。

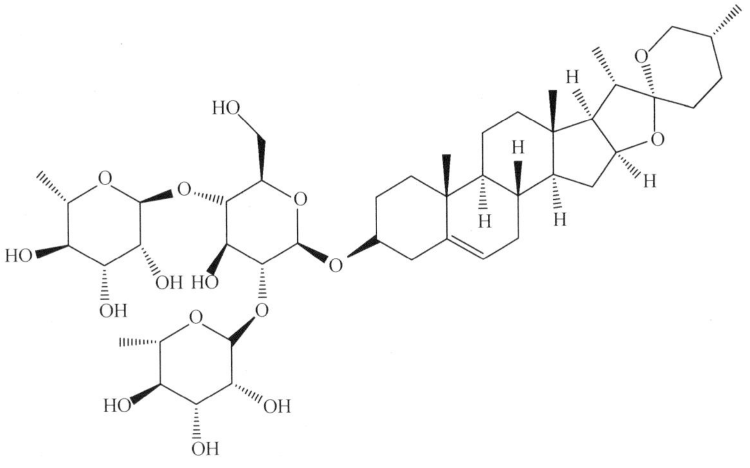

图 12.9　薯蓣皂苷化学结构式

2. 皂苷的营养作用

皂苷有抗癌活性。从葱的干燥根部提取分离出的甾体皂苷 Cepa2 可以呈时间依赖性促进骨髓瘤癌细胞 P3U1 凋亡，Cepa2 处理 12 h 后，可使 P3U1 细胞活力降低 91.13%(Abdelrahman et al., 2017)。皂苷可以调节人体脂质代谢。苜蓿皂苷可以与胆固醇结合形成不溶于水的复合物，进而降低肠道对胆固醇的吸收并促进其排放(袁德地等，2013)。皂苷可以增强人体免疫力，提高人体抗病毒能力。薯蓣皂苷可以通过激活 JNK、转录激活因子(AP-1)和 NF-κB，抑制酪氨酸激酶 2(CK-2)的活化进而抑制巨噬细胞释放炎症介质。微摩尔浓度的薯蓣皂苷即可以降低丙型肝炎病毒(HCV)的 RNA 和蛋白质表达并抑制 HCV 的复制，进而发挥抗病毒作用(付亚莉等，2007)。此外，人参皂苷可以改善多发性脑梗死性痴呆和阿尔茨海默病大鼠的学习记忆能力，其作用机制可能与抗凋亡有关。

3. 人参皂苷、苦瓜皂苷概述及其应用

人参皂苷是一种常见的三萜皂苷，可分为达玛烷型皂苷和齐墩果烷型皂苷。达玛烷型皂苷包括 Rb1～3、Rc、Rd、Rg3(图 12.10)、Rh2、Re、Rf、Rg1～2、Rh1 等。齐墩果烷型人参皂苷主要是 Ro。人参皂苷可通过煎煮提取法、浸渍提取法、回流提取法、酶提取法和仿生萃取法等方法制备(王中立等，2016)。人参皂苷有多种营养作用和生物活性。Rg 可以改善学习记忆能力；Rg2 可以改善心肌细胞缺氧、缺血情况；Rg3 有抗癌活性；Rb 可以增强胆碱系统功能，改善记忆力；Rh 可以促进伤口愈合；Ro 有抗血栓活性(周超群和周珮，2009)。常见的人参皂苷类营养素制剂有人参皂苷粉、人参皂苷滴丸、安普胶囊(主要成分为人参皂苷 Rh2)等，这类产品适合免疫力低下、患有心脑血管疾病、学习记忆能力减退的人群使用。

苦瓜皂苷又称苦瓜皂甙、苦瓜素，按结构不同又可分为三萜苦瓜皂苷和甾体苦瓜皂苷两类，其中三萜苦瓜皂苷较为常见。三萜苦瓜皂苷包括齐墩果烷型三萜皂苷、乌苏烷型五环三萜皂苷和葫芦素烷型四环三萜皂苷等。苦瓜皂苷化学结构式见图 12.10。苦瓜皂苷可由超声、有机溶剂萃取、大孔吸附树脂提取、超临界流体萃取、酶解等方法提取得到。苦瓜皂苷有多种营养作用，其中最突出的功能就是降血糖、修复胰岛腺并改善 2 型糖尿病及其并发症。除此之外，苦瓜皂苷还有提高人体免疫力、抗氧化、降血压、抗菌和调节内分泌等作用(耿丽晶和周围，2009)。苦瓜素软胶囊是一款常见的以苦瓜皂苷为主要功效成分的营养素补充剂，该产品主要适合糖尿病患者和高血压、高血脂患者使用。

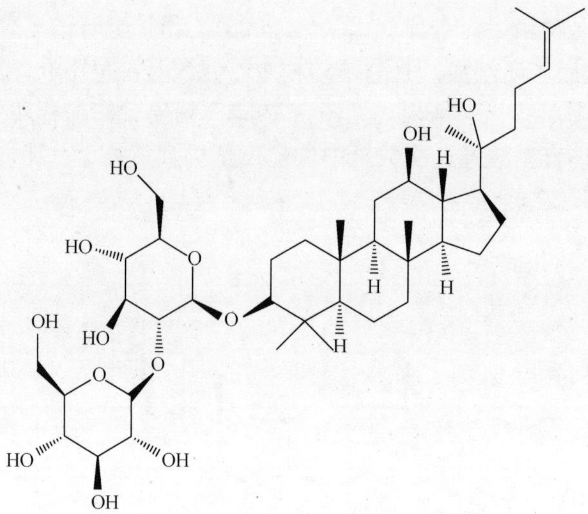

图 12.10　人参皂苷 Rg3、苦瓜皂苷化学结构式

第八节　芥子油苷

1. 芥子油苷概述

芥子油苷(glucosinolate)又称为硫代葡萄糖苷，其基本结构包括 β-D-硫代葡萄糖基、磺酸肟基和 R 侧链。芥子油苷可分为脂肪类(R 侧链衍生自亮氨酸、缬氨酸、甲硫氨酸、异亮氨酸和丙氨酸)、芳香类(R 侧链衍生自苯丙氨酸或酪氨酸)和吲哚类(R 侧链衍生自色氨酸)。在生物或非生物诱导子的存在下，芥子油苷可被降解为乙腈、硫氰酸盐或异硫氰酸盐(汪俏梅和曹家树，2001)。芥子油苷广泛存在于十字花科、番木瓜科和白花菜科植物中。玛卡芥子油苷化学结构式见图 12.11。

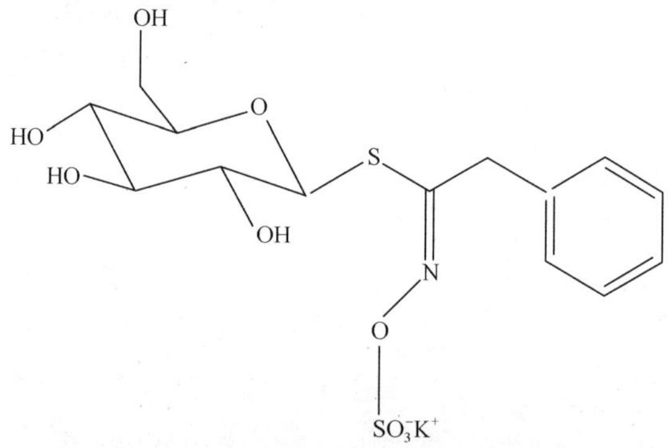

图 12.11　玛卡芥子油苷化学结构式

2. 芥子油苷的营养作用

芥子油苷有抗癌功能。萝卜硫素可以通过下调组蛋白去乙酰酶活性和基因启动子甲基化过程来调节相关基因启动子活性，从而抑制癌症的发展(Kaufman-Szymczyk et al., 2015)。葡萄糖异硫氰酸酯如葡萄糖蛋白和芥子酸可以直接清除活性氧小分子进而发挥抗氧化作用(Tumer et al., 2015)。芥子油苷有抑菌、抗病毒功能。萝卜硫素可以通过调节转录因子 NF-E2 相关因子 2 抑制巨噬细胞 HIV 感染，并可作为抗病毒佐剂(Furuya et al., 2016)。芥子油苷可以改善血液压力和血管壁弹性，缓解高血压状态，进而预防高血压和动脉粥样硬化等疾病的发生。研究发现每周食用 400 g 西兰花，连续食用 12 周可以显著降低冠状动脉疾病患者血浆中低密度脂蛋白的含量(Armah et al., 2015)。

3. 萝卜硫素概述及应用

萝卜硫素又称为莱菔硫烷，是硫代葡萄糖苷经植物体内的黑芥子酶水解形成的一种异硫氰酸盐。萝卜硫素分子式为 $C_6H_{11}S_2NO$，分子质量为 177.3 Da，易溶于水，其化学结构式见图 12.12。萝卜硫素除可以从天然植物中直接提取得到外，还可以以葡糖甘油三芥酸酯为原料用化学法制备(吴元锋等，2016)。萝卜硫素是至今发现的蔬菜中抗癌效果最好的植物性营养素，它可以诱导人体产生谷胱甘肽转移酶和醌还原酶，这类酶可以阻止致癌物质或其代谢产物进入靶细胞，破坏细胞内的遗传因子。此外，萝卜硫素可以激活 NRF2 信号通路以调控巨噬细胞清除肺部外来物质(王见冬等，2003)。目前国外已推出有抗癌作用的西兰花精华胶囊，国内也推出了以西兰花提取成分为原料的绿元胶囊，这些产品的主要功效成分是从西兰花中提取得到的萝卜硫素，除有预防癌症、提高人体免疫力的作用外，这些产品还可以为癌症患者提供一定营养，增强其体质。

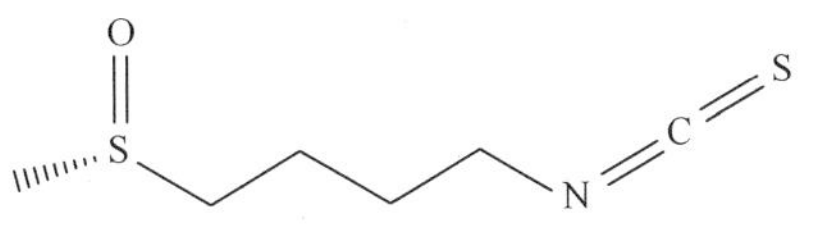

图 12.12 萝卜硫素化学结构式

第九节 多 酚

1. 多酚概述

植物多酚(polyphenol)是一类广泛存在于植物皮、根、叶和果实中的具有多元酚结构的化合物，可分为多酚单体类和单宁类。其中多酚单体包括绿原酸类、没食子酸类、鞣花酸类及最常见的黄酮类化合物，常见的有茶多酚、大豆异黄酮、洋葱提取物、蓝莓提取物等。单宁又分为水解单宁和缩合单宁，常见的有原花青素(图 12.13)、没食子单宁和鞣花单宁等。单宁常见于乌龙茶提取物、葡萄籽提取物、生苹果提取物、儿茶树提取物等中(左玉，2013)。多酚类化合物可通过用水、醚类或醇类液态溶剂萃取，超临界萃取，重金属碱式盐、氢氧化物和钙镁等盐离子进行离子沉淀提取和膜分离来提取得到(尹志娜，2010)。

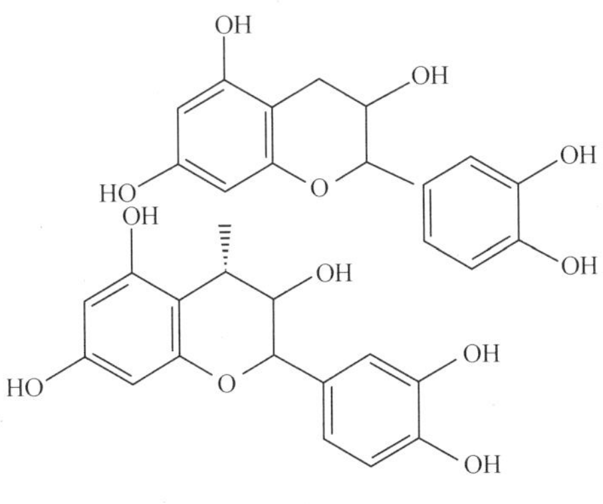

图 12.13 原花青素(二聚体)化学结构式

2. 多酚类的营养作用

多酚有抑菌、抗病毒功能。茶多酚可以显著降低耐热醋酸芽孢梭菌和嗜热芽孢杆菌的芽孢耐热性(Sakanaka et al., 2000)。从丹参地上部分提取出的两种类黄酮可以抗 H1N1 病毒，减少由 H1N1 引起的细胞病变反应(Bang et al., 2016)。白藜芦醇可以明显改善正常老化小鼠海马 CA1 区感应的长时程效应和长期记忆结构，说明白藜芦醇具有改善人体认知能力的作用(Zhao et al., 2013)。玫瑰茄水提物可以抑制胃和胰脂肪细胞中脂肪微粒的堆积，并降低血浆胆固醇含量，从而维护心脑血管的健康(Alarcon-Aguilar et al., 2007)。此外，多酚是一种强抗氧化剂，它可以有效清除人体内过剩的自由基，抑制由过剩自由基所引发的脑卒中、癌症和白内障等多种疾病，其抗氧化能力甚至高于维生素 E。

3. 大豆异黄酮、原花青素、白藜芦醇概述及其应用

大豆异黄酮是广泛存在于豆类、谷类和蔬菜水果中的一种多酚类化合物，与雌激素有着相似的结构，因此又被称为植物雌激素。大豆异黄酮熔点大多大于 100℃，无毒，有轻微苦涩味，易溶于热水，难溶于石油醚、正己烷等有机溶剂，不溶于冷水(王建华，2013)。黄豆苷元是大豆异黄酮的主要成分之一，其化学结构式见图 12.14。大豆异黄酮有多种生物学功能，其中最突出的就是对人体雌激素的双向调节作用——对雌激素水平高者表现出抗雌激素活性，对雌激素水平低者显示出雌激素活性，这种双向调节有助于维持人体内分泌平衡，改善女性经期不适，预防更年期综合征。此外，大豆异黄酮还有抗氧化、扩张血管、改善心肌缺血等作用(刘志胜等，2000)。目前市场中最常见的多酚类营养制剂就是大豆异黄酮胶囊或大豆异黄酮片剂，该类产品多适用于更年期、经期不适、皮肤暗沉松弛有色斑的女性和骨质疏松患者。

原花青素是由不同数量的表儿茶素或儿茶素聚合形成的一类多酚化合物。目前提取原花青素常采用绿色溶剂提取法、柱层析法、液相萃取法、微生物发酵法等(张妍和吴秀香，2011)。原花青素可以清除人体过剩的自由基，并阻断自由基的产生，进而发挥极强的抗氧化作用；可以保护人体血液循环系统，并增强人体血管壁的完整性；可以抑制组胺的释放，减少机体过敏反应；可以抑制弹性蛋白酶和胶原酶对人体皮肤结缔组织的降解，发挥抗衰老作用(张慧文等，2015)。葡萄籽提取物胶囊是一种常见的多酚类营养制剂，其主要功效成分就是原花青素，多适用于有过敏体质、皮肤暗淡有色斑的人群。白藜芦醇的熔点为 261～263℃，常温下为无色针状结晶，易溶于氯仿、丙酮等有机溶剂，难溶于水，其化学结构式见图 12.14。天然的白藜芦醇可通过醇提法、水提法、薄层色谱法或超临界萃取法从植物中获取。目前人工合成常以 3，5-二羟基苯甲醇为起始原料制备(张红等，2009)。白藜芦醇有抗癌、抗炎、抗氧化、降低血小板凝集、改善血管舒缩功能等多种生理功能(安梅等，2014)。国内外常见的白藜芦醇类营养素制剂有白藜芦醇胶囊、红葡萄酒萃取物软胶囊、白藜芦醇片、白藜芦醇浆果咀嚼片等，有些产品还将辅酶 Q 与白藜芦醇搭配制成片剂。这类产品有延缓衰老、软化血管、抗菌消炎、修复受损细胞等功能，适宜有过敏症状，长期使用电脑、手机的人群使用。

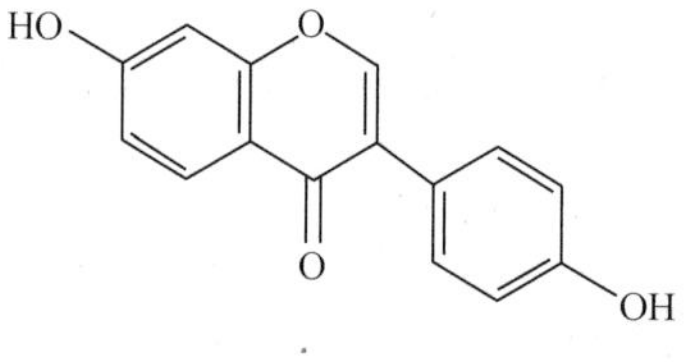

黄豆苷元

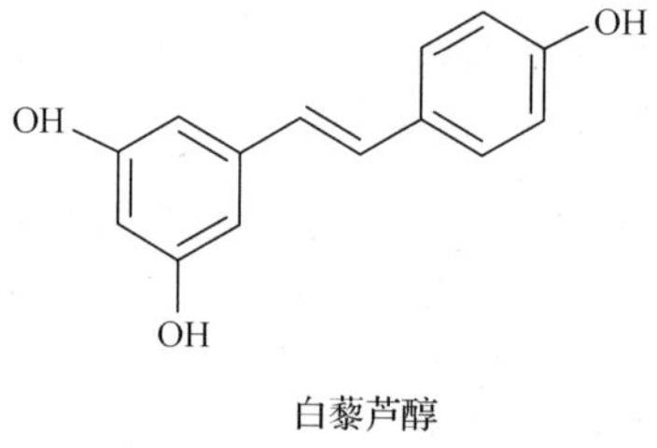

白藜芦醇

图 12.14　黄豆苷元、白藜芦醇化学结构式

第十节　单　　萜

1. 单萜概述

单萜类化合物(monoterpenoid)是广泛存在于被子植物和裸子植物中的一类化学成分，味苦，具有旋光性。大部分单萜类化合物易溶于丙酮、乙醇、正丁醇，难溶于苯、石油醚等亲脂性有机溶剂。单萜可分为无环单萜、单环单萜、双环单萜、三环单萜和环烯醚萜。无环单萜均以氧苷的形式存在，包括艾蒿烷型单萜和月桂烷型单萜。单环单萜同样均为氧苷，取代基有甲基、羟基、羧基等。双环单萜包括蒎烷型和莰烷型单萜，多存在于唇形科、姜科、芍药科植物中。环烯醚萜多以 C_1-OH 与 β-D-葡萄糖结合成苷的形式存在于植物体内，且常伴有双键、环氧及内酯结构的出现，在茜草科、唇形科、玄参科和龙胆科植物中较为常见(刘娟等，2010)。4 种常见单萜的化学结构式见图 12.15。

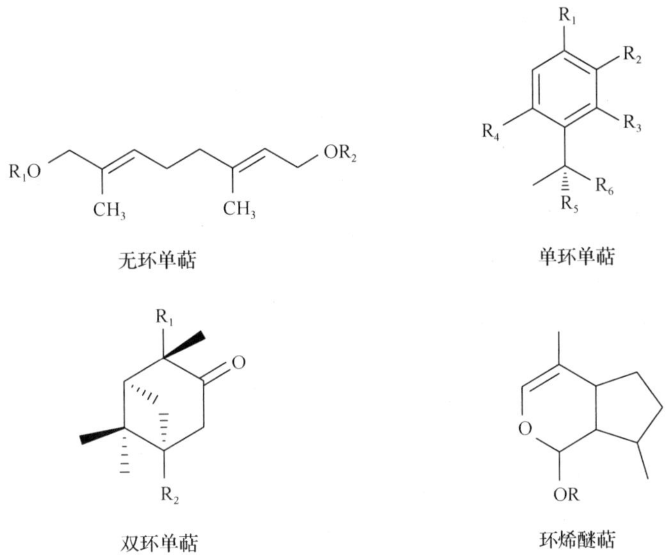

图 12.15 4 种常见单萜化学结构式

2. 单萜的营养作用

单萜有抗菌活性。从牡丹皮中分离出的芍药苷可以抑制大肠杆菌、伤寒杆菌、霍乱弧菌、肠炎沙门菌等 18 种病原微生物的生长，具有广谱抗菌活性(An et al., 2006)。此外，芍药苷还可以抑制 NO 诱导的 PC12 细胞凋亡，增加神经细胞数量，阻断脑部 CA1 海马区细胞钠通道的开放而发挥保护神经细胞、减轻脑缺氧损伤的作用(孙蓉等，2005)。单萜有助于维持机体血糖平衡。京尼平苷可以显著降低糖尿病小鼠的血糖水平，其作用机制可能与抑制小鼠体内葡萄糖-6-磷酸酶和肝糖原磷酸化酶的活性有关(Wu et al., 2009)。单萜也有抗癌活性。桃叶珊瑚苷可以阻滞非小细胞肺癌细胞增殖(Hung et al., 2008)。从栀子中分离出的五乙酰基京尼平苷有抑制 C6 神经胶质瘤细胞转移的功效(Huang et al., 2009)。

3. 柠檬烯及其应用

柠檬烯又称为苧烯，是广泛存在于植物精油中的单环单萜类化合物，其分子式为 $C_{10}H_{16}$，分子质量为 136.23 Da，化学结构式见图 12.16。柠檬烯具有柠檬香气，不易溶于水，易溶于丙酮、乙醇等有机溶剂。柠檬烯化学性质较稳定，在常压蒸馏时不易分解，因此柠檬烯可用蒸馏法提取(王伟江，2005)。柠檬烯有抗肿瘤、抑菌、缓解胆囊炎和胆结石、镇静、止咳平喘等多种生理功能，它可作为一种营养素添加到葡萄酒、植物油、巧克力、冰淇淋、糖果等食品中，除可为食品增添柠檬香气外，还可发挥一定的营养作用。

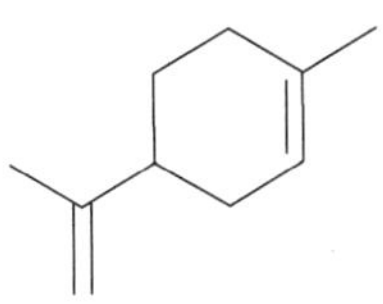

图 12.16 柠檬烯化学结构式

第十一节 植 酸

1. 植酸概述

植酸(phytic acid)是在 1997 年以植酸盐的形式被 Plaami 等发现的一种普遍存在于谷物、蔬菜和坚果中的富含磷的天然抗氧化剂。植酸由肌醇环及其上键合的 6 个磷酸酯基组成，因此植酸又称为六磷酸肌醇，其化学全称为肌醇-1,2,3,4,5,6-六磷酸二氢酯。植酸化学结构式见图 12.17。植酸有强螯合力，易与金属阳离子螯合，且在不同 pH 下会与不同的蛋白质结合，植酸、金属离子及蛋白质形成的三元复合物溶解度很低，使各自的消化利用率大为下降(陈红霞，2006)。植酸在体内与铁螯合后可抑制铁引起的氧化反应，因此植酸常作为一种抗氧化剂应用于日常生活中。

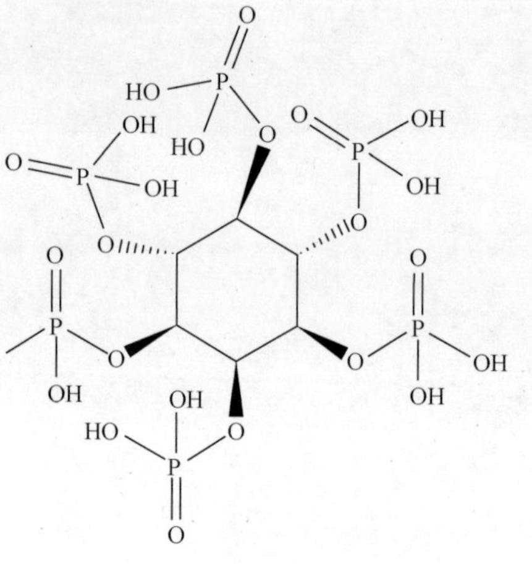

图 12.17　植酸化学结构式

2. 植酸的营养作用

植酸有抗炎抗菌活性。植酸可以活化自然杀伤细胞，调节中性粒细胞功能并减少促炎因子和白细胞介素水平以调节免疫系统功能。植酸可以降低脱氧雪腐镰刀菌烯醇对肠细胞质膜完整性产生的有害影响(Pacheco et al., 2012)。植酸有抗癌、抗氧化功能。植酸可以抑制 TNF-α 的表达和丝裂原活化蛋白激酶(MAPK)的活化，激活 caspase-3 和 p53 并可以阻滞癌细胞增殖(Cholewa et al., 2008)。植酸可以与多种金属离子(如 Fe^{2+})螯合，从而减少了金属离子与氧的结合，降低羟自由基的产生而发挥抗氧化作用。植酸有神经保护作用。植酸不仅可以抑制帕金森病患者神经元的凋亡，还可以降低 β 淀粉样蛋白前体对人类神经母细胞瘤 MC65 的细胞毒作用，并抑制脂质的过氧化(Anekonda et al., 2011)。

3. 植酸的应用

植酸可以以 3 种形式发挥营养作用——植酸本身、与钙离子螯合形成的植酸钙和水解形成的肌醇。首先，植酸本身已被广泛应用于营养补充剂中，有支持细胞生长、抗癌、抗氧化、降血脂、降血糖等功效。以植酸为主要原料配制的快速止渴剂，具有提供营养、保脑护肝等作用，适合剧烈运动、中暑、发烧等情况下的止渴，其效果比单一饮用纯水或生理盐水要好。植酸钙又称为菲汀，是一种有滋补作用的营养素补充剂，它可以促进人体新陈代谢、改善睡眠、保肝护肝、治疗神经衰弱等。肌醇可以调节人体新陈代谢，许多饮料和食品中都添加微量肌醇。在临床应用中，肌醇多用于生产肌醇片、脉通、烟酸肌醇酯等，这类产品具有治疗肝硬化、肝炎和降低血浆胆固醇含量的功效。

第十二节　总结与展望

近年研究较多的药理营养素有谷氨酰胺、精氨酸和牛磺酸等功能性氨基酸，ω-3 不饱和脂肪酸及类胡萝卜素、多酚、皂苷等植物化学物质。使用功能性氨基酸提高危重症患者免疫力及改善其临床结局已经成为现今临床营养研究的一个热点。目前基于单中心随机对照试验的针对向手术患者外源性补充功能性氨基酸的 Meta 分析结果还存在争议，虽然有些最新的随机对照试验显示外源性补充这些功能性氨基酸可改善手术患者的临床结局，但这些试验的研究对象大多集中于特定人群，需要更多更高质量的大型研究来证实这些发现是否有普适性。在临床使用这些功能性氨基酸时，应根据患者疾病的类型和严重程度来合理、个性化地给药。近十几年来，国内外关于 ω-3 不饱和脂肪酸和植物化学物质在人体内发挥抗氧化、抗癌、降血脂、抑菌、抗病毒等方面的功效也多有报道。随着生物科学技术的不断发展，人们对这类药理营养素的利用正逐步由粗放式转向精细化，这是药理营养素利用的必然趋势，也是药物研究者所面临的共同问题。目前国内外对药理营养素具体的作用机制和作用靶点的系统性、合理性研究还远远不够，需要进一步的探讨研究，相信随着国内外学者的深入研究，人们将会对药理营养素有更加充分、合理、细致、科学的认识和应用。

（徐藜栩）

主要参考文献

安梅, 周瑾, 陈晓宇. 2014. 白藜芦醇药理学作用的研究进展. 肿瘤药学, 4(4): 242-246.
陈红霞. 2006. 植酸的生物学特性与应用. 生物学通报, 41(2): 14-16.
陈思呈, 吴建璋, 李典鹏. 2010. 番茄红素研究进展. 广西农业科学, 41(6): 589-593.
付亚莉, 赵振虎, 善亚君, 等. 2007. 重楼甾体总皂苷对血小板聚集的直接诱导作用及初步机制研究. 军事医学, 31(5): 416-419.
耿丽晶, 周围. 2009. 苦瓜皂苷的提取方法及其生理功能的研究进展. 中国酿造, (7): 15-19.
胡珂, 李娜. 2010. 倍受青睐的抗氧化家族——类胡萝卜素. 大学化学, 25(S1): 94-98.
胡艳丽, 李瑞雪, 井丽巍. 2015. 牛磺酸的研究进展. 黑龙江医药, (4): 728-730.
李春香, 刘永杰. 2005. DHA 和 EPA 的生理功能及开发前景. 唐山师范学院学报, (5): 71-73.
刘娟, 刘斌, 折改梅, 等. 2010. 单萜苷类化合物及其药理活性研究进展. 现代药物与临床, 25(2): 81-93.
刘利军, 赵瑾. 2003. L-谷氨酰胺研究进展. 天津化工, 17(1): 17-20.
刘庆德, 唐朝枢, 苏静怡, 等. 1991. 牛磺酸对缺血-再灌注损伤大鼠心肌钙超载的影响. 北京大学学报(医学版), (5): 348.
刘涛, 彭健. 1999. 谷氨酰胺: 来源、代谢与功能. 国外畜牧学(猪与禽), (4): 12-16.
刘志胜, 李里特, 辰巳英三. 2000. 大豆异黄酮及其生理功能研究进展. 食品工业科技, (1): 78-80.
罗连响, 李晓玲, 鲍波. 2013. 番茄红素生物学活性研究进展. 食品工业科技, 34(16): 388-391.
单磊, 张卫东, 张川, 等. 2005. 皂苷类成分抗肿瘤活性的研究进展. 中草药, 36(2): 295-298.
石佳佳, 曹丽丽, 韩倩倩, 等. 2016.含皂苷类中药抗肿瘤作用的研究进展. 光明中医, 31(23): 3526-3529.
孙蓉, 武栋栋, 刘国卿. 2005. 一氧化氮诱导 PC12 细胞凋亡及芍药苷的保护作用. 中国临床药理学与治疗学, 10(11): 1266-1269.
汪俏梅, 曹家树. 2001. 芥子油苷研究进展及其在蔬菜育种上的应用前景. 园艺学报, (S1):669-675.
王见冬, 袁其朋, 钱忠明. 2003. 萝卜硫素研究进展. 食品与发酵工业, 29(2): 76-80.
王建华. 2013. 大豆异黄酮研究进展. 现代中药研究与实践, 27(1): 85-88.
王俊萍, 冀建军, 黄仁录. 2005. 牛磺酸营养研究进展. 中国畜牧杂志, 41(12): 57-59.
王伟江. 2005. 天然活性单萜——柠檬烯的研究进展. 中国食品添加剂, (1): 33-37.
王欣, 王枫. 2007. 植物固醇的研究新进展. 国外医学(卫生学分册), 34(2): 98-101.
王新颖, 黎介寿. 2007. ω-3 多不饱和脂肪酸影响炎症和免疫功能的基础研究. 肠外与肠内营养, 14(1): 54-58.
王中立, 欧阳柳凤, 张蔷, 等. 2016. 人参皂苷的提取及总皂苷纯化工艺的研究进展. 世界科学技术-中医药现代化, 18(9): 1596-1601.
吴俏槿, 杜冰, 蔡尤林, 等. 2016. α-亚麻酸的生理功能及开发研究进展. 食品工业科技, 37(10): 386-390.
吴元锋, 徐维亮, 申雨珂, 等. 2016. 萝卜硫素制备及纯化工艺研究进展. 食品工业科技, 37(19):381-386.
肖志彬, 贾韩学, 刘小雷. 2015. β-谷甾醇药理活性的研究现状. 世界最新医学信息文摘, 15(8): 66-68.
徐鑫, 李吕木, 吴东. 2015. 精氨酸的研究进展. 饲料博览, (3): 15-20.
许友卿, 张海柱, 丁兆坤. 2007. 二十二碳六烯酸和二十碳五烯酸研究进展. 生物学通报, 42(11): 13-15.
杨静, 常蕊. 2011. α-亚麻酸的研究进展. 农业工程, 1(1): 72-76.
杨占军. 2007. 人体内一种不容忽视的氨基酸——牛磺酸. 生物学杂志, 17(1): 33-34.
尹志娜. 2010. 植物多酚分离提取方法和生物功能研究进展. 生命科学仪器, 8(3): 43-49.
于健春. 2000. 谷氨酰胺制剂的研究进展. 腹部外科, 13(4): 203-205.
袁德地, 史莹华, 王成章, 等. 2013. 苜蓿皂苷对 SD 大鼠胆固醇代谢的影响及其分子机理的初步探讨. 草业学报, 22(5): 294-301.
翟所迪, 姜立群, 刘芳. 2003. ω-3 不饱和脂肪酸临床应用新进展. 中国新药杂志, 12(2): 98-101.
张红, 曾庆友, 林建明, 等. 2009. 白藜芦醇化学合成研究进展. 精细化工中间体, 39(2): 7-11, 21.
张慧文, 张玉, 马超美. 2015. 原花青素的研究进展. 食品科学, 36(5): 296-304.
张朋军, 邓心新, 田亚平. 2010. 植物固醇的研究进展. 标记免疫分析与临床, 17(2): 126-129.
张平伟, 杨祖英. 1997. 牛磺酸的生理功能及其营养作用. 中国食品卫生杂志, 9(5): 36-40.

张妍, 吴秀香. 2011. 原花青素研究进展. 中药药理与临床, 27(6): 112-116.

钟国清. 2001. 牛磺酸及其应用. 四川化工, 4(1): 35-38.

周超群, 周珮. 2009. 人参皂苷 Rd 的研究进展. 中草药, 40(5): 832-836.

周华, 许媛. 2010. 药理营养素在重症患者中的应用. 临床药物治疗杂志, 8(5): 9-12.

左玉. 2013. 多酚类化合物研究进展. 粮食与油脂, 26(4): 6-10.

Abdelrahman M, Mahmoud H Y A H, El-Sayed M, et al. 2017. Isolation and characterization of Cepa2, a natural alliospiroside A, from shallot (*Allium cepa* L. aggregatum group) with anticancer activity. Plant Physiology and Biochemistry, 116: 167-173.

Alarcon-Aguilar F J, Zamilpa A, Perez-Garcia M D, et al. 2007. Effect of *Hibiscus sabdariffa* on obesity in MSG mice. J Ethnopharmacol, 114(1): 66-71.

An R B, Kim H C, Lee S H, et al. 2006. A new monoterpene glycoside and antibacterial monoterpene glycosides from *Paeonia suffruticosa*. Arch Pharm Res, 29(10): 815-820.

Anekonda T S, Wadsworth T L, Sabin R, et al. 2011. Phytic acid as a potential treatment for Alzheimer's pathology: evidence from animal and *in vitro* models. J Alzheimers Dis, 23(1): 21-35.

Armah C N, Derdemezis C, Traka M H, et al. 2015. Diet rich in high glucoraphanin broccoli reduces plasma LDL cholesterol: evidence from randomised controlled trials. Mol Nutr Food Res, 59(5): 918-926.

Averin E. 2015. Advances in Experimental Medicine and Biology. Berlin: Springer-Verlag: 637-649.

Bang S, Quy Ha T K, Lee C, et al. 2016. Antiviral activities of compounds from aerial parts of *Salvia plebeia* R. Br. Journal of Ethnopharmacology, 192: 398-405.

Bouic P J, Etsebeth S, Liebenberg R W, et al. 1996. Beta-sitosterol and beta-sitosterol glucoside stimulate human peripheral blood lymphocyte proliferation: implications for their use as an immunomodulatory vitamin combination. Int J Immunopharmacol, 18(12): 693-700.

Calder P C. 1998. Immunoregulatory and anti-inflammatory effects of n-3 polyunsaturated fatty acids. Brazilian Journal of Medical and Biological Research, 31(4): 467-490.

Cholewa K, Parfiniewicz B, Bednarek I, et al. 2008. The influence of phytic acid on TNF-alpha and its receptors genes' expression in colon cancer Caco-2 cells. Acta Pol Pharm, 65(1): 75-79.

Cui Y, Hu L, Liu Y J, et al. 2014. Intravenous alanyl-L-glutamine balances glucose-insulin homeostasis and facilitates recovery in patients undergoing colonic resection. A randomised controlled trial. European Journal of Anaesthesiology, 31(4): 212-218.

de Luis D A, Izaola O, Terroba M C, et al. 2015. Effect of three different doses of arginine enhanced enteral nutrition on nutritional status and outcomes in well nourished postsurgical cancer patients: a randomized single blinded prospective trial. Eur Rev Med Pharmacol Sci, 19(6): 950-955.

Furuya A K, Sharifi H J, Jellinger R M, et al. 2016. Sulforaphane Inhibits HIV Infection of Macrophages through Nrf2. PLoS Pathog, 12(4): e1005581.

Gillingham L G, Caston L, Leeson S, et al. 2005. The effects of consuming docosahexaenoic acid (DHA)-enriched eggs on serum lipids and fatty acid compositions in statin-treated hypercholesterolemic male patients. Food Research International, 38(10): 1117-1123.

Gloria N F, Soares N, Brand C, et al. 2014. Lycopene and beta-carotene induce cell-cycle arrest and apoptosis in human breast cancer cell lines. Anticancer Research, 34(3): 1377-1386.

Hayes K C, Pronczuk A, Wijendran V, et al. 2005. Free phytosterols facilitate excretion of endogenous cholesterol in gerbils. J Nutr Biochem, 16(5): 305-311.

Heyland D K, Samis A. 2003. Does immunonutrition in patients with sepsis do more harm than good? Intensive Care Med, 29(5): 669-671.

Huang H P, Shih Y W, Wu C H, et al. 2009. Inhibitory effect of penta-acetyl geniposide on C6 glioma cells metastasis by inhibiting matrix metalloproteinase-2 expression involved in both the PI3K and ERK signaling pathways. Chem Biol Interact, 181(1): 8-14.

Hung J Y, Yang C J, Tsai Y M, et al. 2008. Antiproliferative activity of aucubin is through cell cycle arrest and apoptosis in human non-small cell lung cancer A549 cells. Clin Exp Pharmacol Physiol, 35(9): 995-1001.

Huxtable R J. 1992. Physiological actions of taurine. Physiological Reviews, 72(1): 101-163.

Jordan I, Balaguer M, Esteban M E, et al. 2016. Glutamineeffectsonheatshockprotein 70 and interleukines 6 and 10: randomized trial of glutamine supplementation versus standard parenteral nutrition in critically ill children. Clinical Nutrition, 35(1): 34-40.

Kaufman-Szymczyk A, Majewski G, Lubecka-Pietruszewska K, et al. 2015. The role of sulforaphane in epigenetic mechanisms, including interdependence between histone modification and DNA methylation. Int J Mol Sci, 16(12): 29732-29743.

Kaulmann A, Bohn T. 2014. Carotenoids, inflammation, and oxidative stress-implications of cellular signaling pathways and relation to chronic disease prevention. Nutrition Research, 34(11): 907-929.

Klysz D, Tai X G, Robert P A, et al. 2015. Glutamine-dependent alpha-ketoglutarate production regulates the balance between T helper 1 cell and regulatory T cell generation. Science Signaling, 8(396): 12.

Li N, Neu J. 2009. Glutamine deprivation alters intestinal tight junctions via a PI3-K/Akt mediated pathway in Caco-2 cells. Journal of Nutrition, 139(4): 710-714.

Mattea F, Martin A, Cocero, M J. 2009. Carotenoid processing with supercritical fluids. Journal of Food Engineering, 93(3): 255-265.

Moghadasian M H. 2006. Dietary phytosterols reduce cyclosporine-induced hypercholesterolemia in apolipoprotein E-knockout mice. Transplantation, 81 (2): 207-213.

Moreno J J. 2003. Effect of olive oil minor components on oxidative stress and arachidonic acid mobilization and metabolism by macrophages RAW 264. 7. Free Radic Biol Med, 35 (9): 1073-1081.

Niranjana R, Gayathri R, Mol S N, et al. 2015. Carotenoids modulate the hallmarks of cancer cells. Journal of Functional Foods, 18: 968-985.

Pacheco G D, da Silva C A, Pinton P, et al. 2012. Phyticacidprotectsporcineintestinalepithelialcells from deoxynivalenol (DON) cytotoxicity. Experimental and Toxicologic Pathology, 64 (4): 345-347.

Popovic P J, Zeh H J III, Ochoa J B. 2007. Arginine and immunity. Journal of Nutrition, 137 (6): 1681S-1686S.

Ren J, Han E J, Chung S H. 2007. *In vivo* and *in vitro* anti-inflammatory activities of alpha-linolenic acid isolated from *Actinidia polygama* fruits. Arch Pharm Res, 30 (6): 708-714.

Sakanaka S, Juneja L R, Taniguchi M. 2000. Antimicrobial effects of green tea polyphenols on thermophilic spore-forming bacteria. Journal of Bioscience and Bioengineering, 90 (1): 81-85.

Sinclair A J. 1991. The good oil: omega 3 polyunsaturated fatty acids. Today's Life Sci, 3 (8): 18.

Souba W W, Goldwater D L, Techtmeyer H, et al. 1988. Anabolic steroids support postoperative gut/liver amino acid metabolism. JPEN J Parenter Enteral Nutr, 12 (6): 550-554.

Speranza L, Pesce M, Patruno A, et al. 2012. Astaxanthin treatment reduced oxidative induced pro-inflammatory cytokines secretion in U937: SHP-1 as a novel biological target. Marine Drugs, 10 (4): 890-899.

Stehle P, Ellger B, Kojic D, et al. 2017. Glutamine dipeptide-supplemented parenteral nutrition improves the clinical outcomes of critically ill patients: a systematic evaluation of randomised controlled trials. Clin Nutr Espen, 17: 75-85.

Talvas J, Garrait G, Goncalves-Mendes N, et al. 2015. Immunonutrition stimulates immune functions and antioxidant defense capacities of leukocytes in radiochemotherapy-treated head & neck and esophageal cancer patients: a double-blind randomized clinical trial. Clin Nutr, 34 (5): 810-817.

Tumer T B, Rojas-Silva P, Poulev A, et al. 2015. Direct and indirect antioxidant activity of polyphenol- and isothiocyanate-enriched fractions from *Moringa oleifera*. Journal of Agricultural and Food Chemistry, 63 (5): 1505-1513.

van Stijn M F, Bruins A A, Vermeulen M A, et al. 2015. Effect of oral taurine on morbidity and mortality in elderly hip fracture patients: a randomized trial. Int J Mol Sci, 16 (6): 12288-12306.

Volker D H, Fitzgerald P E, Garg M L. 2000. The eicosapentaenoic to docosahexaenoic acid ratio of diets affects the pathogenesis of arthritis in Lew/SSN rats. J Nutr, 130 (3): 559-565.

Vundru S S, Kale R K, Singh R P. 2013. Beta-sitosterol induces G1 arrest and causes depolarization of mitochondrial membrane potential in breast carcinoma MDA-MB-231 cells. BMC Complement Altern Med, 13: 280.

Wu S Y, Wang G F, Liu Z Q, et al. 2009. Effect of geniposide, a hypoglycemic glucoside, on hepatic regulating enzymes in diabetic mice induced by a high-fat diet and streptozotocin. Acta Pharmacol Sin, 30 (2): 202-208.

Wong V K W, Li T, Law B Y K, et al. 2013. Saikosaponin-d, a novel SERCA inhibitor, induces autophagic cell death in apoptosis-defective cells. Cell Death & Disease, 4 (7): e720.

Yang F, Xia X, Lei H Y, et al. 2010. Hemin binds to human cytoplasmic arginyl-tRNA synthetase and inhibits its catalytic activity. Journal of Biological Chemistry, 285 (50): 39437-39446.

Zhao Y N, Li W F, Li F, et al. 2013. Resveratrol improves learning and memory in normally aged mice through microRNA-CREB pathway. Biochem Biophys Res Commun, 435 (4): 597-602.

Ziegler T R, May A K, Hebbar G, et al. 2016. Efficacy and safety of glutamine-supplemented parenteral nutrition in surgical ICU patients: an american multicenter randomized controlled trial. Ann Surg, 263 (4): 646-655.

第十三章 胃肠道疾病营养药物

第一节 概 述

胃肠道是人体消化系统的重要组成部分，除此以外消化系统还包括消化腺和与消化活动有关的神经、体液调节。人体维持正常的生命基础和基础代谢所需要的营养素，很多都是从食物中通过消化系统的消化吸收获得的。

疾病是一种特殊的生理状态，患者对于营养素有特殊的需求。有许多相关研究表明，及时正确的营养支持也有助于一些胃肠道疾病的恢复。及时给予肠内营养支持，可以提高重症胰腺炎患者的免疫功能(刘仁胜和肖俊，2003)；保证充足的食物和营养素供应，有助于肠道免疫功能的保持(中国国家处方集编委会，2011)；谷氨酰胺可以为肠道黏膜的修复提供能量等(Tian et al., 2009)。当人体的胃肠功能紊乱或障碍时，营养物质的吸收受到影响，在不能保证人体正常营养需求的同时也影响了疾病的恢复。此时，通过肠内或肠外途径对患者提供营养支持十分必要。

临床营养支持是临床重要的治疗措施之一。营养支持不仅供给人体所需的蛋白质、氨基酸、糖类和脂肪，而且能够满足人体对液体、电解质及维生素的需要。根据营养药物的输注途径，可以将其分为肠外营养药物和肠内营养药物。肠外营养(parenteral nutrition, PN)是经静脉输注途径为不能经胃肠道摄取和利用营养物质或摄取和利用不足的患者提供营养素，包括氨基酸、脂肪、糖类、维生素及矿物质。肠内营养(enteral nutrition, EN)是指需少量消化过程或不需要消化过程就能吸收的营养液，一般是通过消化道置管或少量多次口服的方法为患者提供所需的营养素。

第二节 胃肠道疾病常用的营养药物

一、胃肠道疾病常用的肠外营养药物

(一)氨基酸

氨基酸是合成蛋白质和其他生物活性物质的底物。其中有 8 种氨基酸是不能自身合成的，称为必需氨基酸；有些氨基酸则在疾病发生时自身合成不足，必须由体外补充，称为条件必需氨基酸。复方氨基酸注射液在临床上应用广泛、品种多样，按含氨基酸种类可分为 3 种、6 种、9 种、14 种、15 种、17 种、18 种、20 种等；按含总氨基酸的浓度可分为 3%～12%(中国国家处方集编委会，2011)。临床常用的制剂包括 3AA、18AA、18AA-Ⅱ、18AA-Ⅳ、18AA-Ⅶ、19AA-Ⅰ等。

1. 复方氨基酸注射液(18AA)

18AA 为 18 种氨基酸与山梨醇配制而成的灭菌水溶液。这 18 种氨基酸分别为脯氨酸、丝氨酸、丙氨酸、异亮氨酸、亮氨酸、天冬氨酸、酪氨酸、谷氨酸、苯丙氨酸、精氨酸、赖氨酸、缬氨酸、苏氨酸、组氨酸、色氨酸、甲硫氨酸、胱氨酸和甘氨酸，有 5%和 12%两种浓度(国家药典委员会，2015)。18AA 是氨基酸类静脉营养药，氨基酸进入组织细胞后，参与蛋白质的合成，达到正氮平衡，进而合成酶类、激素、抗体，以促进组织愈合，帮助机体恢复正常的生理功能。其中含有的精氨酸，在体内经代谢分解后有促进肠黏膜增殖的作用。在临床应用中，18AA 常用于改善一些胃肠道疾病所致的低蛋白血症及营养不良，如吞咽困难、长时间频繁剧烈地呕吐和腹泻、炎性肠病和消化道大出血等。

2. 小儿复方氨基酸注射液(19AA-Ⅰ)

19AA-Ⅰ中含有较高浓度的小儿必需氨基酸，如组氨酸、酪氨酸和半胱氨酸。由于苯丙氨酸可以代谢成酪氨酸，甲硫氨酸可以代谢成半胱氨酸，同时考虑到小儿肝酶系统不完善，因此在19AA-Ⅰ中通过减少苯丙氨酸和甲硫氨酸的量，以及增加酪氨酸和半胱氨酸的量来维持血浆中氨基酸的平衡。另外，19AA-Ⅰ中甘氨酸含量也比较低。除了19种氨基酸以外，19AA-Ⅰ中还添加了人乳中含量丰富的牛磺酸，用于促进小儿正常发育。19AA-Ⅰ可以用于各种因疾病因素(如坏死性肠炎、急性坏死性胰腺炎等)不能经口进食或进食不足的营养不良患儿。

(二)脂肪乳

脂肪乳注射液是以大豆油为基础的脂肪乳剂，可以分为长链脂肪乳和中-长链脂肪乳。长链脂肪乳中主要成分为长链甘油三酯和磷脂酰胆碱，其中长链甘油三酯的碳原子数在14以上；中-长链脂肪乳中主要含有长链甘油三酯、中链甘油三酯和磷脂酰胆碱，其中中链甘油三酯的碳原子数为8～12，长链甘油三酯和中链甘油三酯各占50%。脂肪乳注射液作为一种营养药物，可以为机体提供所需的热量和必需脂肪酸。人体内能量的主要来源是通过脂肪酸的氧化获得的，在氧气供给充足的情况下，脂肪酸可以分解生成CO_2和H_2O并释放大量的能量，以ATP的形式供给人体使用。必需脂肪酸既是机体不可缺少的营养素，又是一些生理活性物质的前体，如前列腺素、白三烯和血栓烷等。另外，脂肪乳中的磷脂也是构成生物膜脂质双分子层的基本骨架和脂蛋白的主要成分，参与脂肪和胆固醇的运输。长链脂肪乳注射液和中-长链脂肪乳注射液都用于为需要接受肠外营养的胃肠道疾病患者补充必需脂肪酸和能量。

ω-3鱼油脂肪乳剂是一种新型的以精炼鱼油为基础的脂肪乳剂，用于补充人体中长链ω-3脂肪酸，并能调节机体中ω-3和ω-6的比例，合理的ω-3和ω-6的比例(1∶3左右)有改善患者免疫功能的作用。临床应用时常与其他脂肪乳配伍使用。

(三)多腔袋类肠外营养药物

除了单独使用静脉输注的方式给予氨基酸和脂肪乳外，还存在一种多腔袋类肠外营养制剂。这种制剂是将氨基酸、脂肪乳、葡萄糖和电解质长期稳定地保存在同一个容器的各腔室内，在静脉输注时，开启各腔室间的封条，可使各液体迅速混合成“全合一”营养液。这类制剂的特点包括节约混合时间，减少微生物和其他杂质的污染，减少医疗和护理差错的可能性(中国国家处方集编委会，2011)。临床常用的制剂有双腔袋类的氨基酸葡萄糖注射液(包装于双腔塑料袋中，分别为含有电解质的氨基酸溶液和含钙的葡萄糖注射液)、三腔袋类的脂肪乳氨基酸(17)葡萄糖(11%)注射液(每袋三腔中分别包括11%葡萄糖注射液、17种氨基酸注射液和20%长链脂肪乳注射液)、脂肪乳氨基酸(17)葡萄糖(19%)注射液(每袋三腔中分别包括19%葡萄糖注射液、17种氨基酸注射液和20%长链脂肪乳注射液)。

(四)其他肠外营养药物

除了上文所述的氨基酸和脂肪乳外，作为肠外营养的补充，临床常用于胃肠道疾病患者的肠外营养药物还包括丙氨酰谷氨酰胺和维生素类。

丙氨酰谷氨酰胺在体内可分解为谷氨酰胺和丙氨酸。谷氨酰胺不仅是蛋白质合成的前体物质，还是合成嘌呤、嘧啶和核苷酸等物质的前体物质和氮源。在感染、创伤等应激条件下，机体对谷氨酰胺的利用明显增加(郑冬梅，2013)，超过了机体的合成能力，因此许多接受肠外营养的患者都会出现体内谷氨酰胺的耗减，造成体内营养物质的不足。静脉用丙氨酰谷氨酰胺制剂可以作为肠外营养中氨基酸溶液的补充，帮助处于分解代谢和高代谢水平的患者(如急性胰腺炎患者)维持营养。临床常用的剂型包括注射用丙氨酰谷氨酰胺和丙氨酰谷氨酰胺注射液。

在一些炎性肠病患者、吸收不良综合征患者中，维生素的缺乏很常见，如缺乏维生素A和一些B族维生素。维生素A是含有视黄醇结构的一类物质，有维持夜视功能的活性；同时也是调节上皮细胞分化生长的辅助因子，可催化黏多糖的合成，维持上皮组织的完整性。维生素 A 严重缺乏时，可引起眼干燥症、角膜软化、食欲减退和呼吸道感染等。B 族维生素在人体内参与多种辅酶的合成，这些辅酶分别参与人体内碳水化合物、蛋白质、脂肪的代谢。因此，当人体内 B 族维生素缺乏时，会引起代谢紊乱、食欲减退、炎症、感染和一些神经系统疾病的产生。临床营养支持常用的制剂包括复方水溶性维生素和复方脂溶性维生素等。

二、胃肠道疾病常用的肠内营养药物

肠内营养在人体内通过一定的消化和吸收为患者提供所需的营养素，与此同时，EN 的消化和吸收过程还能为胃肠道增加血液供应，刺激内脏神经对胃肠道的支配及激素的分泌，同时能保护胃肠道正常的菌群和免疫系统。这些作用对于维持肠黏膜屏障、维持胃肠道的正常生理功能、减少细菌移位和预防肝内胆汁淤积具有重要意义(中国国家处方集编委会，2011)。根据中华医学会肠外肠内营养学分会的指南推荐，只要患者存在部分胃肠道消化功能，尽可能首先考虑肠内营养支持(中华医学会，2009)。对于炎性肠病(溃疡性结肠炎、克罗恩病)患者、消化不良综合征患者和胃肠功能衰竭患者，都可以采用肠内营养进行临床营养支持。而对于肠梗阻患者和肠道功能衰竭患者，在肠道功能未恢复之前，则禁用肠内营养。肠内营养药物根据氮源的不用，可以分为氨基酸型、短肽型和整蛋白型。

(一)氨基酸型肠内营养药物

这类肠内营养剂的主要成分为氨基酸、脂肪、碳水化合物和电解质，其中的氨基酸、碳水化合物和脂肪可以在体内合成蛋白质，以供人体维持基础代谢所需。常用的制剂为肠内营养粉(AA)，使用时需加入 250 mL 温开水充分溶解后直接口服或经消化道置管服用。适用于胰腺炎恢复期患者、短肠综合征患者和炎性肠病患者。此外作为肠内营养补充药物的谷氨酰胺颗粒、复方氨基酸胶囊和 α-酮酸制剂也属于氨基酸型肠内营养药物。

(二)短肽型肠内营养药物

短肽型肠内营养药物主要含有乳清蛋白水解物、麦芽糖糊精、植物油、矿物质，以及一些维生素和微量元素。其中的乳清蛋白水解物可以经小肠黏膜刷状缘的肽酶水解后进入血液，几乎完全吸收，易在体内被利用。临床应用的剂型有肠内营养混悬液和短肽型肠内营养粉剂。混悬液使用前先摇匀，无须稀释；粉剂使用时，先将一袋粉剂倒入 50 mL 温开水中，充分混匀溶解后再加入温开水至 500 mL，搅拌均匀后即可使用。适用于胰腺炎、短肠综合征和炎性肠病患者。

(三)整蛋白型肠内营养药物

整蛋白型肠内营养药物有混悬液和粉剂两种剂型。混悬液中主要含有麦芽糊精、酪蛋白、植物油、膳食纤维、矿物质，以及一些维生素和微量元素等。与混悬液不同的是，粉剂中主要含有麦芽糊精、酪蛋白、植物油、矿物质、维生素及微量元素，不含膳食纤维(卫生部合理用药专家委员会，2009)。常见的制剂包括肠内营养乳剂(TP)、肠内营养粉剂(TP)、肠内营养混悬液(TPF)。其中肠内营养乳剂和肠内营养混悬液可以通过管饲或口服直接使用，肠内营养粉剂需要先用温开水溶解后，再经口服或管饲。整蛋白型肠内营养药物同样适用于胰腺炎、短肠综合征和炎性肠病患者。

(四)益生菌制剂

益生菌制剂通常具有促消化和止泻的作用，这都是通过调节胃肠道内的菌群起作用的。这些益生菌包括乳酸菌、粪链球菌、枯草杆菌、地衣芽孢杆菌、双歧杆菌等。临床常用的含有益生菌的制剂有地衣芽孢杆菌制剂，枯草杆菌、肠球菌二联活菌制剂，双歧三联活菌制剂和多维乳酸菌制剂等。这些制剂都是活菌制剂，应注意保存在冰箱冷藏室内；服用时应避免用热水送服；同时避免与抗生素同服，以免影响活菌制剂的效果。益生菌制剂不仅能平衡胃肠道内的正常菌群，还能在外肠道黏膜表面起屏障作用，使其免受致病菌的侵害。在炎性肠病、腹泻等胃肠道疾病中常用到益生菌制剂。

第三节 常见的胃肠道疾病中营养药物的使用

一、急性胰腺炎

急性胰腺炎(acute pancreatitis, AP)是指由多种原因引起的胰酶在胰腺内被激活，引起以胰腺局部炎症反应为主要特征，伴或不伴有其他器官功能改变的疾病。临床可分为轻型急性胰腺炎(mild acute pancreatitis, MAP)和重型急性胰腺炎(severe acute pancreatitis, SAP)。MAP 症状较轻，患者禁食时间较短暂，通常采用静脉给药的方式补充电解质和营养物质，常用的是谷氨酰丙胺酰胺和复方氨基酸的静脉给药制剂。SAP 是急性胰腺炎伴有器官功能障碍，或出现坏死、脓肿、假性囊肿等局部并发症，或两者兼有(中国国家处方集编委会，2011)，是一种病因复杂、病情凶险并可累及多脏器的急腹症。SAP 患者处于高分解高代谢状态，早期蛋白质代谢会增加 80%，能量代谢会增加 20%，且患者在治疗中需要长时间的禁食，因此 SAP 患者易发生营养不良。一般来说，若确定 SAP 患者数周内不能经口摄入营养素或摄入不足，则必须提供临床营养支持(龙润和冯志杰，2010)。

胰腺的分泌分为基础相、头相、胃相和肠相。当营养物质进入十二指肠后，小肠黏膜细胞释放胆囊收缩素和促胰液素，刺激胰腺细胞分泌胰液，这往往会加重胰腺炎患者的病情。在 20 世纪七八十年代，SAP 的主要营养支持手段一直是全肠外营养(TPN)，TPN 通过静脉输注途径给予营养素，避免营养素接触肠道黏膜细胞，可以减少胰液的分泌，并能有效改善患者代谢紊乱。但随后有研究表明，TPN 在降低 SAP 患者死亡率和减少住院时间方面并没有显著效果，反而在长期使用 TPN 后，患者感染发生率有所增加并伴有肝功能的损害(koretz et al., 2007)。随着对营养支持治疗研究的不断深入，人们发现肠内营养不仅符合生理过程，还能起到保护肠道有益菌、维持肠道屏障和免疫功能的作用；且避开头相、胃相、肠相刺激，经空肠途径输注营养液也可以避免胰液的分泌，达到使胰腺休息的目的。因此，肠内营养逐渐代替肠外营养成为 SAP 患者首选的营养支持方式(Lobo et al., 2000)。早期的肠内营养可以显著降低 SAP 患者的住院时间，减少并发症和器官功能衰竭的发生率，并能起到预防胰腺坏死的作用。在实施肠内营养支持时，应在患者肠道功能有所恢复时尽早开始，一般是先给予短肽型 EN 制剂和氨基酸型 EN 制剂，因为这类制剂不依赖消化液特别是胰酶的消化，理论上不会加重胰腺负担，有利于胰腺恢复功能。待患者的病情稳定后，逐渐过渡到含有膳食纤维的整蛋白型 EN 制剂。

SAP 患者在接受肠内营养支持时，常见的并发症包括机械性并发症、胃肠道并发症和代谢性并发症，因此在应用时应注意喂养管的维护，保证一定的输注速度，并可以添加一些抑制肠蠕动的药物，防止腹泻的发生。

二、炎性肠病

炎性肠病(inflammatory bowel disease)是一种病因至今尚未明确的肠道亚急性与慢性炎症疾病，一般认为是由基因易感性、环境因素、肠道免疫功能失调等多种因素导致的。炎性肠病包括克罗恩病(Crohn's disease)和溃疡性结肠炎(ulcerative colitis)，这两种疾病在病理上表现为肠壁全层或肠道黏膜的破坏和增殖性炎症，虽然发病机制和发病部位不同，但病变主要在消化道，在影响营养物质吸收的同时也伴随着营养物质从肠道的流失。再加上感染、发热、应用糖皮质激素药物等因素使分解代谢增加，炎性肠病患者常出现严重的营养不良。因此，营养支持在炎性肠病患者的治疗中具有很高的应用价值。营养支持对于炎性肠病患者来说，不仅可以满足患者的营养需求，纠正营养不良的状态，还可以调节炎症反应(Bannerjee et al., 2004)，有助于病情恢复。对于克罗恩病患者，单独使用营养支持治疗，或营养支持联合药物治疗，是诱导和维持病情缓解的主要手段。对于不适合或不能耐受糖皮质激素治疗的克罗恩病患者，可以考虑单独使用营养支持治疗(朱维铭，2011)。

肠内营养支持依然是炎性肠病患者首选的营养支持途径。EN 的优势包括：能为病变的肠道提供充足的营养物质，改善患者的营养不良状态，有利于保持和改善肠道黏膜的屏障功能和免疫功能；要素饮食通过替代普通饮食中复杂的蛋白质抗原而减少了抗原物质对炎性肠道的接触和刺激；EN 中含有的谷氨酰胺易由小肠黏膜吸收，并参与肠黏膜的修复，可以防止使用 TPN 时可能出现的肠道黏膜萎缩；饮食中脂肪含量的减少有利于减少肠道合成炎症因子。虽然肠外营养(PN)可以减轻食物对受损肠道的刺激，能通过肠道休息缓解炎性肠病的临床症状，但由于其潜在的并发症且不具备 EN 的诸多优势，仅适用于有 EN 禁忌证的患者，如肠梗阻和肠道衰竭。在临床实际应用中，常采用以 EN 为主，辅以 PN 的联合营养方式为炎性肠病患者提供营养支持。

维生素和微量元素的缺乏也是炎性肠病患者不可忽视的营养问题。炎性肠病所导致的腹泻、呕吐及吸收障碍等都是引起这类营养问题的原因。维生素的缺乏会加重糖皮质激素导致的骨质疏松症、长期便血引起的贫血等症状。因此，炎性肠病患者的营养支持过程中也应注重维生素的补充。叶酸、维生素 C、维生素 E 和锌的补充有利于黏膜的修复。

炎性肠病通常伴有肠道菌群的失调，因此，为炎性肠病患者补充益生菌也十分必要。不仅如此，有研究表明，益生菌可以通过调节肠黏膜的炎症反应、抑制炎症因子的生成、降解肠道内抗原性物质等作用帮助炎性肠病患者恢复(陈红旗和秦环龙，2008)。因此，在对炎性肠病患者进行营养支持时，在 EN 中添加益生菌(如双歧杆菌及双歧杆菌、嗜酸乳杆菌、肠球菌三联活菌)可以纠正患者菌群失调，减少腹泻的发生，同时对炎性肠病起到更好的治疗效果。

三、肠梗阻

肠梗阻(intestinal obstruction)是指由于病理因素引起肠内容物在肠道中通过受阻。肠梗阻的发病部位主要是小肠，梗阻肠段先有解剖和功能性改变，继而发生体液和电解质的丢失，肠壁循环障碍、坏死和继发感染，最终可能导致休克或死亡。肠梗阻的发病因素很多，如腹腔手术、放射性肠炎、腹腔感染、腹部肿瘤等，不同原因引起的肠梗阻有不同的分类，包括机械性肠梗阻、动力性肠梗阻和缺血性肠梗阻(徐欣昌等，2012)。发生肠梗阻时，患者无法有效吸收摄入体内的营养物质，同时肠壁发生炎性水肿并渗出，导致患者丢失大量的蛋白质，在造成营养不良的同时也会影响疾病本身的恢复。有些肠梗阻患者因反复多次手术也会有营养不良和体重减轻的风险，因此对肠梗阻患者采取营养支持十分必要。

肠梗阻的治疗有手术治疗和非手术治疗两种方式。机械性肠梗阻、缺血性肠梗阻和非手术治疗无效的肠梗阻多需要通过手术解除梗阻；非手术治疗包括禁食、胃肠减压、抗感染及营养支持。营养支持通常采用全肠外营养支持补充电解质，常使用的静脉营养药物包括脂肪乳、复方氨基酸、水溶性维生素、高渗葡萄糖等。待梗阻解除，腹胀、呕吐等症状被控制后再采用肠内营养支持。肠内营养不仅能为机体提供所需营养素，还能促进胃肠道蠕动、维持肠道功能并防止肠道细菌移位。常用的肠内营养药物为肠内营养乳剂，从小剂量开始。有研究表明，在肠梗阻的治疗中联用营养药物进行治疗，患者的腹围缩小程度、胃肠减压效果、肛门排气时间和腹部症状的缓解程度都有所提高(马明星等，2014)。

肠梗阻患者在接受肠外营养支持时，需密切监测肠外营养并发症，如胆汁淤积和中心静脉导管感染(龚剑峰等，2004)。由于患者胃肠道功能未完全恢复，在使用肠内营养时也应注意腹泻等症状的发生。

四、短肠综合征

短肠综合征(short bowel syndrome, SBS)是指因克罗恩病、反复发作的肠梗阻、肠外瘘、肠扭转、外伤性血管破裂、小肠坏死等疾病行小肠广泛切除术后，剩余的小肠不能够吸收足够的可以维持人体生理代谢所需的营养，并伴随大量肠液流失而导致的水、电解质代谢紊乱和营养不足状态，由此产生的系列综合征(O’Keefe et al., 2006)。短肠综合征患者的小肠吸收面积不足，几乎所有的营养素，包括蛋白质、脂肪、碳水化合物、维生素和微量元素等在小肠的消化吸收都受到影响，因此营养药物的应用在短肠综合征治疗中的地位尤其重要。

肠道具有很强的代偿能力，成年人保留小肠 100 cm，具有回盲部；或者保留小肠 150 cm，没有回盲部，经代偿后，大部分患者都能经饮食维持机体所需营养。这个代偿过程需要数月至数年。但在小肠被大量切除的早期，患者普遍都会出现水、电解质紊乱和营养不足的现象，此时如果不加以治疗和给予营养支持，患者将无法进入代偿期(黎介寿，2005)。在 SBS 的早期及时使用肠外营养效果十分显著，这不仅为肠代偿赢得了时间，也避免了 SBS 患者因水、电解质、酸碱代谢紊乱而导致周围循环衰竭。但长期应用肠外营养会导致患者出现如脂肪肝浸润、胆汁淤积、肝功能损害、导管感染、静脉血栓等一系列并发症。因此，应及时进行进一步的治疗，使 SBS 患者减少或摆脱对肠外营养的依赖。

SBS 的后期治疗包括营养支持、肠康复治疗和手术治疗。其中营养支持和肠康复治疗都与营养药物密切相关。营养支持是对 SBS 患者最主要也是最基础的处理，其他的治疗都是在此基础上添加的。这里的营养支持是指在早期肠外营养的基础上在合适的时机及时给予肠内营养。通常情况下，给予氨基酸型肠内营养药物和短肽型肠内营养药物持续滴入，当患者的营养状态逐渐恢复且耐受肠内营养后，可逐渐减少肠外营养的应用直至完全不使用肠外营养。Byrne 等在 1995 年提出肠康复治疗，这种治疗方式是在肠内支持的基础上应用谷氨酰胺、生长激素和膳食纤维(Byrne et al., 1995)。生长激素可以促进肠黏膜细胞的生长；谷氨酰胺则是肠道黏膜增殖和再生的主要物质能量，同时还能促进肠道吸收葡萄糖和钠，防止肠黏膜萎缩，保护肠黏膜免疫和屏障功能；膳食纤维经肠道菌群酵解后，产生的物质不仅可以提供能量，还能促进结肠细胞的黏膜再生。肠康复治疗有助于促进肠道黏膜的代偿。

在短肠综合征患者中应用肠内营养的早期，应注意防范患者出现胃酸分泌过多和腹泻现象，可根据实际情况加用抑酸药和抑制肠蠕动的药物，以增加营养支持的疗效。

五、胃大部切除术后

胃大部切除术是治疗胃溃疡、胃癌及胃穿孔常用的创伤性治疗方法。胃大部切除术患者往往术前就因基础疾病而存在营养不良的问题，术后的禁食和高分解代谢状态又加剧了患者的营养不良状态。因此，全面、及时的营养支持对胃大部切除术后患者的恢复具有十分重要的意义。

传统观点认为，由于术后禁食 5～7 天，胃大部切除术后患者的营养支持应采用全肠外营养的方式来维持患者所需营养及体液电解质平衡，待肛门恢复排气后再进食少量流食并逐步过渡到正常饮食，在临床实际应用中，这常常造成患者营养供应不足、肝功能损害和肠道功能紊乱。随着对营养支持方式研究的深入和营养支持首选方式的改变，人们发现胃大部切除术后患者在术后 24～48 h 后即可恢复肠道及胃部的蠕动，因此对胃大部切除术后患者实施肠内营养支持的时机应为术后 24 h(汪大虹，2014)。通常情况下是通过术中插入的鼻空肠营养管缓慢滴入 TP，同时通过静脉输入需要补充的肠外营养。TP 的给予可逐步加量，维持营养支持 7 天，至术后第 8 天可拔除患者营养管，患者逐步恢复正常饮食。

根据“只要患者存在部分胃肠道消化功能，尽可能首先考虑肠内营养支持”的原则，在术后早期对患者进行肠内营养支持有助于促进患者胃肠道的蠕动，维持肠道正常功能，预防应激性溃疡并减少肠外营养并发症(如静脉导管感染、肝功能异常、脂质代谢失调)的产生(Gianotti et al., 2002)。在应用肠内营养的过程中也不能忽视腹泻、呕吐、腹痛、误吸等并发症的产生，因此在进行肠内营养支持的过程中应注意肠内营养的保存、加温和输注过程中的护理。

六、腹泻

腹泻是指排便频率明显超过平日习惯，粪质稀薄，水分增加，每日排便量超过 200 g，或含有未消化的食物或脓血、黏液，是一种常见的症状(徐欣昌等，2012)。腹泻通常不是一种独立的疾病，而是很多疾病的共同表现，如重症脑损伤、病菌感染、炎性肠病、急性肠道缺血、二重感染等。同时腹泻还是管饲肠内营养药物常见的并发症之一。严重的腹泻患者通常伴随着营养物质和电解质的流失、肠道黏膜的损伤，同时还伴有恶心、呕吐、食欲缺乏等症状，有些腹泻患者在疾病的治疗过程中还需禁食，因此腹泻会引起患者营养不良，影响机体的正常功能和疾病的恢复。

对于营养不良的腹泻患者，临床常用的营养支持药物有含可溶性纤维的肠内营养制剂，如整蛋白型肠内营养乳剂(TP)和混悬剂(TPF)，其中含有多种人体所需的膳食纤维，如阿拉伯果胶、菊粉、低聚果糖等(张丽娅，2012)，可以起到营养和控制腹泻的双重作用。可溶性膳食纤维可以在肠道内酵解产生短链脂肪酸，为结肠黏膜细胞提供能量，有助于肠道黏膜的修复，改善水分和电解质的吸收。低聚果糖还能为益生菌的生长提供良好的生态环境。此外，腹泻患者在接受肠内营养的同时通常还联合应用肠外营养药物谷氨酰胺，这有利于维持肠道正常的免疫功能和修复受损的肠道黏膜。

除营养不良外，腹泻还会影响肠道内正常菌群的分布，加重腹泻症状，在抗生素相关性腹泻中表现尤为严重。益生菌有助于平衡肠道内的正常菌群，还可以加快患者胃肠道功能的恢复；构成生物屏障，保护肠道黏膜免受致病菌的侵害；促进肠道黏膜修复。

第四节　总结与展望

随着对营养药物研究的深入，临床营养支持作为一种治疗和支持手段越来越受到人们的重视。胃肠道患者由于其特殊的患病部位，营养物质的吸收最先受到影响，因此营养支持和治疗在胃肠道疾病患者中尤为重要。

临床营养支持始终面临选择肠内营养还是肠外营养的问题，从 20 世纪 70 年代至今，临床营养支持的首选方式发生了很大变化。在营养支持的初步发展阶段，人们一直将肠外营养作为营养支持的首选方式，但随着腔静脉置管并发症(如脓毒症、感染)的产生和经外周静脉穿刺中心静脉置管(PICC)的应用，周围静脉营养逐渐代替腔静脉营养应用于临床，但仍存在营养物质供应不足和肠道功能紊乱等问题。20 世纪 80 年代，人们认识到了肠道黏膜的免疫功能，以及肠内营养在维持肠道正常功能方面的重要性，逐步提出了“应在肠道有功能时使用肠内营养”的理论。发展至今，临床营养的支持方式为：首选肠内营养，必要时加肠外营养进行补充。本章中，我们叙述了不同胃肠道疾病的不同阶段中营养药物的选择，可以看出，对于大部分胃肠道疾病患者，在不存在肠内营养禁忌证的情况下，患者胃肠功能恢复的初期，都应尽早使用肠内营养进行营养支持。在疾病的不同阶段，选择适合的营养药物是临床营养支持的关键。

临床营养支持现已从单纯的支持手段转变成治疗手段。肠内营养对慢性炎性肠病有缓解病情的效果，对克罗恩病患者，单独使用营养支持治疗，或营养支持联合药物治疗，是诱导和维持病情缓解的主要手段。对于不适合或不能耐受糖皮质激素的克罗恩病患者，营养支持是可以作为一种治疗手段应用于临床的。对于肠梗阻患者，营养支持也是非手术治疗的一种重要方式。

随着药物制剂的多样化发展，营养药物也呈现多样化，如谷氨酰胺、益生菌制剂和 ω-3 鱼油脂肪乳剂在临床中的应用。谷氨酰胺和 ω-3 鱼油都有调节免疫功能的作用，可以在胃肠道疾病患者的恢复过程中发挥重要的作用。益生菌对于维持肠道正常菌群、防止肠道细菌发生移位具有十分重要的意义，有助于胃肠道疾病患者肠道功能的尽早恢复，并能防止腹泻等并发症的产生。

营养支持的护理也是临床营养支持很重要的一个环节，包括患者营养状态的评估、营养液的给予和导管的护理等诸多方面。因此，护理人员和家属对营养支持患者的护理意识和护理方法尤为重要，良好的护理可以减少并发症(如静脉导管感染、饲管感染、误吸、腹泻)的产生，有助于提高患者的生活质量，促进疾病的稳定和恢复。

随着临床营养支持的不断发展，胃肠道疾病患者的营养支持正向着规范化、系统化、多元化、个体化的方向发展，将会更加充分地发挥营养药物在胃肠道疾病治疗中的作用。

（王晓晨）

主要参考文献

陈红旗, 秦环龙. 2008. 益生菌对实验性炎症性肠病的肠屏障与微生态影响研究进展. 肠外与肠内营养, 15(2): 123-128.

龚剑锋, 朱维铭, 李宁, 等. 2004. 营养支持在术后早期炎性肠梗阻治疗中的应用. 腹部外科, 17(4): 209-211.

国家药典委员会. 2015. 中华人民共和国药典: 2015版. 二部. 北京: 中国医药科技出版社: 811.

黎介寿. 2005. 成人短肠综合征的治疗进展. 肠外与肠内营养, 12(5): 257-259.

刘仁胜, 肖俊. 2003. 肠内营养对重症胰腺炎患者免疫功能的影响. 临床外科杂志, 11(4): 232-233.

龙润, 冯志杰. 2010. 重症急性胰腺炎的营养支持治疗. 中国全科医学, 8: 911-914.

马明星, 张玉新, 张国胜, 等. 2014. 肠梗阻导管与瑞素等营养药物交替联合治疗腹腔术后并发肠梗阻的效果观察. 临床合理用药, 7(9A): 121-122.

汪大虹. 2014. 胃大部切除术后肠内外营养的对比研究. 医药前沿, 36: 160.

卫生部合理用药专家委员会. 2009. 中国医师药师临床用药指南. 重庆: 重庆出版社: 1474.

徐欣昌, 鲁春燕, 李耀宗, 等. 2012. 消化系统疾病. 北京: 人民卫生出版社: 256-260.

张丽娅, 苏惠崧, 李伟媚. 2012. 益生菌联合肠内营养预防老年性腹泻的临床研究. 中国社区医师(医学专业), 14(315): 160-161.

郑冬梅. 2013. 谷氨酰胺作为免疫营养药物的机制探讨. 中国医药指南, 11(18): 740.

中国国家处方集编委会. 2011. 中国国家处方集: 化学药品与生物制品卷. 北京: 人们军医出版社: 175, 176, 623, 629, 630.

中华医学会. 2009. 临床诊疗指南——肠外肠内营养学分册(2008版). 北京: 人民卫生出版社: 28.

朱维铭. 2011. 炎症性肠病的营养支持治疗. 肠外与肠内营养, 18(4): 193-195.

Bannerjee K, Camacho-Hübner C, Babinska K, et al. 2004. Anti-inflammatory and growth-stimulating effects precede nutritional restitution during enteral feeding in Crohn's disease. Journal of Pediatric Gastroenterology and Nutrition, 38: 270-275.

Byrne T A, Persinger R L, Young L S, et al. 1995. A new treatment for patients with short-bowel syndrome. Growth hormone, glutamine, and a modified diet. Ann Surg, 222(3): 243-255.

Gianotti L, Braga M, Nespoli L, et al. 2002. A randomized controlled trial of preoperative oral supplementation with a specialized diet inpatients with gastrointestinal cancer. Gastroenterology, 122: 1763-1770.

Koretz R L, Avenell A, Lipman TO, et al. 2007. Does enteral nutrition affect clinical outcome?A systematic review of the randomized trials. American Journal of Gastroenterology, 102: 412-429.

Lobo D N, Memon M A, Allison S P, et al. 2000. Evolution of nutritional support in acute pancreatitis. British Joural of Surgery, 87: 695-707.

O'Keefe S J, Buchman A L, Fishbein T M, et al. 2006. Shortbowelsyndromeandintestinalfailure: consensus definitions and overview. Clinical Gastroenterology and Hepatology, 4(1): 6-10.

Tian J Q, Hao L, Chandra P, et al. 2009. Dietary glutamine and oral antibiotics each improve indexes of gut barrier function in rat short bowel syndrome. Am J Physiol Gastrointest Liver Physiol, 296: 348-355.

第十四章　心血管疾病营养药物

第一节　概　　述

心脏担负着极其繁重而复杂的任务，因此，确保足够的能量供应是心脏正常工作的前提。营养是心脏重要的能量来源。正常心肌细胞自血液中摄取的营养物质，最主要的是游离脂肪酸(FFA)(约占67%)，其次是葡萄糖和乳酸(各占17%左右)，此外还有氨基酸、酮体和丙酮酸等。与心肌组织一样，动脉壁也需要不断地从血液中获得各种营养物质，包括蛋白质、糖类、脂肪和胆固醇等。其中胆固醇(包括部分甘油三酯和磷脂)以脂蛋白形式[主要是低密度脂蛋白(LDL)]进入动脉壁后，便通过细胞表面受体途径进入细胞内，作为细胞的结构成分加以利用。心肌的舒缩除了需要一定的能量外，还需要某些金属离子，如钾、钠、钙、镁等的参与。此外，食物中的一些维生素及微量元素还是心肌组织和动脉壁代谢中若干重要酶系统的辅基。营养缺乏或过剩均可使心血管系统正常的结构和功能遭受破坏，从而导致心血管疾患。因此，营养在维持心血管系统的结构和功能方面具有十分重要的意义。

膳食营养是影响心血管疾病的主要环境因素之一。营养过剩对心血管系统所造成的危害较营养缺乏更为严重和普遍。总热量、饱和脂肪酸、胆固醇和精炼蔗糖等摄入过剩易诱发肥胖、高血脂和动脉粥样硬化。现有的循证医学证据显示，从膳食中摄入的能量、饱和脂肪酸和胆固醇过多，以及蔬菜、水果摄入不足等增加心血管病发生的风险，而合理科学膳食可降低心血管疾病发生的风险。合理的膳食是预防和治疗心血管疾病的基石。医学营养治疗和/或生活方式改变可减少LDL-C和其他心血管疾病的危险因素；作为心血管疾病二级预防的措施之一，能降低冠心病的发病率和病死率，且经济、简单、有效、无不良反应。因此，我国与许多国家的医学专业学会或协会都将膳食干预和/或生活方式治疗纳入心血管疾病一级、二级预防和康复的内容。

第二节　营养因素与冠状动脉粥样硬化性心血管疾病

一、脂类与冠状动脉粥样硬化

动脉粥样硬化的形成与血脂异常关系密切，其中主要与总胆固醇(TC)和甘油三酯(TG)有关。血浆TC、LDL、TG 的升高与高密度脂蛋白(HDL)的降低是动脉粥样硬化的危险因素。以血脂异常为靶点的治疗药物包括他汀类、贝特类、烟酸类、胆酸隔置剂、胆固醇吸收抑制剂、前蛋白转化酶枯草溶菌素 9(PCSK9)抑制剂等。目前经临床试验证实能够显著减少心血管事件风险的包括他汀类、胆固醇吸收抑制剂和PCSK9抑制剂。

药物治疗尤其是调脂治疗领域的药物日臻完善，膳食干预动脉粥样硬化被纳入心血管疾病一级、二级预防。流行病学研究发现，摄入富含单不饱和脂肪酸(MUFA)的橄榄油较多的地中海地区居民，尽管脂肪摄入总量较高，但冠心病的病死率较低。长链多不饱和脂肪酸(PUFA)在防治动脉粥样硬化方面起重要作用。饱和脂肪酸(SFA)是导致血液胆固醇升高的主要脂肪酸。饱和脂肪酸可以通过抑制LDL受体活性、提高血浆LDL-C水平而导致动脉粥样硬化。反式脂肪酸(TFA)又名氢化脂肪酸，主要是一种人工产物。增加TFA的摄入量，可使LDL-C升高、HDL-C降低，明显增加冠心病的风险。TFA致动脉粥样硬化的作用甚至比SFA更强。

(一)多不饱和脂肪酸与心血管疾病的防治

脂肪酸是人体必需的营养物质之一。ω-3多不饱和脂肪酸(PUFA)属于长链(含有18～22个碳原子)不饱和脂肪酸，主要包括二十碳五烯酸(EPA)和二十二碳六烯酸(DHA)。ω-3 多不饱和脂肪酸不能由人体自主合成，需要外源性摄取。其主要来源为深海鱼油、鱼肉，或者由 α-亚麻酸(ALA)转化而来。基础研究证实，n-6 系列如亚油酸能显著降低血清 LDL-C 并同时降低 HDL-C，从而降低血清总胆固醇含量；n-3 系列如 α-亚麻酸能降低血清胆固醇、TG、LDL，增加 HDL；n-3 系列还有预防心肌缺血导致的心律失常及改善血管内膜的功能；EPA 和 DHA 具有舒张血管、抗血小板聚集和抗血栓的作用。

ω-3 PUFA 对心血管疾病有预防作用，因而深受大众追捧。然而经过科学合理的试验数据证实，ω-3 PUFA 对不同人群、不同疾病的预防作用不同。2002 年美国心脏协会(AHA)曾就“鱼类消费、鱼油、ω-3 脂肪酸与心血管疾病”发表了一份科学声明。基于当时可获得的临床证据，AHA 建议冠心病患者每日摄入约 1 g 的 EPA 及 DHA，且最好从鱼类中获得，而 EPA+DHA 补充剂可在咨询医师后考虑。在其后的 10 多年间已有多项随机对照试验评估了补充 EPA 和 DHA 的效果。

2017 年，AHA 针对 2002 年科学声明进行更新，主要基于设置了“硬终点”的大型随机对照试验，其目的是评估 ω-3 PUFA 补充剂对主要心血管疾病终点的影响。本次建议仅限于对 ω-3 PUFA 补充剂的推荐，并不包括从食物中获取的 PUFA。

AHA 发表新的科学建议认为，目前尚不推荐应用 ω-3 鱼油补充剂来进行心血管疾病的一级预防，因为尚无科学数据能显示对于既往无心血管疾病的一般人群应用 ω-3 鱼油补充剂能预防心脏病、卒中、心力衰竭(HF)或死亡的发生。但是，对于心脏病患者而言，ω-3 鱼油补充剂有助于预防未来心血管事件的发生。此外，对于 HF 患者而言，ω-3 鱼油补充剂具有心血管保护作用，有助于降低死亡及住院风险。总体来说，新的科学建议认为，对于既往有心脏病或 HF 病史的患者而言，服用 ω-3 鱼油补充剂是合理的，有助于在一定程度上降低心血管事件或死亡风险。临床实践中，医生应根据该科学建议合理应用 ω-3 鱼油补充剂。具体建议如下。

(1) 在冠心病患者中，补充 PUFA 来降低冠心病相关死亡(特别是缺血导致的心源性猝死)是合理的。目前尚无关于冠心病一级预防的随机对照试验报告，因此并没有应用 ω-3 PUFA 补充剂进行治疗的建议。

A. 心血管疾病高危人群的冠心病预防

根据目前随机对照试验所提供的证据，ω-3 PUFA 补充剂对心血管疾病高危人群有无益处尚未达成共识。多数专家认为这种治疗方法不会被明确推荐(Class Ⅲ)；少数专家认为这种治疗对患者来说是合理的(Class Ⅱb：推荐使用)。

B. 冠心病和心源性猝死患者的二级预防

目前积累的随机对照试验结果表明：ω-3 PUFA 补充剂可降低冠心病的死亡率，对既往有冠心病的患者，很可能是通过减少因缺血诱发的心源性猝死事件来发挥作用的，但此种治疗并不能降低复发性非致死性心肌梗死的发生率。另外，考虑到该治疗的好处可能远超过治疗风险，多数专家认为使用 ω-3 PUFA 补充剂对于冠心病的二级预防是合理的(Class Ⅱa)；少数专家认为这种治疗的推荐力度较低，给予了强度稍低的建议(Class Ⅱb)。

(2) 迄今为止，关于 ω-3 PUFA 补充剂对心力衰竭一级预防的影响，尚无随机对照试验对其进行评估。在此基础上，不建议用 ω-3 PUFA 补充剂进行心力衰竭的一级预防治疗。在心力衰竭二级预防方面，ω-3 PUFA 补充剂对于低射血分数(左室射血分数＜40%)心力衰竭患者的治疗是合理的(Class Ⅱa)；而对于射血分数正常的心力衰竭患者则需要更多的随机对照试验来证明。

(3) 在伴糖尿病或糖尿病前期患者心血管疾病死亡事件的预防方面，没有明显的证据支持 ω-3 PUFA 补充剂可预防冠心病(未明确提出治疗方案，Class Ⅲ：没有对治疗有益的建议)。

(4) 目前没有证据表明 ω-3 PUFA 补充剂可作为一种治疗手段来减少无卒中病史患者的卒中风险(Class Ⅲ)；补充 ω-3 PUFA 作为一种治疗手段无法降低复发性卒中患者的发病风险或既往卒中患者伴发其他心血管疾病的风险(Class Ⅲ)。

(5) 没有证据支持 ω-3 PUFA 补充剂用于房颤的一级预防。不支持补充 ω-3 PUFA 来预防复发性房颤。

总之，ω-3 PUFA 可能通过减少缺血所致的心脏猝死来降低心血管死亡风险，但它并不能减少冠心病患者发生心肌梗死的风险。现有的证据不支持在一般人群中使用 ω-3 PUFA，包括那些低心血管疾病风险、糖尿病和糖尿病前期患者。在高心血管疾病风险人群中的治疗益处亦未被证实。值得注意的是，在众多的临床心血管事件的大型随机对照试验中，并没有关于 ω-3 PUFA 严重不良反应(如卒中、大出血)的相关数据(Siscovick et al., 2017)。

(二)膳食摄入脂类与心血管疾病的防治

《2015 年美国膳食指南》虽然指出“膳食胆固醇和血胆固醇水平无明显关联”，“膳食胆固醇无害”，但是摄入高胆固醇膳食是导致血清胆固醇升高的重要因素。因此，《2015 年美国膳食指南》指出“应尽可能少摄入膳食胆固醇”。膳食中的肥肉几乎与甘油三酯有相同的含义。肥肉主要由甘油三酯构成，但也含有较多数量的胆固醇。甘油三酯与胆固醇同属于脂类，且常同时存在。甘油三酯是人类储存能量的重要形式，由 1 个甘油与 3 个脂肪酸化合而成。甘油三酯分解可释放出游离脂肪酸，后者可被人体利用产生热量。脂肪组织主要含有由甘油与饱和脂肪酸化合而成的甘油三酯，常温下呈固态；而大豆油、菜籽油、花生油等植物油是由甘油与不饱和脂肪酸化合而成的甘油三酯，常温下呈液态。需要指出的是，《2015～2020 美国居民膳食指南》建议将液态植物油作为心脏健康饮食的一部分，但要控制饮食总热量。液态植物油对血脂和脂蛋白有益。与大米、面等主食相比，液态植物油可降低低密度脂蛋白胆固醇和甘油三酯水平，升高高密度脂蛋白胆固醇水平。目前橄榄油方面的研究证据最为广泛，可明确降低冠心病风险。室温下的固态油，包括椰子油和棕榈油，对心血管有害。目前宣称对健康有益的热带油，未经证实，不建议食用。虽然植物油含有多不饱和脂肪酸且对人体具有一定的有益影响，但同样含有很高热量，摄入过多也会对人体产生不利影响。

杏仁、核桃、榛子、巴西坚果、开心果、松仁、花生等坚果含有丰富的不饱和脂肪酸，可考虑作为降低冠心病风险的健康饮食的一部分，但要控制分量，避免摄入过多的热量。临床医生在做出建议时，在将坚果加入饮食中时，要替换等热量的其他食物。此外，应尽量限制鸡蛋或其他高胆固醇食物的摄入量(表 14.1)(中国康复医学会心血管病专业委员会等，2014)。

表 14.1　膳食因素和生活方式与心血管疾病风险证据水平

证据	降低危险	没有相关	增加危险
令人信服	亚油酸	维生素 E 补充剂	饱和脂肪酸
	鱼和鱼油(EPA 和 DHA)		反式脂肪酸
	蔬菜和水果(包括浆果)		高钠摄入
	钾		大量饮酒(对卒中)
	适量酒精(对冠心病)		超重和肥胖
	植物甾醇		
	规律的身体活动		
很可能	α-亚麻酸	硬脂酸	膳食胆固醇
	油酸		未过滤的熟咖啡
	膳食纤维		
	全粒类谷物		
	无盐坚果		
	叶酸		
可能	大豆制品		富含月桂酸的脂肪
	类黄酮		β-胡萝卜素补充剂
			胎儿营养不良
证据不足	钙		碳水化合物
	镁		铁
	维生素 C		
	维生素 D		

素食也越来越成为流行饮食。纯素食是拒绝一切动物来源的食物，而这里说的素食是指无肉饮食，但是包含奶制品和鸡蛋。研究表明，以植物为主的饮食(即无肉饮食)有助于减少冠心病危险因素，延缓冠状动脉病变进展，对冠心病患者有益。但是毕竟动物来源的食物提供了大量的优质蛋白，因此，临床医生在做出建议时，需要考虑患者是否存在营养不良，包括蛋白质营养不良、贫血等(Freeman et al., 2017)。

二、维生素、矿物质与冠状动脉粥样硬化

(一)抗氧化营养素(剂)、叶酸和类黄酮

维生素 E 对动脉粥样硬化性心血管病的防治作用已被广泛研究。荟萃分析病例对照研究和前瞻性观察研究结果显示，维生素 E 的摄入量与心血管疾病的风险呈负相关。大剂量补充维生素 E 有预防动脉粥样硬化或延缓其病理进展的作用。但心脏预后评估试验(HOPE)临床干预研究结果显示，单纯补充维生素 E 对心肌梗死、卒中或因心血管疾病而引起的死亡无影响。对心脏保护的研究结果显示，高危人群补充维生素 E、维生素 C 和 β-胡萝卜素未见明显益处。

维生素 C 能够促进胶原蛋白的合成，为保持血管的弹性发挥重要作用。维生素 C 参与胆固醇的代谢，有利于肝清除胆固醇。维生素 C 的抗氧化作用可阻止 LDL 的氧化、保护血管免受氧化型 LDL 诱发的细胞毒性损伤，防止血管内皮及平滑肌细胞的氧化损伤。维生素 C 具有降低血胆固醇、提高 HDL-C、抑制血小板聚集的作用，从而有助于防治动脉粥样硬化性心血管病。在许多用膳食维生素 C 降低冠心病的研究中，增加维生素 C 摄入似乎有一定作用，但目前尚无确切的临床试验证据。观察性群组研究认为，类胡萝卜素对心血管有一定的保护作用，但 4 个随机试验研究的荟萃分析结果却显示增加了心血管死亡的风险。因此，目前的证据显示，只有通过天然食物摄入的抗氧化营养素才有益于健康。

维生素 B_{12}、B_6、叶酸缺乏时，可影响同型半胱氨酸代谢，导致高同型半胱氨酸血症，血浆高同型半胱氨酸水平与动脉粥样硬化性心血管疾病的发病率显著相关，是冠心病的独立危险因素。叶酸与心血管疾病的关系多数是通过其对同型半胱氨酸的影响得出的结论。同型半胱氨酸很可能是一个独立的冠心病危险因素和卒中危险因素。血浆叶酸的下降与血浆同型半胱氨酸水平的升高有很大关系，补充叶酸可以降低血浆同型半胱氨酸水平。护士健康调查显示，通过膳食和补充剂补充叶酸和维生素 B_6 可以预防冠心病。前瞻性研究的荟萃分析显示，通过饮食摄入较高的叶酸可以使患缺血性心脏病的风险下降 16%，卒中的风险下降 24%。随机对照临床研究的荟萃分析显示，补充叶酸对心血管疾病没有显著影响，对预防卒中可能有益。中国脑卒中一级预防研究(CSPPT)研究首次证实，中国高血压患者降压治疗的同时补充叶酸具有更理想的卒中预防效果。在严格控制血药浓度的条件下，每天补充叶酸 0.8 mg 可降低 21%脑卒中发生率，降低心血管复合事件风险 20%。

类黄酮是多酚类化合物，广泛存在于各种新鲜蔬菜和水果、茶叶等食物中。前瞻性研究显示膳食类黄酮的量与冠心病的发生呈负相关，但对终点的改善目前尚缺乏相关研究证实。

(二)钠、钾、镁

高盐饮食是高血压发病最主要的危险因素之一。研究结果表明，每日钠盐增加 5～6 g，收缩压升高 3.1～6.0 mmHg①。我国的研究结果亦显示，膳食钠盐摄入量平均增加 2 g/d，收缩压增高 2.0 mmHg，舒张压增高 1.2 mmHg。高盐会带来多系统的损害，包括左心室肥厚、心室纤维化、氧化应激、血管内皮损伤。高盐还可加剧弹性动脉硬化，加速肾损伤，甚至导致卒中风险增加。临床研究结果显示，全球每年因心血管疾病死亡的人群中，160 多万人与每天钠摄入量超过了世界卫生组织的推荐量有关。强有力的证据显示，减少钠盐摄入剂量与血压呈线性相关；减少钠盐摄入可预防心血管疾病。逐步、阶梯式钠盐减少是可实现的、有效的且重要的公共卫生措施。每天的钠摄入量减少 50 mmol/L 可以使需要降压治疗的人数减少 50%，

① 1 mmHg=1.333 22×10^2 Pa

减少卒中死亡 22%，减少冠心病死亡 16%。对 32 项试验进行系统分析显示，每天减少 70～80 mmol/L 钠摄入量，高血压患者收缩压和舒张压分别降低 4.8 mmHg 和 1.9 mmHg，正常人血压分别降低 2.5 mmHg 和 1.1 mmHg。临床试验还证明，从小限制钠的摄入，可使血压持续保持低水平到成年。包括中国在内的低钠膳食干预试验结果表明 24 h 尿钠为 70 mmol/L 左右的低钠膳食是安全有效的，干预组血压大幅度下降 (Cogswell et al., 2016)。

我国居民的饮食习惯中食盐摄入量过高，2012 年中国居民营养与健康状况监测结果显示，全国每人日平均食盐的摄入量为 10.5 g，早在 2007 版的《中国居民膳食指南》中就有对食盐摄入量的要求，推荐成人每日食盐摄入量为 6 g，而在 2016 年的《中国居民膳食指南》中对食盐的推荐摄入量又有了新的推荐要求，即成人每日食盐推荐摄入量为 6 g 以内 (表 14.2)。

表 14.2 2016 版《中国居民膳食指南》中对不同人群轻身体活动水平的食盐推荐摄入量

项目	幼儿/岁		儿童/岁			成人/岁	
	2	4	7	11	14	18	65
食盐/g	<2	<3	<4	<6	<6	<6	<5

钾离子与钠离子的相互作用在调节内环境稳定，特别是动脉血压的稳定及高血压的发生发展中起着重要的作用。人群研究显示，钾摄入量与血压水平、高血压的患病率及卒中危险之间呈负相关，而增加钾的摄入会降低血压。因此，高血压防治不应忽视钾的作用。高血压的主要危害是促进动脉粥样硬化并导致心脏、脑、肾等重要脏器功能受损，而内皮功能障碍或损伤在动脉粥样硬化发生、发展中起始动环节和关键性作用。原发性高血压存在内皮依赖性血管扩张性障碍。大剂量补充钾盐可以改善动脉血管对内皮依赖和非内皮依赖的舒张功能。高钾摄入或血清钾浓度增高，即便是在生理范围之内，也可通过刺激钠泵和开放钾通道使内皮细胞超极化，引发内皮依赖性血管扩张。增加钾的摄入有利于减轻由盐负荷诱发的高血压心血管损伤，防治脑卒中。

研究发现，反映膳食钠/钾量的 24 h 尿钠/钾值，西方人群仅为 2～3，我国人群却在 6 以上。尿钠/钾值与血压呈正相关。钠和钾的排泄有相互促进作用，增加钾的摄入能促进钠的排泄，反之亦然。增加钾的摄入可抑制钠的升压效应而产生降压作用。因此，在早期阶段对那些盐敏感者适当增加钾和钙的摄入，将有利于延缓血压随年龄的增长，降低人群血压水平，从而达到预防高血压的作用。随机对照试验的荟萃分析证明，提高钾摄入量可使正常人收缩压、舒张压分别下降 1.8 mmHg、1.0 mmHg，使高血压患者血压分别下降 4.4 mmHg、2.5 mmHg。大样本人群研究发现，钾摄入量与卒中发生率呈负相关。虽然证明钾补充剂对血压和心血管疾病有保护作用，但没有迹象显示必须长期使用钾补充剂才能减少心血管疾病风险。建议多摄入蔬菜和水果从而保障足够钾的摄入。

镁是体内超过 350 种酶代谢过程中不可或缺的帮手，尤其在心血管健康方面。体内镁元素不足的人群医学上称为低镁血症，它可伴随血管硬化、心律失常、缺血性心脏病、心源性猝死、高血压、软组织钙化、短暂性脑缺血发作和脑卒中等一系列心血管疾病。流行病学研究表明摄入镁可对心血管疾病起保护作用。不过对于镁与心血管疾病风险相关的血管功能指标的关系研究很少。超重和肥胖的成年人每天补充 350 mg 镁，长达 24 周，可降低颈动脉-股动脉脉搏波传导速度(cfPWV)，降低动脉硬度(Joris et al., 2016)。因此，增加饮食中镁的摄入量或可有益于心血管健康。量效荟萃分析结果证实，与膳食镁消费量最低的人群相比，膳食镁消费量最高的人群其冠心病风险降低 10%，卒中风险降低 12%，2 型糖尿病风险降低 26%。根据这项研究，每天额外添加 100 mg 的膳食镁可以将卒中风险降低 7%，将 2 型糖尿病风险降低 19%(Fang et al., 2016)。根据《中国居民膳食参考摄入量(Chinese DRIs)》推荐，成人每天膳食中摄入镁的推荐量是 330 mg，而孕产妇、乳母每天则需要再增加 40 mg。镁多存在于“粗淡”食物中，如菠菜等富含叶绿素的绿叶蔬菜、坚果、豆类、可可豆和全麦食物都是镁的饮食来源。单吃任何一种食物，都不能满足心血管健康对镁的需求量。因此，增加各类食物的摄入才是补充镁元素的关键。关于镁的补充剂量，对于不能从食物中得到充足镁需求的患者，每日镁补充量不应超过 350 mg。补充过多可引起腹泻、恶心、痉挛等症状。肾功能损害患者在无医生处方的情况下，应避免服用镁补充剂。另外，含镁药品和其他药品间可发生相互作用，故应至少间隔 2 h 服用，以防止药物的相互作用。

(三) 维生素 D

维生素 D 是免疫细胞、血管内皮细胞正常运作的关键角色。维生素 D 缺乏与心血管疾病危险因素如高血压、高脂血症、肥胖及糖尿病等具有相关性。总体来说，大多数研究提示，校正心血管危险因素后，维生素 D 缺乏仍可显著增加心血管疾病的发生及死亡风险。其中，对近 10 万例受试者的荟萃分析显示，维生素 D 水平较高具有降低心血管疾病风险的作用。另有研究表明，维生素 D 水平较高具有降低心血管死亡率的益处。但是，也有研究并未发现维生素 D 水平对心血管疾病风险有显著影响。即给予维生素 D 补充剂对心血管事件发生风险并无显著影响。仅一项针对合并肾脏疾病的维生素 D 缺乏患者的研究发现，补充维生素 D 可降低心血管死亡风险。因此，应用维生素 D 防治心血管病时应慎重。2017 年发表的一项大规模随机、双盲、安慰剂对照研究证实，每月服用高剂量的维生素 D 对心血管病没有预防作用，并且与受试者的基线 25-(OH) D 水平及心血管病史无关(Scragg et al., 2017)。

第三节　冠状动脉粥样硬化性心血管疾病的临床营养药物治疗

心脏是一个高耗能器官。成人心脏收缩每日约 10 万次，此过程需要消耗大量的能量。心脏需通过能量代谢将储存在脂肪酸或葡萄糖中的化学物质转化为机械能，以维持正常功能。而心脏的能量储备极少，只能维持 15 s 的能量供应。心脏的很多功能与能量代谢有关。心肌活动所需的能量几乎都是由高能磷酸化合物在线粒体中经氧化代谢产生的。正常的心脏能量代谢来自于游离脂肪酸，这与人体的其他器官代谢不完全一样。例如，肌肉代谢首先消耗葡萄糖，然后是脂肪；而心肌则不同，在供氧状态正常的情况下，其能量的 60%～70%来自于脂肪酸的有氧氧化；在缺氧情况下，心肌细胞通过无氧糖酵解获得能量。心脏的正常能量代谢需通过三羧酸循环。在氧供应充足的情况下，1 分子葡萄糖产生 36 个 ATP，1 个 16 碳脂肪酸产生 129 个 ATP。显然，心脏作为一个高耗能器官必须以脂肪酸代谢为主要能量来源，因为在供氧充足时脂肪酸代谢可以产生更多的能量以维持心脏活动。

糖酵解产生的腺苷三磷酸不是心肌产能的主要途径。但是当心肌缺血缺氧时，心脏的脂肪酸有氧氧化代谢水平会降低，变为葡萄糖的有氧氧化与无氧酵解。轻度缺血时，心肌能量代谢无明显变化；中度缺血时，无氧糖酵解加速，脂肪酸代谢增强，会加重心肌缺氧，使细胞内酸中毒并致细胞凋亡；严重缺血时，脂肪酸代谢受到抑制。心肌缺血缺氧时，糖酵解就成为心肌细胞获取能量的主要来源。这样虽然能使缺血心肌损伤不致迅速恶化，但是局部区域的心肌内乳酸合成增加，导致乳酸堆积。如果心肌持续缺血缺氧，将导致心肌不可逆性的损伤。如果心肌供血突然停止，心肌组织内腺苷三磷酸及磷酸肌酸水平迅速降低，心肌细胞内出现酸中毒，收缩蛋白对钙离子的敏感性降低，以及磷酸盐和脂质的堆积，使得心肌舒张和收缩功能障碍立即发生。

慢性心肌缺血时，冠状动脉粥样斑块稳定无破溃，病情相对平稳，发病相对缓慢。心肌细胞代谢水平逐渐降低，心肌细胞凋亡或成为冬眠心肌。急性心肌缺血时，心肌代谢将发生一系列显著而急速的变化，出现心肌细胞坏死或顿抑心肌。此时如能采取适当的措施，包括改善心肌的能量供应，则有可能防止心肌由可逆的损伤转化为不可逆的损伤，使治疗获得成功。目前临床上针对心肌缺血的治疗方案包括最优化药物治疗、血运重建及心肌能量代谢治疗。急性心肌缺血，紧急开通血管是当务之急。但临床上往往发现进行了经皮冠状动脉介入手术 PCI 或冠状动脉旁路移植手术 CABG，开通或重建了血运，心功能也不能立即恢复，有时心电图的恢复要延迟到数周以后，这就说明心肌血供(氧供)和能量生成之间尚有一系列复杂的代谢过程，缺血所致的损伤需要一定的时间进行修复。本节主要介绍心肌营养药物治疗即能量代谢治疗。

心肌能量代谢治疗是指药物在不改变心率、血压和冠状动脉血流的前提下，通过改善心肌细胞的能量代谢过程，使心肌细胞获得更多的能量物质，来满足保存细胞的完整性、实现其生理功能需要的一种治疗方法。心肌能量代谢治疗不是通过增加供能和减少耗能实现的，而是利用有限的氧气、底物资源来产生更多的能源物质，消除代谢产物的不良影响。因此，代谢治疗是对原有治疗的补充和完善，不是替代原有治疗。可能促进能量代谢的药物包括极化液、果糖-1, 6-二磷酸(FDP)、左卡尼汀、辅酶 Q_{10}、磷酸肌酸、曲美他嗪与雷诺嗪等。

一、极化液

极化液(即葡萄糖-胰岛素-钾溶液)对缩小心肌梗死范围、防止并发症的发生、降低死亡率及促进梗死心肌的愈合有好处，但临床疗效尚不一致。IMMEDIATE 研究发现，在怀疑急性冠状动脉综合征的患者中，入院之前急救静脉应用葡萄糖-胰岛素-钾(极化液，GIK)组与安慰剂组相比，并不能够带来临床获益。在怀疑急性冠状动脉综合征患者中，院前急救使用 GIK 并不能够减缓不稳定型心绞痛进展为心肌梗死，也不能改善患者 30 天内的生存率。但是研究者的确在急性冠状动脉综合征和 ST 段抬高型心肌梗死患者中观察到心搏停止发生减少及住院死亡率的降低。在一个 110 名急性冠状动脉综合征患者组成的队列中(在第 30 天进行影像学检查)，研究发现 GIK 组的心肌梗死面积较安慰剂组小。Selker 等(2012)认为 GIK 更具心肌保护作用，能给予梗死心肌代谢支持。然而，这一假说需要更多的临床试验来证实。怀疑为急性冠状动脉综合征的患者，GIK 治疗后硬终点发生率降低，但是没有统计学意义。对于那些 ST 段抬高型心肌梗死的患者，1 年内的复合终点包括死亡率、心脏骤停、心力衰竭入院等均明显降低(Selker et al., 2014)。对于 CABG 的冠心病患者具有较好的保护作用，而对 PCI 患者不仅没有保护作用，反而可能会引起更多的并发症(Ali-Hassan-Sayegh et al., 2015)。此外，镁对缺血性心肌病具有良好的保护作用，它能帮助心肌细胞解除心脏的毒性物质并维持正常节律。近年来，临床上已成功地将镁盐作为辅助剂，治疗一些急性心肌梗死伴心力衰竭患者在使用洋地黄中毒时所引起的心律失常。它对其他原因所致的快速型心律失常也有一定的疗效。用含镁盐极化液治疗心肌梗死可减少疼痛并降低死亡率。

二、果糖-1, 6-二磷酸

果糖-1, 6-二磷酸(FDP)是糖代谢的中间产物，也是糖代谢的重要催化剂。FDP 通过酶变构效应，直接激活细胞膜上的 6-磷酸果糖激酶和丙酮酸激酶，促进糖酵解、糖利用，增加 ATP 生成。FDP 进入三羧酸循环后产生 4 个 ATP，同时消耗 2 个 ATP，最终净产生 2 个 ATP。该过程的最大优点在于不消耗氧气。FDP 提高代谢效率，进入病损细胞内部，绕过耗能的磷酸化步骤，直接进入糖酵解过程，免去体内产生 FDP 时消耗 ATP，同时减少心肌细胞的能源消耗，有益于细胞在损伤状态下的能量代谢和葡萄糖的利用。此外，FDP 可抑制氧自由基及组胺等有害物质释放从而减轻自由基对组织的直接损害；FDP 有利于增加红细胞韧性及其在毛细血管中的变形能力，并抑制红细胞聚集；FDP 可增加红细胞内甘油-2, 3-二磷酸的含量，有利于红细胞向周围组织释放氧气，提高红细胞携氧能力，改善缺血、缺氧时的微循环；增强心肌泵血功能，恢复心肌活力，增强心肌收缩，改善心功能。FDP 使心肌细胞释放 ATP 增加，并迅速分解腺苷酸，二者均有终止室上性心动过速的作用。总之，FDP 能够稳定细胞膜，改善心肌传导作用，恢复受损心肌的活力，从而有效地增强心肌收缩力；增加心搏量，提高平均动脉压有利于缺血缺氧心肌更好地维持血流动力学，改善心功能。

三、左卡尼汀

左卡尼汀是 1905 年俄国科学家在肌肉提取物中发现的，只有左旋物具有生物活性，是脂肪酸代谢必需的辅助因子，又称左旋肉碱。左卡尼汀的首要功能是促进脂类代谢，长链脂肪酸不能直接透过线粒体内膜，需要左卡尼汀的参与。基础研究证实，左卡尼汀能够加速心肌脂肪酸的β-氧化，降低血液和组织游离脂肪酸浓度，降低酰基卡尼汀/游离卡尼汀值，减少有毒脂肪酸酯的聚集，增加糖的氧化。国内外医生在治疗心力衰竭时都应用左卡尼汀。该物质是脂肪酸代谢的重要产物，经三羧酸循环后可产生 ATP。临床研究发现，左卡尼汀能够防治心肌缺血，提高运动耐力，缩小心肌梗死面积，减轻心室重构，抗心律失常，减少室颤发生率，改善心脏功能。荟萃分析结果亦显示左卡尼汀改善了心脏功能。目前报道证实的可应用左卡尼汀治疗的疾病有慢性心肌缺血、室性心律失常、稳定型心绞痛、心肌梗死、扩张型心肌病及病毒性心肌炎。

四、辅酶 Q_{10}

辅酶 Q_{10}(羟癸基泛醌)是一种脂溶性抗氧化剂，是线粒体呼吸链的重要组成部分，直接参与心肌细胞 ATP 的生成过程。辅酶 Q_{10} 有效调节线粒体氧化应激，中和能量代谢过程中产生的氧自由基。基础研究发现，充血性心力衰竭患者心肌辅酶 Q_{10} 含量较正常人低，且心力衰竭程度越严重，患者体内辅酶 Q_{10} 的含量越低。Q-SYMBIO 研究证实，在充分应用抗心力衰竭药物治疗的基础上加用辅酶 Q_{10} 能够明显减少心力衰竭患者的全因死亡率(47%)和主要不良心脏事件的发生率(44%)。多项研究显示，外源性地补充辅酶 Q_{10} 可以有效提升体内血浆及受损心肌细胞内辅酶 Q_{10} 的水平；进行心脏手术时，心肌细胞的 ATP 含量明显降低，而术前补充辅酶 Q_{10} 可以显著提升 ATP 生成量近 1 倍以上。

五、磷酸肌酸

1927 年，意大利科学家首次从哺乳动物肌肉中提取到了磷酸肌酸；1978 年，该物质可通过体外化学合成，并得以用于临床。磷酸肌酸是心脏内可被迅速动用的能源储备，在心肌细胞内 ATP 浓度是靠磷酸肌酸的消耗来维持的。当心肌缺血时，早期少量 ATP 减少发生在大量磷酸肌酸减少之前，即先消耗磷酸肌酸来维持 ATP 浓度。磷酸肌酸可透过心肌细胞膜，且缺氧时穿透力更强。磷酸肌酸可与 ADP 反应产生 ATP，提供高能磷酸键并维持 ATP 水平。此过程为生化改变，无须耗氧。基础研究发现，磷酸肌酸在线粒体膜发生穿梭，在细胞膜为 $Na^+/K^+/Ca^{2+}$通道提供能量，在肌浆网为 Ca^{2+}通道提供能量，在肌原纤维为肌动蛋白-肌球蛋白丝的滑动提供能量，具有保护纤维、抵抗心肌缺血性损伤的作用。磷酸肌酸分子通过电荷反应黏附于膜磷脂，减少磷脂的流动性而稳定细胞膜，稳定膜电位，减少了细胞内酶的漏出及心律失常的发生。同时，磷酸肌酸抑制膜磷脂的降解，通过两性离子作用黏附于膜磷脂，稳定了细胞膜；通过抑制 5′-核苷酸酶，抑制腺苷酸的不可逆降解，从而减少了氧自由基的生成，减少细胞过氧化损害。治疗心力衰竭的多中心对照试验发现，磷酸肌酸可增加心肌收缩能量，改善心力衰竭患者的心功能。磷酸肌酸的临床应用范围包括：增加心肌收缩能力，治疗心力衰竭；治疗心绞痛，减少心肌缺血损伤；稳定心肌细胞膜及细胞器，减少再灌注损伤；保护心肌细胞，降低围手术期的心肌损伤。

六、曲美他嗪

曲美他嗪通过抑制 3-酮酰辅酶 A 硫解酶(3-KAT)活性，部分抑制游离脂肪酸氧化，进而活化丙酮酸脱氢酶，促进葡萄糖氧化，使心脏代谢转向高效葡萄糖氧化，利用有限的氧气产生更多的 ATP，这一能量底物改变使心脏 ATP 生产率增加 12%。此过程是在产生相同 ATP 的基础上消耗更少的氧气，而非增加 ATP 产量。曲美他嗪抑制脂肪酸氧化，刺激心肌葡萄糖氧化，减少缺血再灌注时细胞内的离子改变，减少酸中毒，减少钙离子过载，增加细胞膜磷脂的合成，直接保护细胞；与传统抗心肌缺血治疗药物不同，曲美他嗪不通过血流动力学机制作用于线粒体，减少自由基损害，是传统抗缺血治疗的重要补充，可联合应用。回顾性队列研究显示，曲美他嗪可使心力衰竭患者全因死亡率显著降低 16%。一项涉及 16 项随机对照试验的 Meta 分析显示，曲美他嗪治疗显著降低患者因心脏疾病住院的风险，但对全因死亡风险无改善作用。由于曲美他嗪可明显改善缺血性心脏病的心肌存活情况，能增加心肌能量代谢，改善左室射血分数和心功能分级，已被欧洲心脏病学学会/美国心脏病学学会/美国心脏协会(ESC/ACC/AHA)指南收录为推荐的第一个代谢药物。

雷诺嗪的作用与曲美他嗪类似，可抑制脂肪酸氧化，减少心肌耗氧，改善心脏功能，减少再灌注损伤。

(王志浩)

主要参考文献

中国康复医学会心血管病专业委员会，中国营养学会临床营养分会，中华预防医学会慢性病预防与控制分会，等. 2014. 心血管疾病营养处方专家共识. 中华内科杂志, 53(2): 151-158.

Ali-Hassan-Sayegh S, Mirhosseini S J, Zeriouh M, et al. 2015. Safety and efficacy of glucose-insulin-potassium treatment in coronary artery bypass graft surgery and percutaneous coronary intervention. Interact Cardiovasc Thorac Surg, 21(5): 667-676.

Cogswell M E, Mugavero K, Bowman B A, et al. 2016. Dietary sodium and cardiovascular disease risk — measurement matters. N Engl J Med，375(6): 580-586.

Fang X, Wang K, Han D, et al. 2016. Dietary magnesium intake and the risk of cardiovascular disease, type 2 diabetes, and all-cause mortality: a dose-response meta-analysis of prospective cohort studies. BMC Med, 14(1): 210.

Freeman A M, Morris P B, Barnard N, et al. 2017. Trending cardiovascular nutrition controversies. J Am Coll Cardiol, 69(9): 1172-1187.

Joris P J, Plat J, Bakker S J, et al. 2016. Long-term magnesium supplementation improves arterial stiffness in overweight and obese adults: results of a randomized, double-blind, placebo-controlled intervention trial. Am J Clin Nutr, 103(5): 1260-1266.

Scragg R, Stewart A W, Waayer D, et al. 2017. Effect of monthly high-dose vitamin D supplementation on cardiovascular disease in the vitamin D assessment study a randomized clinical trial. JAMA Cardiol, 2(6): 608-616.

Selker H P, Beshansky J R, Sheehan P R, et al. 2012. Out-of-hospital administration of intravenous glucose-insulin-potassium in patients with suspected acute coronary syndromes: the IMMEDIATE randomized controlled trial. JAMA, 307(18): 1925-1933.

Selker H P, Udelson J E, Massaro J M, et al. 2014. One-year outcomes of out-of-hospital administration of intravenous glucose, insulin, and potassium (GIK) in patients with suspected acute coronary syndromes (from the IMMEDIATE [Immediate Myocardial Metabolic Enhancement During Initial Assessment and Treatment in Emergency Care] Trial). Am J Cardiol, 113(10): 1599-1605.

Siscovick D S, Barringer T A, Fretts A M, et al. 2017. Omega-3 polyunsaturated fatty acid (fish oil) supplementation and the prevention of clinical cardiovascular disease: a science advisory from the American Heart Association. Circulation, 135(15): e867-e884.

第十五章 肿瘤病营养药物与营养制剂

第一节 肿瘤病与营养的关系

在西方国家，大约一半的癌症患者可以被治愈。在患者的治疗过程中，营养问题与之密切相关。在大多数情况下，良好的营养状况在患者康复过程中会有一定的作用，相反，在无法治愈的癌症中，往往会伴随有严重的营养不良和能量消耗。在癌症晚期患者中常见的体重减轻一直被认为与患者生存率的下降相关。术后恶病质是指患者骨骼肌和脂肪组织主体储备的减少从而导致体重的减轻，它也代表了癌症晚期患者体内复杂的代谢变化，其特征在于骨骼肌的分解，以及脂肪和碳水化合物的代谢异常(张文荣，1991)。

恶病质是最常见的副肿瘤综合征，通常称为癌症厌食-恶病质综合征(CACS)。除体重减轻外，CACS的另一些重要特征是厌食、早饱、乏力和疲劳。然而，对该综合征并没有明确定义，许多关于它的定义并不严格。在癌症患者中，如果发生体重减轻、食物摄入减少及出现全身炎症的症状(提高血清 C 反应蛋白浓度)，将导致其在不良功能状态和预后方面都面临较大风险。目前关于癌症恶病质的机制已经得到广泛的研究，但尚未完全阐明。恶病质的发生主要反映在食物摄入的减少上，厌食是造成大多数情况的主要因素，并且宿主由于肿瘤和/或肿瘤因子的存在会诱导异常的分解代谢，从营养的角度来看，这会导致能量和蛋白质的负平衡，体现为身体储存逐渐被消耗从而导致体重减轻。

晚期癌症患者的代谢改变与慢性全身性炎症反应有许多相似之处，与饥饿状态的代谢变化有很大关系。单独的营养供给似乎并不能影响癌症晚期患者的总生存期，但通过与针对炎症反应代谢异常的治疗相结合，将重点放在能量消耗上，可能会有更大的价值；将目标放在调节促进分解代谢反应的介质(如细胞因子和类花生酸)或代谢调节(如合成代谢和抗分解代谢剂)上的治疗策略，在未来的研究中有更大的意义。此外，早期对患者进行检测和干预可能会更加有效。癌症恶病质的最佳治疗方法目前尚不统一，抵抗高代谢和饮食摄入减少的策略对于改善癌症患者的生存期和生活质量可能是十分重要的，应该进行更进一步的研究。

第二节 肿瘤病患者常见的营养问题

一、癌症中的能量平衡失调

体重的稳定性，即能量摄取等于能量消耗。能量摄入通常以大量营养元素的组成来表征，即蛋白质、脂肪和碳水化合物(和醇)的比例。能量消耗通常分为静息能量消耗(REE)、食物热效应(TEF)(代表餐后的代谢能量成本)及活动能量消耗(AEE)。导致体重减轻的负能量平衡可以归因于由代谢改变介导的能量摄入的变化和/或能量消耗的组成。厌食症在癌症中非常常见。在营养不良的癌症患者中，经常出现 REE 的增加，并且跨度较大。在长时间的患病过程中，如果不能通过增加能量摄入来补偿，持续高代谢可能会导致能量摄取与消耗的负平衡的发生，因此，由厌食症引起的高代谢和能量摄入的减少可能会构成癌症恶病质发展的恶性循环。此外，许多代谢紊乱也可能会促进癌症患者的消耗。这些代谢变化与单独减少能量摄入或饥饿所诱发的代谢变化是不同的。在简单的饥饿中，肌肉质量倾向于以消耗身体脂肪库来使其被保留，身体脂肪库优先被用于提供能量。相比之下，在恶性恶病质的发展中肌肉组织的丧失会相对较多，并且在提供足够的能量和其他营养物质后，身体成分的这些变化不会发生逆转(吴国豪，2012)。关于晚期癌症能量平衡方程及其身体组成的变化等目前尚不清楚。

（一）癌症中的能量吸收障碍

有几个因素可能导致癌症患者食物摄入量的下降。首先，由于疾病本身及其治疗，厌食症是一个公认的问题；其次，癌症患者也可能会遭受胃肠道的病症，如身体阻塞、便秘或吸收不良；最后，患者在进行药物治疗、放射治疗或化学治疗后，也可能会降低食物的摄入(陈可等，2016)。

食物摄入的减少是大多数重症患者的重要特征，但也不是所有患者的摄入量都降低。在最近的一项研究中发现，摄入量较低的癌症患者，主要是胃肠道肿瘤患者，平均膳食摄入量低于最低维持要求 26 kcal/(kg · d)，43%的患者体重减轻 10%以上，REE(预测值的 110%)高出 48%（闫超等，2017）。癌症患者体重的减轻不能通过膳食摄入量的减少来解释，因为与体重稳定的患者相比，体重减轻患者的能量摄入量并非不同，只是每千克体重需要的能量更高，因此，尽管对患者长期饮食摄入可能难以准确评估，但是反复降低患者的饮食摄入量与其体重的减轻情况并不一致。单独用食物摄入量无法解释晚期癌症患者体重的减轻，因此，还需要考虑能量平衡方程的其他组成部分。

（二）癌症中的能量消耗增加

静息能量消耗的增加在体重减轻的癌症患者中比较常见但并不普遍，因此，不同类型的癌症患者对食物的摄取可能有不同的反应，一些至少能够在一段时间内适应降低的静息能量消耗，而另一些则表现出高的代谢反应，进一步加剧负能量平衡，与普通的饥饿不同，在饥饿的过程中，机体可以通过有效地减少能量消耗来进行适应。在某些特定部位(如肺和胰腺)患有癌症的患者可能更容易发展高代谢。癌症恶病质的动物研究表明，随着时间的推移，机体的代谢模式会发生变化，会由最初的高代谢阶段降低至早产儿代谢的水平。关于癌症患者 REE 的纵向变化知之甚少，大多数癌症恶病质患者具有升高的 REE。与 REE 正常患者对比发现，能量消耗的增加与不同的饮食摄入量无关，因此 REE 的增加直接导致了负能量平衡。

与 REE 相比，在癌症恶病质中对总能量消耗(TEE)的其他部分即食物的热效应(TEE)和活性能量消耗(AEE)的研究较少。尽管 REE 有所增加，但 TEE 没有增加，表明患者的活动减少，即 AEE 减少。因此，低体力活动水平可能是癌症患者能量平衡的重要特征，这可能会影响患者的功能表现和生活质量。

二、导致癌性营养不良的主要因素

肿瘤是一个不断生长的细胞团，与之伴随的还有对机体营养物质消耗的增加，从而导致患者体内的负氮平衡，使其体重下降。同时肿瘤组织还会释放一些因素来对人体肝的正常生理功能进行干扰，甚至还会转移到人体进行营养吸收转化的脏器中，影响患者的营养吸收功能。此外，一些肿瘤，如支气管肺癌可分泌一种能使抗利尿激素(ADH)增加的物质，从而引起血钠降低；肿瘤如果侵入骨骼，会促使其释放钙，从而导致高钙血症的发生。在癌症晚期患者中还可能出现恶病质，其具体表现为食欲极度减退、体重减轻、肌肉无力、贫血和免疫功能下降。恶病质的发生常与肿瘤发生的部位有关，多见于胃肠道癌症和肝癌患者中，胃肠道癌症患者还常常伴有营养吸收障碍。

除了疾病本身的因素外，在患者治疗过程中产生的不良反应也会造成肿瘤患者的营养不良。肿瘤的主要治疗手段有手术、放疗和化疗，下面我们分别对这 3 种手段进行具体分析。

(1) 手术：①患者进行头颈部肿瘤手术后会对其咀嚼和吞咽功能造成影响；②进行胃切除术后可引起倾倒综合征，并使胃容积减少；③进行食管手术时，由于切除了迷走神经，患者可能会出现腹胀和腹泻等现象；④将胰腺切除后会导致消化酶减少，进行全胰切除还可能会引起糖尿病；⑤进行肠切除术后可能发生脂肪吸收障碍、维生素 B_{12} 的缺乏、水和电解质失调。

(2) 放疗：①头颈部受到辐射后会对患者的味觉、咀嚼和吞咽能力造成影响，使患者的唾液腺受累，在对其照射 2 周后会出现口干等现象；②患者的腹部、盆腔受到照射后会导致其出现恶心、呕吐、腹痛、腹胀、腹泻、消化酶减少、膀胱炎、营养吸收障碍及完全或部分肠梗阻等问题。

(3) 化疗：化疗药物对增殖活跃的细胞毒性较大，特别是能明显抑制骨髓和胃肠道腺细胞的生长。接受化疗后对消化系统的主要不良反应有食欲减退、恶心呕吐、腹痛、腹泻和便秘等，还有可能会出现味觉异常、口腔溃疡、口腔炎、食管炎等(张文荣，1991)。

此外，肿瘤患者合并感染也会加速营养物质的丢失，并且使患者伤口愈合不良和吻合口破裂。由于患者体内糖、蛋白质和其他营养物质的摄取减少，机体抵抗力降低，因此发生感染后会不易控制。

三、癌性营养不良的发生机制

肿瘤患者出现营养不良和恶病质的原因和机制颇为复杂，有肿瘤本身的原因和来自抗肿瘤治疗的相关因素。发生癌性营养不良主要可以归纳为以下 3 个方面的原因：食欲丧失、物质代谢改变及能量消耗的增加。下面就对引起癌性营养不良的几种主要因素进行具体分析。

1. 食欲丧失

食欲丧失是恶性肿瘤患者的常见症状，也是引起肿瘤患者营养不良的主要因素之一。引起患者厌食的原因很多，主要是食物摄取中枢和相关的外周信号通路紊乱。近年的研究发现，在肿瘤生长过程中，肿瘤组织的代谢产物作用于下丘脑中饥饿与饱胀感中枢，使之发生厌食、疼痛、发热等症状；患者体内血糖、脂肪酸和乳酸水平的升高及血浆氨基酸浓度变化等也均被认为是影响其进食的外周因素。还有一些细胞因子，如 IL-1、IL-6、TNF 等也会对患者的进食造成影响。另外，肿瘤本身的局部作用及治疗手段也是导致厌食的另一因素，肿瘤的生长会导致患者胃肠道机械性梗阻、营养物质吸收障碍等，这些均可造成患者进食减少，出现厌食症状的患者还经常会伴有味觉和嗅觉异常。患者的心理因素，如紧张、焦虑及身体上的病痛等也会影响其食欲及进食习惯。肿瘤的治疗手段，特别是化疗、放疗与手术治疗，都会导致患者食欲缺乏，以及患者组织消耗的增加。

2. 物质代谢改变

(1) 碳水化合物代谢改变：恶性肿瘤细胞以葡萄糖酵解作为主要的能量获取方式，肿瘤细胞在有氧条件下仍能大量摄取葡萄糖并产生乳酸，该现象被称为“瓦尔堡效应”。糖酵解为肿瘤细胞提供更多能量，肿瘤细胞除通过线粒体有氧代谢之外，在缺氧情况下还能利用糖酵解获得 2 个额外的 ATP。糖酵解可直接启动肿瘤细胞对营养物质的摄取，并为肿瘤细胞提供自主的营养物质摄取信号。事实上，葡萄糖对于机体是适合的能源物质，肿瘤组织通过糖酵解通路产生大量乳酸，产生的乳酸通过糖异生作用再生成葡萄糖，从而增加了宿主的能量消耗。正常人体约有 20%的葡萄糖转化是由乳酸(Cori)循环完成的，但在恶病质肿瘤患者中，50%的葡萄糖转化是由 Cori 循环完成的，60%的乳酸再次进入 Cori 循环。另外，肿瘤患者对葡萄糖的耐受力较差，可能是胰岛素抵抗或周围组织敏感性差，以及胰岛素释放量下降的结果，也有可能是存在胰高血糖素高使得葡萄糖更新加速。

(2) 蛋白质代谢改变：肿瘤患者蛋白质代谢改变主要表现为骨骼肌萎缩、低蛋白血症和瘦组织群下降、内脏蛋白消耗、蛋白质合成减少和分解增加、蛋白质转化率升高、血浆氨基酸谱异常及机体呈负氮平衡。骨骼肌是肿瘤患者内源性氮丢失的主要部位，由于骨骼肌约占正常成人体质量的 40%，是瘦组织群的主要成分，因此，骨骼肌蛋白质消耗增加是导致恶性肿瘤患者恶病质的主要原因。此外，肿瘤患者的蛋白质代谢改变可导致血浆氨基酸谱变化，其中血浆色氨酸浓度增高在进行性营养物质消耗中起关键性作用。

(3) 脂肪代谢改变：肿瘤患者的脂肪代谢改变主要表现为内源性脂肪水解和脂肪酸氧化增强，甘油三酯转化率增加，外源性甘油三酯水解减弱，血浆游离脂肪酸的浓度升高。脂肪分解和脂肪酸氧化增加导致机体体脂储存下降，体质量丢失。因此，脂肪消耗成为肿瘤恶病质的主要特征之一。研究发现，肿瘤患者的脂肪代谢变化在肿瘤发生的早期就已经存在，肿瘤患者在体质量下降前就已经存在游离脂肪酸活动增加的现象，即使给予外源性营养支持，也不能抑制体内脂肪的持续分解和氧化(吴国豪，2008；马颖杰等，2013)。

3. 能量消耗增加

恶性肿瘤患者的能量代谢改变也是导致癌性营养不良的可能原因。之前有研究认为，恶性肿瘤患者机体代谢率增高是导致机体进行性热量缺乏和自身组织不断消耗最终导致恶病质的主要原因之一。不同类型肿瘤之间机体能量消耗变化存在差异，但肿瘤患者总体上是处于高代谢的状态，机体细胞内水分减少，细胞外水分增高，体脂及瘦组织群含量明显下降。能量消耗增高明显的肿瘤患者，体质量下降的发生率和下降程度，以及机体组成的改变也较其他患者更加明显，而且更容易发生恶病质。

4. 细胞因子的作用

TNF-α、IL-1、IL-6 和 γ-干扰素等诸多细胞因子与癌性恶病质的发病有关，TNF-α 现被认为是导致癌症恶病质的一个重要的细胞因子，该因子由巨噬细胞分泌或由肿瘤细胞产生。有研究称肉毒碱可通过对 TNF-α 水平进行调节来改善恶病质，这说明 TNF-α 是癌症恶病质发生的主要细胞因子之一。还有研究发现，当转基因小鼠表达人类 IL-1β 后，会促进炎症和恶病质的发生。IL-6 可降低脂蛋白酯酶的活性，刺激巨噬细胞产生 IL-1，后者可使 IL-6 的浓度增加。还有研究认为 IL-6 可以引发肌肉萎缩、体质量下降，有促进蛋白质降解的作用。脂肪动员因子参与脂肪组织的代谢，主要是通过诱导解偶联蛋白的表达从而使游离脂肪酸的氧化作用增强（王中霞等，2011；郑亚兵和马胜林，2006）。

近年来，研究人员针对恶病质的发病机制进行了大量的实验研究。国内外学者对恶病质的模型建立及干预用药也进行了广泛研究。虽然癌性恶病质发病机制的研究至今还存在很大的分歧，但研究仍在不断深入，目前已有结果显示，药物干预可明显改善恶病质状态对部分细胞因子的抑制作用、可增强患者免疫力、提高其生存质量，且已经取得了很好的实验结果。

四、癌性营养不良的治疗措施

治疗癌症恶病质的最佳途径显然是治愈癌症，从而使由肿瘤和/或肿瘤宿主之间的相互作用引起的代谢异常正常化。当治疗无法实现时，下一个最佳的选择是通过膳食咨询和口服营养补充剂或人工营养的方法来增加营养的摄入。一些研究试图实现这一点。然而，通过对人体进行测量，研究治疗反应率及患者的生存或生活质量等后发现，这一治疗方法并没有获得显著成果（Filipovi et al., 2010）。

癌症患者营养支持的方式主要包括肠外营养（parenteral nutrition, PN）和肠内营养（enteral nutrition, EN）、肠外肠内混合营养（PN+EN）3 种方法。为患者提供肠外营养的治疗方法目前尚未实现，并且与许多并发症有关。20 世纪 80 年代，在癌症患者中进行了许多肠外营养试验，但并没有显示出优势，并且传染性并发症增加（李冰等，2014）。美国医师学院在文件中指出，“提供胃肠外营养对患者有害，没有结果表明这种治疗方法有效”。虽然这一说法所依据的许多研究似乎都有设计缺陷，并且所使用的营养方案根据目前的标准来看可能不是最好的，但仍然没有证据表明单独增加的营养摄取量对缓解癌症恶病质有效。

由于对癌症患者进行独立的常规营养补充得到令人失望的结果，促成了现在对癌症恶病质的代谢变化，以及利用各种药理学试验控制代谢改变的大量研究。因此，消除炎症反应及其造成的代谢后果，也许可以作为一种治疗策略的选择（杜金，2016）。

类固醇已被广泛使用，并已显示其具有改善食欲的功能。然而，类固醇并不能改善持续的体重减轻和肌肉消瘦的症状，治疗效果往往是短暂的，并且与许多不良反应有关。目前已经发现非甾体抗炎药（NSAID）可以减少晚期癌症患者的急性蛋白和 REE 并维持身体脂肪含量，研究已经显示用吲哚美辛治疗可以稳定其性能状态，并且延长生存期（Gagnon and Bruea, 1998）。因此，NSAID 似乎在缓解癌症恶病质中起作用，尽管其作用大小仍然不为人所知。

合成代谢雄激素类固醇可以刺激净肌肉蛋白质的合成，促进骨骼肌质量的净增益。睾酮、癸酸诺龙和恶唑酮都已被证明在许多分解代谢条件下都是有益的，但对于它们在治疗癌症恶病质的过程中的潜力在很大程度上仍然是未知的。许多研究也集中在了生长激素（GH）/胰岛素样生长因子（IGF-1）对骨骼肌质量的合成代谢调节的重要性上，但在癌症患者中，人们仍然担心生长因子可能会刺激肿瘤生长，对这些问题的研究仍然十分有限(王新颖和黎介寿，2017)。

最近的研究显示，低剂量胰岛素治疗[(0.11±0.05)IU/(kg·d)]可以刺激运动时碳水化合物的摄入量和代谢效率，改善癌症恶病质的存活率，然而，患者的非脂肪重量(fat-free mass)、最大运动能力和自发体力活动并不受影响(Madeddu et al., 2015)。是否可以通过治疗逆转癌症恶病质造成的潜在代谢变化目前还尚不清楚。

第三节 肿瘤病的营养药物

一、肠外营养支持

全肠外营养液(total parenteral nutrition, TPN)是对存在营养风险、无法通过肠内营养(enteral nutrition, EN)给予营养支持的患者，将葡萄糖、氨基酸、脂肪乳、电解质、维生素、微量元素等营养物质，按一定比例混合配制于营养袋中的一种静脉输液(表 15.1)。正确的肠外营养支持有利于维持人体生理机能，改善患者预后(文柳静和黄元柳，2013)。

表 15.1 TPN 处方药物品种

种类	品种
糖类	50%葡萄糖注射液、10%葡萄糖注射液、5%葡萄糖氯化钠注射液、5%葡萄糖注射液
脂肪乳	20%中长链脂肪乳注射液、20%结构脂肪乳注射液、20%长链脂肪乳注射液、30%长链脂肪乳注射液、ω-3 鱼油脂肪乳注射液
氨基酸	复方氨基酸注射液(18AA)、复方氨基酸注射液(18-B)、复方氨基酸注射液(20AA)、丙氨酰谷氨酰胺注射液三合一营养液脂肪乳氨基酸/葡萄糖/注射液
电解质类	15%氯化钾注射液、葡萄糖酸钙注射液、注射用门冬氨酸钾镁、甘油磷酸钠注射液、25%硫酸镁注射液
维生素	注射用多种维生素、复方维生素注射液、注射用水溶性维生素、复方三维 B、注射用 12 种复合维生素
微量元素	多种微量元素注射液
胰岛素	胰岛素注射液

TPN 基本全面添加了患者所需的各项营养物质，其中糖类、脂肪乳为主要供能物质，氨基酸用于患者的蛋白质合成，并添加物质代谢所需的电解质、维生素和微量元素等。胰岛素是机体内降低血糖的激素，可同时促进糖原、脂肪、蛋白质的合成。但肠外营养的实施，应根据患者的具体情况，尤其是对恶性肿瘤患者给予个性化的给药方案。因此，在对患者进行肠外营养支持治疗时需考虑以下参数(王新颖和黎介寿，2017)。

(1)糖脂比。肠外营养的能量供应由糖类和脂肪乳共同提供。葡萄糖是循环中重要的碳水化合物能源，可被机体大部分细胞利用，但大量葡萄糖负荷可能导致过度喂养，引发脂肪肝、肝功能损害与胆汁淤积，因此能量必须由糖类和脂肪乳一起提供，即双能源系统原则，除了供能，脂肪乳剂的另一重要作用是提供必需脂肪酸。氨基酸一般不作为供能物质。1 g 葡萄糖提供 4 kcal 热量，1 g 脂肪提供 9 kcal 热量，运用脂肪乳供能可降低高糖的使用，减少高糖使用引起的周围静脉刺激，更为应激引起胰岛素阻抗的患者提供热量。但过多的脂肪可引起免疫抑制、肝功能受损、血脂升高等问题。肠外营养中糖类提供的热量占总热量的 50%～70%，脂肪乳供能为 30%～50%，糖脂比为(1～2)∶1，一般不主张脂肪乳供能多于总能量的 50%。

(2)热氮比。热氮比是非蛋白质热量和氮的比值。为了节约蛋白质，必须供给足量的非蛋白质热量。氨基酸不是主要的供能物质，是人体合成蛋白质及其他生物活性物质的重要底物，肠外营养的氨基酸供给一般为 0.8～1.0 g/(kg·d)。围手术期患者的氮供给为 0.15～0.2 g/(kg·d)，热氮比约为 120∶1。热氮比过高说明氮源供给不足，不利于维护患者免疫功能及促进脏器组织的修复及患者康复。热氮比低说明非蛋白质热量供给较少，氮源供给较多，将可能导致蛋白质作为能源被消耗，造成氨基酸的浪费，不符合肠外营养的设计理念。

(3) 丙氨酰谷氨酰胺和ω-3鱼油脂肪乳。谷氨酸是人体内最丰富的氨基酸，约占全身游离氨基酸的60%，是蛋白质合成的前体物质，肝中糖异生的底物，也是快速增殖细胞如肠黏膜上皮细胞、免疫细胞等的主要燃料。有研究表明，腹部大手术后，围手术期添加谷氨酰胺的TPN不仅能明显改善氮平衡，减少住院天数，降低危重患者的死亡率和住院费用，还可以提高后续化疗时肿瘤组织的化疗药浓度。但需应用10天或2周以上，普通患者短期使用意义不大。ω-3脂肪酸是一种必需不饱和脂肪酸，人体不能合成，必须从食物中获取。围手术期添加ω-3脂肪酸的TPN能阻断过度的炎症反应，显著降低全身炎症反应综合征（SIRS）的发生率，提高重症患者的生存率，可能改善手术患者的临床结局。

(4) 电解质和磷制剂。电解质是维持生命所必需的重要物质。围手术期患者，除了生理所需，还因手术、引流等各种因素导致电解质的额外丢失，应及时调整补充。过高的电解质浓度可破坏TPN的稳定性，一价阳离子浓度应<150 mmol/L，二价阳离子 Ca^{2+}<1.7 mmol/L，Mg^{2+}<3.4 mmol/L。总之，肠外营养中电解质的添加应结合患者的具体情况。

(5) 维生素和微量元素。维生素与微量元素是人体必需营养素，参与多项代谢与功能，而大多人体无法自身合成，需要每天补充（Bozzetti, 2010; Copeland et al., 2011；文柳静和黄元柳，2013）。

肠外营养可有效地排除肠道功能的干扰，为患者及时补充热量及其他营养元素。但是如果长期应用肠外营养支持很可能会导致患者出现代谢紊乱、肝功能受损等并发症，给患者的健康造成影响。

二、肠内营养支持

肠内营养支持是治疗肿瘤患者营养不良的一个重要方法，当胃肠道有功能时，肠内营养优于肠外营养。其优点是利用管饲法解决由于肿瘤导致的能量摄入减少的问题，如为患者提供肠内营养可以避开近端梗阻或病变部位，克服口咽部吞咽障碍；另外，可以允许胃肠吸收功能下降时持续地吸收肠内营养物（黄琦等，2004）。当肿瘤患者进行肠内营养支持时，必须考虑3个问题：①掌握指征；②选择途径；③营养制剂的种类。

目前，市场上有100种以上的不同肠内营养配方产品，配方分为多聚饮食、单聚饮食和疾病特需营养。多聚配方含完整的糖类、蛋白质、甘油三酯，大多数患者可以安全食用。单聚配方含有已被水解的营养物，因此当消化功能有障碍时，可以更好地被吸收，蛋白质可用短肽或游离氨基酸，脂肪可用中链或长链脂肪酸的混合制剂。使用单聚配方的优点尚不确定，而当消化功能有障碍、胰腺消化能力不足时，这是一个合理的选择。疾病特需营养配方可满足特殊疾病状态，如糖尿病、肾病、肺功能不全、肝性脑病的营养需求。

安素属于正蛋白型肠内营养粉，含有蛋白质、蔗糖、碳水化合物、多种微量元素等，成分较为全面，可满足患者基本生理需求。100 g安素可为人体提供1882 kJ热量，占正常成人每日摄入热量的20%。安素肠内营养干预能够改善终末期肿瘤患者糖脂代谢异常，提高终末期肿瘤患者的营养水平，改善血糖、血脂代谢异常，提高生活质量。

瑞能为肠内营养乳剂，含有蛋白质、脂肪、碳水化合物、维生素和多种微量元素等，适用于营养不良的肿瘤患者，包括恶病质、厌食症、咀嚼及吞咽障碍等病况，也适用于脂肪或ω-3脂肪酸需要量增高的其他疾病患者，为患者提供全部营养或营养补充。通过管饲或口服使用，应按照患者体重和营养状况计算每日计量。

有研究表明，肠内营养与肠外营养联合治疗效果显著，不仅能够有效地改善患者术后免疫状态及营养状况，而且能够降低并发症的发生率，缩短住院时间及肠功能恢复时间，值得在临床上推广使用。

三、药物干预食欲

食欲受下丘脑弓状核、脑孤束核的中枢神经递质及外周激素共同调节，食欲亢进或减退会引起肥胖或消瘦等一系列营养问题。癌性厌食的管理手段包括药物治疗、营养治疗、社会心理干预等。由于癌性厌食的生理机制复杂，且尚未明确，限制了药物的开发和筛选（黄琦等，2004）。常用的药物包括如下几种。

(1) 孕激素类。此类药物主要是指甲地孕酮及甲羟孕酮。甲地孕酮是人工合成的口服孕激素，除了抗肿瘤作用之外还可下调细胞因子合成，促进食欲。美国食品药品监督管理局批准甲地孕酮可用于艾滋病患者厌食、恶病质体重下降的治疗。甲地孕酮能够增加成年肿瘤患者体重。对于肿瘤患者，甲地孕酮与安慰剂相比具有改善食欲、增加体重的作用。但也有研究认为，增加的体重主要为脂肪和液体，而不是肌肉。甲地孕酮会增加血栓栓塞发生风险及死亡率，因此使用前患者应该被告知潜在的不良反应。目前甲地孕酮用于食欲改善时的剂量为 160 mg/d，而用于增重时的最佳剂量则为 400 mg/d。

(2) 糖皮质激素。糖皮质激素可通过抑制 TNF-α、抑制前列腺素合成而改善肿瘤患者食欲。一项针对晚期肿瘤患者的研究显示，每日 2 次 4 mg 的地塞米松相比安慰剂组可显著改善患者食欲；每日 2 次 16 mg 的甲泼尼龙同样可改善其食欲。目前对于糖皮质激素的剂型、剂量、使用时间等尚无定论，考虑到糖皮质激素的不良反应，仍然不宜长期使用。

(3) 鱼油脂肪酸及其他 ω-3 多不饱和脂肪酸能够干扰炎性细胞因子合成，因此可能对癌性厌食发挥治疗作用。动物研究发现，ω-3 多不饱和脂肪酸能够延迟肿瘤引起的厌食发生，逆转体重下降。而非对照研究则显示，单独使用鱼油或与其他营养补充剂联用，可减缓胰腺癌患者体重下降。另外，促胃肠动力药物、抗精神病药等也可发挥改善食欲的作用(Chen et al., 2011；曾满萍，2008；黄琦等，2004)。

尽管临床上可通过某些药物改善肿瘤患者的厌食状况并增加其体重，但仍需权衡这些药物的相关不良反应，以期有效帮助肿瘤患者改善食欲，使其获益最大。

四、免疫营养治疗

免疫营养治疗不再是一种单纯给予营养物质的技术，而是调节免疫、代谢和炎症过程的有针对性的营养治疗，可以认为它是一种“药物”干预，因此，其可能为肿瘤治疗开启新的大门。免疫营养治疗素通常包括核苷酸、ω-3 多不饱和脂肪酸、氨基酸(谷氨酰胺、精氨酸、支链氨基酸、牛磺酸)、维生素、矿物质、益生菌、膳食纤维等(Bozzetti, 2010)。

免疫营养治疗对于恶性肿瘤患者来说是一把“双刃剑”，越来越多的研究证实，诸多的免疫营养治疗物质不但不会促进肿瘤增殖，甚至能够提高机体免疫功能，诱导肿瘤细胞凋亡，这有待更多的研究来证实。现有证据表明，免疫增强型肠内营养制剂可明显降低感染性并发症的发生率，缩短住院时间，但对病死率无影响，故推荐对择期手术患者常规使用免疫增强型肠内营养制剂。选用肿瘤免疫营养治疗时应考虑应用途径、应用时机、应用剂量、持续时间、成分选择、疗效评价等因素。

肿瘤免疫营养治疗充满挑战性，虽然有争议，但我们可看到其广阔的应用前景；可开展免疫营养素作用机制和临床研究，为患者提供合理的个体化治疗；经过同仁的多学科、多角度的努力，肿瘤免疫营养治疗必会大放异彩。

（王允山）

主要参考文献

陈可，陈博，熊茂明. 2016. 肿瘤恶病质的发生机制及治疗策略. 中华全科医学, 14(9): 1553-1556.

杜金. 2016. 癌症患者的临床营养支持治疗. 吉林医学, 37(12): 3023-3025.

黄琦，江志伟，黎介寿. 2004. 癌性恶病质的药物治疗与营养支持. 肠外与肠内营养, 11(6): 377-379.

李冰，马筱慧，石磊. 2014. 肿瘤患者放化疗期间营养支持的临床应用和护理. 2014 中国国际肿瘤营养学论坛暨第二届全国肿瘤营养与支持治疗学术会议, 长春.

马颖杰，马妮娜，曹邦伟. 2013. 肿瘤恶病质的分子机制与其改善的策略与方法. 临床和实验医学杂志, 12(1): 73-75.

文柳静，黄元柳. 2013. 全肠外营养在肿瘤治疗中的应用现状与进展. 天津医药, (7): 730-732.

王新颖，黎介寿. 2017. 癌性恶病质的代谢改变和营养干预策略. 肠外与肠内营养, 24(1): 4-9.

王中霞，欧阳兵，季旭明，等. 2011. 癌性恶病质发病机制的研究进展. 中华肿瘤防治杂志, 18(18): 1494-1496.

吴国豪. 2008. 恶性肿瘤病人代谢改变及对策. 中国实用外科杂志, 28(8): 608-610.

吴国豪. 2012. 恶性肿瘤病人恶病质发生机制及营养治疗. 外科理论与实践, 17(2): 98-101.

闫超, 杜红珍, 李增宁. 2017. 427 名恶性肿瘤患者营养状况调查. 中国营养学会第十三届全国营养科学大会暨全球华人营养科学家大会, 北京.

曾满萍. 2008. 晚期肿瘤患者的营养支持治疗. 中国肿瘤临床与康复, (5): 472-474.

张文荣.1991. 肿瘤病人的营养问题. 中华护理杂志, (2): 67-69.

郑亚兵, 马胜林. 2006. 癌性恶病质与细胞因子. 国际肿瘤学杂志, 33(1): 29-32.

Bozzetti F. 2010. A.S.P.E.N. clinical guidelines: nutrition support therapy during adult anticancer treatment and in hematopoietic cell transplantation. Journal of Parenteral and Enteral Nutrition, 34: 455; author reply 456.

Chen Y, Liu B L, Shang B, et al. 2011. Nutrition support in surgical patients with colorectal cancer. World J Gastroenterol, 17: 1779-1786.

Copeland E M, 3rd, Pimiento J M, Dudrick S J. 2011. Total parenteral nutrition and cancer: from the beginning. The Surgical clinics of North America, 91: 727-736, vii.

Filipovi B F, Gaji M, Milini N, et al. 2010. Comparison of two nutritional assessment methods in gastroenterology patients. World Journal of Gastroenterology, 16 (16): 1999-2004.

Gagnon B, Bruera E. 1998. A review of the drug treatment of cachexia associated with cancer. Drugs, 55: 675-688.

Madeddu C, Mantovani G, Gramignano G, et al. 2015. Advances in pharmacologic strategies for cancer cachexia. Expert Opinion on Pharmacotherapy, 16: 2163-2177.

第十六章 肝胆疾病营养药物与营养制剂

肝胆疾病是一系列常见的累及肝和胆道的慢性疾病，主要包括病毒性肝炎、肝硬化、肝癌、胆石症、胆管癌、胆囊癌等。肝胆疾病具有病种多、病情易反复、流行广泛等特点。2013 年世界卫生组织(World Health Organization, WHO)的数据显示，世界上每年感染四型肝炎(甲肝、乙肝、丙肝、戊肝)的人数分别为 140 万、24 万、15 万和 2 万。在中国，2012 年法定传染病报告显示病毒性肝炎已经位居所有传染病发病人数的第一位、死亡人数的第四位。另外，肝硬化患者占我国内科总住院人数的 4.3%～14.2%，肝癌的发病率位居我国恶性肿瘤第四位。除了与肝相关的疾病外，我国胆石症的患病率也达到了 5.9%～7.5%。肝胆疾病以其高发病率和死亡率严重威胁着人类的生存质量。除了常规治疗外，肝胆疾病的营养治疗对于患者的康复及对再复发的预防都起到了十分重要的作用(卜冬梅等，2014)。

第一节 肝脏疾病的营养药物及营养制剂

一、肝脏疾病的种类及发病原因

肝的主要作用是将来自体内和体外的许多非营养性物质，如各种药物、毒物及体内某些代谢产物等通过新陈代谢彻底分解或以原形排出体外。肝的功能主要是以代谢为主，除此之外还具有氧化、储存肝糖、合成分泌性蛋白、分泌消化系统所需的胆汁等作用。在中国，肝脏疾病是一种常见病和多发病，主要包括脂肪肝、各型急慢性肝炎、肝硬化和肝癌等，导致这些肝病的主要原因有过度肥胖、药物、过量饮酒，以及乙型和丙型肝炎病毒感染等。近年来，随着人们生活方式的改变和营养水平的提高，脂肪肝的发病率呈明显上升的趋势，且在各个年龄阶段均可发病。根据发病原因不同，可将肝脏疾病分为以下几类。

(1)病原体感染，主要包括病毒、细菌、寄生虫等引起的感染。例如，由病毒感染引起的病毒性肝炎；由细菌感染引起的肝脓肿、肝结核；由寄生虫感染引起的肝吸虫病、阿米巴肝脓肿等。

(2)肝占位性疾病，所谓占位，简单地讲就是指不正常的或非肝组织在正常肝组织内占据了一定的位置，并可能在其中生长、扩大，大多数可引起肝或全身损害，如各种良恶性肿瘤、肝囊肿、肝脓肿、肝包虫病、肝血管瘤、肝内胆管结石等。

(3)代谢障碍引起的肝脏疾病，最常见的就是大家比较熟悉的脂肪肝。

(4)酒精性肝病，由于过度饮酒而引起的以肝细胞损害为主的肝病，严重的可发展成为脂肪肝、肝硬化。

(5)药物及其他原因引起的中毒性肝病。

(6)自身免疫性肝病如由红斑狼疮引起的肝炎。

(7)先天性或遗传性肝病。例如，Gilbert 综合征就是一种先天性肝病，该病的主要临床表现为黄疸。另外，其他如多发性肝囊肿、海绵状肝血管瘤等也属于先天性肝病。

(8)肝硬化，它是肝被各种原因长期损害后导致的肝脏疾病的晚期表现，如肝炎后肝硬化、血吸虫病后肝硬化、酒精性肝硬化、淤血性肝硬化(多见于慢性心力衰竭)、原发性胆汁性肝硬化等。

二、病毒性肝炎的营养药物和营养制剂

(一)病毒性肝炎患者三大营养物质的供给

病毒性肝炎患者常常会表现出食欲差、能量摄入不足等问题，为了维持其正常生命活动，身体开始动员内源性脂肪与蛋白质，因此在病毒性肝炎患者的治疗过程中，应每天为其供应充足的能量，以减少脂肪、蛋白质的分解。但如果供给的能量过多，会导致患者体重增加，肝肿大，肝功能恶化，进而发展成为脂肪

肝，故以增加其基础代谢的60%为宜。对于无肝昏迷的患者，应该以饮食供给为主。由于对葡萄糖的利用率尚不能监测，推荐以每天 150 kJ/kg 来为患者补充能量，对出现并发症感染的患者可以适当增加，以体重 60 kg 为例，每天能量要达到 9000 kJ，才能使血糖维持在正常水平，正常的血糖水平有利于肝细胞的修复与再生，提高肝细胞的解毒功能。在患者的输液量受到控制的情况下，可将葡萄糖加在水中饮服；当患者出现肝昏迷的症状时，可用浓度为 20%葡萄糖进行静脉滴注，不足部分可以通过鼻饲管注入葡萄糖水来解决。在上述治疗过程中还要对血糖进行检测，酌情使用胰岛素调节。

对于肝炎患者，蛋白质的供给量要相对高于健康人。蛋白质供给标准为每天 2.0 g/kg，或占总能量的15%～16%为宜，并且必需氨基酸的供给量与比例要适当。急性肝炎患者的胃肠道也常伴有炎症，因此蛋白质供给量也要适当减少，可以降低到每天 1.0 g/kg，以免加重胃肠道负担。重症肝炎患者，体内会呈负氮平衡，在治疗过程中既要调节患者体内的正氮平衡，还要减少氨的形成，因此氮的供给量为每天 0.2 g/kg，相当于每天 1.3 g/kg 的蛋白质，具体实行时，可以通过饮食供给蛋白质 40.0～70.0 g，其中植物蛋白应占30.0～40.0 g，并根据病情需要给予患者白蛋白制剂或新鲜血浆，以预防脑水肿的发生，尤其是对于进行过血浆置换的患者。

对氨基酸制剂应用的建议：①急性肝炎、重症肝炎时由于肝细胞急剧坏死，血清中氨基酸含量显著增高，此时不用或应慎用氨基酸制剂，主张只用葡萄糖，并根据血清中氨基酸和氨的浓度来决定蛋白质的供给。②如患者进行血浆置换或持续性滤过透析治疗，血清总氨基酸的浓度会迅速降低，此时应补充氨基酸，而且以复方氨基酸制剂为宜。③胆红素和尿素氮升高的患者则不宜使用氨基酸制剂进行治疗。④支链氨基酸应在检测血浆游离氨基酸、血氨和尿素氮等参数后使用，最好与复方氨基酸配合使用，才能更加有效地纠正氨基酸失衡。⑤对于Ⅰ～Ⅱ期肝昏迷患者，每天氮的摄入量应限制在 20.0 g/d 或 0.8～1.0 g/(kg·d)，待病情好转，则每 3～5 天增加 10.0 g，应慎用氨基酸制剂；对于Ⅲ～Ⅳ期肝昏迷者，应禁食蛋白质，为保证其正氮平衡，每天给予白蛋白 30.0～50.0 g 或新鲜血浆 200～300 mL，使氮在短期内恢复正常水平。

脂肪代谢如脂蛋白的合成、脂肪酸的氧化和酮体的生成等都是在肝中进行的。肝除了具有为人体提供脂肪、刺激胆汁分泌等的作用外，还具有促进脂溶性维生素吸收的作用。另外，必需脂肪酸会参与磷脂的合成，有利于脂肪在肝中的转运，可预防脂肪肝的发生。亚油酸具有促进受损肝细胞的修复和肝再生的作用，故肝炎患者应每天补充 50～60 g 脂肪。由于病变的肝仍能对植物油进行正常代谢，脂肪的供给宜采用易消化的植物油。因为胆固醇代谢需要肝的参与，所以应减少食用高胆固醇的食物，如猪油、动物内脏、蛋黄等，每天的摄入量不宜超过 500 mg。

（二）病毒性肝炎患者维生素的供给

肝是贮存多种维生素的器官，肝炎患者的肝功能受损，会影响对维生素的吸收与转化，反过来也会对肝的生理功能产生影响，因此在治疗过程中还要补充各种维生素，特别是 B 族维生素和维生素 C、维生素E。对于有出血倾向的，尤其是黄疸严重、凝血酶原时间（PT）延长、血浆凝血激酶前质（PTA）<30%的患者，还应该补充维生素 K。肝炎患者水、电解质和酸碱失衡的纠正方法：每天补液 1500～2000 mL 或前日的尿量加 500～1000 mL，含钠液应不超过 500 mL。患者病情危重时会出现低钠血症的表现，因此要严格限制水的饮用量，并且在饮食中适当增加钠盐的摄入，利尿要适当，当低钠血症加重时要用 3%氯化钠对患者进行治疗，按 10 mL/kg 计算，先输入 1/3～1/2 的量，余量在 3 天内慢慢输入，要使患者体内的 Na^+浓度维持在 130 mmol/L 以上，当患者出现低钠血症时要及时纠正，避免其他各种并发症的发生。当患者的钾摄入不足或利尿不当时，会导致低钾血症的发生，低钾会引起低钾综合征和代谢性碱中毒，危及心脏，还会使血液中的 NH_4^+转化为 NH_3^+和 H^+，易诱发或加重肝昏迷的症状，未发生肝昏迷的患者可以每天口服氯化钾 3～6 g，利用排钠保钾利尿剂来防止低钾血症的发生。对出现呼吸性碱中毒的患者，可以用纸袋或面罩短时间覆盖其口鼻，使其将呼出的 CO_2 吸入；低钾性碱中毒的患者需要在补钾的同时每天服用精氨酸 20～30 g；对代谢性酸中毒者要使用 5%碳酸氢钠进行治疗，忌用乳酸钠。

（三）病毒性肝炎营养素的计算

在病毒性肝炎的营养治疗中，最重要的就是核准患者一天所需的总能量，然后结合患者的具体病情，对碳水化合物、蛋白质和脂肪的供能比进行更进一步的调整。肝炎患者早、中、晚三餐和加餐的主食总量应在 350 g 左右。大米、小麦等含碳水化合物较多的谷类食物是主食的主要组成部分，另外要合理搭配动植物蛋白。主食中谷类中的蛋白质含量为 7%～10%，一天中谷类可为人体提供 20.0～30.0 g 蛋白质，鱼、肉、蛋供给的蛋白质约占总量的 1/2，余下的由蔬菜和水果等供给。肝炎患者因肝细胞损伤，维生素合成量减少，因此在日常膳食中还需适当补充维生素（阮凌燕和张爱珍，2005）。

（四）新型抗病毒性肝炎营养药物

迄今为止，只有少数的研究发现普通营养素对丙型肝炎病毒（HCV）RNA 的复制有一定的影响，而其他营养素对 HCV RNA 复制有无影响是未知的。2015 年开发出一种检测系统，可以用于检测肝癌来源的 HuH-7 细胞中 HCV RNA 的复制情况，被命名为 OR6 测定系统。利用 OR6 测定系统，研究人员从 4 个营养组合（维生素、氨基酸、脂肪酸和盐）中对 46 种营养物质进行了全面的检查，结果发现 3 种营养素，即 β-胡萝卜素、维生素 D_2 和亚油酸抑制了 HCV RNA 的复制，并且三者在抑制 HCV RNA 复制的过程中可能具有协同作用。此外，还发现维生素 E 可以增强 HCV RNA 的复制。这些结果将为慢性丙型肝炎患者的治疗提供有用的信息。总之，在对普通营养素进行测试后，发现 β-胡萝卜素、维生素 D_2 和亚油酸具有抗 HCV 活性，因此，上述 3 种营养素被认为可能在提高干扰素的治疗效果方面具有一定的作用（Hong et al., 2015）。

很多营养素都具有抑制或促进 HCV 增殖的作用，这一现象目前已经引起了很大的关注（Yano et al., 2007）。已经有研究发现 β-胡萝卜、维生素 D、亚油酸、花生四烯酸、二十碳五烯酸、二十二碳六烯酸、铁和锌等对 HCV 的增殖具有抑制作用，而维生素 A、维生素 E、维生素 K、维生素 C、胆固醇和硒等对 HCV 的增殖具有促进作用。例如，当血清中维生素 D 的浓度维持在 32 ng/mL 以上时，通过日常摄入 2000 IU 维生素 D_3 后，抗病毒药物干扰素对慢性肝炎（CH）患者的治疗效果得到了明显改善（Abu-Mouch et al., 2011）；当患者体内缺乏多不饱和脂肪酸（PUFA）时，可能会降低干扰素的抗病毒作用和对 CH 的治疗效果（Yasutake et al., 2012）。另外，在体外研究中，HCV 的增殖会受到 PUFA 的显著抑制，如花生四烯酸、二十碳五烯酸和二十二碳六烯酸（Leu et al., 2004; Kapadia and Chisari, 2005）。此外，已有研究发现含有 β-胡萝卜素的食品和药品有助于提高 IFN 抗病毒治疗的疗效（Vitaglione et al., 2007）。

在慢性丙型肝炎（CHC）患者中，肝铁摄取加速导致铁在肝细胞中过量积累（Bonkovsky et al., 1997）。当过量的铁从 Fe^{2+} 转变为 Fe^{3+} 时，会产生自由基，这一氧化应激反应会引起细胞膜和 DNA 的损伤，从而导致疾病的恶化。低铁饮食疗法和静脉切开术对于防止上述由铁引起的损伤是十分有效的。长期静脉切开术和低铁饮食疗法降低了 CHC 患者发展为肝癌的风险 （Fontana et al., 2000）。在日本，低铁饮食疗法中每日铁的摄入量＜6 g。膳食中的铁主要有两种形式：存在于鱼和肉中的血红素铁，以及存在于蔬菜中的非血红素铁。其中人体对鱼和肉中铁的吸收率为 10%～40%，对蔬菜中铁的吸收率仅为 0.3%～5%，因此，在日常饮食中需要特别考虑血红素铁的摄入。瘦肉、红肉、内脏、鱼肉中铁的含量都比较高，但在低铁饮食疗法中，可能由于食物选择的限制，患者总营养不平衡，因此需要对采取低铁饮食疗法的患者定期进行监测。

三、脂肪肝的营养药物和营养制剂

（一）脂肪肝的营养治疗

1. 控制能量摄入

脂肪肝患者的能量供给不宜过高。从事轻体力劳动、体重在正常范围内的脂肪肝患者，为了预防体重增加，避免由于脂肪堆积而加重脂肪肝，每天应供给 126～147 kJ/kg 的能量。对于肥胖或超重的患者，每天应供给 84～105 kJ/kg 的能量，同时还要控制或减轻体重，争取达到理想体重。

2. 控制碳水化合物摄入

碳水化合物在机体代谢过程中可被肝细胞摄取并转化为脂肪酸，之后酯化为甘油三酯沉积在肝内。当大量摄入蔗糖、果糖时会导致胰岛素抵抗并伴发脂肪肝。碳水化合物应以谷类为主，减少摄取含有蔗糖的食品，并适当补充蔬菜、水果。超重的患者应限制糖分的摄入，对于纯糖类食品更应严格控制。进食血糖指数低、富含可溶性纤维的复合淀粉可以增加胰岛素的敏感性，每天应摄取 100～200 g，不宜低于 50 g。

3. 控制脂肪和胆固醇摄入

脂肪肝患者的脂肪摄入量每天可按 0.6～0.9 g/kg 供给，以不超过总能量的 30%为宜。如果饮食中的脂肪含量过高，则能量难以控制，不利于体重的减轻。脂肪肝患者一天中通过食物和烹调油所供给的脂肪总量不能超过 40 g；对富含胆固醇的食物，如动物内脏、鱼子、蛋黄等应该适当限制；不宜摄入饱和脂肪酸含量过高的肥肉、肥禽、重油糕点等，食物的烹调应以植物油为主。

4. 提高摄入蛋白质的质和量

多种氨基酸如甲硫氨酸、色氨酸、赖氨酸等物质都具有预防脂肪肝的作用，可将脂肪转化为脂蛋白，有利于将其顺利运出肝，防止脂肪浸润，因此摄入充足的蛋白质有利于脂蛋白合成，每天的摄入量应该为 1.0～1.5 g/kg，重体力劳动者可以增加至每天 1.5～2.0 g/kg，以占总能量 15%～20%为宜。蛋白质可以通过瘦肉、鱼、虾、脱脂奶、大豆制品获得。若饮食中蛋白质的供应不足，减重患者可能会出现虚弱、精神萎靡、易疲劳、抵抗力下降及低蛋白血症等症状。高蛋白饮食可以有效地避免患者体内蛋白质的过度损耗，有利于肝细胞的修复与再生，防止肝细胞进一步受损。

5. 补充维生素、矿物质和膳食纤维

维生素是维持人体生命和健康必不可少的物质，但由于人体不能合成，或合成的量很少，无法满足机体的需求，因此需要从食物或药物中获取。与脂质代谢、动脉粥样硬化和脂肪肝相关的维生素主要有 B 族维生素、维生素 C、维生素 E，以及叶酸、胆碱、钾、锌、镁等营养素，这些物质都在促进和维持机体正常代谢、保护肝方面具有十分重要的作用。此外，脂肪肝患者的饮食不宜过分精细，应该多食粗粮、蔬菜、水果和藻类，以保证膳食纤维的摄入。膳食纤维可以减少人体对能量的吸收，并增加饱腹感，还能阻断胆固醇在人体肝肠内的循环，减少其再吸收。

6. 其他营养素

多不饱和脂肪酸可促进胆固醇的酯化，降低人体血清和肝的胆固醇水平。卵磷脂是脂肪酸乳化剂，能降低血清中总胆固醇和甘油三酯的水平。三价铬可提高脂类的代谢能力，降低血清中胆固醇的含量。大量研究表明，成年人每天补充足量的上述营养素，可达到有效预防和治疗脂肪肝的效果，并减轻患者的肥胖程度。肥胖性脂肪肝患者还应坚持低盐饮食，减少水在体内的潴留，减轻体重。患者在减重期间以每天摄入 1～2 g 食盐为宜，待体重指数(body mass index)降低至正常范围后，可增加至每天 3～5 g。选用祛脂类食物如兔肉、燕麦、玉米、海带、木耳、大蒜、苹果、牛奶、洋葱、红薯、胡萝卜、芹菜、花菜、油菜、蕈菇类、向日葵籽、山楂、无花果、柠檬，以及乌龙茶、龙井茶等，它们具有一定的调脂作用，在日常饮食中可以经常食用或饮用。

(二)脂肪肝患者应养成的良好饮食习惯

1. 饮食要规律

已经有许多研究结果表明，过量地摄入、吃零食、夜食等不规律的饮食行为会扰乱人体的代谢动态，导致肥胖症和脂肪肝的发生。固定于晚间的进食方式，比有规律地分 3 次进食更容易导致发胖。还有研究发现，在临睡前加餐及喜吃零食，也是造成脂肪肝的一个重要因素。

2. 禁止酗酒

酗酒可引起并加重肝内脂肪的沉积。脂肪肝的发生与经常饮酒有关，有研究显示，日均饮酒量大已经成为造成脂肪肝的主要危险因素。也有报道称，偶尔少量饮酒对脂肪肝具有一定的保护作用，但目前对这种假说的支持证据并不多。长期嗜酒者，酒精取代了食物所提供的热量，造成蛋白质和维生素的摄入不足，从而引起营养不良。所以酒精性肝病的患者需要良好的营养支持，在戒酒的基础上还应注意高热量、高蛋白、低脂饮食。

3. 少食刺激性食物，多饮茶，适量饮水

患有脂肪肝的患者应减少刺激性食物，如辣椒、胡椒、咖喱等的摄取；宜清淡饮食，盐分的摄入量每天应在 5 g 以下。此外，因茶叶中的茶多酚有多种药理作用，其中包括促进脂肪代谢、防治心血管疾病等功能，对脂肪肝的防治也有好处，因此可以多饮茶，尤其以多饮绿茶为最佳(丁虹，2010)。

(三)新型抗脂肪肝营养药物

有研究称，花青素(ACN)也具有降低肝脂质积聚的作用，可抵消氧化应激反应和减少肝脏炎症的发生。ACN 是许多蔬菜产品中含有的多酚类的水溶性生物活性化合物，在化学上，ACN 的发色基团是 7-羟基黄素离子，由糖苷配基或黄烷环(花青素)组成。ACN 可以促进脂肪分解，并减少氧化，阻止相关的肝损害以及抑制脂肪肝的发生(Jump, 2002)。

多不饱和脂肪酸(PUFA)和维生素 E 的抗氧化作用可能在非酒精性脂肪肝病(NAFLD)中有效。在 NAFLD 患者的临床试验中，使用乙基硅油(一种 n-3 型 PUFA)治疗 12 个月后，可在一定程度上改善该患者的肝功能。n-3 PUFA 是通过抑制固醇调节元件结合蛋白(SREBP-1c)活性来抑制脂肪酸合成从而发挥作用的。维生素 E 对患者的影响更大，其在非酒精性脂肪性肝炎(NASH)与简单脂肪变性患者中具有更强力的抗氧化活性(Howell et al., 2009)。

四、肝硬化的营养药物和营养制剂

(一)肝硬化患者的营养支持

肝硬化患者每天必须摄入足够的热量，只有这样才能通过减少蛋白质分解如糖异生过程来改善患者的营养状况。患者每天需要额外补充的热量应该由营养不良的程度来决定，通常每天需要摄入的热量为 30～40 kcal/kg，其中有 1500～2000 kJ 从蛋白质中获得。例如，对于体重为 75 kg 的个体来说，每天需要摄入 10 000～12 000 kJ 热量，包含 70～100 g 蛋白质。

患者对饮食的依从性对营养治疗也有很大影响。在国外一项针对 90 例 Child-Pugh 分级为 A 级或 B 级的乙型病毒性肝炎患者的研究中，患者每天的摄入量被严格要求，其中 16%来自蛋白质，3 个月后随访发现，当患者依从性为 80%以上时，清蛋白水平有明显升高，肝功能也有显著改善，因此患者的依从性对于其营养状况的改善具有很重要的影响。

对肝硬化患者进行营养干预后发现，不仅要为患者补充足够的热量和蛋白质，还要避免其长期禁食。有研究发现，由于肝硬化患者的肝储备功能下降，肝糖原储备有限，禁食 1 天相当于正常人 3 天未进食。为了减少患者的内源性蛋白通过糖异生途径被消耗，不仅要适当地给予其营养制剂，还要注意营养干预治疗的时间，肝硬化患者每天需要进食 4～6 次，以保证体内的氮平衡。

肝脏疾病患者每天摄取的蛋白质量应该为 1～1.2 g/kg，最多不宜超过 100 g，以达到人体可接受的氮平衡，从而有效地减少内源性蛋白的分解。补充蛋白质时应注意植物蛋白要优于动物蛋白，因为植物蛋白含有较多高质量的氨基酸，在肠道内被细菌分解时还可产生较少的氨，且蔬菜含较高的纤维，可以进一步限制氨的吸收。

肝硬化患者由于肌肉消耗和氨的代谢会导致血清中的支链氨基酸水平明显降低，患者需要额外补充一些支链氨基酸如亮氨酸、缬氨酸和异亮氨酸，这样可以有效减少脂肪的氧化和蛋白质的分解。此外，还有研究表明肝硬化患者每天摄入一定量的支链氨基酸可以增加其体内清蛋白的含量，维持其肝功能的稳定，从而有效地减少急性失代偿和肝癌的发生，对于丙型病毒性肝炎和 BMI＞30 的患者效果更明显。另外一项研究也证实，丙肝肝硬化患者在补充支链氨基酸后其体内血清白蛋白水平会明显升高。鉴于上述情况，肝硬化患者补充支链氨基酸是十分必要的。

研究建议肝硬化患者每天摄入碳水化合物的量应占每日摄入总能量的57%～80%，脂质的摄入量应占25%～30%，优选不饱和脂肪酸。

（二）肝硬化失代偿期的营养治疗

肝硬化失代偿期是指肝硬化发展到一定程度，超出肝功能的代偿能力，主要临床表现为肝功能减退和门静脉高压所致的症状和体征。在肝硬化代偿期需要对每个患者的营养状况和热量需求进行评估，制定个体化的饮食计划，以稳定其营养状况，改善预后。25%以上的肝硬化患者都可能会发展成为肝性脑病，肝性脑病会导致患者血清中氨、芳香族氨基酸、酚类、短链脂肪酸、抑制性神经递质和假神经递质的水平升高，因此要减少含这些物质或前体较多的饮食的摄入。很多临床医生为了防止患者血氨水平升高，都会限制其蛋白质的摄入，但有很多研究结果表明这样不仅不能降低血氨浓度，反而还会加重内源性蛋白的水解，特别是肌肉组织中内源性蛋白的水解，最终的结果是导致血氨浓度不降反升。一些研究也证实，肌肉组织分解时会导致支链氨基酸水平下降，加重肝性脑病。尽管补充支链氨基酸可以改善肝性脑病的一些指标，但关于支链氨基酸的补充仍存在很大争议。另有研究表明，支链氨基酸的作用可能是增强肌肉代谢氨而不是直接导致血氨降低，因为口服支链氨基酸后会导致动脉血中血氨水平瞬时升高。此外，给患者补充益生菌后血氨和内毒素水平也会降低，肝功能和肝性脑病会得到有效改善，但是关于益生菌对肝性脑病的改善还有待进一步的研究。

肝硬化失代偿时腹水是常见的临床表现。当患者出现腹水和外周水肿时，应给予低钠饮食，每日钠的摄入量应≤2 g，相当于每天食盐的摄入量≤6 g；当患者发生低钠血症时，还要限制水的摄入量；用利尿剂治疗腹水时，要考虑当有外周水肿时体重下降应控制在每天 1 kg 以内，无外周水肿时体重下降应控制在每天 0.5 kg 以内（杨振松和郑鹏远，2016）。

（三）支链氨基酸（BCAA）对肝硬化的治疗

一系列国内外的临床研究表明 BCAA 对肝硬化患者具有广阔的临床应用价值。在我国，BCAA 已被广泛应用于肝性脑病，但并未被常规应用于肝硬化患者的治疗中。BCAA 的作用是改善骨骼肌的氨解毒功能、纠正氨基酸平衡、刺激肝修复，以及改善蛋白质平衡、免疫功能、胰岛素抵抗。BCAA 还可抑制肝癌细胞增殖。中华医学会肠外肠内营养学分会、ESPEN，以及日本病毒性肝炎、肝硬化治疗研究组，厚生劳动省，劳动卫生福利部一致推荐失代偿期的肝硬化患者通过补充 BCAA 进行治疗。在英国，富含 BCAA 的营养物质已经可以用于慢性肝脏疾病患者的治疗过程中，并被列入了英国药品处方集。目前尚没有足够证据表明常规静脉使用 BCAA 对肝硬化患者的治疗有效果。另有研究表明，单独使用 BCAA 或不含 BCAA 的其他营养物质均不能有效改善患者的营养状态。在给具有营养风险或营养不良的肝硬化患者补充 BCAA 的同时，如果没有给予其他营养物质的补充，则 BCAA 可能只发挥能量补充剂的作用，而未真正发挥其营养治疗的作用（刘林玲等，2015）。

此外，乙肝肝硬化（LC）患者常常会出现代谢紊乱、能量消耗增加的问题，并伴随有脂肪燃烧率的增加，以及非蛋白呼吸熵下降。这些变化都是由减少肝功能储备、糖原储存和胰岛素敏感性下降造成的（Kato et al., 1998）。对 LC 患者的血清白蛋白水平和蛋白质营养进行评估后发现，有 62%的患者能量营养不良，75%的患者蛋白质营养不良，50%的患者在能量和蛋白质方面均出现营养不良（Tajika et al., 2002）。对于能量营养不良推荐 LES 晚餐，LES 是一种主要由碳水化合物组成的，富含 BCAA 的肠内营养（Tsuchiya et al., 2005）。4～6 天后氮平衡可改善（Swart et al., 1989），同时晚上葡萄糖的摄入量也显示出了类似的效果（Zillikens et al., 1993），晚上葡萄糖抑制 BCAA 的耐受性得到改善（Yamauchi et al., 2001）。因为简单的 LES 加成引起能量超负荷，形成并促进肥胖和葡萄糖不耐受，小于 800 kJ 是 LES 每日总能量摄入量的重要标准。已有报道显示，在食用 LES 晚餐的 LC 患者中能量代谢（呼吸熵）水平、无血清脂肪酸水平、尿中 3-甲基硫代磷酸水平、血清白蛋白水平、氮平衡和生活质量在3个月内都得到了显著改善(Nakaya et al., 2007)。在LC患者中蛋白质代谢紊乱的发生率比较高，会促进肝硬化的发展。为患者提供BCAA丰富的肠内营养或口服BCAA颗粒可以用于治疗蛋白质代谢紊乱以改善患者的氮平衡和营养不良。BCAA丰富的肠内营养适合具有慢性肝衰竭、蛋白质不耐受和肝性脑病等症状的患者使用，BCAA颗粒是适用于摄入足够饮食但出现由蛋白质代谢紊乱引起的低白蛋白血症的患者。在对失代偿性LC患者的研究中，有证据表明BCAA丰富的肠内营养和BCAA颗粒可以有效改善其低白蛋白血症、水肿和腹水等症状，并有效改善患者的预后情况，提高其生活质量(Yatsuhashi et al., 2011)。对BCAA的临床反应主要是在早期阶段见于肝衰竭(Kato and Suzuki, 2004)。在LC患者中经常出现胰岛素抵抗或高胰岛素血症和葡萄糖不耐受的症状，并与相关组织中减少肝和外周血糖摄入有关(Imano et al., 1999)。改善患者的营养状况可使由高胰岛素血症导致的胰岛素依赖性葡萄糖的摄取和糖原合成正常化(Petrides et al., 1998)。

五、小结

造成脂肪肝的因素多种多样，患病率也在不断增加。脂肪肝主要可以通过病因治疗、营养治疗、适当运动，以及加快生活节奏和保持一定的工作量等方法来进行改善和治疗，除此之外，还出现了血脂净化、氧疗等新方法。营养治疗作为脂肪肝的重要治疗方法，已经形成了比较完善的体系。营养治疗的原则主要有以下几点：控制能量摄入；减少糖和甜食摄入；控制脂肪和胆固醇摄入；适当提高蛋白质的量；适当补充维生素、矿物质和食物纤维；同时还要戒酒，改变不良的饮食习惯，以促进脂肪酸氧化。

蛋白质-能量营养不良(PEM)是肝硬化患者最常见的营养不良表现形式。其临床表现为消瘦、贫血、免疫功能低下及低蛋白血症。PEM的严重程度不仅与肝硬化的程度密切相关，还会影响肝硬化患者的临床治疗和不良预后。国外有研究发现肝硬化患者常常会出现高的代谢状态，需要摄入比正常饮食更多的蛋白质，大多数患者耐受性正常，摄入较多的蛋白质没有患肝性脑病的风险，改善饮食结构和增加夜餐有利于患者肝功能的恢复。所以蛋白质营养支持是改善肝功能的基本措施之一。

在营养治疗过程中，应根据患者的不同病因和病情来制定具体的饮食方案，并随着其病情的改变和患者状态来及时调整。科学合理的营养治疗在肝脏疾病治疗中扮演着十分重要的角色，疗效往往优于药物治疗，但为了获得最佳疗效，治疗过程中通常要采用与病因治疗、运动治疗、心理及行为修正治疗、药物治疗等相结合的综合治疗方式。

第二节　胆系疾病的营养药物及营养制剂

一、胆系疾病的种类及发病原因

胆系疾病包括胆囊炎、胆囊结石、胆囊息肉、胆管损伤、肝胆管结石、先天性胆管囊肿、肝门部胆管癌、胆囊癌、胆管下段癌等，具体特征如下。

(1)胆囊炎和胆囊结石，其主要病理特点可表现为急性发作、萎缩、癌变、继发胆管结石、胰腺炎、Mirizzi综合征等。

(2)胆囊息肉，主要表现为胆囊内强光团，无声影，可能是胆囊成石的早期表现，多为良性。

(3)胆管损伤，是胆道外科较为常见的严重并发症，多为医源性，可导致患者发生阻塞性黄疸、复发性胆管炎、肝内成石、胆汁性肝硬化、门静脉高血压等，临床治疗比较困难。胆囊切除术时常常会出现胆囊及胆管变异、胆囊坏疽性炎症、冰冻状粘连，Mirrizzi综合征，合并门静脉高压或肝门转位等异常情况引起胆管损伤，由腹腔镜胆囊切除引起的胆道损伤常常具有电灼伤、延迟性损伤等特点。

(4)肝胆管结石，是胆道疾病中常见、多发、疑难疾病，可反复发病、多次手术，后期并发症较多，可能癌变。

(5)先天性胆管囊肿，主要表现为胆道结构异常，其癌变率为2.5%～15%，原则上应采用手术治疗。其治疗的原则为囊肿全切、胆胰分流、防止癌变。其手术方法包括囊肿外引流(仅适用于合并严重感染时急诊处理)、囊肿部分切除(残留问题多，常需要再次进行手术)、囊肿完整切除。囊肿内引流违反原则，应弃用，应推广囊肿全切。对胆管明显呈囊性扩张者要按囊肿治疗。

(6)肝门部胆管癌，并非罕见，其主要特点是发现晚，部位特殊，治疗困难，目前根治性切除率仅为40%～50%。其临床病理特征有：阻塞性黄疸，多为高分化腺癌，常侵及肝、神经、淋巴组织、肝门静脉，远处转移少见。

(7)胆囊癌，胆囊癌的形成与胆囊结石密切相关、恶性程度高，常侵犯周围结构，多数患者在就诊时已属晚期。

(8)胆管下段癌，属壶腹周围癌的范畴，基本治疗手段为切除胰十二指肠，需根治性切除。

二、急性胆囊炎的营养治疗和营养制剂

(一)急性胆囊炎的营养治疗

胆汁的主要成分有胆盐、游离胆固醇、磷脂及胆红素。当胆汁中胆固醇的浓度上升到一定程度，并达到饱和状态时，会在胆囊壁上沉积，形成结石，结石又是引发胆囊炎的主要原因，长期高胆固醇饮食可使胆汁中的胆固醇浓度增高。食物中的脂肪、蛋白质的分解产物会促进促胰液素和促胆囊收缩素的分泌，从而造成胰液和胆汁的大量分泌，一旦出现胆道阻塞，就会加重胆汁的瘀滞。再者，胰液易反流入胆囊，其活性酶会对胆囊壁产生化学刺激从而导致胆囊炎症的进一步加重。植物性食物中含有的谷固醇和膳食纤维会减少人体对胆固醇的吸收从而降低胆固醇浓度，同时膳食纤维还能刺激肠道蠕动，增加排便量，减小肠腔压力。急性胆囊炎的发病过程与由于结石阻塞而导致的胆汁排流不畅和胆汁浓缩有十分密切的关系，其核心问题在于胆固醇浓度增高。因此，控制饮食，实行低脂肪、低胆固醇、高膳食纤维的合理饮食，减少脂肪、胆固醇摄入，对急性胆囊炎的治疗和预防有着十分重要的意义。

急性期时，当患者出现疼痛、恶心、呕吐、发热等症状时，应禁食。急性胆囊炎还会引起反射性胃肠蠕动的减弱，由于胃酸会刺激胰液分泌，严重时会造成胃肠引流，所以在治疗时需静脉补充水分，纠正脱水。缓解期时应停止禁食，开始试食。要注意以下几点：①此时由于病情已经逐渐缓解，胃肠功能部分恢复，因此可给予患者液体状或能在口腔内溶化为液体的无油清淡饮食。食物的选择有米汤、藕粉、清水面、果汁、蔬菜汁等，禁食蛋白质和脂肪。②以少量为宜，每日进食6或7次，温热适宜，但要避免过甜和过咸，每次50～250 mL，每次最大容量应以不加重疾病症状如恶心、呕吐、腹痛为宜。由于是试食阶段，因此不必考虑营养素的全量及能量总量的要求。③试用期一般1～2天。

(二)急性胆囊炎患者的食物配制

在患者的试食阶段如果没有出现进食造成的不良影响，依据病情变化可为其提供低脂、低胆固醇、高膳食纤维的饮食。食物配制要以清淡为主。具体原则如下：①严格控制食物中的脂肪和饱和脂肪酸的摄入量，每日脂肪摄入量要控制在15 g以下，其中饱和脂肪酸占总能量的10%以下。一天内供给患者的油脂(包括主、副食内的脂肪及烹调用油)应该为 15～25 g，并且不可集中于一餐，要三餐均匀供给。②每天膳食中胆固醇的含量应控制在 300 mg 以下。③多摄入膳食纤维含量丰富的食物，每日膳食中的纤维总量应不低于30 g。另外，还要多饮水，每日饮水量要维持在2000 mL以上，空腹时可饮用温开水，以刺激胃肠蠕动。④多食用富含维生素A、B族维生素、维生素C的食物，如橘子、苹果、番茄等。⑤摄入的蛋白质过多会刺激胆汁的分泌，还会引起患者胆囊收缩，加剧疼痛，但为其提供适量蛋白质，可以保护肝功能，修补肝、胆被破坏的组织。一天中，蛋白质供给量应该以80～100 g为宜。⑥食物的烹调方法应该以蒸、煮、炖、烩为主，忌煎、油炸。⑦限制烹调油的使用。烹调时要选用豆油、花生油、豆油、菜籽油、芝麻油、玉米油等植物油。有条件的可选用茶油、橄榄油等不饱和脂肪酸含量丰富的油脂，同时还要限制烹调油用量。患者如果脂肪摄入过多易引起绞痛。

(三)急性胆囊炎患者的日常生活饮食

急性胆囊炎症状消失后，胆囊壁多出现纤维化，使胆囊缩小、功能减退， 具有容易复发的特点，因此，合理安排日常饮食十分重要。主要遵循以下原则：①长期坚持低脂、低胆固醇、高膳食纤维的饮食，预防复发。②养成良好的饮食习惯，进餐定时定量，避免暴饮暴食。起居有规律，注意保暖，避免受凉。禁食烟酒。③积极治疗原发病(古锦平，2011)。

三、慢性胆囊炎及胆结石的营养治疗和营养制剂

(一)慢性胆囊炎及胆结石的营养治疗

1. 规律进食

预防胆囊炎、胆结石的最好方法是规律进食。一日三餐，定时定量，少量多餐，忌暴饮暴食。由于未进食时胆囊中会充满胆汁，胆囊黏膜会吸收水分使胆汁变浓，此时容易形成胆固醇/卵磷脂大泡，胆汁的黏稠度增加会形成胆泥。进食后，当食物进入十二指肠时会应激性地分泌胆囊收缩素，造成胆囊收缩，这时大量黏稠的和含有胆泥的胆汁会被排出到达肠道内，从而预防结石的形成。因此少食多餐，有利于刺激胆汁的分泌，使胆汁的排泄通畅。

2. 适度营养

适度营养并适当限制饮食中脂肪和胆固醇的含量也有助于胆囊炎和胆结石的预防和治疗。胆结石的形成与胆汁中胆固醇含量较高有关。吃得过多，特别是在食物中有较多的脂肪和胆固醇的情况下，会使胆汁中胆固醇的浓度增高，从而促使胆结石的形成。所谓适度的营养，就是要对饮食的质和量都加以限制，要求饮食一定全面提供各种合适的营养物质，而对食物的量的要求则以能维持人体正常的生命活动为准。胆固醇含量高的食物主要包括动物的脑、禽蛋黄及动物的内脏等，而豆类则几乎不含有任何胆固醇，可在日常饮食中适当增加。黄油、猪油、肥猪肉、鸡皮、动物的内脏都是脂肪含量相对较高的食物，而且主要是以饱和脂肪酸为主，多吃会对人体造成很大的危害。而葵花籽油、玉米油、大豆油、核桃油、花生油里不饱和脂肪酸的含量较高，不饱和脂肪酸可降低血液中胆固醇和甘油三酯的含量，可适当食用。此外，参加适当的体力劳动和体育锻炼，对预防营养过度也有一定的帮助。

3. 摄入足够量的蛋白质

蛋白质是维持人类生命活动所必需的一种营养物质。研究表明，胆色素结石的形成与蛋白质摄入长期不足有关。因此，保证饮食中包含充足的蛋白质，有助于预防胆色素结石的发生。但是蛋白质的摄入也要适量，每日以50～70 g为宜，适量的蛋白质有利于损伤组织的修复，但过量的蛋白质则会增加人体胆汁的分泌，不利于胆囊炎性组织的修复。

4. 摄入碳水化合物

慢性胆囊炎患者的能量主要从碳水化合物中获取。碳水化合物有易消化、利用率高等特点。但如果患者过于肥胖，或者同时患有冠心病或高脂血症时，则需要对碳水化合物的摄入进行适当限制，包括主食及含糖糕点和糖块的摄入，以利于减轻体重。

5. 摄入蔬菜及水果

适当吃纤维素含量丰富的食物，如萝卜、青菜、芹菜等，此外还应补充水果、果汁以弥补炎症造成的津液和维生素的损失，同时还可有效避免便秘的发生，便秘会影响胆汁的排出，不利于胆囊炎和胆石症患者的康复。

6. 保持胆囊的收缩功能

对于长期禁食或不能进食需要使用静脉注射供给营养的患者，还应定期使用胆囊收缩药物，如胆囊收缩素等，保持胆囊的收缩功能，防止胆汁长期滞留，预防结石的形成及慢性炎症的发生(汪成书和

张永晨，2009）。

（二）慢性胆囊炎及胆结石患者饮食的注意事项

慢性胆囊炎急性发作时，患者应绝对卧床休息，禁食，使胆囊得到充分的休息，以缓解疼痛，可遵医嘱静脉补充各种营养，多饮水，特别忌食油炸食物，含油脂多的干果仁类、蛋类和动物内脏等，还要禁食酒类、辛辣品等刺激性食物，可避免胆囊收缩，预防胆道括约肌不能及时松弛，造成胆汁的流出，从而诱发胆囊炎急性发作。进食原则应遵循低脂肪、低蛋白、低胆固醇，多食用易消化、少渣的流质或半流质食物，随着病症的消退可逐渐增加脂肪及蛋白质食物的摄入，如瘦肉、鱼、蛋、奶等。

胆囊炎患者平日进食应以清淡易消化的碳水化合物为主，以促进肝糖原生成，并为患者供给充足的热量，但对伴有肥胖及冠心病或高血脂的患者，应注意限制摄入主食和甜食等碳水化合物高的食物。胆囊炎患者的饮食要有规律，定时定量，少食多餐，不宜过饱。饮食结构上，要严格控制摄入脂肪和胆固醇含量高的食物，平日可多食用鱼类，因鱼油中含有大量多烯酸，能降低血液中胆固醇的水平。蛋白质的摄入也要适量，每日足量的蛋白质有利于损伤组织的修复，但过量的蛋白质会增加胆汁的分泌，不利于胆囊组织的修复。胆囊炎患者还需要补充充足的维生素，多食用富含维生素的食物，必要时可通过维生素制剂补充，并且多饮水，以稀释胆汁浓度，同时可以避免便秘的发生。

在烹调方法上，忌用油煎、炸、炒等烹制方法，因其含油量大，会引起反射性胆道痉挛。合理膳食，适当锻炼，调整情绪，有助于胆囊炎患者的早日康复，并减少胆囊炎的复发，加速疾病痊愈。当胆囊炎急性发作时，在消炎治疗的同时，应该采取禁食措施，症状缓解后可食用豆浆、果汁、青菜汁、米汤等高糖流质食物。慢性胆囊炎可食用瘦肉、鸡肉、鱼肉，以及蔬菜、水果泥等低脂肪、低胆固醇的半流质食物，同时还要多饮水来促进胆汁的排出（杨汉元，2011）。此外，已有研究证明维生素 C、铁及卵磷脂可能有助于胆结石的预防及治疗（Ginter and Mikus, 1977）。

（三）重症胆管炎的营养治疗

急性重症胆管炎是老年患者常见的急症之一，患者的胃十二指肠功能障碍持续时间长，很长时间处于禁食期，需要对其提供及时有效的营养支持，避免患者出现负氮平衡、低蛋白血症等代谢障碍。生长激素（GH）联合全胃肠外营养（TPN）的治疗方法被认为是治疗老年急性重症胆管炎的最有效方法。

由于应激反应等，老年急性重症胆管炎患者机体处于高代谢、高消耗的状态，同时由于手术损伤大，胃十二指肠功能障碍恢复需要较长的时间，因此患者不能经口进食，需要很长时间的禁食。创伤及应激反应也会导致患者的代谢紊乱或胰岛素受体不敏感，使得机体无法充分利用营养物质，尤其是在葡萄糖的摄取和利用方面。如果没有为患者及时提供 TPN 治疗，则“二高一低（高蛋白、高脂肪摄入量低）”的营养因素会促使患者很快发生严重的负氮平衡、低蛋白血症等，进而造成机体抵抗力下降，随后诱发严重的并发症，如腹腔脓肿、术后胰腺炎及胆瘘等感染性疾病，这些感染性疾病会使腹腔内渗出液中的蛋白质量增加，反过来引发患者的低蛋白血症、负氮平衡等，造成恶性循环，严重的患者会造成多种器官功能受损，全身衰竭，甚至死亡。曾有研究发现，缺乏 TPN 支持的患者病死率会显著增加，尤其是早期缺乏有效治疗而发展成为慢性疾病的患者。研究发现术后及时有效地为患者提供 TPN 可有效降低死亡率及并发症的发生，但效果不太理想。

TPN 通过静脉营养留置管输注不同的营养元素混合液，以提供充足的高热量营养成分，满足患者机体对热氮的需要。TPN 可根据患者病情不同及身体状况的需要来制定不同的营养配制方案，使患者的血浆蛋白明显增加。GH 在加速机体合成代谢的同时还会降低蛋白质等的分解代谢，对蛋白质的合成有较强的刺激作用。还有研究表明，GH 还可以有效改善再上皮化，增加肉芽组织的形成能力及速度，加快基底膜的吸附，缩短伤口的愈合时间，进而降低因感染而发生的渗出液中增加的蛋白质量，在一定程度上也会使 TPN 发挥作用的时间缩短（张世天等，2011）。

四、小结

急性胆囊炎的发病过程与结石阻塞胆管导致胆汁排流不畅、胆汁淤滞和高浓度胆汁刺激胆囊内膜有直接关系。急性胆囊炎和慢性胆囊炎急性发作时，患者应该暂时禁食，给予完全肠外营养。慢性胆囊炎患者常伴有结石，需要长期摄入低脂肪、低胆固醇、高纤维素膳食。摄入脂肪和胆固醇含量较高的食物会促进胆汁的分泌，导致胆汁中胆固醇浓度增高，而较高的膳食纤维可减少人体对胆固醇的吸收，同时刺激肠道蠕动，增加排便，降低肠腔内压。因此通过高膳食纤维饮食及对脂肪和胆固醇的摄入量进行控制，可有效预防胆囊炎的发生，并对其治疗有着十分重要的意义。

（李 策）

主要参考文献

卜冬梅, 林茜, 李方. 2014. 肝胆疾病患者的营养风险评估. 实用预防医学, (3): 383-385.

丁虹. 2010. 脂肪肝患者的饮食与营养治疗. 微量元素与健康研究, (3): 11-12.

古锦平. 2011. 急性胆囊炎的营养治疗. 亚太传统医药, (7): 172-173.

刘林玲, 颜琼, 汪敏, 等. 2015. 肝硬化营养支持治疗的研究进展. 实用医学杂志, (15): 2418-2420.

阮凌燕, 张爱珍. 2005. 疾病与营养系列讲座——病毒性肝炎的营养治疗. 中国全科医学, (17): 1468-1470.

汪成书, 张永晨. 2009. 慢性胆囊炎、胆石症的饮食护理. 湖南中医杂志, (6): 76-77.

杨汉元. 2011. 浅谈胆囊炎患者的饮食及护理. 黔南民族医专学报, 2: 115-116.

杨振松, 郑鹏远. 2016. 肝硬化患者营养治疗研究的新进展. 河南医学研究, (5): 844-846.

张世天, 马曙涛, 杨旭. 2011. 生长激素联合胃肠外营养治疗老年急性重症胆管炎的疗效. 中国老年学, (21): 4247-4248.

Abu-Mouch S, Fireman Z, Jarchovsky J, et al. 2011. Vitamin D supplementation improves sustained virologic response in chronic hepatitis C (genotype 1) -naive patients. World Journal of Gastroenterology, 17 (47) :5184-5190.

Bonkovsky H L, Banner B F, Rothman A L. 1997. Iron and chronic viral hepatitis. Hepatology, 25 (3): 759-768.

Fontana R J, Israel J, LeClair P, et al. 2000. Iron reduction before and during interferon therapy of chronic hepatitis C: results of a multicenter, randomized, controlled trial. Hepatology, 31 (3): 730-736.

Ginter E, Mikus L. 1977. Reduction of gallstone formation by ascorbic acid in hamsters. Experientia, 33: 716-717.

Hong S, Moreno-Navarrete J M, Wei X, et al. 2015. Nicotinamide *N*-methyltransferase regulates hepatic nutrient metabolism through Sirt1 protein stabilization. Nature Medicine, 21 (8): 887-894.

Howell G, Deng X, Yellaturu C, et al. 2009. N-3 polyunsaturated fatty acids suppress insulin-induced SREBP-1c transcription via reduced trans-activating capacity of LXRα. Biochimica et Biophysica Acta, 1791 (12): 1190-1196.

Imano E, Kanda T, Nakatani Y, et al. 1999. Impaired splanchnic and peripheral glucose uptake in liver cirrhosis. Journal of Hepatology, 31 (3): 469-473.

Jump D B. 2002. The biochemistry of n-3 polyunsaturated fatty acids. Journal of Biological Chemistry, 277 (11): 8755-8758.

Kapadia S B, Chisari F V. 2005. Hepatitis C virus RNA replication is regulated by host geranylgeranylation and fatty acids. Proceedings of the National Academy of Sciences of the United States of America, 102 (7): 2561-2566.

Kato A, Suzuki K. 2004. How to select BCAA preparations. Hepatology Research, 30: S30-S35.

Kato M, Miwa Y, Tajika M, et al. 1998. Preferential use of branched-chain amino acids as an energy substrate in patients with liver cirrhosis. Internal Medicine, 37 (5): 429-434.

Leu G Z, Lin T Y, Hsu J T A. 2004. Anti-HCV activities of selective polyunsaturated fatty acids. Biochemical and Biophysical Research Communications, 318 (1): 275-280.

Nakaya Y, Okita K, Suzuki K, et al. 2007. BCAA-enriched snack improves nutritional state of cirrhosis. Nutrition, 23 (2): 113-120.

Petrides A S, Stanley T, Matthews D E, et al. 1998. Insulin resistance in cirrhosis: prolonged reduction of hyperinsulinemia normalizes insulin sensitivity. Hepatology, 28 (1): 141-149.

Swart G R, Zillikens M C, van Vuure J K, et al. 1989. Effect of a late evening meal on nitrogen balance in patients with cirrhosis of the liver. British Medical Journal, 299 (6709): 1202-1203.

Tajika M, Kato M, Mohri H, et al. 2002. Prognostic value of energy metabolism in patients with viral liver cirrhosis. Nutrition, 18 (3): 229-234.

Tsuchiya M, Sakaida I, Okamoto M, et al. 2005. The effect of a late evening snack in patients with liver cirrhosis. Hepatology Research, 31 (2): 95-103.

Vitaglione P, Fogliano V, Stingo S, et al. 2007. Development of a tomato-based food for special medical purposes as therapy adjuvant for patients. European Journal of Clinical Nutrition, 61 (7) : 906-915.

Yamauchi M, Takeda K, Sakamoto K, et al. 2001. Effect of oral branched chain amino acid supplementation in the late evening on the nutritional state of patients with liver cirrhosis. Hepatology Research, 21 (3) : 199-204.

Yano M, Ikeda M, Abe K I, et al. 2007. Comprehensive analysis of the effects of ordinary nutrients on hepatitis C virus RNA replication in cell culture. Antimicrobial Agents and Chemotherapy, 51 (6) : 2016-2027.

Yasutake K, Ichinose M, Bekki M, et al. 2012 . Significance of dietary intake during combined peg-interferon plus ribavirin therapy for chronic hepatitis C: relationship between polyunsaturated fatty acid and early virologic response. Journal of the Japan Dietetic Association, 55 (1) : 32-39.

Yatsuhashi H, Ohnishi Y, Nakayama S, et al. 2011. Anti-hypoalbuminemic effect of branched-chain amino acid granules in patients with liver cirrhosis is independent of dietary energy and protein intake. Hepatology Research, 41 (11) : 1027-1035.

Zillikens M C, van den Berg J W O, Wattimena J L D, et al. 1993. Nocturnal oral glucose supplementation. The effects on protein metabolism in cirrhotic patients and in healthy controls. Journal of Hepatology, 17 (3) : 377-383.

第十七章　糖尿病营养药物

第一节　概　　述

糖尿病是一种以高血糖为特征的代谢性疾病。随着医学的不断进步，人们对糖尿病的发病机制有了进一步的认识，对糖尿病的治疗也取得了较大进步。但是，由于生活水平的提高、缺乏运动及社会人口老龄化，糖尿病的发病率在世界范围内呈逐年上升趋势。作为一种综合的、多方面的疾病，糖尿病对个人、家庭及社会都是一种巨大的挑战。

一、糖尿病现状

世界卫生组织统计数据显示，截至 2014 年，全球约有 4.22 亿人患有糖尿病，糖尿病的全球发病率从 1980 年的 4.7%升高到了 8.5%(World Health Organization, 2016)。2012 年由糖尿病导致的死亡人数为 150 万，而由于高血糖引起的心血管系统等疾病间接导致的死亡人数有 220 万。由糖尿病直接或间接导致的死亡人口中，75%的死亡人口年龄不足 70 岁(World Health Organization, 2016)。

我国成人糖尿病患病率高达 10%以上，其中 60%～70%血糖控制不理想(张爱珍，2009)。长期高血糖将导致一系列的并发症，如糖尿病肾病、糖尿病性视网膜病变、糖尿病足及糖尿病心血管并发症等，给社会发展和家庭生活带来巨大的负担。寻求能够有效预防和治疗糖尿病的药物已成为当前全球的紧迫任务。

二、糖尿病的诊断和分类

糖尿病的发病因素及其病理进程非常复杂，对糖尿病做出正确的分类和诊断，有利于对糖尿病进行积极有效的治疗。糖尿病大致被分为 4 类：1 型糖尿病、2 型糖尿病、妊娠糖尿病和继发性糖尿病。目前，糖尿病确诊标准主要有以下几个方面：空腹血糖≥126 mg/dL(7.0 mmol/L)，空腹血糖指禁食 8 h 以上的血糖测定值；口服糖耐量试验餐后 2 h 血糖≥200 mg/dL(11.1 mmol/L)，按照世界卫生组织的标准，口服糖耐量试验指空腹以 75 g 葡萄糖作为糖负荷；糖化血红蛋白≥6.5%(48 mmol/mol)，该试验需应用美国糖化血红蛋白标准化计划组织认证的方法进行测定，并与糖尿病控制和并发症临床研究的检测进行标化；患者表现出典型的高血糖症状或者高血糖危象，随机血糖≥200 mg/dL(11.1 mmol/L)。满足以上 4 项标准中的任意一项即可认定为糖尿病。但当患者没有表现出明显的高血糖症状时，应对结果进行重复检测确认。此外，美国糖尿病协会建议无高血糖症状的肥胖或者超重人群(BMI≥23 kg/m^2 或者 BMI≥25 kg/m^2)，以及有一项及以上附加糖尿病危险因素的人群，应不分年龄均进行糖尿病前期筛查。所有人均应从 45 岁开始进行糖尿病筛查，即使检查结果正常也应至少每隔 3 年检查一次。

(一)1 型糖尿病

1 型糖尿病又称胰岛素依赖型糖尿病、青少年型糖尿病，是一种由细胞介导的自身免疫导致胰岛 B 细胞损伤的疾病，占糖尿病总人口的 5%～10%(American Diabetes Association, 2017)。1 型糖尿病自身免疫标志物包括胰岛细胞自身抗体、酪氨酸磷酸激酶 IA-2、IA-2β 及 ZnT8 等。血液中检测到其中的一项或多项自身免疫标志物即可确诊为 1 型糖尿病。1 型糖尿病患者中 B 细胞损伤的速度相差很大，在儿童和婴儿病例中速度较快，而在成年病例中速度较慢。此外，儿童和青少年病例中首次发病时可能出现酮酸中毒的现象。一些病情较为轻微的 1 型糖尿病患者在受到感染或者其他的压力影响下会迅速转变为严重的高血糖症或伴随着酮酸中毒。

2015 年 10 月，美国糖尿病协会、青少年糖尿病基金会、欧洲糖尿病研究协会及美国临床内分泌专家协会共同召开了座谈会，并发布了 1 型糖尿病前驱症状的科学声明。1 型糖尿病的病理进程可分为 3 个阶段。第一阶段为血糖正常的症前阶段，具有自身免疫性，诊断标准为多种自身免疫抗体、没有空腹血糖受损、没有糖耐量受损现象。第二阶段为血糖代谢障碍的症前阶段，诊断标准为多种自身免疫抗体、空腹血糖和糖耐量受损、空腹血糖为 5.6～6.9 mmol/L、2 h 餐后血糖为 7.8～11.0 mmol/L、糖化血红蛋白值为 5.7%～6.4%或者增幅 10%以上。第三阶段为有症状的新发高血糖阶段，诊断标准包括临床症状和糖尿病诊断标准。明确 1 型糖尿病病例所处的病理阶段有助于制定合适的治疗方案并及时有效地干预其病理进程。

（二）2 型糖尿病

2 型糖尿病又称非胰岛素依赖型糖尿病或者成年型糖尿病，占糖尿病病例的 90%～95%，主要表现为胰岛素相对不足或者胰岛素抵抗，大部分病例可以不依靠胰岛素生存。2 型糖尿病患者很少出现酮酸中毒现象，其血糖呈逐渐上升趋势，早期临床症状不明显，因此在其临床确诊前可能已存在多年。

导致 2 型糖尿病的因素众多，但目前尚不清楚其具体病理机制。2 型糖尿病患者多表现为肥胖或超重，有些患者虽未表现出肥胖或者超重，但其腹部脂肪含量增加明显。年龄的增加、肥胖及缺乏运动的生活方式都会增大 2 型糖尿病的患病概率。此外，患有妊娠糖尿病的妇女、高血压或者血脂代谢异常的患者，以及非裔美国人、亚裔美国人等都是 2 型糖尿病高发人群。遗传因素与 2 型糖尿病有着密切的关系，但是其具体遗传学机制尚不清楚。

（三）妊娠糖尿病

妊娠糖尿病是指在怀孕第二或第三个月时初次诊断为糖尿病，在此之前未患 1 型糖尿病或者 2 型糖尿病。妊娠糖尿病一般采用口服 75 g 或者 100 g 葡萄糖耐量测试进行确诊。两种测试方法都是基于两个及以上葡萄糖异常值进行确诊的。其中 75 g 葡萄糖耐量测试中葡萄糖异常值包括：空腹水平≥92 mg/dL（5.1 mmol/L）；餐后 1 h 水平≥180 mg/dL（10.0 mmol/L）；餐后 2 h 水平≥153 mg/dL（8.5 mmol/L）。100 g 葡萄糖耐量测试中葡萄糖异常值包括：空腹水平≥95 mg/dL（5.3 mmol/L）；餐后 1 h 水平≥180 mg/dL（10.0 mmol/L）；餐后 2 h 水平≥155 mg/dL（8.6 mmol/L）；餐后 3 h 水平≥140 mg/dL（7.8 mmol/L）。孕妇在怀孕第 24～28 周血糖偏高将会导致母亲、胎儿及新生儿不良反应增加（HAPO Study Cooperative Research Group et al., 2008），因此恰当地摄入营养、适宜的运动及利用部分药物可能预防和降低这种危险。

（四）继发性糖尿病

继发性糖尿病是指由于已知的原发病所导致的慢性高血糖状态，糖尿病是这些原发疾病的一种并发症。能引起继发性糖尿病的疾病主要有急慢性胰腺炎、生长激素瘤、嗜铬细胞瘤、肢端肥大症、皮质醇增多症等。一般来说，原发疾病根治后，继发性糖尿病亦可得到缓解或消失。

三、糖尿病的治疗方法

目前，临床上糖尿病还没有彻底治愈的方法，对糖尿病患者主要通过药物治疗、医学营养治疗，并辅以知识教育、加强运动等综合手段控制病情。

（一）药物治疗

目前临床上口服降糖药主要有以下几类：胰岛素促泌剂，包括磺酰脲类药物（格列本脲）和格列奈类药物（瑞格列奈）；胰岛素增敏剂，包括双胍类（二甲双胍）和噻唑烷二酮类（吡格列酮）；α-葡萄糖苷酶抑制剂（阿卡波糖）；胰高血糖素样肽-1（GLP-1）相关降糖药物（艾塞那肽、利拉鲁肽等）；糖还原酶抑制剂（依帕司他等）。对于轻、中型经饮食和口服降糖药物治疗无效者或者表现出合并严重代谢紊乱的糖尿病患者，临床采用注射胰岛素的治疗方法。

(二) 医学营养治疗

医学营养治疗(medical nutrition therapy, MNT)是临床上对特定疾病的营养障碍采取的特定营养干预措施。美国糖尿病协会对糖尿病患者的营养建议包括：糖尿病患者或者前糖尿病患者应该进行有益的营养干预并且接受个性化的医学营养治疗，最终延缓糖尿病的发展、预防或者控制糖尿病并发症的发生(Khazrai et al., 2014)。最新的研究表明，改变不同食物的用餐顺序，能够通过影响胃排空时间和肠促胰岛素的分泌影响餐后血糖(Kuwata et al., 2016)。此外，给予糖尿病患者特殊营养配方餐后 GLP-1 和胰岛素水平较正常饮食显著升高，葡萄糖水平显著降低(Mottalib et al., 2016)。综上所述，医学营养治疗在预防和调控糖尿病方面具有重要作用。

第二节　糖尿病的营养治疗

一、糖尿病与营养的关系

糖尿病患者的基本营养需求与普通人群大致相同，但是为了控制血糖水平，糖尿病患者在饮食结构、进餐方式及能量摄入等方面又有着不同于普通人群的要求。

(一) 蛋白质

美国糖尿病协会推荐糖尿病患者的蛋白质摄入量不超过每日总能量摄取量的 15%～20%，以维持正常的肾功能。建议糖尿病患者每日摄取 0.8 g/(kg·d)的优质蛋白。优质蛋白是指蛋白质消化率校正氨基酸评分高，且能够提供 9 种必需氨基酸的蛋白质。此外，膳食蛋白能够在不升高血糖水平的同时增加胰岛素响应(Franz et al., 2003)。

(二) 碳水化合物

碳水化合物的摄入量和种类对于糖尿病的影响一直存有争议。美国糖尿病协会建议降低碳水化合物的摄入量以降低餐后血糖，因为通常碳水化合物的摄入量是决定餐后血糖的主要因素。但是，碳水化合物的类型同样能够影响血糖值，如淀粉的种类、食物的加工方式及食物的物理形式等(Bantle et al., 2008)。

(三) 脂肪

长期高脂饮食、脂肪摄入量过大是引起肥胖和超重的主要原因，与 2 型糖尿病的发病也有着密切的联系。但这并不意味着要盲目地降低脂肪的摄入量。有研究表明，反式脂肪酸摄取过多会增加心血管疾病的危险性，糖尿病患者及心血管疾病高危人群应尽可能地降低反式脂肪酸的摄入量(Christiansen et al., 1997)。

(四) 微量营养素

微量营养素与糖尿病的发生与发展密切相关，相互影响。糖尿病及其并发症能够影响微量营养素的吸收和代谢，微量营养素则影响整体的葡萄糖水平和能量平衡(Bowman and Russell, 2008)。

(五) 中药材

我国中药种类繁多，对中药的研究历史悠久。目前已经发现多种中药材具有降血糖的作用，以下列举比较常用的 20 种中药材。

黄芪：为豆科植物蒙古黄芪或膜荚黄芪的根，具有增强免疫力、保肝利尿、降压等作用，是最常用的降血糖中草药。黄芪中的活性成分主要为黄芪多糖。在链脲霉素和高脂饮食诱导的 2 型糖尿病大鼠模型中，黄芪多糖能够通过降低内质网应激反应抑制蛋白酪氨酸磷酸酶 1B 的表达来降低血糖(Wang et al., 2009)。同时，黄芪多糖还能通过激活腺苷酸活化蛋白激酶(AMPK)，促进肝糖异生，增加葡萄糖代谢(Zou et al.,

2009）。

天花粉：为葫芦科植物栝蒌的根，具有清热泻火、生津止渴、消肿排脓的功效。其活性成分主要包括天花粉蛋白及多糖。最新的研究表明，其所含的天花粉蛋白能够与胰岛素受体相结合，增加胰岛素受体激酶活性，从而降低血糖（Lo et al., 2017）。

山药：为薯蓣科植物薯蓣的干燥根茎，其主要功效为健脾养胃、生津益肺、补肾涩精，是中医治疗消渴症的主要药物之一。山药中含有大量的黏蛋白及皂苷，研究发现山药能够有效增加胰岛素耐受性，从而起到降血糖的作用（Hsu et al., 2007）。

地黄：为玄参科植物地黄，其性凉，味甘苦，具有养血补血、滋阴补肾、凉血的功效。地黄中的化合物种类超过 70 种，以苷类为主，其活性成分主要为梓醇和低聚糖。地黄能够通过促进胰岛素分泌、改善胰岛素抵抗、增加肝中葡萄糖激酶和葡萄糖-6-磷酸脱氢酶的活性发挥降糖作用（Zhang et al., 2008a）。此外，地黄还能够有效地降低糖尿病大鼠模型血清中 C 反应蛋白（CRP）的水平（Zhang et al., 2004）。

人参：为五加科植物人参的根，味甘、微苦，具有补气、固脱、生津、安神、益智等多种功效。其主要成分主要有人参皂苷、人参多糖、多肽、人参炔醇、麦芽醇、腺嘌呤核苷，以及某些氨基酸和微量元素等。研究发现，人参具有增加胰岛素的分泌、预防 B 细胞的凋亡、增加胰岛素敏感性、促进产热等作用（Yin et al., 2008）。此外，研究还发现人参中的主要药理活性成分人参皂苷能够增加高脂饮食大鼠的胰岛素敏感性（Zhang et al., 2008b）。

枸杞子：为茄科植物枸杞的成熟果实，是国家卫生和计划生育委员会批准的药食两用食物，具有益睛明目、滋肝补肾的功效。枸杞子含有丰富的枸杞多糖、氨基酸、甜菜碱、胡萝卜素等，其中枸杞多糖为其主要活性成分。动物实验发现枸杞多糖能够有效降低糖尿病小鼠模型空腹血糖水平、总胆固醇水平及甘油三酯水平（Jing et al., 2009）。

五味子：为木兰科植物五味子或华中五味子的成熟果实，具有敛肺滋肾、生津收汗等功效。五味子中含有月桂烯等挥发性成分、木脂素类、有机酸类、维生素和糖类等成分。在 90%胰腺切除的糖尿病大鼠模型中，五味子能够有效降低大鼠的血糖水平并提高胰岛素耐受性（Park et al., 2009）。体外试验结果表明，从五味子中提取的活性成分木脂素能够有效地促进外周组织对葡萄糖的吸收，提示其具有潜在的降血糖作用（Zhang et al., 2010）。

葛根：为豆科植物野葛或甘葛藤的干燥根，有解肌退热、透疹、生津止渴等功效。葛根的主要活性成分为葛根素。研究发现，对链脲霉素诱导的糖尿病大鼠模型给药葛根素能够显著增加葡萄糖转运体 4（GLUT4）的表达并促进葡萄糖的吸收（Hsu et al., 2003）。此外，体外试验表明，葛根素能够通过刺激过氧化氢酶和超氧化物歧化酶的活性保护过氧化氢诱导的胰岛损伤（Xiong et al., 2006）。

知母：为百合科植物知母的干燥根茎，主治热病烦渴、肺热燥咳、骨蒸潮热、内热消渴、肠燥便秘等。知母中的知母皂苷Ⅰ具有降低血糖水平并显著提高糖尿病小鼠模型糖耐量的作用（刘健等，2017）。

茯苓：为多孔菌科茯苓属真菌茯苓的干燥菌核，味甘性平，具有利水渗湿、健脾宁心的功效。从茯苓中提取的三萜类及茯苓粗提物能够通过增加胰岛素敏感性降低糖尿病小鼠模型的餐后血糖（Li et al., 2011）。

麦冬：为百合科沿阶草属植物麦冬，有生津解渴、润肺止咳的功效。麦冬含有多糖、甾体皂苷、谷甾醇、豆甾醇、氨基酸等化学成分。研究发现，从麦冬中提取的多糖能够有效地抑制四氧嘧啶诱导的糖尿病小鼠模型中 α-葡萄糖苷酶的活性，发挥降血糖作用（Lin et al., 2011）。

丹参：为唇形科植物丹参的干燥根和根茎，有活血祛瘀、通经止痛、凉血消痈的功效。丹参的化学成分主要有脂溶性的丹参酮类和水溶性的酚酸类。从丹参中提取的丹参酮ⅡA 能够改善高脂饮食大鼠的葡萄糖耐受性并抑制脂肪生成（Gong et al., 2009）。此外，丹参酮ⅡA 还能够在糖尿病肾病的病理进程中起到保护作用（Kim et al., 2009）。

黄精：为百合科植物滇黄精、黄精、多花黄精的干燥根茎，具有补脾、润肺生津的作用。黄精中含有多种化学组分，包括黄精多糖及甾体皂苷等。研究发现，黄精的甲醇提取物能够有效降低链脲霉素诱导的糖尿病小鼠模型的血糖水平，但并不影响血清胰岛素水平（Kato and Miura, 1993）。此外，黄精还能够通过降低肝糖输出发挥降血糖作用（Kato et al., 1994）。

黄连：为毛茛科植物黄连、三角叶黄连或云连的干燥根茎，味苦，具有清热燥湿、泻火解毒的作用。小檗碱是一种异喹啉生物碱，为黄连的主要活性成分。小檗碱用药历史悠久，具有多种药理功能，如抗氧化、抗炎、抗肿瘤等。此外，小檗碱还能够调节血脂、增加胰岛素敏感性、改善胰岛素抵抗、降低血糖（Imanshahidi and Hosseinzadeh, 2008）。

甘草：为豆科植物乌拉尔甘草、胀果甘草、光果甘草的干燥根及根茎，气微味甜，具有清热解毒、祛痰止咳等功效。甘草中的化学成分主要为甘草酸和甘草苷等。从甘草中提取的甘草香豆精-7-甲醚，作为过氧化物酶体增殖物激活受体（PPAR）γ 的配体，能够有效降低糖尿病小鼠模型的血糖水平（Kuroda et al., 2003）。

玉米须：为禾本科植物玉蜀黍的花柱和柱头，味甘性平，具有利尿消肿、清肝利胆的功效。长久以来，喝煮沸的玉米水作为偏方为糖尿病患者所青睐。研究发现，通过水提法从玉米须中提取的多糖能够有效降低糖尿病小鼠模型的血糖水平，并能够恢复肠道菌群平衡（Wang et al., 2016）。

金银花：为忍冬科忍冬属植物忍冬及同属植物的干燥花蕾，性寒味甘，具有清热解毒的功效。对链脲霉素诱导的糖尿病大鼠模型给药金银花后，其 PPARγ 及胰岛素受体 S Ⅰ 的表达显著增加，胰岛损伤减轻，血糖水平显著降低（Han et al., 2015）。

桑枝：为桑科植物桑的干燥树枝，具有祛风活络、通利关节、燥湿利水等功效。桑枝中的脂多糖被证实在治疗糖尿病方面具有积极的作用，研究发现其能够有效降低糖尿病大鼠模型的血糖水平并改善其肾功能（Li et al., 2015）。

桑叶：为桑科植物桑的干燥叶，味苦、甘，性微寒，具有疏散风热、清肺润燥、清肝明目的功效。桑叶中含有丰富的黄酮类、生物碱、植物甾醇及桑叶多糖等成分。桑叶提取物能够有效降低糖尿病大鼠模型血清中胆固醇、甘油三酯、低密度脂蛋白及血糖水平，提高胰岛素耐受性（Cai et al., 2016）。

地骨皮：为茄科植物枸杞的干燥根皮，性寒味甘，具有凉血除蒸、清肺降火的功效。地骨皮含有甜菜碱、枸杞酰胺、桂皮酸等成分。给药 200 mg/kg 地骨皮 28 天能够有效降低糖尿病小鼠模型的血糖水平，且能够通过修复损伤的胰岛 B 细胞增加胰岛素的分泌（Gao et al., 2007）。

二、治疗糖尿病的营养药物

目前，临床上使用的化学类降糖药物虽有疗效好、见效快等优点，但长期使用会产生抗药性和继发性失效，并伴随肝毒性、肾毒性及血糖波动频繁等不良反应。因此，从某些食物及中药材中开发的营养药物逐渐为糖尿病患者所青睐。这里列举了《中国药典》里收录的较为常用的 20 种糖尿病营养药物。

（一）糖尿乐胶囊

糖尿乐胶囊的成分包括天花粉、山药、黄芪、红参、地黄、枸杞子、知母、天冬、茯苓、山茱萸、五味子、葛根及炒鸡内金，具有益气养阴、生津止渴的功效。临床用于气阴两虚所致的消渴病，症见多食、多饮、多尿、消瘦、四肢无力。糖尿乐胶囊的服用方式为口服，一次 3 或 4 粒，一日 3 次。

（二）糖脉康胶囊

糖脉康胶囊的成分包括黄芪、地黄、赤芍、丹参、牛膝、麦冬、葛根、桑叶、黄连、黄精及淫羊藿，具有养阴清热、活血化瘀、益气固肾的功效。临床上用于糖尿病气阴两虚兼血瘀所致的倦怠乏力、气短懒言、自汗、盗汗、五心烦热、口渴喜饮、胸中闷痛、肢体麻木或刺痛、便秘、舌红少津、舌体胖大、苔薄或花剥，或舌暗有瘀斑等症及 2 型糖尿病并发症见上述证候者。糖脉康胶囊的服用方式为口服，一次 6 粒，一日 3 次。

此外，糖脉康颗粒、糖脉康片与糖脉康胶囊仅剂型不同，其成分与功能主治基本一致，此处不再进行详述。

(三)消渴丸

消渴丸的成分包括葛根、地黄、黄芪、天花粉、玉米须、南五味子、山药及格列本脲，具有滋肾养阴、益气生津的功效。临床上用于气阴两虚所致的消渴病，症见多饮、多尿、多食、消瘦、体倦乏力、眠差、腰痛，2 型糖尿病见上述证候者。消渴丸的服用方式为口服，一次 5～10 丸，一日 2 或 3 次。

(四)降糖甲片

降糖甲片的成分包括黄芪、黄精、地黄、太子参及天花粉，具有补中益气、养阴生津的功效。临床上用于气阴两虚型消渴症(非胰岛素依赖型糖尿病)。降糖甲片的服用方式为口服，一次 6 片，一日 3 次。

此外，另一糖尿病营养药物渴乐宁胶囊与降糖甲片的成分及功能主治类似，此处不再详述。

(五)消渴平片

消渴平片的成分包括人参、黄连、天花粉、天冬、黄芪、丹参、枸杞子、沙苑子、葛根、知母、五倍子及五味子，具有益气养阴、清热泻火的功效。临床上用于阴虚燥热、气阴两虚所致的消渴病，症见口渴喜饮、多食、多尿、消瘦、气短、乏力、手足心热，2 型糖尿病见上述证候者。消渴平片的服用方式为口服，一次 6～8 片，一日 3 次，或遵医嘱。

(六)消渴灵片

消渴灵片的成分包括地黄、五味子、麦冬、牡丹皮、黄芪、黄连、茯苓、红参、天花粉、石膏及枸杞子，具有益气养阴、清热泻火、生津止渴的功效。临床用于气阴两虚所致的消渴病，症见多饮、多食、多尿、消瘦、气短乏力，轻、中型 2 型糖尿病见上述证候者。消渴灵片的服用方式为口服，一次 8 片，一日 3 次。

(七)金芪降糖片

金芪降糖片的成分包括黄连、黄芪及金银花，具有清热益气的功效。临床上用于消渴病气虚内热证，症见口渴喜饮、易饥多食、气短乏力，轻、中型 2 型糖尿病见上述证候者。金芪降糖片的服用方式为饭前半小时服用，一次 2 或 3 片，一日 3 次，疗程 3 个月或遵医嘱。

(八)六味地黄丸

六味地黄丸的成分包括熟地黄、酒萸肉、牡丹皮、山药、茯苓及泽泻，具有滋阴补肾的功效，临床上用于肾阴亏损、头晕耳鸣、腰膝酸软、骨蒸潮热、盗汗遗精、消渴。六味地黄丸的服用方式为口服，水丸一次 5 g，水蜜丸一次 6 g，小蜜丸一次 9 g，大蜜丸一次 1 丸，一日 2 次。

此外，六味地黄丸(浓缩丸)、六味地黄软胶囊、六味地黄胶囊、六味地黄颗粒 4 种糖尿病营养药物与六味地黄丸的成分及功能主治基本一致，此处不再详述。

(九)麦味地黄丸

麦味地黄丸的成分包括麦冬、五味子、熟地黄、酒萸肉、牡丹皮、山药、茯苓及泽泻，具有滋肾养肺的功效。临床上用于肺肾阴亏、潮热盗汗、咽干咳血、眩晕耳鸣、腰膝酸软、消渴。麦味地黄丸的服用方式为口服，水蜜丸一次 6 g，小蜜丸一次 9 g，大蜜丸一次 1 丸，一日 2 次。

(十)玉泉胶囊

玉泉胶囊的成分包括天花粉、葛根、麦冬、人参、茯苓、乌梅、黄芪、甘草、地黄和五味子，具有养阴益气、生津止渴、清热除烦的功效。临床上用于气阴不足、口渴多饮、消食善饥，糖尿病见上述证候者。玉泉胶囊的服用方式为口服，一次 5 粒，一日 4 次。

此外，玉泉丸及玉泉颗粒的成分与功能主治和玉泉胶囊基本一致，此处不再详述。

(十一)十味消渴胶囊(参芪消渴胶囊)

参芪消渴胶囊的成分包括天花粉、乌梅肉、枇杷叶、麦冬、五味子、瓜蒌、人参、黄芪、粉葛和檀香，具有益气养阴、生津止渴的功效。临床上用于消渴病气阴两虚证，症见口渴喜饮、自汗盗汗、倦怠乏力、五心烦热，2 型糖尿病见上述证候者。参芪消渴胶囊的服用方式为口服，一次 6 粒，一日 3 次。

(十二)地骨降糖胶囊

地骨降糖胶囊的成分包括地骨皮、郁金、水蛭、冬虫夏草、紫苏子、龟甲(制)和地龙，具有滋阴润燥、化瘀通络的功效。临床上用于阴虚血瘀所引起的消渴病，2 型糖尿病见上述证候者。地骨降糖胶囊的服用方式为一次 4 粒，一日 4 次。

(十三)振源胶囊

振源胶囊的成分主要为人参果总皂苷。具有益气通脉、宁心安神、生津止渴的功效，临床上用于胸痹、心悸、不寐，消渴气虚证，症见胸痛胸闷、心悸不安、失眠健忘、口渴多饮、气短乏力、冠心病、心绞痛、心律失常、神经衰弱及 2 型糖尿病见上述证候者。服用方式为口服，一次 1 或 2 粒，一日 3 次。

(十四)降糖舒片

降糖舒片的成分包括熟地黄、地黄、枸杞子、刺五加、黄芪、玄参、麦冬、知母、葛根、人参、黄精、天花粉、益智仁、牡蛎、丹参、荔枝核、生石膏、芡实、山药、五味子、乌药和枳壳，具有滋阴补肾、生津止渴的功效。临床上用于糖尿病及糖尿病引起的全身综合征。降糖舒片的服用方式为口服，一次 4～6 片，一日 3 次。

(十五)桑枝颗粒

桑枝颗粒的成分主要为桑枝，具有养阴生津、活血通络的功效。临床上用于阴虚内热，瘀血阻络所致的消渴病。桑枝颗粒的服用方式为开水冲服，一次 1 袋，一日 3 次。

(十六)参芪降糖片

参芪降糖片的成分包括人参茎叶皂苷、五味子、黄芪、山药、地黄、覆盆子、麦冬、茯苓、天花粉、泽泻及枸杞子，具有益气养阴、滋脾补肾的功效。临床上主要用于治疗消渴症，用于 2 型糖尿病。参芪降糖片的服用方式为口服，一次 3 片，一日 3 次。

(十七)明目地黄丸

明目地黄丸的成分包括熟地、生地、山药、泽泻、枣皮、丹皮、柴胡、茯神、当归及五味子，具有滋补肝肾、平肝明目的功效。对糖尿病性视网膜病变及白内障早期有一定疗效。明目地黄丸的服用方式为口服，每次 1 丸，每日 2 次。

(十八)珍芪降糖胶囊

珍芪降糖胶囊的成分包括珍珠、黄芪、黄精、黄芩、生地黄、天花粉、麦冬、石斛、蝉蜕、鸡内金、山药、沙苑子等十四味药，具有益气养阴、清热生津的功效。临床上用于气阴两虚，肺胃热导致的消渴症。珍芪降糖胶囊的服用方式为口服，一次 4 粒，一日 3 次，饭后服用。

（十九）甘露消渴胶囊

甘露消渴胶囊的成分包括熟地黄、地黄、地骨皮、人参、枸杞子、黄芪、菟丝子、山茱萸、党参、黄连等十九味药，具有滋阴补肾、健脾生津的功效。用于非胰岛素依赖型糖尿病。甘露消渴胶囊的服用方式为口服，一次4或5粒，一日3次，或遵医嘱。

（二十）抗饥消渴片

抗饥消渴片的成分包括红参、麦冬、五味子、熟地黄、地黄、玉竹、枸杞子、黄连、黄柏，具有养阴益气、润燥生津、抗饥止渴的功效。临床上用于非胰岛素依赖型糖尿病，对慢性萎缩性胃炎、胃阴虚者也有一定作用。抗饥消渴片的服用方式为口服，一次12片，一日3次，或遵医嘱。

第三节　问题与展望

天然降糖产物具有毒副反应小、作用温和等优点。部分糖尿病患者在服用化学类降糖药物的同时也会选择补充一定的天然降糖产物进行辅助治疗，但是患者通常并没有将这些产品的使用作为其用药史或膳食史的部分进行评价。这些补充剂与处方药之间的相互作用尚未有定论，还需长期的临床数据进行评价。

目前已发现多种天然产物具有降糖作用，但是由于其成分种类繁多、化学结构复杂等，其具体的降糖机制尚未能阐明。因此，进一步明确天然产物中的有效成分，阐明其化学结构与降糖活性之间的相关性，对于开发新型糖尿病药物是一件非常有意义的事情，具有广阔的前景。

（庄静静）

主要参考文献

刘健, 喻凯, 王明奎, 等. 2017. 知母中 Officinalisinin Ⅰ降糖机制及中枢神经保护研究. 中华中医药杂志, (2): 782-785.

张爱珍. 2009. 医学营养学. 3 版. 北京: 人民卫生出版社.

American Diabetes Association. 2017. Classification and diagnosis of diabetes. Diabetes Care, 40 (Suppl 1): S11-S24.

Bantle J P, Wylie-Rosett J, Albright A L, et al. 2008. Nutrition recommendations and interventions for diabetes: a position statement of the American Diabetes Association. Diabetes Care, 31 (Suppl 1): S61-S78.

Bowman B A, Russell R M. 2008. 现代营养学. 2 版. 荫士安, 译. 北京: 人民卫生出版社: 653.

Cai S, Sun W, Fan Y, et al. 2016. Effect of mulberry leaf (Folium Mori) on insulin resistance via IRS-1/PI3K/Glut-4 signalling pathway in type 2 diabetes mellitus rats. Pharm Biol, 54 (11): 2685-2691.

Christiansen E, Schnider S, Palmvig B, et al. 1997. Intake of a diet high in trans monounsaturated fatty acids or saturated fatty acids. Effects on postprandial insulinemia and glycemia in obese patients with NIDDM. Diabetes Care, 20 (5): 881-887.

Franz M J, Bantle J P, Beebe C A, et al. 2003. Evidence-based nutrition principles and recommendations for the treatment and prevention of diabetes and related complications. Diabetes Care, 26 (Suppl 1): S51-S61.

Gao D, Li Q, Liu Z, et al. 2007. Hypoglycemic effects and mechanisms of action of cortex lycii radicis on alloxan-induced diabetic mice. Yakugaku Zasshi, 127 (10): 1715-1721.

Gong Z, Huang C, Sheng X, et al. 2009. The role of tanshinone IIA in the treatment of obesity through peroxisome proliferator-activated receptor gamma antagonism. Endocrinology, 150 (1): 104-113.

Han J M, Kim M H, Choi Y Y, et al. 2015. Effects of *Lonicera japonica* Thunb. on type 2 diabetes via PPAR-γ activation in rats. Phytother Res, 29 (10): 1616-1621.

HAPO Study Cooperative Research Group, Metzger B E, Lowe L P, et al. 2008. Hyperglycemia and adverse pregnancy outcomes. N Engl J Med, 358 (19): 1991-2002.

Hsu F L, Liu I M, Kuo D H, et al. 2003. Antihyperglycemic effect of puerarin in streptozotocin-induced diabetic rats. J Nat Prod, 66 (6): 788-792.

Hsu J H, Wu Y C, Liu I M, et al. 2007. Dioscorea as the principal herb of Die-Huang-Wan, a widely used herbal mixture in China, for improvement of insulin resistance in fructose-rich chow-fed rats. J Ethnopharmacol, 112 (3): 577-584.

Imanshahidi M, Hosseinzadeh H. 2008. Pharmacological and therapeutic effects of *Berberis vulgaris* and its active constituent, berberine. Phytother Res, 22(8): 999-1012.

Jing L, Cui G, Feng Q, et al. 2009. Evaluation of hypoglycemic activity of the polysaccharides extracted from *Lycium barbarum*. Afr J Tradit Complement Altern Med, 6(4): 579-584.

Kato A, Miura T. 1993. Hypoglycemic activity of polygonati rhizoma in normal and diabetic mice. Biol Pharm Bull, 16(11): 1118-1120.

Kato A, Miura T, Yano H, et al. 1994. Suppressive effects of polygonati rhizoma on hepatic glucose output, GLUT2 mRNA expression and its protein content in rat liver. Endocr J, 41(2): 139-144.

Khazrai Y M, Defeudis G, Pozzilli P. 2014. Effect of diet on type 2 diabetes mellitus: a review. Diabetes Metab Res Rev, 30 (Suppl S1): 24-33.

Kim S K, Jung K H, Lee B C. 2009. Protective effect of tanshinone IIA on the early stage of experimental diabetic nephropathy. Biol Pharm Bull, 32(2): 220-224.

Kuroda M, Mimaki Y, Sashida Y, et al. 2003. Phenolics with PPAR-gamma ligand-binding activity obtained from licorice (*Glycyrrhiza uralensis* roots) and ameliorative effects of glycyrin on genetically diabetic KK-A(y) mice. Bioorg Med Chem Lett, 13(24): 4267-4272.

Kuwata H, Iwasaki M, Shimizu S, et al. 2016. Meal sequence and glucose excursion, gastric emptying and incretin secretion in type 2 diabetes: a randomised, controlled crossover, exploratory trial. Diabetologia, 59 (3): 453-461.

Li T H, Hou C C, Chang C L, et al. 2011. Anti-hyperglycemic properties of crude extract and triterpenes from *Poria cocos*. Evid Based Complement Alternat Med, 2011(5): 128402.

Li X, Wang L, Gao X, et al. 2015. Mechanisms of protective effect of ramulus mori polysaccharides on renal injury in high-fat diet/streptozotocin-induced diabetic rats. Cell Physiol Biochem, 37(6): 2125-2134.

Lin W L, Su W W, Cai X Y, et al. 2011. Fermentation effects of oligosaccharides of radix ophiopogonis on alloxan-induced diabetes in mice. Int J Biol Macromol, 49(2): 194-200.

Lo H Y, Li T C, Yang T Y ,et al. 2017. Hypoglycemic effects of *Trichosanthes kirilowii* and its protein constituent in diabetic mice: the involvement of insulin receptor pathway. BMC Complement Altern Med, 17(1): 53.

Mottalib A, Mohd-Yusof B N, Shehabeldin M, et al. 2016. Impact of diabetes-specific nutritional formulas versus oatmeal on postprandial glucose, insulin, GLP-1 and postprandial lipidemia. Nutrients, 8 (7): E443.

Park S, Hong S M, Ahn I S, et al. 2009. Huang-Lian-Jie-Du-Tang supplemented with *Schisandra chinensis* Baill. and *Polygonatum odoratum* Druce improved glucose tolerance by potentiating insulinotropic actions in islets in 90% pancreatectomized diabetic rats. Biosci Biotechnol Biochem, 73(11): 2384-2392.

Wang C, Yin Y, Cao X, et al. 2016. Effects of maydis stigma polysaccharide on the intestinal microflora in type-2 diabetes. Pharm Biol, 54(12): 3086-3092.

Wang N, Zhang D, Mao X, et al. 2009. Astragalus polysaccharides decreased the expression of PTP1B through relieving ER stress induced activation of ATF6 in a rat model of type 2 diabetes. Mol Cell Endocrinol, 307(1-2): 89-98.

World Health Organization. 2016. Global Report on Diabetes. http: //apps.who.int/iris/bitstream/10665/204871/1/9789241565257_eng. pdf?ua=1[2017-6-1].

Xiong F L, Sun X H, Gan L, et al. 2006. Puerarin protects rat pancreatic islets from damage by hydrogen peroxide. Eur J Pharmacol, 529(1-3): 1-7.

Yin J, Zhang H, Ye J. 2008. Traditional chinese medicine in treatment of metabolic syndrome. Endocr Metab Immune Disord Drug Targets, 8(2): 99-111.

Zhang J, Shi L L, Zheng Y N. 2010. Dibenzocyclooctadiene lignans from fructus schisandrae chinensis improve glucose uptake *in vitro*. Nat Prod Commun, 5(2): 231-234.

Zhang R, Zhou J, Jia Z, et al. 2004. Hypoglycemic effect of *Rehmannia glutinosa* oligosaccharide in hyperglycemic and alloxan-induced diabetic rats and its mechanism. J Ethnopharmacol, 90(1): 39-43.

Zhang R X, Li M X, Jia Z P. 2008a. *Rehmannia glutinosa*: review of botany, chemistry and pharmacology. J Ethnopharmacol, 117(2): 199-214.

Zhang Z, Li X, Lv W, et al. 2008b. Ginsenoside Re reduces insulin resistance through inhibition of c-Jun NH2-terminal kinase and nuclear factor-kappaB. Mol Endocrinol, 22(1): 186-195.

Zou F, Mao X Q, Wang N, et al. 2009. Astragalus polysaccharides alleviates glucose toxicity and restores glucose homeostasis in diabetic states via activation of AMPK. Acta Pharmacol Sin, 30(12): 1607-1615.

第十八章　高血压病营养药物

高血压(hypertension)是指以循环系统动脉血压(收缩压和/或舒张压)持续升高为主要特征(收缩压≥140 mmHg，舒张压≥90 mmHg)的心血管临床综合征，可伴有心脏、脑、肾等器官的功能或器质性损害。

高血压的治疗可分为两大类：第一类是非药物治疗，第二类是药物治疗。其中，非药物治疗是治疗高血压的基础，也是药物治疗前的生活干预阶段，它主要是以改善生活方式和控制心脑血管疾病的危险因素为主的治疗方法。非药物治疗可以在一定程度上降低高血压患者的血压并有可能减少一些高血压药物的使用量，使高血压药物发挥最好的降压效果。非药物治疗的手段主要包括减轻体重，合理膳食，控制体内营养和钾、钠离子含量，体育锻炼和戒烟限酒等，其中膳食和营养控制在高血压控制方面发挥着巨大作用，如每天的钠盐摄入量。药物治疗主要是指降压药物通过不同的途径影响对血压的生理调节起重要作用的系统而发挥降压效应，如影响肾素-血管紧张素-醛固酮系统、交感神经系统和内皮素系统等。目前常用的降压药物可归纳为五大类(葛均波和徐永健，2013)，即利尿剂、β 受体阻滞剂、钙通道阻滞剂(CCB)、血管紧张素转换酶抑制剂(ACEI)和血管紧张素Ⅱ受体阻滞剂(ARB)。除了常用的五大类降压药之外，还有一类降压药物为 α 受体阻滞剂，同时合并前列腺肥大的男性患者的抗高血压治疗可以考虑这一类药物。另外，国内还有不少中药性质的降压药和临床营养类降压药，这些降压药也为生活干预和临床带来了更多的选择。

无论是药物治疗还是非药物治疗都涉及高血压的营养治疗。在利尿剂和其他降压药问世之前，高血压的治疗主要以非药物治疗为主，随着高血压药物的发展，饮食和营养治疗降至次要地位。由于近些年很多学者开始关注高血压患者的病因和发病机制研究，从而又促进了人们重新评价营养在高血压病防治中的作用。

第一节　高血压概况

高血压是最常见的慢性病，也是心脑血管病最主要的危险因素，脑卒中、心肌梗死、心力衰竭及慢性肾病等并发症，不仅致残、致死率高，而且严重消耗医疗和社会资源，给家庭和国家造成沉重负担。2012 年全球心血管病死亡人数为 1700 万，占慢性病死亡人数的 46%，其中高血压并发症死亡人数为 940 万，已成为影响全球疾病负担的首要危险因素(国家卫生计生委合理用药专家委员会和中国医师协会高血压专业委员会，2015)。

一、高血压的分类和危险分层

(一)高血压的分类

1. 根据病因分类

临床上高血压可分为两大类：一类是原发性高血压；另一类是继发性高血压。

(1)原发性高血压

原发性高血压(primary hypertension)是以血压升高为主要临床表现伴或不伴有多种心血管危险因素的综合征，通常简称为高血压。

(2)继发性高血压

继发性高血压是病因比较明确的高血压，它是由某些确定的疾病或病因引起的血压升高，占所有高血压的 5%～10%。继发性高血压常见的病因主要包括肾实质性高血压、肾血管性高血压、肾素瘤、嗜铬细胞瘤、原发性醛固酮增多症、睡眠呼吸障碍等，可通过手术干预或者后期处理得到根治或改善。

2. 根据血压水平分类

目前我国采用正常血压、正常高值血压和高血压进行血压水平分类(中国高血压基层管理指南修订委员会，2015)。此种分类适用于18岁以上的成年人。将血压水平120～139/80～89 mmHg定为正常高值血压。高血压定义为在未使用降压药物的情况下，非同日3次测量血压，收缩压≥140 mmHg和/或舒张压≥90 mmHg。收缩压≥140 mmHg和舒张压<90 mmHg为单纯收缩期高血压。患者既往有高血压史，目前在使用降压药物，血压虽然低于140/90 mmHg，也诊断为高血压。根据血压升高水平，又进一步将高血压分为1级、2级和3级(表18.1)。

表18.1 血压水平分类和定义 (单位：mmHg)

分类	收缩压		舒张压
正常血压	<120	和	<80
正常高值血压	120～139	和(或)	80～89
高血压	≥140	和(或)	≥90
1级高血压(轻度)	140～159	和(或)	90～99
2级高血压(中度)	160～179	和(或)	100～109
3级高血压(重度)	≥180	和(或)	≥110
单纯收缩期高血压	≥140	和	<90

注：当收缩压和舒张压分属于不同级别时，以较高的分级为准

(二)高血压的危险分层

根据患者血压水平、现存的危险因素、靶器官损害、伴发临床疾患进行危险分层。将患者分为低危、中危、高危3层(表18.2)(中国高血压防治指南修订委员会，2010)。

靶器官损害包括：左心室肥厚、颈动脉内膜增厚、血肌酐轻度升高。临床疾患包括：心脏病、脑血管病、肾病、周围血管病、糖尿病等。

表18.2 根据心血管总体危险量化估计预后危险度分层表

其他危险因素、靶器官损害和疾病史	血压/mmHg		
	1级高血压 收缩压140～159或舒张压90～99	2级高血压 收缩压160～179或舒张压100～109	3级高血压 收缩压≥180或舒张压≥110
无其他危险因素	低危	中危	高危
1或2个危险因素	中危	中危	高危
≥3个危险因素、靶器官损害、并存的临床疾患	高危	高危	高危

二、高血压的病因和发病机制

(一)高血压的病因

高血压的病因主要包括遗传因素、精神和环境因素、年龄因素、生活习惯因素、药物的影响和其他疾病的影响等，既包括原发性的遗传因素也包括继发性的疾病因素。

1. 遗传因素

原发性高血压发病机制尚未阐明，目前不少的文献报道和临床观察实验证明原发性高血压可能与遗传因素有着密切的联系，这也是所谓的原发性高血压的遗传学说。通过临床试验观察，如果父母一辈患有原发性高血压，那么他们的子女患有原发性高血压的概率会增加，并且与钠盐摄入具有较大的相关性，这类

具有家族倾向的高血压患者需要提前做好血压的防治和预防工作。原发性高血压的遗传多受两种基因的控制，分别是显性基因和多基因关联。调查发现，高血压不仅在血压发生率上具有遗传性，而且在血压高低、产生的并发症等方面也具有遗传倾向。

2. 环境因素

环境因素主要包括饮食的影响、精神应激和吸烟、喝酒等因素。对于饮食，钠盐的整体摄入量对血压的影响较大，很多高血压为盐敏感性高血压。高血压家族儿童无论有无高血压在钠负荷试验中均较无高血压家族史儿童血压增高反应明显，提示摄入食盐过多易导致高血压的发生。另外，蛋白质、饱和脂肪酸、不饱和脂肪酸等的摄入量也会影响血压的升高。精神因素主要为脑力劳动强度较大的人群，表现为精神压力较大，这类患者通过合理休息可以改善高血压的症状。吸烟、喝酒是影响高血压的很重要的因素，吸烟可以通过交感神经刺激使血压升高；喝酒与高血压呈线性相关，所以吸烟、喝酒被列为高血压患者很重要的危险因素。

3. 其他因素

除了遗传和环境因素外，其他因素包括体重、药物影响和睡眠问题等。肥胖患者更易得高血压，减肥有利于血压的降低。有些非高血压药物对血压也具有一定的影响，如避孕药、麻黄素、甘草等。睡眠呼吸障碍是引起高血压的另外一种因素，有些患者在睡眠中戴呼吸机能明显改善高血压症状。

（二）高血压的发病机制

高血压的发病机制主要包括神经机制、肾异常、激素机制、血管机制和胰岛素抵抗等，机制相对比较复杂。

三、高血压的表现、并发症和危害

（一）高血压的表现

高血压的表现因人而异，有的患者表现比较明显，有的患者表现不是太明显。大多数患者属于缓进型高血压，起病时症状不明显，病程比较长，有的长达 10～20 年。在高血压初期，患者的症状表现比较细微，有时难以发觉，如出现细小的动脉痉挛等。但是随着高血压的加重，这些细微表现会逐渐扩大，扩大到小动脉硬化和管腔内形成斑块等，最终会扩展到大的动脉甚至颈动脉。正是由于高血压大多没有症状，并且对血管的破坏是潜移默化的，因此高血压被称为“隐形的杀手”。另一类患者属于急进型高血压，发病比较急，症状表现比较明显，如果处理不及时会造成不可逆的心脑血管损害。

（二）高血压的并发症

高血压患者主要表现为动脉血压持续性升高，如果治疗不及时，会引起动脉粥样硬化斑块形成、血管壁弹性变弱等，主要集中在对心脏、脑、肾的损害。高血压引起的并发症主要有脑血管病（脑出血和脑缺血等）、心力衰竭、糖尿病、周围动脉病变、左心室肥厚、冠心病和慢性肾衰竭等。

（三）高血压的危害

1. 前期危害

虽然大多数患者前期没有比较明显的症状，但是很多患者表现出轻微的不易发觉的症状。高血压症状主要表现为头疼、眩晕、耳鸣、心悸气短、失眠、肢体麻木等。如果头疼并伴有恶心、呕吐等症状并逐渐加重时，需要警惕，有可能是向恶性高血压转变的信号；高血压眩晕患者容易摔倒，尤其是老年高血压患者，需要及时就医；高血压导致的耳鸣前期比较弱，随着高血压的加重，耳鸣会越来越厉害，最终有可能会导致耳聋。心悸气短也是高血压的前期危害，导致心脏功能出现问题，稍微运动就会出现症状；失眠会导致睡眠不好，随着年龄的增大睡眠质量会越来越差，导致血压继续升高，越来越不易控制。肢体麻木表现为身体某些部位的敏感度下降，可能会导致半身不遂。

2. 中后期危害

前期主要表现在症状上，中后期主要表现在对心脑血管的损害上。高血压会导致全身性动脉粥样硬化，最终导致脑、心脏、肾等靶器官受损而发生缺血、缺氧、功能受损。

对心脏的危害：血压升高会导致心脏负荷增加，容易发生心室肥大、功能衰退，进一步导致高血压性心脏病、冠心病、心力衰竭、心律失常等。

对脑的危害：动脉粥样硬化会导致颈动脉狭窄，进而影响脑部供血，出现脑缺血现象从而导致脑卒中。另外，长期高血压会使脑部血管僵硬，弹性变弱变脆，血压升高有可能导致脑出血的发生。

对肾的危害：高血压会导致肾内球囊内压增高，继而出现蛋白尿等，最终导致肾衰竭。

四、高血压的治疗

(一) 高血压治疗目标值的指南推荐

高血压治疗的最终目的是最大限度地降低由高血压引发的心脑血管事件和死亡风险，通过降压治疗，降低并发症的发生。

目前，各大指南一致推荐的降压目标：在患者能耐受的情况下，逐步降压达标，和缓平稳地降压。针对普通高血压患者，血压的控制目标值应为 140/90 mmHg 以下；65 岁及以上人群的收缩压应控制在 150 mmHg 以下，如果患者在降压的时候能耐受，还可进一步降低；如果患者合并有糖尿病、肾脏疾病和稳定型冠心病，需要采取个体化治疗原则，一般情况下将血压降至 130/80 mmHg 以下；对于脑卒中的患者，血压控制和正常血压患者一致，血压目标值为 140/90 mmHg 以下。对急性期的冠心病或脑卒中患者，应按照相关指南进行血压管理。

由于老年人会出现压差越来越大的现象，因此对于舒张压低于 60 mmHg 的冠心病患者，应在密切监测血压的前提下逐渐实现收缩压达标。

(二) 用药原则

(1) 小剂量。初始治疗时通常应采用较小的有效治疗剂量，并根据需要，逐步增加剂量。

(2) 优先应用长效制剂。尽可能使用每天给药 1 次且有持续 24 h 降压作用的长效药物，以有效控制夜间血压与晨峰血压，更有效地预防心脑血管并发症的发生。如使用中、短效制剂，则需每天给药 2～3 次，以达到平稳控制血压的目的。

(3) 联合用药。可增加降压效果又不增加不良反应，在低剂量单药治疗疗效不满意时，可以采用 2 种或多种降压药物联合治疗。事实上，2 级以上高血压为达到目标血压常需联合治疗。对血压≥160/100 mmHg、高于目标血压 20/10 mmHg 或高危及以上患者，起始即可采用小剂量 2 种药物联合治疗，或用固定配比复方制剂。

(4) 个体化。根据患者具体情况和耐受性及个人意愿或长期承受能力，选择适合患者的降压药物。

第二节 高血压与影响高血压的营养因素

一、高血压饮食营养治疗的总体原则

膳食营养与高血压病关系密切，膳食营养主要包括三大类营养物质(糖类、脂类和蛋白质)和一些矿物质元素、微量元素等，这些都对高血压产生一定的影响。如果饮食不合理，可能导致肥胖，也是引起高血压的重要危险因素。所以无论是高血压患者还是健康人群，都要遵循合理的营养饮食习惯，减少因膳食导致的高血压。总而言之，良好的膳食行为，科学健康地摄入营养物质，对控制血压水平、降低高血压发生率起到积极的促进作用。

合理膳食主要包括以下几个方面。

(一) 少食多餐，不要过饱

研究表明，肥胖是高血压前期的危险因素。因此减重是前期干预高血压的首要任务。高血压患者的饮食首先要保证少量多餐，避免一次过饱，这样一方面有利于控制体重；另一方面有利于正常的糖脂代谢，往往让血压的控制变得更容易。如果用餐过饱，再服用降压药也给糖代谢、脂代谢带来不良的影响。

(二) 低盐饮食

研究表明，不论是否为高血压患者都需要低盐饮食，世界卫生组织建议每天食盐摄入量应严格控制在6 g以下。6 g食盐包括酱油、咸菜等含盐的食品，如酱油3～5 mL相当于1 g盐。含盐的食品主要包括咸(酱)菜、腐乳、咸肉(蛋)、腌制品、蛤贝类、虾米、皮蛋，以及茼蒿、苜蓿、蕹菜等蔬菜，这些含钠盐均较高，应尽量少吃或不吃。

(三) 高钾

研究发现含钾丰富的食物可以降低血压，含钾丰富的食物在食谱中经常会遇到，这些食物不仅有益于血压的控制，还能避免某些降压药的不良反应。日常生活中富含钾的食物有土豆、豆类、根茎类蔬菜如苋菜、鱼、竹笋、冬菇、杏仁、黑枣、花生、核桃、瘦肉、禽肉类、油菜、大葱、水果(如香蕉、桃、橘子)等。

(四) 补钙

钙在体内发挥着重要作用，它不仅是骨骼的组成成分，很多机体的机能也需要钙离子的协调，适当的钙营养能保持血压稳定，其作用机制与钙能抑制甲状旁腺分泌一种致高血压因子有关。富含钙的食品首推奶制品(如黄豆、牛奶等)，另外富含钙元素的食品还包括葵花籽、核桃、花生、鱼、虾、红枣、鲜雪里蕻、蒜苗、海带、紫菜等。

(五) 补镁

缺镁与高血压有明确的相关性，镁缺乏还会出现在长期应用利尿剂的高血压患者中，重视镁的补充有助于血压的控制。大豆、鱼、绿叶蔬菜、坚果、花生酱及酸奶等中富含镁元素。

二、高血压与营养

(一) 高血压与膳食脂肪

高血压患者脂肪类物质摄入的总体原则是控制总脂肪的摄入量，主要是考虑到脂肪可以引起人体发胖和超重等，高血压患者需要减肥和控制体重，所以要控制脂肪的总体摄入。摄入的总脂肪包括饱和脂肪酸和不饱和脂肪酸，实验研究证明，有些不饱和脂肪酸对血压的降低具有促进作用，所以在脂肪摄入的精细管理上，可以增加不饱和脂肪酸的摄入，减少饱和脂肪酸的摄入。

目前，文献报道较多的具有降血压作用的不饱和脂肪酸为ω-3多不饱和脂肪酸(Abeywardena and Patten, 2011；Zehr and Walker, 2017)，也称为n-3多不饱和脂肪酸。由于不饱和脂肪酸双键的位置不一样，其功能也不同，命名也就产生了差异。ω系列不饱和脂肪酸根据双键的位置不同可以划分为ω-3系列、ω-6系列和ω-9系列。其中，具有降压功能的不饱和脂肪酸为ω-3系列，代表性的有α-亚麻酸(α-linolenic acid)、二十碳五烯酸(eicosapentaenoic acid, EPA)和二十二碳六烯酸(docosahexaenoic acid, DHA)。

(二)高血压与膳食蛋白质

在高血压患者饮食管理方面，很多指南和建议都会提到蛋白质的选择和摄入。2015 年刊登在 *American Journal of Hypertension* 上的一篇论文提示较高的蛋白质摄入量可以降低患高血压的风险(Buendia et al., 2015)，这个研究是美国波士顿大学学者进行的一项长达 11.3 年的随访研究，总计纳入了 1361 例健康人群，结果显示蛋白质日摄入量达到 102 g 的人与摄入量减半的人相比，患高血压的风险要低 40%。这项研究也分别对比了动物蛋白和植物蛋白对于降低高血压发生风险的情况，结果表明动物蛋白和植物蛋白都能降低健康人群发生高血压的风险。研究者认为多吃优质蛋白可以使人有一种饱腹感，从而可以减少糖类、脂肪类等高热量物质的摄入，对控制体重也有一定的好处，所以整体上可以促进人体的代谢，进一步降低高血压的发病率；另外，研究者认为实验涉及的蛋白质中含有丰富的精氨酸，精氨酸可以在一定程度上扩张血管，从而起到控制血压的作用。

关于蛋白质能够预防高血压的机制目前还没有确切的研究，研究猜测可能有多种原因：一是蛋白质可以促进钠的排泄，从而保护血管壁；二是优质蛋白的饱腹感，从而减少其他高热量食物的摄入，对体重有一定的控制作用，对血压的降低具有一定效果；三是蛋白质中的氨基酸参与血压的调节，如精氨酸可以调节神经递质对交感神经起到兴奋作用来发挥效果。

所以，在很多高血压饮食指导上或对一些患者的教育宣传上一味地强调预防高血压要清淡饮食，减少蛋白质的摄入是不可取的。我们应该在饮食中适当地选择优质蛋白，如鸡、鸭、鱼、牛奶等，特别是优质鱼是不可少的。

(三)高血压与膳食糖类

膳食糖类包含很多种，可分为单糖、双糖、寡糖和多糖(糖原、淀粉和纤维素等)。不难看出，对于可以导致人体增胖的糖类来说，增加这类糖的摄入是可以增加高血压发病风险的，这类糖主要包括水果、面粉、葡萄糖、甘蔗和一些甜食等。纤维素也属于糖类，但其可以降低高血压的发病风险，尤其是膳食纤维(Aleixandre and Miguel, 2016)。

有些研究显示，将碳水化合物的供能比控制在一定数值(如 65%或者 75%)，高血压的患病风险会明显下降。

三、高血压与矿物元素的关系

(一)钙与高血压

1. 钙代谢异常与高血压的关系

研究发现，高血压患者与非高血压患者体内的钙有着明显的区别，高血压患者体内钙元素一般为细胞内钙元素有增高的趋势、肾排泄的钙元素会增高，但是机体会出现缺钙现象。钙离子有多种细胞通道，对细胞的活动起着调节作用，也是细胞很重要的信号因子。一般情况下，机体内血液中的钙离子和细胞内的钙离子会保持一定的比例和平衡，血液中的钙离子浓度发生变化会影响细胞的一系列活动，如果发生在血管平滑肌，会引起血管的收缩或者舒张。如果机体内缺钙，会使细胞内外的钙离子失衡，从而导致血管产生变化，血管收缩会导致血压升高。另外，钙离子还可以影响动脉粥样硬化，钙离子通道阻滞剂对动脉硬化的形成有抑制作用。无论是儿童还是老年人，身体内缺钙会产生一系列的相关症状，所以高血压患者需要适当补充钙。研究发现，高钙饮食在一定程度上对血压降低有一定效果(Magalhães et al., 2017；Kajale et al., 2016)。

2. 钙与钙离子通道阻滞剂

钙离子在机体内发挥着重要作用，首先它是骨骼的重要组成物质，所以老年人经常补钙来预防骨质疏松；钙离子是凝血因子，在凝血系统中也发挥着作用，参与凝血过程的控制；钙离子参与神经递质的合成与释放、激素的合成与分泌等；上面提到钙离子参与肌肉和血管收缩等活动，正是基于这个机制利用钙离子对于血管的影响才出现了钙离子通道阻滞剂。钙离子通道阻滞剂主要是通过调节血管平滑肌细胞膜上的钙离子通道活性，使血液中的钙离子进入细胞内的量减少，从而使细胞内的钙离子浓度降低，使血管收缩降低，最终使血压降低。钙离子通道阻滞剂具有高度的选择性，作用位点比较专一，不会干预骨钙化进程，对骨骼没有影响。

3. 补钙和补充维生素 D

众所周知，维生素 D 可以促进钙的吸收，吸收后的钙大部分沉积在骨骼中，如果体内游离的钙失衡，一般是血液中的钙减少，骨骼中的钙会释放出来进入血液从而维持血钙的平衡。机体内钙元素平衡的调节受维生素 D、降钙素和甲状旁腺素的影响，维生素 D 的增加会促进钙元素在小肠的吸收。维生素 D 主要来自于机体皮肤中的脱氢胆固醇（VitD），脱氢胆固醇经过太阳的照射可以转化为有活性的 VitD3，有活性的 VitD3 可以促进钙、磷元素的吸收。如果机体内缺乏 VitD，那么通过饮食进入人体的钙元素的吸收就会受阻，即使补钙也可能会出现缺钙现象。所以在补钙的同时，一定要去医院检查体内 VitD 的含量是否处于正常水平，如果偏低则需要补充 VitD，目前很多钙补充剂中都含有 VitD 成分，主要目的就是促进钙元素的吸收。根据医院的调查研究发现，绝大多数人类体内是不缺乏 VitD 的，所以很多缺少 VitD3 的人群需要经常进行户外活动，以增加 VitD 向 VitD3 的转化。另外，调查发现对于一些缺钙的人群，补充维生素 D 是有好处的。但是对于不缺钙或者对维生素 D 敏感的人群来说，不要盲目补充维生素 D，如果不恰当地补充维生素 D 有可能会引起中毒反应。中毒后表现出便秘、食欲减退、恶心、乏力、呕吐、烦渴、多尿、心律不齐等；还可出现血液钙离子浓度偏高、动脉粥样硬化、部分软组织出现钙化现象、骨硬化变脆、不同程度的肾功能损伤甚至尿毒症等；还能使血清胆固醇和甘油三酯水平升高，导致血压上升，严重的维生素 D 中毒可能导致死亡。因此，对于有足够户外活动的高血压患者，在补钙的同时补充维生素 D 并不是必需的，应当根据个人的具体情况进行维生素 D 的补充。

（二）镁离子对高血压的影响

研究表明，镁离子浓度变化与高血压的发病机制有关（王磊等，2014），高血压患者和血压正常者相比，细胞内镁离子浓度降低。临床研究发现，大多数情况下，高血压患者存在某种形式的低镁血症，镁离子与血压呈现明显的负相关性。

1. 镁离子与高血压

高血压实验模型的血压与血浆或组织中镁离子浓度降低有关，自发性高血压大鼠的血压随年龄的增加而逐渐升高，主要集中在 12～16 周龄，被认为与人类原发性高血压遗传组分相似。

在高血压动物实验模型中，发现平滑肌细胞和心肌细胞中镁离子水平下降。补充镁离子在高血压初期可以防止或延缓高血压的进展，对已经确定为自发性高血压的成年大鼠仅有轻微抗高血压作用，表明补充镁离子可以起到保护血管内皮的作用。在其他试验研究中，发现日常饮食中镁离子的缺乏可使血压正常的动物血压升高，而镁离子的补充可以逆转这种情况。一些研究证明，高血压患者与血压正常者相比血镁水平降低，血压水平在补充镁离子后下降。试验、临床及流行病学研究表明，镁离子与高血压水平呈紧密负相关性，表明镁离子缺乏在原发性高血压发病机制中的潜在作用，但具体机制仍不清楚。镁离子对血管平滑肌细胞的增殖和炎性反应可能有重要作用。

关于肾素-血管紧张素、镁离子、高血压之间关联性的研究已有报道。高血压患者伴随高肾素活性较血压正常者血镁水平明显降低，血浆肾素活性与血镁水平成反比，高血压患者若不控制血压可出现低镁血症。研究发现，补充镁离子可轻微降低轻度高血压患者的 24 h 血压水平，这一过程可被动态血压监测仪所记录。

2. 镁离子与血管结构

高血压发生、发展与大动脉弹性降低有关。研究表明，高血压伴有动脉粥样硬化患者的独立预后因素可以通过测量其脉率来评估。然而，目前没有研究表明镁离子对这一情况有影响。据报道，低镁血症与高血压、内皮功能紊乱、血脂异常、促炎性状态有关，可影响肾移植患者的血管僵硬度，因此低镁血症与脉率独立相关。一项针对大鼠颈动脉结构的研究发现，镁离子缺乏与肥厚性血管重构有关，在补充镁离子后这一情况得到缓解，表明镁离子缺乏可以改变幼年动物血管的机械性能，这可能是高血压、动脉粥样硬化及其他心血管疾病的发病机制。

镁离子还可抗炎、抗氧化、调节细胞增殖。高血压患者脉管系统中活性氧类产物增加，补充镁离子可以抗炎、减少氧化应激。镁离子的抗氧化性能可减弱氧化应激对脉管系统的损伤，从而防止血管张力和收缩力的增加。

3. 镁离子与血管功能

内皮功能紊乱指的是内皮细胞产物的失衡，这些产物可调节血管张力，血小板聚集、凝聚，促进纤维蛋白溶解，一氧化氮生物利用度的降低，以及内皮所分泌的其他血管活性物质的变化(如内皮素 1、血管紧张素Ⅱ)可使内皮依赖性舒张作用减弱。

镁离子在调节内皮功能中的作用之前已有广泛讨论。镁离子通过调节内皮细胞及平滑肌细胞来调节血管紧张度。镁离子也在一氧化氮的经典释放通路中扮演着重要的角色。动物实验也显示了镁离子增强前列环素和一氧化氮的作用，促进了内皮依赖性及内皮非依赖性血管舒张。

镁离子可降低血管外周阻力，也可改善其对血管活性物质的应答，尤其是内皮素、前列环素等。如果动物缺乏镁离子，就会表现出内皮素 1 高水平表达，但是如果补充镁离子，内皮素 1 的表达水平就会降低。

补充镁离子可改善内皮功能、抗动脉硬化、降低颈动脉内-中膜厚度等。还有报道指出，补充镁离子可以改善冠心病、心功能不全、糖尿病患者分支血管的内皮功能。

(三)钠与高血压

1. 钠与高血压的关系

在我国，钠盐的摄入量是引发高血压发生的主要危险因素之一。我国的高血压患者很多为盐敏感性高血压，所以通过限制钠盐摄入能降低血压水平，降低心脑血管事件的发生风险。上面提到的高盐饮食引起的高血压属于环境因素，也一直是我国控制的重点。

早在《黄帝内经》中就有记载“咸者，脉弦也”，其中脉弦指的就是高血压。近些年来，科研人员一直围绕着盐与高血压进行研究，结果都表明了盐与高血压呈现一定的正相关性。1987 年进行的高血压预防试验(TOHP)首次为高血压患者限制钠盐摄入量提供了依据。TOHP 研究是将实验对象分成 4 组，干预措施分别为控制体重、限制钠盐摄入量、控制精神压力和补充营养素，18 个月后控制体重组血压下降 2.9/2.3 mmHg (1 mmHg=0.133 kPa)，限制食盐组血压下降 1.7/0.9 mmHg，另外两组血压试验前后无明显变化。TOHP 研究还进行了长达 10～15 年的随访，观察心血管病的发生风险，结果显示，在 10～15 年中，限制食盐组心血管事件的发生风险下降 25%，在对基线钠盐排泄量和体重进行校正后心血管事件的发生风险下降 30%，表明限制钠盐摄入可以降低心血管事件的长期风险。调研发现日本北部对于食盐的摄入量要远远超出世界平均水平，因此日本北部地区的人群高血压的发病率要明显高于世界平均水平，被称为“高血压王国”，我国的饮食也表现为北部食盐摄入量高于南部地区，高血压的发病率也是北部高于南部，充分说明了盐与高血压的关系。

近几年，世界卫生组织制定了严格的限盐标准，建议盐摄入量为 5 g/d(相当于 2 g 钠摄入量)。我国的宣传是按照 6 g 的标准，小于 6 g 的摄入量不仅包括食盐的摄入量，还应该包括酱油、咸菜等含食盐的腌制品。据统计，我国平均每人每天食盐的摄入量为 20 g，这个数值远远超过了建议的 6 g 标准，因此，我国对于高盐饮食的控制还需更加重视。

2. 钠的摄入与死亡率的关系

控制钠盐摄入被认为是降低血压、控制心血管风险的重要措施之一，适度的钠盐较少摄入能降低正常血压者和高血压患者的收缩压与舒张压水平。目前认为，长期限盐干预有助于降低血压和减少高血压患者服用降压药的用量；长期限盐干预有助于预防或减缓血压随年龄增加而上升，减少高血压患者心血管病的发病率与死亡率。但膳食中盐的摄入与心血管事件及死亡的关系结果不一致，近年来对于钠摄入的最低标准引发了争议，并且呈现出了不同的观点。

一项纳入了27万多名研究对象的荟萃分析得出的结论为钠盐摄入量与心血管事件的发生情况存在“U”形曲线关系(Graudal et al., 2014)。该荟萃分析将研究人群划分为3个组别，分别为低钠组、常规组和高钠组，终点事件为全因死亡率和心血管事件发生率，研究结果发现低钠组和高钠组全因死亡率和心血管事件发生率均较常规组高，在常规低钠组和常规高钠组之间则无明显差异。所以这项荟萃分析显示降低钠盐摄入不等于无限制的降低，降低也有一定的标准。结果分析显示降低钠盐摄入增加全因死亡率考虑可能与低血压、肾素-血管紧张素和交感神经系统激活等有关。

2016年发表在*JACC*上一项长达20多年的研究表明，钠盐摄入量与死亡率呈线性相关，钠盐摄入量低者总死亡率更低(Cook et al., 2016)。

另一项荟萃分析发现高钠和低钠摄入均会增加心血管疾病的发生风险。这项荟萃分共纳入了2.8万多名受试者进行评估，结果发现尿钠排泄量与心血管死亡事件和心力衰竭住院率存在“J”形曲线关系(O’Donnell et al., 2011)。与基线尿钠排泄量4～5.99 g/d相比，尿钠排泄量大于7 g/d则心血管事件的发生风险增加，尿钠排泄量小于3 g/d则心血管死亡和心力衰竭住院率增加。

各项研究结果不同可能与研究人群、研究设计及方法不同有关，造成了对盐摄入量的混淆，因此限钠盐要根据具体对象来决定。为此，世界高血压联盟(WHL)等组织发表了政策声明，号召对盐摄入量和健康关系进行相关的研究。

(四)钾与高血压

1. 钾与高血压的关系

目前很多研究表明，钾与钠元素在排泄过程中具有相互促进作用，增加钾的摄入量能够促进钠的排出，反之亦然。研究表明钾的排泄量与研究对象的收缩压和舒张压均呈独立的负相关关系(Du et al., 2014)。Whelton等(1997)进行的纳入33项试验的荟萃分析提示，钾的摄入量高可以降低血压，每天补充60 mmol的钾可以使收缩压下降4.4 mmHg，舒张压下降2.4 mmHg。有研究表明将富含钾而钠含量极低的饮食配方用于高血压患者，结果显示无论是否有肾功能损害，高血压患者平均血压下降20 mmHg以上，并且长期随访实验发现这类饮食可以提高高血压患者的生存率。

2. 钾的降压及血管保护机制

高血压的主要危害是促进动脉粥样硬化，导致心脏、脑、肾等重要脏器功能受损，而血管内皮功能障碍或损伤在动脉粥样硬化发生、发展中起始动环节和关键性作用。有研究表明血液中的钾浓度升高能增强血管平滑肌细胞和其他血管组织细胞膜上的Na^+-K^+-ATP酶和Na^+-H^+-ATP酶活性，使细胞内Na^+、H^+外流增加，Na^+跨膜梯度增大，增强Na^+-Ca^{2+}交换，导致$[Ca^{2+}]i$(指细胞内游离钙离子浓度)活性下降，使肾血管平滑肌张力降低，肾血管阻力减轻，肾小球滤过率提高，血压下降。血液中钾离子浓度升高也可以抑制肾小管对Na^+的重吸收，使尿钠排泄量增加，血容量减少，也能降低血压。Taddei等(1998)选择原发性高血压患者研究钾盐对内皮功能的影响，结果显示KCl对血管内皮功能的影响与一氧化氮途径有关，或者说是内皮依赖性的。

钠和钾的动态平衡在内皮依赖性血管舒张中起着重要作用。钾可直接扩张小动脉，降低血管外周阻力而使血压下降。高钾饮食使血清钾浓度增高，即使是在生理范围内，也可以通过刺激钠泵和开放钾通道使内皮细胞超极化，引起内皮依赖性血管舒张。内皮细胞超极化还可以诱导血管平滑肌细胞胞质钙离子减少，进一步促使血管舒张。

钾不但有心血管保护作用，还与抗动脉粥样硬化和抗血栓形成有关。Tobian等(1985)研究显示，高钾饮食可显著减轻高胆固醇血症和高血压大鼠的胆固醇在主动脉壁的沉积。钾离子浓度升高还能抑制血管平滑肌细胞增殖。血管平滑肌细胞增殖可以使血管壁增厚并可发生纤维化。钾离子浓度升高还可以抑制动脉血栓形成和血小板聚集。Lin 和 Young（1994），以及 Young（1995）等采用狗冠状动脉回旋支和兔颈动脉作为血管内皮损伤及狭窄模型，用电磁流量探针测量循环血量减少率，可监测机体抗血栓形成的能力，结果发现在狗冠状动脉中，血钾浓度由 3.53 mmol/L 升至 6.10 mmol/L 时，血栓形成率减少 50%以上。在兔颈动脉中，当血钾浓度由 3.5 mmol/L 升至 5.5 mmol/L 时可完全抑制颈动脉血栓的形成。表明在生理浓度范围内，血钾浓度升高能有效抑制血栓形成。

第三节 治疗高血压的营养药物

治疗高血压的天然营养药物多种多样，所含有的一些有效成分如皂苷类、黄酮类、醌类、生物碱、降血压肽和茶氨酸等已经研究清楚，但是还有一些成分尚不明确。下面仅对一些降压成分比较明确的化合物进行概述和分析。

一、黄酮类化合物治疗高血压

黄酮类化合物泛指两个具有酚羟基的苯环（A-环和 B-环）通过中央三碳原子相互联结而成的一系列化合物。黄酮类化合物结构中常连接有酚羟基、甲氧基、甲基、异戊烯基等官能团。黄酮类化合物是一类在自然界广泛分布的多酚类物质，现已发现数百种不同类型的黄酮类化合物，具有广泛的生物活性和药理活性。大量研究表明，黄酮类化合物具有清除自由基、抗氧化、抗突变、抗肿瘤、抗菌、抗病毒和调节免疫、降血压、降血糖等功能。黄酮类化合物具有降低血管的脆性和扩张血管的作用，所以在降低高血压方面具有一定疗效。

黄酮类化合物对高血压引起的头痛、项强、头晕、耳鸣等症状有明显的疗效，尤以缓解头痛、项强为显著。葛根素对正常和高血压动物都有一定的降压作用，静脉注射葛根素能使正常麻醉犬的血压短暂而明显地降低，也能显著降低清醒自发性高血压大鼠的血压。

Lajous 等（2016）研究表明，长期摄入黄酮类物质可降低女性患高血压的风险。该研究为前瞻性队列研究，纳入了 40 574 名未患疾病的法国女性，研究者观察到 9350 例高血压患者。使用校正年龄、高血压家族史、BMI、运动、吸烟、糖尿病、高胆固醇血症、激素、酒精、咖啡因、镁、钾、ω-3（n-3）脂肪酸和加工肉类摄入量的多变量 Cox 回归模型评估风险。结果显示黄酮醇摄入量最高的 1/5 女性和最低的 1/5 女性相比，高血压风险下降 10%。摄入花青素和原花青素聚合物最高的 1/5 女性和最低的 1/5 女性相比，同样可以降低 9%的高血压风险。总黄酮类物质的摄入量与高血压风险间也呈负相关。所以，摄入更多的黄酮醇、花青素和黄酮聚合物，以及摄入更多的总黄酮类物质，均可以降低高血压风险。

二、皂苷类化合物治疗高血压

皂苷（saponin）是苷元为三萜或螺旋甾烷类化合物的一类糖苷，主要分布于陆地高等植物中，也少量存在于海星和海参等海洋生物中。许多中草药如人参、远志、桔梗、甘草、知母和柴胡等的主要有效成分都含有皂苷。皂苷具有多种生物活性，主要包括抗菌、解热镇痛、抗癌、溶血、治疗高血压等。例如，西洋参和高丽参具有扩张血管的作用，能改善血液循环，其中的皂苷成分通过促进血管内皮细胞释放一氧化氮，可达到降血压的作用。

近期的一项研究显示（Chen et al., 2013），皂苷在降血压的同时也具有一定的靶器官保护作用。实验分为 3 组，分别为皂苷低剂量组、皂苷高剂量组和安慰剂组，在低剂量组和高剂量组中，皂苷处理后 5 天，平均动脉压（MAP）分别下降 36 mmHg 和 51 mmHg，并且在治疗前 4 周，皂苷的抗高血压作用与剂量有关。由于皂苷的种类相对较多，国内对于皂苷降血压的研究多分散于几种不同的皂苷中，主要包括三七总皂苷、人参果总皂苷、七叶皂苷钠、无患子皂苷、海参皂苷、玉米须皂苷、绞股蓝总皂苷、茶皂苷和黄芪皂苷等，目前列举的国内研究中的这些皂苷大多具有降血压作用。

三、醌类物质治疗高血压

醌类化合物是天然产物中一类比较重要的活性成分，是指分子内具有六元环状共轭不饱和二酮结构(醌式结构)或容易转变成这样结构的天然有机化合物。天然醌类化合物主要分为苯醌、萘醌、菲醌和蒽醌4种类型。广泛存在于生物界的泛醌类(ubiquinone)能参与生物体内的氧化还原过程，是生物氧化反应的一类辅酶，称为辅酶Q类(coenzyme Q)，其中辅酶Q_{10}已用于治疗心脏病、高血压及癌症。

辅酶Q_{10}是一种脂溶性醌类，作为一种非处方营养补充剂，在降压作用方面有着诸多的研究。辅酶Q_{10}在降血压方面有着多种机制：第一种是氧化应激学说，氧化应激在高血压的各个方面具有重要作用，氧化应激的产生可以诱发或者加重高血压，辅酶Q_{10}可通过增加电子从配合物Ⅰ和Ⅱ的转移效率而减少线粒体超氧化物的产生，减少体内的氧化应激反应，从而起到稳定和降低血压的作用；第二种是控制一氧化氮(NO)学说(Wyman et al., 2010)，NO在高血压及其并发症的发生和发展中起到重要作用。辅酶Q_{10}可抑制氧化低密度脂蛋白介导的下调内皮一氧化氮合酶和上调诱导型一氧化氮合酶的作用，增加一氧化氮的含量，从而起到舒张血管、降低血压的作用；第三种是促进前列环素的生成，有效扩张血管，达到降低血压的作用。然而，近期的一项双盲随机对照研究表明，给予辅酶Q_{10}治疗并没有显著影响肥胖受试者的血压(Lee et al., 2011)。2016年的一篇荟萃分析中指出辅酶Q_{10}对血压没有显著的临床效果，但在不良反应方面指出辅酶Q_{10}具有良好的耐受性(Ho et al., 2016)。所以，对于辅酶Q_{10}降压的作用还需要进一步明确和证明。

四、生物碱治疗高血压

生物碱是存在于自然界(主要为植物，但有的也存在于动物中)中的一类含氮的碱性有机化合物，有似碱的性质，所以过去又称为赝碱。大多数有复杂的环状结构，氮素多包含在环内，有显著的生物活性，是中草药中重要的有效成分之一。

对于高血压的治疗，具有代表性的生物碱是利血平，起初主要来源于萝芙木的提取物。利血平已经应用于临床，可用于伴有心率加快、精神紧张的高血压患者，因其属于儿茶酚胺耗竭剂，可致迷走神经相对亢进，出现缩瞳、鼻塞、心率减慢、胃肠蠕动增强导致的腹泻，以及引起胃酸分泌增加而致溃疡加重或出血、穿孔。长期服用可出现疲倦、乏力、嗜睡、抑郁甚至精神错乱。倘若服药期间出现凌晨失眠，应立即停药。绝经期妇女服药后可增加乳腺癌的发病率，男性患者服用可引起阳痿。所以，老年人、绝经期妇女、有精神疾病的患者及溃疡病患者最好不用这些药，一般也不作为首选和单独用药。有关研究证实(Shamon and Perez, 2016)，利血平与其他一线抗高血压药物的降压效果相当。然而，由于纳入试验的对象相对较少，实验结果不能对剂量-反应模式做出明确的结论。所以需要在药物治疗原发性高血压的作用之前，确定剂量相关的安全性。另外，有些资料显示，利血平的剂量反应曲线比较平坦，加大剂量一般并不显著增加其降压强度，仅能延长其降压时间，同时会增加其不良反应，所以对于一些血压比较高的患者来说，利血平不能作为降压的首选药物。

五、降血压肽治疗高血压

降血压肽是一类能够降低人体血压的小分子多肽的总称，相对分子质量一般在1000以下。降血压肽可分为化学合成的降血压肽和食源性的降血压肽，两者在安全性上存在一定的差别，化学合成的降压药物往往会引起皮疹、喉咙肿痛、味觉系统失调、肾损害等各种不良反应，不适合长期连续服用。食源性降血压肽具有无不良反应、吸收好，并且仅对病理性高血压患者有降压效果等优点。由于其降血压效果明显且对正常血压无影响、不良反应小等优点，已成为目前研究的热点。有研究报道(Lee and Hur, 2017)，食源性的降血压肽可以来自动物产品、海洋生物、植物等水解的产物，并且不同的降血压肽的抑制作用与肽序列和分子质量密切相关。研究认为较低分子质量的肽在体内具有更高的吸收能力，所以降血压肽的抑制作用与酶的水解程度和肽序列的组成密切相关。

降血压肽可以同时作用于肾素-血管紧张素系统（renin-angiotensin system, RAS）和激肽释放酶-激肽系统（kallikrein-kinin system, KKS）来控制血压。在RAS系统中，降血压肽具有抑制血管紧张素转化酶（angiotensin-I converting enzyme, ACE）的活性，类似于目前临床上应用的ACEI降压药的活性，使血管紧张素Ⅰ（angiotensin-Ⅰ, Ang-Ⅰ）向血管紧张素Ⅱ（angiotensin-Ⅱ, Ang-Ⅱ）转化减少，达到一定的降压作用；另外，在KKS系统中，ACE会切除舒缓激肽C端的氨基酸Phe-Arg，研究认为，Phe-Arg是舒缓激肽的活性位点，切除后导致其失活，从而使KKS系统丧失降压功能，由于降血压肽具有抑制ACE的活性，因此可以阻断ACE切除舒缓激肽C端的氨基酸Phe-Arg，保留其舒缓肽的活性，促进KKS的降压作用。

另外，在降血压肽降压机制研究中，研究者认为降血压肽的降压作用与NO通路有关（Manzanares et al., 2015），实验结果表明降血压肽也能增强内皮型一氧化氮合酶（eNOS）通路，增加血管壁内的一氧化氮（NO）水平，促进血管舒张，起到降低血压的作用。

六、茶氨酸治疗高血压

茶氨酸（L-theanine）的化学名为谷氨酸γ-乙基酰胺，是茶叶中特有的游离氨基酸。它是一种非蛋白类氨基酸，是人体的非必需氨基酸，有甜味。茶氨酸是一种在其他植物中比较罕见的氨基酸，它是1950年日本酒户弥二郎从玉露茶新梢中发现的，并命名为茶氨酸。

茶氨酸广泛存在于绿茶中，相关研究证实（Yoto et al., 2012），茶氨酸的摄入可以降低生理或心理压力下人群的血压。实验分为茶氨酸、咖啡因和安慰剂3组，结果表明茶氨酸可以显著抑制高紧张状态下人群的血压升高，并且降压的效果要明显优于咖啡因组和安慰剂组。另一项研究也证实了来自绿茶中的茶氨酸可以通过抗自主神经系统的应激反应，抑制应激引起的血压升高（Ross, 2014）。在动物实验中，给高血压自发症大鼠注射茶氨酸，其舒张压、收缩压及平均血压都下降，降低程度与剂量有关，但心率没有大的变化；茶氨酸对血压正常的大鼠没有降低血压的作用，表明茶氨酸只对患高血压病的大鼠有降压效果。茶氨酸可能是通过调节脑中神经递质的浓度来起到降低血压的作用。所以不论是在动物实验还是人体实验上，茶氨酸有降低血压的功能，这种降压作用可能是通过调节多巴胺和5-羟色胺等神经递质的水平来实现的。

第四节 总结与展望

营养治疗是高血压综合治疗中十分重要的组成部分。合理营养可以减轻高血压症状，降低和稳定血压，预防高血压并发症。在做好营养治疗的基础上，可以减少降压药物的用量，从而减轻药物的不良反应。总之，良好的膳食行为，科学健康地摄入营养，对控制血压水平、降低高血压发生率具有积极的促进意义。

（李学香，杨洞庭）

主要参考文献

葛均波，徐永健. 2013. 内科学. 八版：循环系统疾病. 北京：人民卫生出版社：155-346.

国家卫生计生委合理用药专家委员会，中国医师协会高血压专业委员会. 2015. 高血压合理用药指南. 中国医学前沿杂志（电子版），7（6）：22-64.

王磊，代大伟，张黎明. 2014. 镁离子对高血压和血管张力影响的研究进展. 医学综述，20（23）：4265-4266.

中国高血压防治指南修订委员会. 2010. 中国高血压防治指南2010. 中华高血压杂志，19（8）：701-742.

中国高血压基层管理指南修订委员会. 2015. 中国高血压基层管理指南（2014年修订版）. 中华高血压杂志，23（1）：24-42.

Abeywardena M Y, Patten G S. 2011. Role of ω3 long-chain polyunsaturated fatty acids in reducing cardio-metabolic risk factors. Endocr Metab Immune Disord Drug Targets, 11（3）：232-246.

Aleixandre A, Miguel M. 2016. Dietary fiber and blood pressure control. Food Funct, 7（4）：1864-1871.

Buendia J R, Bradlee M L, Singer M R, et al. 2015. Diets higher in protein predict lower high blood pressure risk in Framingham offspring study adults. Am J Hypertens, 28 (3): 372-379.

Chen M, Long Z, Wang Y, et al. 2013. Protective effects of saponin on a hypertension target organ in spontaneously hypertensive rats. Exp Ther Med, 5 (2): 429-432.

Cook N R, Appel L J, Whelton P K. 2016. Sodium intake and all-cause mortality over 20 years in the trials of hypertension prevention. J Am Coll Cardiol, 68 (15): 1609-1617.

Du S, Batis C, Wang H, et al. 2014.Understanding the patterns and trends of sodium intake, potassium intake, and sodium to potassium ratio and their effect on hypertension in China. Am J Clin Nutr, 99 (2): 334-343.

Graudal N, Jürgens G, Baslund B, et al. 2014. Compared with usual sodium intake, low- and excessive sodium diets are associated with increased mortality: a meta-analysis. Am J Hypertens, 27 (9): 1129-1137.

Ho M J, Li E C, Wright J M. 2016. Blood pressure lowering efficacy of coenzyme Q10 for primary hypertension. Cochrane Database Syst Rev, 3: CD007435.

Kajale N A, Mughal Z, Khadilkar V, et al. 2016. Association of dietary calcium intake and body fat with hypertension in indian adolescents. Indian Pediatr, 53 (5): 434-435.

Lajous M, Rossignol E, Fagherazzi G, et al. 2016. Flavonoid intake and incident hypertension in women. Am J Clin Nutr, 103 (4): 1091-1098.

Lee S Y, Hur S J. 2017. Antihypertensive peptides from animal products, marine organisms, and plants. Food Chem, 228: 506-517.

Lee Y J, Cho W J, Kim J K, et al. 2011. Effects of coenzyme Q10 on arterial stiffness,metabolic parameters, and fatigue in obese subjects: a double-blind randomized controlled study. J Med Food, 14 (4): 386-390.

Lin H, Young D B. 1994. Interaction between plasma potassium and epinephrine in coronary thrombosis in dogs. Circulation, 89: 331.

Magalhães E I, Pessoa M C, Franceschini S D, et al. 2017. Dietary calcium intake is inversely associated with blood pressure in Brazilian children.Int J Food Sci Nut, 68 (3): 331-338.

Manzanares P, Salom J B, García-Tejedor A, et al. 2015. Unraveling the mechanisms of action of lactoferrin-derived antihypertensive peptides: ACE inhibition and beyond. Food Funct, 6 (8): 2440-2452.

O'Donnell M J, Yusuf S, Mente A, et al. 2011. Urinary sodium and potassium excretion and risk of cardiovascular events. JAMA, 306 (20): 2229-2238.

Ross S M. 2014. L-theanine (suntheanin): effects of L-theanine, an amino acid derived from *Camellia sinensis* (green tea), on stress response parameters. Holist Nurs Pract, 28 (1): 65-68.

Shamon S D, Perez M I. 2016. Blood pressure-lowering efficacy of reserpine for primary hypertension. Cochrane Database Syst Rev, 12: CD007655.

Taddei S, Virdis A, Ghiadoni L, et a1. 1998. The role of endothelium in human hypertension. Curr Opin Nephrolhypertens, 7: 203-209.

Tobian L, Lange J, Ulm K, et al. 1985. Potassium reduces cerebral hemorrhage and death rate in hypertensive rats, even when blood pressure is not lowered. Hypertension, 7 (3): 110-114.

Whelton P K, He J, Cutler J A, et al. 1997. Effects of oral potassium on blood pressure. Meta-analysis of randomized controlled clinical trials. JAMA, 277 (20): 1624-1632.

Wyman M, Leonard M, Morledge T. 2010.Coenzyme Q10: a therapy for hypertension and statin-induced myalgia? Cleve Clin J Med, 77 (7): 435-422.

Yoto A, Motoki M, Murao S, et al. 2012. Effects of L-theanine or caffeine intake on changes in blood pressure under physical and psychological stresses. J Physiol Anthropol, 31: 28.

Young D B. 1995. Control cardiovascular and renal effects of potassium in hypertension: pathophysiology. Diagnosis,and Management, 90: 1503-1519.

Zehr K R, Walker M K. 2017. Omega-3 polyunsaturated fatty acids improve endothelial function in humans at risk for atherosclerosis: a review. Prostaglandins Other Lipid Mediat: 134.

第十九章　高脂血症营养药物

第一节　概　　述

高脂血症是指体内脂肪代谢异常而使血液循环中某种脂质过高而产生的代谢异常综合征。高脂血症的主要生理特征表现为血浆中总胆固醇(total cholesterol, TC)、甘油三酯(triglyceride, TG)和低密度脂蛋白(low density lipoprotein, LDL)过高，同时伴随着高密度脂蛋白(high density lipoprotein, HDL)过低，临床上称为血脂异常。高脂血症患者中血清 TC、TG 等血脂成分水平超过正常标准，其主要危害是可能导致动脉粥样硬化，进而诱发更多的相关代谢疾病，其中最常见的并发症为冠心病和缺血性脑卒中。

血脂是人体血浆内各种脂类物质的统称，主要包括胆固醇和甘油三酯，由于这两种成分疏水性较强，故其在血液循环中以非游离状态与蛋白质结合成“脂蛋白”而存在。根据其密度的大小，脂蛋白主要分为乳糜微粒(chylomicron, CM)、极低密度脂蛋白(very low density lipoprotein, VLDL)、低密度脂蛋白和高密度脂蛋白。体液循环中重要的脂蛋白转运体为 TG，CM 是最大的脂蛋白携带者，大部分的乳糜微粒-甘油三酯通过特定的酯酶被转运到目标组织中，CM 常被水解成甘油和脂肪酸而进入脂肪细胞和肌肉细胞中被代谢或储存。LDL 主要在肝组织中代谢，其清除率约占总 LDL 的 70%，同时体内也存在活性的受体位点，用于清除血液循环中的其他 LDL，这些受体位点通常存在于肝细胞和其他特定的细胞表面(刘培彬等，2014)。此外，肥胖、糖尿病、酒精过量、肾病综合征或基因缺陷可引起肝中 VLDL 产生过多，LDL 和 TC 增高异常与血液中 TG 过高相关联。

动脉粥样硬化是由于脂质在动脉血管壁中大量堆积而导致的动脉管壁增厚、变硬，进而使动脉失去弹性、管腔狭窄。它是一种由多种细胞及细胞因子共同参与的慢性炎性疾病(Tuttolomondo et al., 2012)。其基本发展过程是从内皮功能紊乱开始，进而低密度脂蛋白通过细胞间隙进入内皮下层，而发生功能紊乱的内皮细胞表面表达的黏附因子增加，使血液循环中的单核细胞易黏附于血管内皮表面，进而单核细胞在其释放的趋化因子的作用下迁移至内皮下层。这些单核细胞在集落刺激因子的作用下分化为巨噬细胞，然后吞噬内皮下层的低密度脂蛋白，成为泡沫细胞，此时即可形成早期的脂质条纹。当巨噬细胞吞噬了过多的低密度脂蛋白成为泡沫细胞后会凋亡、裂解，使脂质释放，并进一步在内皮下层堆积。泡沫细胞裂解的同时会释放各种趋化因子，招募更多的巨噬细胞及其他炎症细胞到内皮下层。伴随上述病理发展过程，血管平滑肌细胞会从血管中膜迁移至内皮下，形成覆盖脂质核心的纤维帽结构。动脉粥样硬化的斑块中堆积有大量胆固醇，主要来自血浆脂蛋白。与动脉粥样硬化发生过程相关的血浆脂蛋白主要是低密度脂蛋白、脂蛋白和高密度脂蛋白。LDL、脂蛋白等能增加动脉壁内胆固醇的沉积，是导致动脉粥样硬化的因素。LDL 是所有血浆脂蛋白中首要的导致动脉粥样硬化的脂蛋白。LDL 的致动脉粥样硬化作用与其本身相对较小、能很快穿过动脉内膜层有关。经过氧化或其他化学修饰后的 LDL 具有更强的致动脉粥样硬化作用。脂蛋白能够促使泡沫细胞形成，易在动脉壁沉积，可促进血管平滑肌细胞的增殖，是动脉粥样硬化的一个独立危险因素，而且是冠心病的重要预报因子(Weber and Noels, 2011)。

高密度脂蛋白是抗动脉粥样硬化的因素，HDL 能促进胆固醇从血管壁外运，使血浆游离胆固醇在 HDL 中转化为胆固醇酯，可阻止游离胆固醇在动脉壁积聚，HDL 水平增高有利于促进外周组织移除胆固醇，从而防止动脉粥样硬化的发生，具有抗动脉粥样硬化的作用(梁东辉等，2008)。

第二节　血脂异常的类型和相关因素

血脂异常是一类较常见的疾病，是人体内脂蛋白的代谢异常，主要包括总胆固醇和低密度脂蛋白胆固醇、甘油三酯升高和/或高密度脂蛋白胆固醇降低等。血脂异常是导致动脉粥样硬化的重要因素之一，是冠心病和缺血性脑卒中的独立危险因素。在我国血脂异常的发生率高，还有逐渐上升的趋势，这与我国人民生活水平明显提高、饮食习惯发生改变等有密切关系。

一、高胆固醇血症

高胆固醇血症是指血液中的胆固醇含量超标，大于正常值，一般正常值为 5.7 mmol/L，胆固醇主要来自人体自身合成，食物中的胆固醇是次要补充。《2015—2020 年美国居民膳食指南》中取消了对饮食胆固醇的摄入上限。需要注意的是：这项改动是基于膳食胆固醇对人体的血液胆固醇影响较小，而并非说明胆固醇无害，可以放开吃。有研究表明，膳食胆固醇对血清胆固醇的升高作用，与摄入的饱和脂肪酸水平关系密切。《2015—2020 年美国居民膳食指南》中虽然删除了对胆固醇的摄入限制，但依然强调对膳食饱和脂肪酸的控制，要求摄入的饱和脂肪酸提供的能量不超过总能量的 10%。高胆固醇血症还有一部分是由家族遗传导致的，有的则与长期大量进食含胆固醇过多的食物，如肥肉、猪油、动物内脏、贝壳类海鲜等有关。此外，肥胖、年龄增长、女性绝经等也可引起血清总胆固醇升高。少数患者的发病是继发于其他疾病，如甲状腺功能过低、慢性肾病、糖尿病等；长期服用某些药物如氢氯噻嗪、泼尼松或地塞米松等也可导致血清胆固醇升高(包艳红等，2009)。

二、高甘油三酯血症

高甘油三酯血症(hypertriglyceridemia, HTG)是一种体内甘油三酯合成或降解障碍的代谢性疾病。凡血清甘油三酯水平增高超过 1.7 mmol/L 即为本症。血中的甘油三酯以乳糜微粒和前 β-脂蛋白中含量最高，它与动脉粥样硬化的形成有很大的关系。甘油三酯的升高是发生冠心病的重要原因之一，血清甘油三酯升高的危害比胆固醇升高更大，其中在心肌梗死中表现尤为明显，80%左右的心肌梗死者有高甘油三酯血症，而高胆固醇者仅有 50%左右。原发性高脂血症、肥胖症、动脉硬化、阻塞性黄疸、糖尿病、极度贫血、肾病综合征、胰腺炎、甲状腺功能减退、长期饥饿及高脂饮食后均可使甘油三酯增高。饮酒也可使甘油三酯假性升高。高甘油三酯血症的病因也与饮食有关，长期进食含糖类过多的食品、饮酒、吸烟及体力活动过少都可导致其发生。甘油三酯明显升高还常见于家族遗传疾病，与遗传基因异常有关，易诱发急性胰腺炎(赵水平，1997)。

所有血清甘油三酯水平升高的患者都应该采用改变饮食结构、控制体重、戒烟、增加体力活动等非药物的治疗方法。当血清甘油三酯水平升高合并有导致动脉粥样硬化的脂质紊乱如家族性复合型高脂血症时，应该采用药物治疗。其中常用的营养药物包括烟酸和不饱和脂肪酸，二者都具有使患者血清甘油三酯水平下降的作用。烟酸是一种可溶性 B 族维生素，其对所有脂蛋白均有益处。不饱和脂肪酸包括从鱼油中提取的二十碳五烯酸(EPA)和二十二碳六烯酸(DHA)，以及从植物油提取的亚油酸。它们可抑制脂质在小肠的吸收和胆汁酸的再吸收(李素云，2008)。

三、高低密度脂蛋白血症

低密度脂蛋白是一种运载胆固醇进入外周组织细胞的脂蛋白颗粒，可被氧化成氧化型低密度脂蛋白，当低密度脂蛋白，尤其是氧化修饰的低密度脂蛋白(OX-LDL)过量时，它携带的胆固醇便容易积存在动脉壁上，久之容易引起动脉粥样硬化。血清低密度脂蛋白测定值超过 3.65 mmol/L 即诊断为本症。2001 年美国国家胆固醇教育计划成人治疗组第三次报告(ATP-Ⅲ)提出，冠心病患者及冠心病等危症的 LDL 目标值应该降至 2.6 mmol/L 以下。饱和脂肪酸和反式脂肪酸是导致体内低密度脂蛋白偏高的主要原因，而动物产品，如牛肉、猪肉、全脂牛奶和蛋黄都是饱和脂肪酸的丰富来源，而加工和油炸食品中含有高浓度的反式脂肪酸。通常情况下低密度脂蛋白以非氧化状态存在，LDL 的氧化将加速动脉粥样硬化的发生(陈富荣等，2010)。因此防止低密度脂蛋白被氧化和适度降低低密度脂蛋白对预防和治疗动脉粥样硬化意义重大。

四、低高密度脂蛋白血症

动脉粥样硬化的基本病理改变是以胆固醇为主要成分的脂质在动脉壁的沉积，所以人体血液中总胆固醇或低密度脂蛋白胆固醇（LDL-C）升高是冠心病和缺血性脑卒中的独立危险因素。此外，佛明汉姆心脏研究证实，动脉粥样硬化的发生与血浆高密度脂蛋白胆固醇（HDL-C）的水平呈负相关，是独立于 LDL-C 以外的危险因素。血清高密度脂蛋白测定值低于 1.04 mmol/L 即为低高密度脂蛋白血症（王鹤等，2012）。HDL 是脂蛋白中的特殊类型，它们具有逆向转运胆固醇的功能而具有抗动脉粥样硬化效应，HDL 最重要的抗动脉粥样硬化功能就是 HDL 能与血管壁上的细胞发生交互作用从而能使血管壁上多余的胆固醇逆向转运至肝，经过肝的处理胆固醇可变成胆酸盐。低高密度脂蛋白血症常见于肥胖、吸烟、缺乏运动的人。吸烟愈多，HDL-C 水平愈低。也可见于某些疾病，如糖尿病、急性肝炎、肝硬化、肾病综合征、尿毒症和胰腺炎等患者中。饮食不当，如总热量和碳水化合物摄入过多也可使 HDL-C 水平降低（邹阳春和胡大一，2006）。此外，长期素食者血清总胆固醇含量虽然不高，但有时可伴有 HDL-C 水平降低。

用烟酸治疗经常能使 HDL 水平得到很快的提高，孤立性低 HDL 水平而无其他冠心病危险因素存在的患者，除升高 HDL 水平外无须给予其他药物。

五、高高密度脂蛋白血症

正常人血清 HDL-C 水平为 1.1～1.6 mmol/L。当 HDL-C 水平>1.6 mmol/L 时称为高高密度脂蛋白血症。高密度脂蛋白在生理上起着将肝外组织的胆固醇运送到肝的运载工具的作用，高密度脂蛋白水平高可以防止游离胆固醇在肝外组织细胞上的沉积。高密度脂蛋白胆固醇对于冠心病的临床诊断是一个重要的参考指标。它的升高是临床冠心病保护因子之一，并能防治和延缓动脉粥样硬化的发展。美国科学家发现有些家族成员血中 HDL-C 含量显著增高，并且可遗传两三代，他们很少发生冠心病，而且寿命较长，故又将高高密度脂蛋白血症称为“长寿综合征”。HDL-C 水平异常升高多见于妇女，尤其是接受雌激素治疗者。

第三节　与高脂血症相关的营养药物

营养因素是影响高脂血症的重要因素。脂肪酸、碳水化合物、膳食纤维、植物固醇和矿物元素等都对血脂代谢具有重要影响，其中脂肪酸类是影响脂质代谢的最突出的因素。

一、脂肪酸

脂肪酸是人体必需的一类营养素，与蛋白质、碳水化合物共同构成三大产能营养素，在供给人体能量方面起到重要作用；同时也是人体的重要成分，如细胞膜、神经鞘膜等都必须有脂类参与构成。脂肪酸的组成不同，对血脂水平的影响也不同，如脂肪酸的饱和程度不同和脂肪酸碳链长度不同对血脂的影响也不一样。

1. 饱和脂肪酸

饱和脂肪酸很早就被认为是膳食中使血液胆固醇含量升高的主要脂肪酸。然而进一步的研究却发现，并不是所有的饱和脂肪酸都具有升高血液胆固醇含量的作用。小于 10 个碳原子和大于 18 个碳原子的饱和脂肪酸几乎不升高血液胆固醇的含量。而棕榈酸（C16:0）、豆蔻酸（C14:0）和月桂酸（C12:0）有升高血液胆固醇的作用。棕榈酸主要存在于肉类脂肪及奶油中，豆蔻酸在奶油和椰子油中较多。这些饱和脂肪酸升高胆固醇的机制可能与抑制 LDL 受体的活性，从而干扰从血液循环中清除 LDL 有关。而硬脂酸（C18:0）被吸收后却很容易在体内 Δ-9 去饱和酶的作用下转变成油酸，这可能就是它不升高血液胆固醇含量的原因（陈银基等，2008）。

2. 单不饱和脂肪酸

早期的研究认为单不饱和脂肪酸对血液胆固醇水平既无升高作用也无降低作用。但目前认为单不饱和脂肪酸也有降低血液胆固醇含量的作用。还有些研究发现，单不饱和脂肪酸与多不饱和脂肪酸相比，其降低胆固醇的作用有选择性，即可使LDL胆固醇下降较多而HDL胆固醇下降较少。膳食脂肪以橄榄油为主的希腊克里特岛居民，尽管膳食脂肪约占总能量的40%，但冠心病的患病率却很低。此外，单不饱和脂肪酸由于不饱和双键较少，对氧化作用的敏感性较多不饱和脂肪酸低，可能对减轻LDL的氧化有一定意义（刘跟生和徐贵发，2006）。

3. 多不饱和脂肪酸

膳食中的n-6脂肪酸主要是亚油酸（C18:2, n-6）。花生四烯酸（C20:4, n-6）和γ-亚麻酸（C18:3, n-6）也是n-6脂肪酸，它们主要存在于植物油中。n-6脂肪酸能降低血液胆固醇含量，包括LDL-c和HDL-c。n-6脂肪酸降低血液胆固醇含量的效应低于等量饱和脂肪酸升高胆固醇的效应。有人认为P/s值（多不饱和脂肪酸/饱和脂肪酸）大于2的膳食才有助于降低血液胆固醇含量。亚油酸对血液胆固醇的作用机制正好与饱和脂肪酸相反，即增加LDL受体的活性，从而降低血中LDL颗粒数及颗粒中胆固醇的含量。亚油酸是前列腺素中阻碍血小板凝集成分的前体之一，故亚油酸具有抑制血小板凝集的作用。

膳食中的n-3脂肪酸主要有EPA（C20:5, n-3）、DHA（C22:6, n-3）和α-亚麻酸（C18:3, n-3）。EPA和DHA存在于鱼油中，α-亚麻酸的食物来源有大豆油（7%）、低芥酸菜籽油（5%）等。n-3脂肪酸不仅降低血液胆固醇含量，而且降低血液甘油三酯含量，后一作用是n-6脂肪酸所没有的。此外，n-3脂肪酸还具有抗血小板凝集、降低血压等作用。人们发现格陵兰岛上的爱斯基摩人大量食用鱼类和其他海产品，他们的脂肪和胆固醇的摄入量都很高，然而他们的冠心病发病率却很低，仅为发达国家的1/10左右。这一现象在其他以海产品为主食的人群中也可观察到。爱斯基摩人的血清甘油三酯和胆固醇含量都很低，而高密度脂蛋白的含量却很高，他们的凝血时间也较长，这一切都被认为和n-3脂肪酸有关（钟宇，2010）。

4. 反式脂肪酸

自然界中绝大多数不饱和脂肪酸都是顺式的，但在食品加工过程中，如将植物油氢化制成人造黄油可产生反式脂肪酸。近年来的研究表明摄入反式脂肪酸可使血中LDL-C含量增加。故反式脂肪酸也属于升高血中胆固醇的脂肪酸。随着食品加工业的发展，膳食中的反式脂肪酸有增加的趋势。因此，日常膳食中应该避免反式脂肪酸的摄入。

二、胆固醇

早期的动物实验证实，摄入大量的胆固醇可成功地诱发动脉粥样硬化。但膳食胆固醇对血液胆固醇含量的影响小于膳食中的饱和脂肪酸，因为人体除从食物中获得胆固醇外，也可内源性合成。当膳食中摄入的胆固醇增加时，不仅肠道的吸收率下降，而且可反馈性地抑制肝中HMG-CoA 3-羟基-3-甲基戊二酸单酰辅酶A还原酶的活性，减少体内胆固醇的合成，从而维持体内胆固醇含量的相对稳定。但这种反馈调节并不完善，如小肠黏膜细胞就缺乏这种抑制内源性合成的反馈机制，故胆固醇摄入太多时，仍可使血液胆固醇含量升高。值得注意的是，个体间对膳食胆固醇摄入量的反应差异较大，一些人对膳食胆固醇十分敏感，而另一些人则相当不敏感。影响这种敏感性的因素主要有膳食史、年龄、遗传因子及膳食中各种营养素之间的比例等。

三、植物固醇

植物固醇主要来源于植物油、坚果类及蔬菜、水果。其分子结构与胆固醇相似，可以竞争性抑制肠内胆固醇酯的水解，促使其由肠道排出，还可以竞争性地占据微粒内胆固醇的位置，影响胆固醇与肠黏膜细胞接触的机会，妨碍其吸收。有研究表明，植物固醇能降低大约20%的血液胆固醇和LDL，对HDL和TG无作用。含有植物固醇的食物能降低胆固醇水平已经被研究证实。美国食品药品监督管理局公告：每天摄取 2.6 g 植物固醇能降低 10%左右的胆固醇和 LDL。

四、蛋白质

在动物实验中发现，高蛋白膳食可促进动脉粥样硬化的形成，动物蛋白如酪蛋白的作用较强。用大豆蛋白和其他植物蛋白代替高脂血症患者膳食中的动物蛋白，结果发现他们的血清胆固醇含量下降了。而同样的实验对血脂正常者的血清胆固醇含量无明显影响。有人认为动物蛋白和大豆蛋白的不同之处在于它们的氨基酸组成不同，尤其是赖氨酸与精氨酸的比值，酪蛋白为 2.0 而大豆蛋白为 0.9。鉴于大豆蛋白的赖氨酸含量并不低，差别可能在于精氨酸的含量。新近对血管内皮细胞持续释放少量 NO 现象的研究发现，高胆固醇血症可降低内皮 NO 活性，促进动脉粥样硬化。L-精氨酸是体内合成 NO 的原料，而天然食物中的精氨酸绝大多数是 L 型的。静脉补充 L 精氨酸或从食物中添加 L 精氨酸可迅速纠正 NO 活性的降低。

另一种合理的解释是大豆蛋白中含有大豆异黄酮成分。大豆异黄酮的化学结构与雌二醇相似，并且可以同体内雌激素受体结合，具有较弱的雌激素样活性，可降低血液中胆固醇含量。研究表明，每日摄入 15～20 g 大豆蛋白可使血液胆固醇含量下降 7%～10%，使冠心病危险性下降 15%～20%。亚洲人如中国人和日本人冠心病的发病率低于西方国家，可能和摄入较多的大豆异黄酮有关。

五、碳水化合物

进食糖的比例过高，可引起血糖升高，刺激胰岛素分泌增加，出现高胰岛素血症，后者可促进肝合成 TG 和 VLDL 增加，因此引起血浆 TG 浓度升高。高糖膳食还可诱发载脂蛋白 CⅢ(ApoCⅢ)基因表达增加，使血浆中 ApoCⅢ增高，可造成脂蛋白脂酶的活性降低，引起高甘油三酯血症。

六、膳食纤维

膳食纤维已经被称为现代人的第六大营养素。美国饮食协会建议每人每日摄取膳食纤维 20～30 g。目前研究认为可溶性纤维会对胆固醇水平的下降起到一定的作用。根据多项研究结果显示，可溶性纤维每增加 1 g，LDL 平均下降 2.2 mg/dL。其原理在于膳食纤维可以吸收大量的胆汁酸，阻止其进入血液，并增加排泄，从而增加了胆固醇与胆酸的转换率，起到降低胆固醇的作用。另外，膳食纤维也能使 TC 合成胆汁酸的活动加强，从而使血脂和血清 TC 水平下降。

七、维生素

大规模的临床干预研究已证实，维生素 E 对预防动脉粥样硬化和冠心病有直接作用。其机制可能是：①抗脂质过氧化作用。血液中的 LDL 若被脂质过氧化物如丙二醛等氧化修饰后，极易被巨噬细胞上的清除受体所辨认和内吞，并形成泡沫细胞，最终导致动脉粥样硬化。而一定剂量的维生素 E 能够降低血液和主动脉组织中的脂质过氧化物，防止 LDL 被氧化。②抗血小板凝集作用。维生素 E 可促进花生四烯酸转变成前列腺素 PGE2，从而扩张血管，抑制血小板凝集，预防血栓形成。

维生素 C 也具有抗氧化作用。它还参与体内胆固醇的代谢，能促进胆固醇转变为胆汁酸而降低血液中胆固醇的含量。大剂量的维生素 C 可加快冠状动脉血流量，保护血管壁的结构和功能，但心率并不增加，从而有利于防治心血管疾病。

烟酸在药用剂量下有降低血清胆固醇和甘油三酯、升高高密度脂蛋白、促进末梢血管扩张等作用。维生素 B_6 与构成动脉管壁的基质成分酸性黏多糖的合成，以及脂蛋白脂酶的活性有关，缺乏时可引起脂质代谢紊乱和动脉粥样硬化。

八、矿物质元素

据报道矿物元素的缺乏或过量也可影响机体血脂的水平，主要是通过构成体内各种生物酶，影响酶的活性起作用，从而参与机体代谢。铜、镁、锰、锌与脂质代谢密切相关。机体缺铜使催化胆固醇转变为胆酸的 7α-羟化酶和 12α-羟化酶活性降低，胆酸合成和清除减少，胆固醇排出障碍，导致高总胆固醇血症。缺镁能引起血液中胆固醇和甘油三酯上升，导致中、小动脉内膜及内膜下弹力纤维受损，张力增加，促使血管壁内 Ca^{2+}聚集、斑块形成，故有学者认为高镁饮食有益于保护血管。锰缺乏时导致脂蛋白脂酶活性降低，血浆甘油三酯清除障碍，组织对甘油三酯的摄取减少，使血浆甘油三酯水平升高，形成高甘油三酯血症(余飞苑等，2005)。

第四节 小 结

高脂血症是指体内脂肪代谢异常而使血液循环中某种脂质过高而产生的代谢异常综合征。这是引起动脉粥样硬化的主要原因之一，进而诱发更多的相关代谢疾病，其中最常见的并发症为冠心病和缺血性脑卒中。目前心血管疾病已经成为引起人类死亡的第一大病因。高脂血症适用的营养药物较少，因而通过调节膳食，从而调节和控制血脂就成为防治高脂血症的主要方法。通过改变生活方式和膳食结构可以大大降低高脂血症的发病率，从而预防动脉粥样硬化的发生。

(宋淑亮)

主要参考文献

包艳红, 许秀举, 王强. 2009. 高脂血症与膳食营养及其相关因素的研究进展. 包头医学院学报, 25(3): 79-80.

陈富荣, 章怡祎, 张娜, 等. 2010. 低密度脂蛋白胆固醇与动脉粥样硬化相关性的研究进展. 现代中西医结合杂志, 19(10): 1294-1297.

陈银基, 鞠兴荣, 周光宏. 2008. 饱和脂肪酸分类与生理功能. 中国油脂, 33(3): 35-39.

李素云. 2008. 高脂血症的饮食管理和营养治疗. 中国实用乡村医生杂志, 15(11): 7-9.

梁东辉, 陈允钦, 吴鹏, 等. 2008. 高密度脂蛋白抗动脉粥样硬化的新认识. 辽宁中医药大学学报, (12): 22-24.

刘跟生, 徐贵发. 2006. 单不饱和脂肪酸对心血管的保护作用. 卫生研究, 35(3): 357-359.

刘培彬, 叶子璐, 蔡潭溪, 等. 2014. 脂蛋白质组学研究进展. 生物化学与生物物理进展, (12): 1197-1206.

王鹤, 任金霞, 姜萍. 2012. 瑞舒伐他汀对低高密度脂蛋白血症患者疗效观察. 中华保健医学杂志, 14(5): 403-405.

余飞苑, 刘浩宇, 刘锡仪. 2005. 微量元素与血脂代谢及心血管疾病的关系. 微量元素与健康研究, 22(5): 10-12.

赵水平. 1997. 高甘油三酯血症与冠心病关系研究现状. 中国冶金工业医学杂志, (4): 222-226.

钟宇. 2010. ω-3 多不饱和脂肪酸生理功能的研究概况. 国际检验医学杂志, 31(10): 1137-1139.

邹阳春, 胡大一. 2006. 低高密度脂蛋白血症与冠心病危险. 中国医刊, 41(3): 12-14.

Tuttolomondo A, Di R D, Pecoraro R, et al. 2012. Atherosclerosis as an inflammatory disease. Curr Pharm Des, 18(28): 4266-4288.

Weber C, Noels H. 2011. Atherosclerosis: current pathogenesis and therapeutic options. Nature Medicine, 17(11): 1410.

第二十章　儿科疾病营养药物

儿童时期是人生发展的关键阶段，营养是小儿维持生命和身心健康极为重要的因素之一，而处于生长发育阶段的儿童，特别是婴幼儿离不开父母、祖辈的喂养及生活安排，如果喂养不科学，很可能会影响到他们的生长发育、生存质量甚至危及生命。一旦发生上述情况，营养药物便会起到快速纠正病理状态、补充所需的营养素，从而满足患儿生长发育需求的作用。

第一节　维生素 A

维生素 A 缺乏表现为引起眼睛、生长、免疫、胚胎等多系统损害的全身性疾病。按照缺乏程度和阶段分为临床型维生素 A 缺乏、亚临床型维生素 A 缺乏及可疑亚临床型维生素 A 缺乏。临床型表现为眼干燥症，可疑亚临床型和亚临床型无眼干燥症表现，主要与反复呼吸道感染、腹泻和贫血等广泛影响有关，增加婴幼儿的发病率和死亡率。

一、来源

维生素 A 有两大来源：一类是动物性食物来源的维生素 A_1 和 A_2。维生素 A_1 即全反式视黄醇，是最基本的形式，哺乳动物及海产鱼的肝中含量最丰富，其次为乳、蛋。维生素 A_2 即 3, 4-双脱氢视黄醇，只有视黄醇活性的 40%，多来源于淡水鱼肝。另一类来源是植物性食物的维生素 A 原或类胡萝卜素，在深绿色蔬菜、胡萝卜和黄红色水果中含量丰富。

二、生理功能

构成视觉细胞内的感光物质；影响上皮稳定性、完整性；促进生长发育和维护生殖功能；维持和促进免疫功能；改善铁营养状况；维持神经系统正常发育和功能。

三、缺乏原因

先天贮存不足：早产儿、双胎儿、低出生体重儿等体内维生素 A 储量不足，生长发育迅速，易发生维生素 A 缺乏。

摄入不足和需求增加：母乳不足、未及时添加配方奶粉或长期单纯给予淀粉类食物喂养、辅食种类贫乏等导致维生素 A 摄入量少。另外，患慢性感染性疾病、肿瘤等，使维生素 A 消耗增多。

吸收不良：各种消化系统疾病，如慢性腹泻、慢性感染、先天性胆道梗阻或膳食脂肪过低均影响维生素 A 的吸收。

代谢障碍：肝病、甲状腺功能低下、蛋白质营养不良导致视黄醇结合蛋白合成不足和锌缺乏等，可使维生素 A 从肝中转运障碍，导致血浆维生素 A 水平降低。

四、临床表现

(1) 眼部表现：夜盲或暗光中视物不清最早出现，持续数周后，开始出现眼干燥症，自觉痒感、畏光、眼痛，检查可见结膜、角膜干燥，毕脱斑(Bitot spots)，继而角膜软化，严重时可发生角膜溃疡、坏死，导致失明。

(2) 皮肤表现：开始仅感觉皮肤干燥、易脱屑，有痒感，渐至上皮角化增生，汗液减少，角化物堵塞毛囊形成毛囊丘疹。检查触摸皮肤时有粗砂样感觉。毛囊角化引起毛发干燥，失去光泽，易脱落，指、趾甲变脆易折。

(3)生长发育障碍：严重缺乏时表现为身高落后，牙齿釉质易剥落，失去光泽，易发生龋齿。

(4)感染易感性增高：主要表现为呼吸道和消化道感染，且易迁延不愈，尤其是对于 6 个月以上和 2 岁以下儿童。

(5)贫血：边缘和亚临床维生素 A 缺乏时会出现贮存铁增加，外周血清铁降低，类似物缺铁性贫血的小细胞低色素贫血(江载芳等，2015)。

五、治疗

1)调整饮食，去除病因

食用富含维生素 A 的动物性食物或含胡萝卜素较多的深绿色蔬菜、黄红色水果及蔬菜，以及维生素 A 强化的婴儿配方奶和辅食等。此外，应重视原发病的治疗。

2)维生素 A 制剂治疗

(1)临床型维生素 A 缺乏：口服 5000 IU/(kg · d) ×5 天，之后 2.5 万 IU/d。或采用大剂量补充方法，诊断后立即给予剂量：＜6 个月，5 万 IU/d；6～12 个月，10 万 IU/d；＞12 个月，20 万 IU/d；第二天，同上剂量一次；2 周后，同上剂量一次。

(2)亚临床型维生素 A 缺乏：口服 1500～2000 IU/d，直到血清中维生素 A 水平正常；或大剂量口服 10 万～20 万 IU/次，每 4～6 个月重复 1 次。

3)眼局部治疗

用维生素 AD 滴剂滴眼；采用抗生素眼药预防结膜和角膜继发感染；还可采用上皮生长因子类眼液协助角膜修复(WHO Guideline，2011)。

六、预防

母乳、婴幼儿配方奶粉都是优质的维生素 A 来源，饮食均衡、合理喂养，且无胃肠道疾病的婴幼儿一般不会缺乏维生素 A。同时，补充维生素 A 要避免中毒。

第二节　维生素 D

维生素 D 属于脂溶性维生素，目前已知种类至少有 10 种，但最重要的是维生素 D_2(麦角钙化醇)和维生素 D_3(胆钙化醇)，二者生物学功能相同。维生素 D_2 存在于植物中；维生素 D_3 则由大多数高等动物表皮和真皮内的 7-脱氢胆固醇经日光中紫外线照射先转变为前维生素 D_3，然后再经皮肤温热作用转化而成。如果接受足够的日光照射，皮肤合成的维生素 D 可满足人体需要。维生素 D_3 在一些海鱼(如鲨鱼)的肝中含量丰富，肉、蛋、乳类(包括人乳及牛、羊乳)等中含量很少，谷类、蔬菜、水果则几乎不含(Abrams, 2011a)。

一、生理功能

维生素 D 的生理功能主要靠 1, 25-$(OH)_2$-D 通过细胞特异性受体作用于靶器官而提高血浆钙、磷水平，并促进钙、磷沉着于骨组织中。

二、缺乏原因

(1)皮肤合成维生素 D 不足：皮肤经阳光中紫外线照射合成是人体所需维生素 D 的重要来源，地区维度、季节、衣着及空气污染等影响紫外线照射强度的因素均可以影响维生素 D 的合成。另外，肤色对于维生素 D 的合成也很重要，黑种人皮肤含黑色素多，日光穿透不足，也影响维生素 D 的合成。

(2)摄入不足：人乳和牛乳中维生素 D 含量较少，如果婴儿由纯母乳喂养，奶量按 750 mL/d 计算，那么摄入的维生素 D 含量也只有 11～38 U/d。

(3)孕期及哺乳期母体维生素D缺乏：母亲由于摄入不足或者患有营养不良、肝肾疾病等而出现的维生素D缺乏，使得婴儿出生时贮备不足，同时乳汁中含量也会降低。

(4)生长发育过快：生长发育过快婴幼儿的对维生素D的需求量大，易发生维生素D缺乏。

(5)疾病的影响：患胃肠道疾病和肝胆疾病可影响维生素D的吸收，另外，肝肾功能损害可使维生素D羟化障碍，导致1, 25-（OH）$_2$-D生成减少。

(6)药物影响：抗惊厥药物如苯巴比妥及抗结核药异烟肼可干扰维生素D的合成与代谢；另外，糖皮质激素可对抗维生素D的钙调节作用。

三、临床表现

主要表现为佝偻病和手足搐搦症(江载芳等，2015)。

1)佝偻病根据病情发展，临床上可分为初期、激期、恢复期和后遗症期

(1)初期，主要表现是神经精神紧张，多汗、夜惊、夜啼、易激惹。由于汗液刺激，患儿经常摩擦枕部，形成枕秃。此期骨骼表现不明显。

(2)激期，在神经精神症状的基础上出现骨骼的变化，多发生在生长速度较快的部位。头部表现有颅骨软化、方颅、蝶鞍颅、前囟门大或闭合延迟、出牙迟。胸部表现有肋骨串珠、郝氏沟、鸡胸或漏斗胸，肺部的这些改变会引起胸腔体积减小，严重时压迫心肺组织，引起心肺功能障碍。四肢和脊柱表现有手足镯、膝外翻(“O”形腿)或外翻(“X”形腿)、脊柱侧弯或后突，严重者骨盆畸形，影响女性生育，易导致难产。其他表现有营养不良、贫血、喉软骨软化病、免疫功能降低等。此期血钙正常或降低，血磷明显降低，碱性磷酸酶明显升高。

(3)恢复期，初期或激期患儿经日光照射或维生素D治疗后，症状和体征减轻或消失。

(4)后遗症期，见于3岁以后的儿童，因婴幼儿期严重佝偻病而遗留不同程度的骨骼畸形。

2)手足搐搦症

手足搐搦症又称低钙惊厥，小婴儿主要表现为全身惊厥、喉痉挛，较大婴儿和幼儿多表现为手足搐搦。

四、治疗和预防

治疗上仅叙述提高维生素D含量方面，止惊等处理不在此赘述。

针对轻度(初期)缺乏，每日口服维生素D 1000～2000 IU，一个月后改为400 IU/d。有低钙惊厥者可同时静滴葡萄糖酸钙，并口服钙剂。

对于中、重度(激期)缺乏：口服维生素D，中度3000～4000 IU/d，重度5000～6000 IU/d，一个月后均改为400 IU/d。

预防维生素D缺乏应从围生期开始：①保持适当日照，阳光促使维生素D合成的时间一般在上午9～10点和下午3～4点。②补充生理需要量的维生素D，孕妇应经常进行户外活动，进食含钙、磷丰富的食物，妊娠后期在秋冬季者，应补充维生素D 400～1000 IU/d。婴儿出生后2周摄入维生素D 400 IU/d至2岁。

温馨提示：

《中国儿童急性感染性腹泻病临床实践指南》(中华医学会儿科学分会消化学组和中华儿科杂志编辑委员会，2016)中建议补充到3岁，1岁以内维生素D每日摄入量为400 U(指单纯药物制剂补充量)，1～3岁为600 U(来源包括配方奶、其他强化维生素D食物及药物制剂)，而美国建议补充持续至整个儿童、青少年阶段(Misra et al., 2008)。

母乳喂养的婴幼儿，2岁以内都建议补充400 IU/d；配方奶喂养的婴幼儿，如果每日喝的配方奶达不到1 L，建议补充。

天然食物中维生素D含量极少。

日照、紫外线也是预防佝偻病的重要措施，但过度暴露于紫外线可能伤害到皮肤、眼睛、免疫系统，

加之存在空气污染。

维生素 D_3 优于维生素 D_2，单独维生素 D_3 滴剂优于维生素 AD（鱼肝油）。

胶囊型滴剂每粒定量 400 IU，优于溶液型滴剂，且不易氧化变质。

第三节　维生素 E

维生素 E 是生育酚类和三烯生育酚类的总称，包括 8 种化合物，即 α-、β-、γ-、δ-生育酚和 α-、β-、γ-、δ-三烯生育酚，其中 α-生育酚在自然界中分布最广泛、含量最丰富且活性最高，也是人体组织中维生素 E 的主要形式（占 90%）。维生素 E 只能在植物中合成，其中谷物类、大豆及植物油中含量最为丰富，其人体吸收率为 40%左右。维生素 E 的推荐摄入量为 15 mg/d，其为脂溶性，当小儿肠道对膳食脂肪的吸收功能低下或发生障碍时，易致维生素 E 吸收不良，继而发生维生素 E 缺乏。人类维生素 E 缺乏主要导致神经系统异常，近年来重点研究其抗氧化性能，证明维生素 E 可保护神经系统、心血管系统、骨骼肌和视网膜等组织免受氧化损伤，其深层的作用机制仍有待研究（Etsuo, 2015）。

一、生理功能

（1）血液循环中，维生素 E 在脂蛋白和红细胞之间进行快速交换，所以血浆维生素 E 下降时，会导致红细胞中含量降低而发生膜破裂和溶血。

（2）维生素 E 的主要功能是通过氧自由基等作用，氧化自身而发挥抗氧化作用，清除体内自由基并阻断其引发的链反应，防止生物膜和脂蛋白中多不饱和脂肪酸、细胞骨架及其他蛋白中的巯基免受自由基和氧化剂的攻击。当其缺乏时，生物膜上的多不饱和脂肪酸容易发生过氧化反应，特别是微粒体和线粒体的膜。如果毛细血管内皮细胞受损，可使毛细血管的通透性增加，产生水肿、出血，如早产儿的颅内出血。

（3）维生素 E 可以激活或抑制诸多酶的活性，如激活蛋白磷酸酶 α、二酰甘油激酶等，抑制蛋白激酶 C、腺苷酸环化酶 α 等。

（4）对多种代谢过程中基因的表达具有调控作用。

（5）参与神经系统如脊索后柱、第三和第四脑神经核、周围神经的大髓鞘轴突管、脑干的细长核和楔形叶的发育，以及肌肉和视网膜的发育（Etsuo, 2015）。

二、缺乏原因

（1）体内储存少：早产儿体内维生素 E 的贮存量低于正常新生儿，原因是新生儿体内维生素 E 基本上是孕晚期从母体中获得的；同时早产儿对脂肪及脂溶性维生素的吸收较差。

（2）摄入减少：母乳中维生素 E 的含量与多不饱和脂肪酸比例适宜，其比例系数在 0.5 左右，而配方奶中多不饱和脂肪酸含量过高，比例系数失调，易发生维生素 E 缺乏。

（3）吸收障碍：在胆汁流出障碍或肠内脂蛋白合成有缺陷时，如胆道闭锁、胆汁淤积性肝病、慢性腹泻、短肠综合征等，可能发生严重的维生素 E 吸收不良。

（4）需求和利用增加：如早产儿补充铁剂量过大，则相应的对维生素 E 的需要量加大，以保护细胞膜的类脂免于被氧化；如果过早给贫血的早产儿补充铁剂，则会破坏胃肠道中的维生素 E，阻止铁剂吸收，加重其缺乏。患地中海贫血、葡萄糖-6-磷酸脱氢酶缺乏等疾病时，由于红细胞破裂或缺乏其他抗氧化途径而可能引起维生素 E 利用过度，导致缺乏。

三、临床表现

（1）神经系统改变：特征是脊髓小脑共济失调伴深部腱反射消失，躯干和四肢共济失调，震动和位置感觉消失，眼肌麻痹，上睑下垂，视野障碍，眼肌麻痹，构音障碍等。

（2）贫血：多发生在出生体重小于 1500 g 的早产儿及婴幼儿中，表现出溶血性贫血，网织红细胞增多，给予维生素 E 后溶血即可停止。

(3) 水肿：多见于小婴儿，全身水肿以下肢为主，早产儿易发生新生儿硬肿症，补充维生素 E 3 天后大多可缓解。若母亲妊娠期缺乏维生素 E，新生儿易发生颅内和内脏出血（江载芳等，2015）。

四、诊断

根据临床表现和早产、脂肪吸收不良等上述病史，结合下列实验室检查，即可明确诊断。

(1) 血浆中维生素 E 的测定：儿童血浆正常 α-生育酚浓度为 16.8 μmol/L（0.7 mg/dL）以上，若为 12～16.8 μmol/L（0.5～0.7 mg/dL），则为降低；若低于 12 μmol/L（0.5 mg/dL），则为缺乏。

(2) 溶血试验：维生素 E 缺乏时，红细胞膜脆性增加而易发生溶血。红细胞在 2.0%～2.4%的过氧化氢溶液中 37℃条件下孵育 3 h，溶血率＞5%时，提示维生素 E 缺乏的可能。

(3) 血红蛋白的测定：多为 60～100 g/L，网织红细胞轻度升高，周围血涂片可见棘形和固缩红细胞，血小板可增高，骨髓象可见多核的幼红细胞。

五、治疗

口服维生素 E 10～30 mg/d，血象改善后可改为 5 mg/d 维持量。对于慢性脂肪吸收不良或胆汁淤积症应采用口服或者肌内注射水溶性维生素 E。剂量不易过大，若每日量大于 15 mg/kg，长期使用可造成血清肌酸酶活性增高，尿肌酸排泄量增多，患者自感肌肉无力、视物模糊、头痛。维生素 E 过量还可导致凝血机制障碍而发生出血倾向，特别是对于早产儿；另外也可使男女两性均出现乳房肥大（Maret and Danny，2012）。

及早治疗维生素 E 缺乏，其症状可以改善和预防其进展，如治疗过晚则收效甚微。

第四节 维生素 K

一、概述

维生素 K 属于 2-甲基-1, 4 萘醌家族，自然条件下有 2 种存在形式。叶绿醌（维生素 K_1）来源于叶类蔬菜、豆油、水果、种子和牛奶。甲基萘醌类（维生素 K_2）的活性是维生素 K_1 的 60%，由肠道菌群合成。维生素 K 是 γ-羧化酶的辅酶，参与凝血因子的合成。

二、生理功能

缺乏维生素 K 易导致维生素 K 依赖的凝血因子Ⅱ、Ⅶ、Ⅸ、Ⅹ活性低下而引起出血性疾病。

三、缺乏原因

(1) 新生儿维生素 K 贮量少：孕母的维生素 K 只有 10%可通过胎盘到达胎儿，母乳中维生素 K 的含量为牛奶的 1/4，初生时母乳量不足，出生后新生儿体内维生素 K 贮量少，因此维生素 K 缺乏导致的出血多发生在母乳喂养儿。

(2) 维生素 K 合成不足：维生素 K 可由正常肠道菌群合成，因新生儿肠道无菌群，奶量不足，影响维生素 K 的合成。

(3) 其他：孕母服用维生素 K 抑制药，如抗惊厥、抗凝、抗结核药等可致维生素 K 缺乏（American Academy of Pediatrics and Committee on Fetus and Newborn, 2003）。

四、临床表现

根据发病日龄及并发症的不同，临床分为 3 型：经典型、早发型及晚发型（江载芳等，2015）。

(1) 经典型：出生后 2～7 天发病，多见于单纯母乳喂养儿，出血部位以胃肠道最常见，也有颅内、脐带残端、注射部位等。

(2)早发型：出生后24 h内发病，罕见，与孕母用药干扰胎儿维生素K功能有关。

(3)晚发型：出生后2周至3个月发病，甚至6个月内发病，以颅内出血最常见，占60%～80%。

五、治疗和预防

通常给刚出生的新生儿给予维生素K_1 1～5 mg静脉注射或肌内注射(American Academy of Pediatrics and Committee on Fetus and Newborn, 2003)。也可以在出生1～2周龄和4周龄给予口服2 mg维生素K。对于利用婴儿配方奶喂养的婴儿在初生时给予预防剂量的维生素K后，一般不需要再补充维生素K。1990年，Golding等报道了一项美国1970年出生儿童的队列研究，指出儿童癌症与分娩时给予哌替啶和新生儿期给予的维生素K补充密切相关。英国的Draper和Stiller对这项研究提出了质疑，但数据仅来自于英国。1993年美国儿科学会成立了维生素K特设工作小组，并没有发现维生素K干预和儿童癌症之间有确切的关联(American Academy of Pediatrics and Vitamin K Ad Hoc Task Force, 1993)。

第五节　水溶性维生素

水溶性维生素主要指B族维生素和维生素C，在均衡的饮食结构下，水溶性维生素缺乏很少见。一些遗传代谢性疾病和消化道吸收障碍性疾病，如克罗恩病、神经性厌食、减肥术后等，会导致水溶性维生素的缺乏，出现相应的临床表现。

一、维生素B_1

维生素B_1是参与糖类代谢的必需辅酶，与其他B组维生素通存于食物中，包括谷类、豆类、坚果、酵母、肝、肉、鱼等食物中，以谷类外胚层糠麸中含量最丰富，精制白米面时损失多，碱性溶液中加热易分解而失去活性。维生素B_1缺乏可导致脚气病或韦尼克脑病。脚气病分为两型：一是干性脚气病，其特征是渐进性的对称的外周神经性病变，会使人越来越虚弱、肌肉萎缩、行走困难、共济失调，伴随着痛苦的感觉异常和深部腱反射消失；二是湿性脚气病，其特征是水肿，若心脏受累不及时治疗，会引起心肌病发展成充血性心脏衰竭并死亡。韦尼克脑病为常染色体隐性遗传，其特征表现为神经、精神障碍，酗酒为诱发因素。轻型患儿可口服维生素B_1 10～30 mg/d，胃肠吸收障碍或重症患儿可肌内注射维生素B_1 10～30 mg/d。预防上倡导均衡饮食，给婴儿及时添加辅食。

二、维生素B_2

维生素B_2是黄素单核苷酸(FMN)和黄素腺嘌呤二核苷酸(FAD)两种辅酶的前体，参与氧化还原反应，在糖类、蛋白质和脂肪代谢中不可或缺。维生素B_2在动物蛋白及绿色蔬菜和强化谷类中都大量存在。维生素B_2缺乏通常伴随着一个或多个B族维生素的缺乏(可能是由维生素B_2在叶酸、维生素B_6和烟酸的代谢中发挥作用所引起的)。维生素B_2缺乏多表现为咽炎、唇干裂、口角炎、舌炎，以及鼻唇沟、四肢曲侧和生殖器区的脂溢性皮炎。口服维生素B_2 5～10 mg/次，每日3次，一般坚持服用至症状完全消失。不能口服的患儿可肌内注射5～10 mg/d。强调平衡膳食。

三、烟酸

烟酸又被称为尼克酸、维生素B_3，广泛存在于动植物组织中，以瘦肉、豆类、鱼类、花生中的含量较为丰富，既耐热又耐碱，是各种维生素中性质最稳定的一种。烟酸在线粒体中经化学修饰形成辅酶NAD和磷酸NAD(NADP)，参与许多氧化还原反应。烟酸缺乏可导致“皮肤粗糙”或称癞皮病，其有三大特征，即腹泻、皮炎和痴呆，随着病情加重，最终导致死亡，多发生在营养剥夺状态或一些疾病，如遗传性烟酸缺乏症者、克罗恩病、良性肿瘤综合征、长期抗结核治疗患者中。儿童口服烟酸每次0.5～1 mg/kg，2或3次/日。均衡饮食，保证肉、蛋、奶及新鲜果蔬的摄入，可满足机体每日需求。

四、维生素 B_6

维生素 B_6有 3 种存在形式：吡哆醇、吡哆醛和吡哆胺。维生素 B_6广泛存在于各种食物中，肝、肉、全麦及大豆中含量丰富，人奶、牛奶及谷类中的含量均可满足人体需要。因此，显著的临床缺乏维生素 B_6已不多见，但亚临床缺乏仍存在。维生素 B_6作为 100 多种酶的辅酶，参与机体多种代谢反应，儿童缺乏的症状主要包括：生长速度减慢、神经兴奋性增强、产生周围神经炎、皮炎及贫血等。维生素 B_6依赖综合征包括维生素 B_6依赖性痉挛、依赖性贫血、胱硫醚尿症、同型半胱氨酸尿症，在服用大剂量维生素 B_6后，症状均可得到不同程度的缓解。对于膳食摄入不足的患儿，每日口服维生素 B_6 5～25 mg，共 3 周，然后 2～5 mg/d，持续数周。对维生素 B_6依赖的患儿，可口服或肌内注射维生素 B_6 10～250 mg/d 直至痊愈，大多需要终生治疗。

五、维生素 B_{12}

维生素 B_{12}又称钴胺素，是唯一含有金属元素的维生素。其在体内储存量很少，只有 2～3 mg，主要在肝中，每日丢失量也很少，约 0.1%。而且有效的肠肝循环对其重吸收和维持含量稳定起着重要作用，在摄入量不足的情况下几个月乃至几年内不会缺乏。维生素 B_{12}主要存在于动物性食物中，如瘦肉和肝。维生素 B_{12}缺乏主要引起可逆性的骨髓造血异常及神经脱髓鞘疾病，多发生于自身免疫性萎缩性胃炎患者、素食者及素食母亲完全母乳喂养的婴儿中。维生素 B_{12}缺乏主要表现在胃肠道症状(食欲低下、恶心、味觉消失等)、巨幼红细胞贫血、神经系统脱髓鞘(肢体麻木、震颤、感觉障碍、腱反射改变及精神症状)。肌内注射维生素 B_{12} 100μg/d，2 周后减量并维持。在均衡饮食的基础上，增加肉、蛋、鱼及动物内脏的摄入。

六、维生素 C

维生素 C 又称为抗坏血酸，广泛存在于水果、蔬菜中，正常人乳中维生素 C 的含量与乳母摄入成正比。人体不能合成维生素 C，需要从饮食中摄取，因此维生素 C 缺乏多因喂养不当所致，6～24 个月婴幼儿较多见。维生素 C 有多种生理功能：合成人体胶原组织所必需；参与神经递质合成和胆固醇代谢；参与能量代谢、细胞增殖分化和凋亡、血管舒缩及葡萄糖转运等的调节；利于血红蛋白的合成及红细胞的成熟；具有很强的抗氧化功能，保护 DNA、蛋白质及膜结构，参与清除自由基；与白细胞吞噬功能有关，提高人体免疫功能。临床上维生素 C 缺乏的原因多为摄入不足、吸收障碍、需求增加及药物影响等，从而发生坏血病。如果长期大量摄入维生素 C，突然停用也可导致坏血病。临床表现为：倦怠、食欲减退、下肢肿痛、出血症状及免疫功能低下，易并发感染等。预防及治疗：饮食均衡，供给富含维生素 C 的新鲜水果、蔬菜。轻症患儿可口服维生素 C 100～300 mg/次，每日 2 或 3 次，疗程至少 2 周；重症患儿应静脉滴注维生素 C 1000 mg/d。维生素 C 在临床上还可用于营养心肌、辅助抗感染、抗氧化等方面。

第六节 矿 物 质

一、钙

钙是人体内含量最丰富的无机元素，受多种激素(甲状旁腺素、降钙素等)和器官、组织(皮肤、小肠、肾、骨)的调节。它在儿童及青少年的生长发育、骨密度、骨矿物质含量的维持中起了主要作用，同时它还参与维持心脏、神经、肌肉的兴奋性，足量的钙剂摄入对预防骨质疏松、高血压、肿瘤、糖尿病等疾病有重要作用(Abrams，2011b)。由于儿童生长迅速，对钙的需求相对较多，喂养不当、挑食、厌食、肠道吸收障碍、维生素 D 缺乏等是常见钙缺乏的原因，从而表现为生长痛、心悸、失眠、易激惹、免疫功能异常，严重者可出现低钙抽搐、骨骼改变等。预防及治疗：鼓励母乳喂养，均衡饮食，并预防性补充维生素 D 即可有效预防钙缺乏。当出现严重钙缺乏而强化饮食无法纠正时可通过口服碳酸钙、乳酸钙、葡萄糖酸钙及甘氨酸螯合钙等进行治疗，低钙抽搐时需静脉补充葡萄糖酸钙。

二、铁

铁是儿童生长及发育过程中最重要的矿物元素，其缺乏可导致营养性缺铁性贫血，从而影响儿童的生长发育，如疲乏无力、神经精神及认知能力的改变，甚至可导致免疫功能下降、易感染、心力衰竭等(Baker et al., 2010)。母乳中铁含量低，4～6 个月婴幼儿应及时补充含铁丰富的辅食或铁强化食品，若临床上诊断为缺铁性贫血，应及时补充铁剂，常见有硫酸亚铁、富马酸亚铁、葡萄糖亚铁、甘氨酸亚铁等。因铁剂对胃肠黏膜刺激性大，部分患儿口服后有恶心、呕吐、腹泻等不良反应，推荐口服甘氨酸亚铁和葡萄糖亚铁，或应用注射铁剂。

三、锌

锌是体内不可缺乏的微量元素，是 300 多种酶必需的辅因子，这些酶参与核酸和蛋白质的代谢，稳定组蛋白，细胞凋亡、细胞分裂和能量代谢等过程，因此，锌在生长发育、性功能成熟、维持免疫系统发育及功能、促进组织增生修复等方面具有重要的生理功能。临床上锌缺乏主要表现为生长发育落后、神经精神发育障碍、厌食、异嗜癖、性发育及功能障碍、易反复感染、皮肤黏膜病变等。出生后 7～12 个月，母乳提供的锌达不到生理需要量(Krebs and Hambidge, 1986)，而锌含量高的肉类、豆类等辅食添加不足，或学龄前、学龄期儿童临床诊断为锌缺乏，都需要额外补充锌制剂，常见有硫酸锌、葡萄糖酸锌、乙酸锌等。一般膳食中的含锌量不会有锌中毒的危险，临床规范补锌也可避免锌中毒。

第七节　益生菌及乳糖酶

一、益生菌

1. 鼠李糖乳杆菌 GG

腹泻病是儿童应用益生菌的主要适应证，且有大量理论基础。临床研究认为特定的益生菌能够减轻腹泻的严重程度、缩短病程、降低并发症发生的风险。其中，鼠李糖乳杆菌 GG 的疗效最具有说服力，能够缩短约 24 h 病程，强烈推荐其作为补液的辅助手段用于急性胃肠炎的治疗(中华医学会儿科学分会消化学组和中华儿科杂志编辑委员会，2016)。对于急性胃肠炎，益生菌的使用存在剂量依赖效应，高剂量鼠李糖乳杆菌 GG($\geqslant 10^{10}$ CFU)在缩短病程方面更有效(Guarino et al., 2015)。欧洲小儿营养学会推荐鼠李糖乳杆菌 GG(10^{10} CFU/d，5～7 d)用于感染性腹泻的治疗。鼠李糖乳杆菌 GG 对于预防感染性腹泻、预防抗生素相关性腹泻、预防艰难梭菌及复发性艰难梭菌感染相关性腹泻均有良好效果(薛爱娟和黄瑛，2016)。对于住院患儿，欧洲食品安全局的调查结果显示，有 1/3 的随机对照研究支持鼠李糖乳杆菌 GG 在降低住院儿童的腹泻发生率和缩短腹泻病程方面有显著效果(Guslandi, 2015)。另外，鼠李糖乳杆菌 GG 对于治疗和预防牛奶过敏性湿疹有良好疗效(中华医学会儿科学分会消化学组，2017)。将益生菌应用于儿童非酒精性脂肪肝的研究证据较少，有随机对照研究，临床试验应用鼠李糖乳杆菌 GG 治疗儿童非酒精性脂肪肝，有一定的效果，提示非酒精性脂肪肝患儿可以试用益生菌(Vajro et al., 2011)。

2. 布拉酵母菌

布拉酵母菌对于治疗病毒感染导致的水样腹泻具有显著疗效，能显著缩短儿童急性感染性腹泻病程，减少患儿住院时间，为治疗抗生素相关性腹泻的首选(Szajewska et al., 2007)。欧洲小儿营养学会推荐布拉酵母菌(250～750 mg/d，5～7 天)用于感染性腹泻的治疗。布拉酵母菌对于预防感染性腹泻、预防抗生素相关性腹泻、预防艰难梭菌及复发性艰难梭菌感染相关性腹泻均有良好效果(薛爱娟和黄瑛，2016)。另外，布拉酵母菌可作为炎性肠病的添加治疗用药，研究表明，在美沙拉嗪标准治疗基础上添加布拉酵母菌可促进克罗恩病的临床缓解(Guslandi, 2015)。

3. 其他乳杆菌

保加利亚乳杆菌、罗伊乳杆菌、嗜酸乳杆菌等乳杆菌治疗急性腹泻可缩短病程，每日乳杆菌量与病程剂量依赖呈负相关(中华医学会儿科学分会消化学组和中华儿科杂志编辑委员会，2016)。早期一些研究表明，在婴儿配方奶或其他食物中添加益生菌，可以降低急性感染性腹泻的发生率和严重程度。然而，进一步的大样本研究及一些荟萃分析表明，益生菌对预防感染性腹泻并无明显的效果，甚至一些研究者认为虽然结果有统计学意义，但是并没有临床意义。但在某些特殊情况下，如长期待在卫生保健机构或托管中心的儿童，Gutierrez-Castrellon 等(2014)的随机双盲对照试验发现，与安慰剂组相比，益生菌组儿童口服罗伊乳杆菌 DSM17938(10^8 CFU/d)3 个月的腹泻发生率、病程及上呼吸道感染率显著降低。

4. 双歧杆菌

双歧杆菌联合乳杆菌等治疗儿童急性感染性腹泻可缩短病程，治疗院内感染性腹泻及继发性腹泻有明确效果(贺松等，2009)。双歧杆菌对于治疗肠易激综合征有一定效果，但对于肠易激综合征的病因和发病机制仍不清楚，研究认为肠道菌群失调可能是重要病因，Brenner 等(2009)通过系统综述得出婴儿双歧杆菌 35624 是基于足够质量的临床研究对 IBS 有效的菌株。

5. 酪酸杆菌

酪酸杆菌治疗急性腹泻可能有效(中华医学会儿科学分会消化学组和中华儿科杂志编辑委员会，2016)。酪酸杆菌对于预防抗生素相关性腹泻有明确疗效。2011 年国内多家三级医院联合进行的多中心随机对照试验发现，酪酸杆菌可有效降低肺炎住院患儿发生抗生素相关性腹泻的风险(酪酸梭菌二联活菌散剂预防肺炎儿童抗生素相关性腹泻研究协作组，2012)。

二、乳糖酶

病毒性肠炎患儿因小肠黏膜受损，可致双糖酶活性下降，乳糖酶活性下降最为显著，如直接补充乳糖类食品，则会由于乳糖不能被乳糖酶消化而直接进入结肠发酵并产生气体，导致肠腔内渗透压增高而加重腹泻，因此应暂时给予低(去)乳糖饮食为主，或采用乳糖酶补充治疗。欧洲食品安全局也发表声明认为酸奶改善乳糖不耐受患者的乳糖消化能力归功于两个不同的菌种共同产生乳糖酶，而非具体菌株的特异性作用。一项 Cochrane 综述(33 项试验，2973 名儿童)评价了不含乳糖与含乳糖饮食对 5 岁以下儿童急性胃肠炎的疗效，不含乳糖的食物或添加乳糖酶治疗可缩短住院儿童腹泻时间约 18 h(MacGillivray et al., 2013)。通常急性腹泻的小肠黏膜损伤后乳糖酶活性的恢复约需 1 周，所以添加乳糖酶喂养时间约 1 周即可。

第八节 小　　结

儿童营养对儿童的健康状况、体格发育、智力发育和社会心理发育均起到十分重要的作用，甚至对成年后的健康也起到深远的影响。儿童在早期的生长发育阶段(婴幼儿期)，各种原因造成的营养失衡和营养不良等营养问题尤为突出。因此，在儿科临床诊断和治疗实践中，需要特别注意由营养问题造成的病症和因疾病产生的营养问题。

本章综合论述了儿科临床经常使用的营养药物，期望能够对广大儿科医护人员、营养师、育儿师及社区医师有所帮助。

儿科营养药物涉及种类广，除上述的各种维生素、矿物质、益生菌外，还涉及营养神经的药物，营养心肌的药物，各种长链多不饱和脂肪酸如 DHA、必需脂肪酸、益生元等，以及慢性胃肠疾病有吸收障碍患儿营养素的补充等，本书的其他章节对这些内容有所论述，可供需要的读者参考。

（于晓晓）

主要参考文献

贺松, 张德纯, 程芳, 等. 2009. 国内双歧杆菌制剂预防小儿继发性腹泻临床疗效的Meta分析. 中国微生态学杂志, 21(8): 692-695.

江载芳, 申昆玲, 沈颖. 2015. 诸福棠实用儿科学. 8版. 北京: 人民卫生出版社.

酪酸梭菌二联活菌散剂预防肺炎儿童抗生素相关性腹泻研究协作组. 2012. 酪酸梭菌二联活菌散剂预防肺炎儿童抗生素相关性腹泻的多中心随机对照临床试验. 中华儿科杂志, 50(10): 732-736.

薛爱娟, 黄瑛. 2016. 2015耶鲁/哈佛研讨会"益生菌的应用共识意见"解读. 中华儿科杂志, 54(12): 896-901.

中国国家处方集编委会. 2013. 中国国家处方集(儿童版). 北京: 人民军医出版社.

中华医学会儿科学分会消化学组. 2017. 食物过敏相关消化道疾病诊断与管理专家共识. 中华儿科杂志, 55(7): 487-492.

中华医学会儿科学分会消化学组, 中华儿科杂志编辑委员会. 2016. 中国儿童急性感染性腹泻病临床实践指南. 中华儿科杂志, 54(7): 483-488.

Abrams S A. 2011a. Dietary guidelines for calcium and vitamin D: a new era. Pediatrics, 127(3): 566-568.

Abrams S A. 2011b. What are the risks and benefits to increasing dietary bone minerals and vitamin D intake in infants and small children? Annu Rev Nutr, 31: 285-297.

Aikawa H, Suzuki K. 1986. Lesions in the skin, intestine, and central nervous system induced by an antimetabolite of niacin. Am J Pathol, 122(2): 335-342.

American Academy of Pediatrics, Committee on Fetus and Newborn. 2003. Controversies concerning vitamin K and the newborn. Pediatrics, 112(1): 191-192.

American Academy of Pediatrics, Vitamin K Ad Hoc Task Force. 1993. Controversies concerning vitamin K and the newborn. Pediatrics, 91(5): 1001-1003.

Baker R D, Greer F R, American Academy of Pediatrics. 2010. Committee on Nutrition. Clinical report: diagnosis and prevention of iron deficiency anemia in infants and young children(0-3years of age). Pediatrics, 126(5): 1040-1050.

Bayoumi R A, Rosalki S B. 1976. Evaluation of methods of coenzyme activation of erythrocyte enzymes of detection of deficiency of vitamins B_1, B_2, and B_6. Clin Chem, 22(3): 327-335.

Brenner D M, Moeller M J, Chey W D, et al. 2009. The utility of probiotics in the treatment of irritable bowel syndrome: a systematic review. Am J Gastroenterol, 104(4): 1033-1049.

Douglas R M, Hemila H, Chalker E, et al. 2007. Vitamin C for preventing and treating the common cold. Cochrance Database Syst Rev, (3): CD000980.

Etsuo N. 2015. Evidence for beneficial effects of vitamin E. Korean J Intern Med, 30(5): 571-579.

Guarino A, Guandalini S, LoVecchio A. 2015. Probiotics for prevention and treatment of diarrhea. J Clin Gastroenterol, 49(Suppl 1): S37-S45.

Guslandi M. 2015. Role of probiotics in Crohn's disease and in pouchitis. J Clin Gastroenterol, 49(Suppl 1): S46-S49.

Gutierrez-Castrellon P, Lopez-Velazquez G, Diaz-Garcia L, et al. 2014. Diarrhea in preschool children and *Lactobacillus reuteri*: a randomized controlled trial. Pediatrics, 133(4): 904-909.

Jared M, Birgitta M, Daniel A, et al. 2013. Vitamin C promotes maturation of T-cells. Antioxid Redox Signal, 19(17): 2054-2067.

Krebs N F, Hambidge K M. 1986. Zinc requirements and zinc intakes of breast-fed infants. Am J Clin Nutr, 43(2): 288-292.

MacGillivray S, Fahey T, McGuire W. 2013. Lactose avoidance for young children with acute diarrhea. Cochrane Database Syst Rev, 10: CD005433.

Malouf R, Grimley E J. 2003. The effect of vitamin B_6 on cognition. Cochrane Database Syst Rev, (4): CD004393.

Maret G T, Danny M. 2012. Vitamin E. Adv Nutr, 3(3): 330-331.

Misra M, Pacaud D, Petryk A, et al. 2008. Vitamin D deficiency in children and its management: review of current knowledge and recommendations. Pediatrics, 122(2): 398-417.

O'Fiona L, Samir S. 2010. Vitamin B_{12} in health and disease. Nutrients, 2(3): 299-316.

Powers H J. 2003. Riboflavin(vitamin B-2) and health. Am J Clin Nutr, 77(6): 1352-1360.

Szajewska H, Skora A, Dylag M. 2007. Meta-analysis: *Saccharomyces boulardii* for treating acute diarrhoea in children. Aliment Pharmacol Ther, 25(3): 257-264.

Vajro P, Mandato C, Licenziati M R, et al. 2011. Effects of *Lactobacillus rhamnosus* strain GG in pediatric obesity-related liver disease. J Pediatr Gastroenterol Nutr, 52(6): 740-743.

WHO Guideline. 2011. Vitamin A supplement in infants and children 6-59 months of age. Geneva: WHO, 2011.

第二十一章　脑和神经系统疾病营养药物

神经系统是机体内起主导作用的系统，起着控制和调节机体各系统器官的活动，维持机体与内、外界环境的相对平衡的重要作用。神经系统疾病患者常伴有营养障碍，主要原因有以下几个方面：①饮食习惯及营养结构长期不合理，导致机体某些必需的营养素缺乏；②神经系统疾病常累及全身多个系统，累及消化系统可继发神经源性呕吐、消化道溃疡或神经源性胃肠功能紊乱（如胃排空障碍等）；③有的患者可出现意识或认知、精神等障碍，可导致营养摄入或代谢障碍；④吞咽动作的完成需要不同水平神经系统共同控制，协同完成，包括皮层和皮质下区域、脑干、小脑、周围神经和肌肉/感觉感受器。神经系统疾病常累及吞咽动作环路的一个或多个方面；⑤中重度脑损伤患者需要行机械通气，无法经口进食；⑥行气管切开术的患者后期吞咽障碍的比率升高。

继发于原发疾病的营养障碍如果得不到及时的治疗和纠正，会进一步影响神经系统功能的恢复，并导致并发症增多，死亡率增加；而适宜的营养与药物支持则有助于神经系统疾病的恢复。作为临床神经系统相关人员，有必要了解脑损伤后机体的代谢特点，并有针对性地采取措施进行营养补充与营养药物支持。

神经系统疾病谱较广泛，涵盖脑外伤、肿瘤、脑血管疾病、炎症、免疫性疾病及退行性疾病等。本章主要介绍以脑外伤为代表的急性脑损伤及以阿尔茨海默病为代表的慢性神经退行性疾病的代谢特点及临床常见的营养药物支持与治疗。

第一节　急性脑外伤患者的代谢特点

中、重度颅脑损伤（traumatic brain injury, TBI）患者死亡率约为33%，幸存者多遗留有严重的神经功能障碍，需行进一步康复治疗。提高脑外伤预后的治疗方法相对有限，常见的手段有避免低血压、维持脑血流量、预防应激性黏膜损伤和静脉血栓形成等。早期充分的营养支持十分关键，可加速神经系统功能的恢复，减少主要并发症及外伤后炎性反应发生的作用（Taylor et al., 1999）。

脑外伤包括原发性及继发性两个方面。前者通常源于对大脑的直接损害，可因脑组织的破坏导致永久性神经功能损伤。常见的原发性脑外伤类型包括脑震荡、脑挫伤、弥漫性轴索损伤及颅内出血（如硬膜外血肿、硬膜下血肿和脑内出血）。由于神经元的不可再生性，原发性脑损伤通常难以完全修复。继发性脑损伤由原发性脑损伤后的炎性级联反应引起，其特点为脑细胞肿胀及凋亡发生，主要是由有害性神经递质的异常释放、氧自由基损伤、炎症因子损伤等多种途径相互影响，共同发挥作用，引起脑水肿及细胞代谢障碍，最终因能量衰竭导致细胞死亡。

大脑起着调节全身机体代谢活动的作用，脑损伤后可出现一系列复杂的代谢活动紊乱，主要包括激素水平的变化、细胞代谢异常、大脑及全身系统较为严重的炎性反应等。这些改变的最终结果是机体分解代谢增强，以满足损伤细胞的代谢需求，出现分解代谢大于合成代谢。这种高代谢改变与损伤的严重程度正相关（Fruin et al., 1986）。代谢紊乱的临床表现为能量需求增加、高血糖和蛋白质分解增加，加剧了继发性脑损伤。急性颅脑外伤患者静息能量消耗是基础代谢率的135%～165%，平均增加40%；特别是前3天能量需求约146.44 kJ/（kg · d），之后逐渐下降至121.34 kJ/（kg · d）；血糖增高通常发生在脑损伤后24 h内；脑损伤后蛋白质分解增加，表现为体重下降，肌容积减小，尿素氮增加，尿素氮排泄量平均每天21.4 g，至少持续3周（顾景范等，2016）。有效的营养支持可以减弱分解代谢反应，避免长时间高代谢带来的潜在危害。

脑组织受损刺激了许多激素的分泌来影响代谢功能。在应激状态下，下丘脑-垂体轴相关激素分泌会增加，如促肾上腺皮质激素释放激素（ACTH）、生长激素、催乳素、血管加压素和皮质醇。胰高血糖素和儿茶酚胺也会过度分泌。尽管儿茶酚胺有助于维持血压和心输出量稳定，保持有效的脑灌注，但同时也会提高基础代谢率，增加氧耗，促进糖原分解导致高血糖，促进蛋白质水解和肌肉萎缩。脑外伤患者基础代谢率及细胞能量需求增加，打破了细胞原有的代谢供需耦合这一平衡状态，加剧了细胞能量衰竭的发生。在脑损伤急性缺血期，高血糖和细胞内乳酸的累积与活性氧自由基的发生有关(Diaz-Parejo et al., 2003)。蛋白质水解可能导致细胞介导的免疫功能障碍和肌肉萎缩。经肠内营养(EN)或肠外营养(PN)提供的外源性营养物质可能会减少对自身内源性底物的动员，从而减少了这些分解代谢的有害作用。

脑损伤后急性相反应物、电解质和氨基酸浓度可发生改变，并加剧继发性损伤，影响患者临床结局。脑损伤后，血液中锌、铁、白蛋白、前白蛋白、转铁蛋白、胰岛素样生长因子-1(IGF-1)、胰岛素样生长因子结合蛋白-3(IGFBP-3)浓度会降低，而白介素-1(IL-1)、白介素-6(IL-6)、血浆铜蓝蛋白、α-1 酸性糖蛋白及 C 反应蛋白的含量会升高(Cook et al., 2008)。锌是重要的辅助因子，广泛参与底物代谢、免疫功能和 *N*-甲基-D-天冬氨酸(NMDA)受体功能。TBI 患者中，由于肝螯合作用和肾清除率增加，血清锌浓度降低。锌的补充似乎有助于改善蛋白质代谢和患者 1 个月后的神经功能状态(Young et al., 1996)。镁参与 NMDA 受体活性调节，调节细胞能量生成及钙离子内流，具有神经保护作用。不过患者补充镁后尚无明确获益。胰岛素样生长因子结合蛋白-3(IGFBP-3)浓度降低，使得生长激素介质、胰岛素样生长因子-1(IGF-1)的清除率增加。补充外源性 IGF-1 似乎有助于降低血糖并减轻蛋白质的分解(Hatton et al., 1997)。

氨基酸浓度的变化会影响儿茶酚胺的应激反应，以及可向大脑运输的蛋白质前体的量。谷氨酰胺可减少细菌移位，可能会增加大脑谷氨酸盐的合成。谷氨酸盐通过与 NMDA 受体相互作用，可通过钙离子内流促进细胞死亡(Nishizawa，2001)。诸如镁离子和谷氨酰胺等电解质和氨基酸的具体作用机制及临床意义还有待进一步探讨和研究。

第二节　脑损伤患者的基本营养补充

(1)能量需求。脑损伤患者持续性营养障碍会导致诸如器官功能障碍、伤口愈合困难、免疫功能低下等一系列问题。目前能量补充尚无统一的方案。能量消耗量可用 Harris-Benedict、Mifflin-St. Jeor 等公式进行计算。美国肠外肠内营养学会(ASPEN)及美国营养师协会(ADA)指南认为间接能量代谢测定仪更能准确地个体化估计患者静息状态的能量损耗，但脑损伤患者出现肌痉挛、交感过度兴奋及发热时，间接能量代谢测定仪也会出现一定的误差。

(2)蛋白质需求。伤后 8～14 天蛋白质分解达到高峰，并且与脑损伤严重程度有关。脑外伤患者尿氮清除率为 0.2～0.28 g/(kg · d)。一些研究表明，高蛋白补充尚不能逆转肌肉的分解代谢。目前 Hatton 和 Ziegler(1998)推荐急性脑外伤患者的蛋白质提供量维持在 1.5～2 g/(kg · d)以补充额外增加的分解代谢。需注意对肾功能不全的患者补充过量的蛋白质易引起氮质血症。

(3)水、电解质需求。脑损伤患者早期需注意补充水分以维持血压及脑灌注水平。合理的输液包括输入晶体液和胶体液两个方面，各有优缺点，临床应用规范尚存有争议。可根据患者的生化检查补充相应的电解质。

第三节　慢性神经退行性疾病的代谢改变及营养需求

慢性神经退行性疾病是一类与年龄相关的慢性进行性神经疾病，主要由神经元的凋亡或细胞结构或功能进行性退变引起，主要包括阿尔茨海默病(AD)、帕金森病(PD)、亨廷顿病(HD)、肌萎缩侧索硬化(ALS)、不同类型脊髓小脑共济失调(SCA)、皮克病等。神经退行性疾病已成为当前严重危害人类健康的神经系统疾病，其治疗与护理对患者及其家庭乃至整个社会都会产生巨大的社会和经济影响。研究显示，多种机制可能参与了慢性神经退行性疾病的发生与进展。从营养学的角度分析，某些微量营养素，如微量元素、维生素的超载或缺乏与疾病有着密不可分的关系。需要指出的是，目前的临床或实验动物学的研究对微量营养素的临床效果还具有较大的争议性，各项研究的结果并不统一甚至结论相反。在这里我们仅将近期的实验结果进行归纳和总结，微量营养素的确切疗效还需要前瞻性大规模临床数据的支持。本节主要介绍有关阿尔兹海默病的一些营养学方面的研究与进展。

阿尔兹海默病俗称老年痴呆，是一种致死性神经退行性疾病，主要表现为脑认知功能及记忆能力下降。随着我国老龄化社会的到来，AD 的患病率也逐渐上升。目前全球范围内有 2500 万～3000 万的 AD 患者，其中半数以上超过 85 岁。其病理特点主要为突触及神经元的缺失，细胞外 β-淀粉样多肽的沉积形成老年斑，以及神经元内异常磷酸化的微管相关蛋白 Tau 沉积形成的神经元纤维缠结。临床上治疗 AD 的常见药物包括胆碱能药物、改善脑循环或脑代谢的药物、神经保护药物、抗氧化剂、中药等。药物治疗有助于在一定时期内改善患者的认知障碍及其他行为学症状。但是由于对导致疾病的病因及机制尚无确切性进展，尚缺乏针对病因能够逆转或减缓病程进展的有效治疗。AD 的致病机制可能是多方面的，因此也需要运用药物及营养治疗等多种手段进行多靶点治疗。AD 早期症状可能与神经元突触丧失有关，而及时补充神经营养和改善局部微环境，可使萎缩的突触重新长出，恢复其功能，并且避免随后的神经凋亡的发生，提高脑的认知能力(Wurtman et al., 2009)。动物实验表明，营养药物的补充能够部分降低 AD 发生的风险。对 AD 患者血清学检查进行分析发现，其谷胱甘肽过氧化物酶、维生素 E、维生素 C、类胡萝卜素、锌、转铁蛋白及白蛋白的水平明显降低(da Lopes et al., 2014)。有研究推荐通过营养学的手段来延缓神经退行性疾病的发作时间及病程的进展，但仍具有一定的争议(Mi et al., 2013; Polidori and Nelles, 2014)，因为部分临床试验认为微量营养素在预防疾病的发生及延缓进展上并无疗效。

一、抗氧化剂

相比其他系统而言，神经系统对能量的需求及耗氧量更大，也更容易遭受氧化应激的损伤。另外，脑组织抗氧化能力较弱，其细胞膜因富含多不饱和脂肪酸而更容易遭受自由基的损伤(Gadoth and Göbel, 2011)。因氧化应激与炎症似乎与年龄及退行性神经系统疾病相关(Casadesus et al., 2002)，理论上抗氧化药物能够预防或者减弱上述改变。

实验数据表明，多种抗氧化剂能够保护神经元免受 β-淀粉样蛋白及其他相关的氧化应激损伤(Dore et al., 1999)。脂溶性维生素 E 是其中重要的抗氧化药物之一。来自于神经退行性疾病实验动物模型的研究表明，维生素 E 可以有效地延缓神经退行性病变(Conte et al., 2004)。另外，近期的实验动物学及临床研究表明，维生素 E 同其他营养制剂合用，在保护神经退行性疾病上更为有效(Jiang et al., 2014)。有研究表明，维生素 E 同维生素 C 合用可降低老年群体 AD 的发生率(Morris et al., 1998)。有文献通过 Meta 分析研究了饮食中的抗氧化成分(维生素 E、维生素 C 及 β-胡萝卜素)同 AD 发生之间的关系，结果显示抗氧化剂能够降低 AD 发生的风险，其中维生素 E 的保护作用最为显著(Li et al., 2012)。在中重度 AD 患者中，同安慰剂相比，维生素 E 联合司来吉兰可有效地减缓疾病的进展(Farlow et al., 2008)。另外，有些临床研究得到不同的结论，即维生素 E 的神经保护作用微乎其微，并不能延缓 AD 的发生或改善患者的认知水平(Fillenbaum et al., 2005)。而另一项研究则表明，维生素 E 的作用因人而异，在其发挥抗氧化应激作用的患者中，患者的认知水平维持在同一水平但没有得到改善；而在不能发挥抗氧化应激作用的情况下，患者的认知状态则出现恶化(Lloret et al., 2009)。最近的 Meta 分析研究表明，补充高剂量的维生素 E 不仅不能有效地阻止疾病的发生及进展，还有可能增加死亡率(Bjelakovic et al., 2007)。

二、金属制剂

多项实验数据表明认知障碍与镁离子缺乏有关(Durlach，1990)。镁离子具有保护脑组织的作用，尽管其在神经退行性疾病中的具体作用尚不明了。细胞外镁离子可激活 α-分泌酶的剪切作用，促进淀粉样前体蛋白(APP)的非淀粉样蛋白途径的转化，形成可溶性淀粉酶前体蛋白 αs(APP α)和不具有致病性的 p83 片段及羧基端片段(陈晔光等，2006)。而铝离子的作用恰恰相反，体内很多酶，诸如乙酰胆碱转移酶、谷氨酸脱羧酶等，利用镁离子作为辅助因子发挥活性，而铝离子可抑制这些酶的作用，导致神经毒性作用(Walton,

2014)。另外，铝离子中毒学说认为，铝离子可介导 Tau 蛋白磷酸化，通过取代三磷酸鸟苷(GTP)结合位点上的镁离子而影响微管聚合，促进神经元纤维缠结和老年斑的形成。AD 患者尸检显示脑组织中铝离子的含量明显升高(Durlach，1990)。国内进行的一项关于饮食铝离子含量与 AD 风险的流行病学调查结果发现，AD 病例组血清中铝离子的含量高于对照组，且卡方分析结果显示，通过食用油炸食品及膨化食品，AD 组比正常组摄入更多的铝离子(王宜凤等，2013)。国外有学者提出通过补充镁离子来治疗 AD(Ozturk and Cillier，2006)，但是其有效性还没有得到临床研究的证实。

三、多不饱和脂肪酸

很多研究从食物营养成分的角度分析 AD 发病的风险，如胆固醇水平、饱和及不饱和脂肪酸的摄入比例等，其中多不饱和脂肪酸(PUFA)对人类健康的作用愈来愈受到重视。动物实验表明 PUFA 可降低炎性反应，对神经退行性疾病有一定的保护作用(Paterniti et al., 2014)。另外，ω-3/ω-6 PUFA 值的降低与 AD 的发生也有一定的关系(Lebbadi et al., 2011)。ω-3 PUFA 主要包括 α-亚麻酸(ALA)、二十二碳六烯酸(DHA)和二十碳五烯酸(EPA)。其中，ALA 在体内不能合成，可代谢生成 DHA 和 EPA。在 AD 患者中，老年斑的沉积导致细胞膜功能受损，突触结构遭到破坏。一项研究表明，补充 DHA、胆碱及尿苷可促进神经元细胞膜的合成。在动物实验上，神经元细胞膜的修复可提高神经元的活性，易化突触的形成，这对于早期认知障碍有一定的抵抗作用(Lebbadi et al., 2011)。目前 DHA 的补充尚属于保健食品的范畴，其在医药卫生领域的应用还需要进一步的临床和实验室研究。

第四节　神经系统疾病常见的营养药物支持与治疗

临床上，神经营养药物在诸如脑缺血、脑外伤、退行性神经系统疾病等方面应用广泛，其作用机制主要有增加脑血流量、改善脑代谢、清除自由基及保护神经元等。本节主要介绍临床常用的几种神经营养药物的作用机制。其临床适应证与禁忌证参考药品说明书，具体用药请遵医嘱。

一、奥拉西坦

奥拉西坦是一种新的环 GABA 衍生物，作用机制同吡拉西坦，但疗效强于后者。奥拉西坦可作用于中枢网状结构的拟胆碱能神经元，促进磷脂胆碱和磷酰乙醇胺的合成，提高大脑皮层和海马部位乙酰胆碱的转运，并可通过增强蛋白激酶 C 的活性、促进突触可塑性来提升学习及记忆的能力。动物实验表明，奥拉西坦可透过血脑屏障，选择性地作用于海马、皮层和纹状体，促进脑组织代谢，激活、保护或促进神经元的功能恢复。

适应证：奥拉西坦为一种促智药，适用于轻、中度血管性痴呆，阿尔茨海默病(老年痴呆)及脑外伤等引起的记忆与智能障碍。

禁忌证：经证实对奥拉西坦过敏者、肾功能不全者禁用。

二、胞磷胆碱

胞磷胆碱是核苷衍生物，水解时可产生胞苷和胆碱，是卵磷脂合成的重要辅酶，而后者是细胞膜的重要组成部分。胞磷胆碱也是合成神经递质乙酰胆碱的外在来源。在脑缺血后，胞磷胆碱可通过促进磷脂的合成增加细胞膜的稳定性，提升突触间隙乙酰胆碱的含量，修复损坏的胆碱能神经元，稳定神经递质系统，促进大脑的能量代谢。另外，胞磷胆碱能够促进磷酸酰胆碱的合成，而后者可改善认知功能。另外，胞磷胆碱还可增加大脑血流量，并促进大脑的能量代谢，改善脑循环，从而起到神经保护作用。

适应证：①主要用于急性颅脑外伤和脑手术所引起的意识障碍；②其他中枢神经系统急性损伤引起的功能和意识障碍；③帕金森病、神经性耳聋和耳鸣，以及催眠药中毒。

禁忌证：对胞磷胆碱过敏者禁用。

三、丁苯酞

丁苯酞是继青蒿素和双环醇之后我国又一例原创的新化学单体药物，其具体的作用机制尚无系统性阐明，可能的机制有：①促进血管内皮生长因子的分泌，从而促进新生血管的生成；促进NO的释放，后者具有扩张血管的作用；②通过抑制caspase通路，抑制神经元死亡，还可以抑制小胶质细胞释放炎症介质，减少炎症所致的神经元损失，从而达到保护神经元的作用(Min et al., 2014)。动物实验研究证明丁苯酞对急性缺血性脑卒中效果明显，Ⅱ期、Ⅲ期临床研究结果表明该药对急性缺血性脑卒中疗效显著，可有效地改善患者的神经功能缺损，促进神经功能的修复，其不良反应轻微，临床用药安全(王德任等，2010)。也有研究表明，丁苯酞对阿尔兹海默病(AD)、帕金森综合征及肌萎缩侧索硬化症等有治疗效果。

适应证：用于治疗轻、中度急性缺血性脑卒中。

禁忌证：①对丁苯酞或芹菜过敏者禁用；②有严重出血倾向者禁用；③尚不能确定妊娠期和哺乳期的安全性，孕妇及哺乳期妇女禁用；④肝肾功能受损者及有精神症状者慎用。

四、甲钴胺

甲钴胺是一种新的辅酶型维生素 B_{12}，可以促进神经细胞内核酸、蛋白质的合成，促进轴索内轴浆的转运和轴索的再生，促进髓鞘磷脂的合成等，从而修复损伤的周围神经。临床上主要用于糖尿病性外周神经病变的治疗、缓解神经痛及促进面神经功能的恢复等。

适应证：用于周围神经病变；治疗因缺乏维生素 B_{12} 引起的巨幼红细胞贫血。

禁忌证：对甲钴胺有过敏史的患者禁用。

五、神经节苷脂

神经节苷脂是一类含有唾液酸的酸性糖鞘脂，主要存在于中枢神经系统中，位于细胞膜上的神经节苷脂是细胞膜的重要结构组分和功能成分。在创伤早期，神经节苷脂可保护神经细胞膜的结构和功能，同时可通过纠正细胞内 Ca^{2+}超载、保护线粒体结构和功能、调节神经递质等作用起到保护神经元、提高神经元存活率的作用。另外，神经节苷脂可通过促进神经轴突再生和突触生成等促进神经重塑。

适应证：脑损伤(急、慢性)、脊髓损伤(急、慢性)、脑血管意外(包括缺血性和出血性)；还可用于治疗周围神经病，如糖尿病或多发性周围神经病等。

禁忌证：①对神经节苷脂过敏者；②家族性黑矇性白痴、幼年型家族性黑矇性白痴患者；③遗传性糖脂代谢异常(神经节苷脂累积病)者；④视网膜变性病患者；⑤肝肾功能严重衰竭者。

六、鼠神经生长因子

鼠神经生长因子是从小鼠下颌下腺提取的活性蛋白，具有增强神经递质活性，维持神经元存活、分化及成熟的作用。在神经系统受损时，神经营养因子对中枢和周围部位的神经组织都能起到修复作用，在保护受损神经元免遭继续损害的基础上，可加快损伤神经组织的修复，促进轴突定向再生和修复髓鞘，防止脱髓鞘的发生等，迅速改善神经功能连接(中国神经生长因子临床应用专家共识协作组，2012)。

适应证：本品具有促进神经损伤恢复的作用。可用于治疗视神经损伤、正己烷中毒性周围神经病。

禁忌证：对本品过敏者禁用。

七、依达拉奉

依达拉奉是一种羟基自由基清除剂，可通过清除自由基和抑制脂质过氧化作用，保护血管内皮细胞和延迟神经细胞的死亡，从而达到治疗脑梗死的作用。Ⅲ期临床试验发现依达拉奉对于治疗急性脑梗死有一定疗效(Edaravone Acute Infarction Study Group, 2003)。也有研究表明，依达拉奉可通过抑制β-淀粉样蛋白聚集和拮抗氧化应激的作用，发挥预防和治疗AD的作用。

适应证：用于改善急性脑梗死所致的神经症状、日常生活活动能力和功能障碍。

禁忌证：既往对依达拉奉有过敏史的患者，重度肾衰竭患者(有致肾衰竭加重的可能)禁用。妊娠或可能妊娠妇女禁用。

第五节 小 结

营养障碍是神经系统疾病常见的伴随症状，临床上需要及时地对患者进行全身营养状况评估，尽早开始营养支持与药物治疗。临床上神经营养药物多种多样，各自的机制也有所不同，早期合理用药可防止神经系统的进一步损伤，促进机体功能的早期康复。另外，目前还缺乏大规模前瞻性随机对照临床试验来评价特定的神经营养药物的应用对患者远期预后的影响；临床用药还较依赖于医生的个人经验，尚缺乏临床治疗指南或共识等对用药适应证等进行规范和引导。随着世界多个国家脑科学研究计划的推出，人们对神经系统的工作机制及神经系统疾病的致病因素、发病机制、病理生理改变等会有进一步的认识和理解，这也有助于促进新的营养药物的研发和应用，以促进疾病状态下神经系统结构和功能的早期恢复，改善患者的生活质量和远期预后。

（于嵩林）

主要参考文献

陈晔光，张传茂，陈佺. 2006. 分子细胞生物学. 北京：清华大学出版社：172-174.

顾景范，杜寿玢，郭长江. 2016. 现代临床营养学. 北京：科学出版社：646-652.

王德任，刘鸣，吴波，等. 2010. 丁苯酞治疗急性缺血性卒中随机对照试验的系统评价. 中国循证医学杂志，10（2）：189-195.

王宜凤，刘彤，王艳，等. 2013. 饮食中铝含量对阿尔茨海默病风险因素的流行病学调查. 微量元素与健康研究，30（5）：31-34.

中国神经生长因子临床应用专家共识协作组. 2012. 神经生长因子（恩经复）临床应用专家共识. 中华神经医学杂志，11（4）：416-420.

Bjelakovic G, Nikolova D, Gluud L L, et al. 2007. Mortality in randomized trials of antioxidant supplements for primary and secondary prevention: systematic review and meta-analysis. JAMA, 297: 842-857.

Casadesus G, Shukitt-Hale B, Joseph J A. 2002. Qualitative versus quantitative caloric intake: are they equivalent paths to successful aging? Neurobiol Aging, 23: 747-769.

Conte V, Uryu K, Fujimoto S, et al. 2004. Vitamin E reduces amyloidosis and improves cognitive function in Tg2576 mice following repetitive concussive brain injury. J Neurochem, 90: 758-764.

Cook A M, Peppard A, Magnuson B. 2008. Nutrition considerations in traumatic brain injury. Nutr Clin Pract, 23: 608-620.

Diaz-Parejo P, Stahl N, Xu W, et al. 2003. Cerebral energy metabolism during transient hyperglycemia in patients with severe brain trauma. Intensive Care Med, 29: 544-550.

Dore S, Bastianetto S, Kar S, et al. 1999. Protective and rescuing abilities of IGF-I and some putative free radical scavengers against beta-amyloid-inducing toxicity in neurons. Ann N Y Acad Sci, 890: 356-364.

Durlach J. 1990. Magnesium depletion and pathogenesis of Alzheimer's disease. Magnes Res, 3: 217-218.

Edaravone Acute Infarction Study Group. 2003. Effect of a novel free radical scavenger, edaravone（MCI-186）, on acute brain infarction. Randomized, placebo-controlled, double-blind study at multicenters. Cerebrovasc Dis, 15: 222-229.

Farlow M R, Miller M L, Pejovic V. 2008. Treatment options in Alzheimer's disease: maximizing benefit, managing expectations. Dement Geriatr Cogn Disord, 25: 408-422.

Fillenbaum G G, Kuchibhatla M N, Hanlon J T, et al. 2005. Dementia and Alzheimer's disease in community-dwelling elders taking vitamin C and/or vitamin E. Ann Pharmacother, 39: 2009-2014.

Fruin A H, Taylon C, Pettis M S. 1986. Caloric requirements in patients with severe head injuries. Surg Neurol, 25: 25-28.

Gadoth N, Göbel H H. 2011. Oxidative Stress and Free Radical Damage in Neurology. Totowa: Humana Press.

Hatton J, Rapp R P, Kudsk K A, et al. 1997. Intravenous insulin-like growth factor-I（IGF-I）in moderate-to-severe head injury: a phase II safety and efficacy trial. J Neurosurg, 86: 779-786.

Hatton J, Ziegler T R. 1998. Nutritional support of the neurosurgical patient. *In*: Tindall G, Cooper P R, Bawan D L. The Practice of Neurosurgery. Baltimore: Williams & Wilkius: 381-396.

Jiang S, Pan Z, Li H, et al. 2014. Meta-analysis: low-dose intake of vitamin E combined with other vitamins or minerals may decrease all-cause mortality. J Nutr Sci Vitaminol（Tokyo）, 60（3）: 194-205.

Lebbadi M, Julien C, Phivilay A, et al. 2011. Endogenous conversion of omega-6 into omega-3 fatty acids improves neuropathology in an animal model of Alzheimer's disease. J Alzheimers Dis, 27: 853-869.

Li F J, Shen L, Ji H F. 2012. Dietary intakes of vitamin E, vitamin C, and beta-carotene and risk of Alzheimer's disease: a meta-analysis. J Alzheimers Dis, 31: 253-258.

Lloret A, Badia M C, Mora N J, et al. 2009. Vitamin E paradox in Alzheimer's disease: it does not prevent loss of cognition and may even be detrimental. J Alzheimers Dis, 17: 143-149.

da Lopes S S, Vellas B, Elemans S, et al. 2014. Plasma nutrient status of patients with Alzheimer's disease: Systematic review and meta-analysis. Alzheimers Dement, 10: 485-502.

Mi W, van Wijk N, Cansev M, et al. 2013. Nutritional approaches in the risk reduction and management of Alzheimer's disease. Nutrition, 29: 1080-1089.

Min J J, Huo X L, Xiang L Y, et al. 2014. Protective effect of Dl-3n-butylphthalide on learning and memory impairment induced by chronic intermittent hypoxia-hypercapnia exposure. Sci Rep, 4: 5555.

Morris M C, Beckett L A, Scherr P A, et al. 1998. Vitamin E and vitamin C supplement use and risk of incident Alzheimer's disease. Alzheimer Dis Assoc Disord, 12: 121-126.

Nishizawa Y. 2001. Glutamate release and neuronal damage in ischemia. Life Sci, 69: 369-381.

Ozturk S, Cillier A E. 2006. Magnesium supplementation in the treatment of dementia patients. Med Hypotheses, 67: 1223-1225.

Paterniti I, Impellizzeri D, di Paola R, et al. 2014. Docosahexaenoic acid attenuates the early inflammatory response following spinal cord injury in mice: *in vivo* and *in vitro* studies. J Neuroinflammation, 11: 6.

Polidori M C, Nelles G. 2014. Antioxidant clinical trials in mild cognitive impairment and Alzheimer's disease-challenges and perspectives. Curr Pharm Des, 20: 3083-3092.

Taylor S J, Fettes S B, Jewkes C, et al. 1999. Prospective, randomized, controlled trial to determine the effect of early enhanced enteral nutrition on clinical outcome in mechanically ventilated patients suffering head injury. Crit Care Med, 27: 2525-2531.

Walton J R. 2014. Chronic aluminum intake causes Alzheimer's disease: applying Sir Austin Bradford Hill's causality criteria. J Alzheimers Dis, 40: 765-838.

Wurtman R J, Cansev M, Sakamoto T, et al. 2009. Use of phosphatide precursors to promote synaptogenesis. Annu Rev Nutr, 29: 59-87.

Young B, Ott L, Kasarskis E, et al. 1996. Zinc supplementation is associated with improved neurologic recovery rate and visceral protein levels of patients with severe closed head injury. J Neurotrauma, 13: 25-34.

第二十二章　创伤、烧伤科营养药物

第一节　概　　述

创伤和其他意外伤害造成的死亡在全球疾病死亡谱中一直处于前 5 位，创伤多发生于青壮年，它导致的伤残和死亡对社会劳动力损失和家庭负担影响极大(GBD 2016 Disease and Injury Incidence and Prevalence Collaborators, 2017；付小兵等，2014)。创伤发生后，机体会产生一系列的代谢及病理生理改变，出现诸如高代谢、肌肉萎缩、免疫力低下、伤口延迟愈合等问题，并可继发感染、休克、多器官功能障碍等严重并发症，在得不到有效的处理时会严重危及患者生命。对于这些患者，如何促进创伤的早期愈合和机体的早期康复，是目前临床治疗中的焦点。

在创伤的治疗及康复过程中，创伤造成的营养代谢改变会严重影响创伤病情恢复的速率，因此营养支持是其中极为重要而有效的治疗手段。除了基本营养支持，根据创伤类型及患者的病情有针对性地应用营养药物也是必不可少的。

不同分类的创伤病情与治疗千差万别，但其中也存在许多共性，本章着重介绍包括烧伤在内的存在体表创面的开放性创伤的代谢改变及临床常用营养药物的治疗。烧伤作为创伤中的一类，共性之外又有其特有的营养代谢改变和治疗策略，将在下文中具体介绍。

第二节　创伤、烧伤患者的营养代谢问题

一、创伤、烧伤后机体的病理生理特点

创伤后，机体会出现包括免疫、神经、内分泌、代谢等一系列的应激反应。伤后数小时就会出现炎症反应。局部小血管在短暂的反应性收缩后，继而在组胺、5-羟色胺、缓激肽、前列腺素、氧自由基等各种炎症介质的作用下扩张，毛细血管壁通透性增高，血浆及白细胞渗出至间质内。适当的炎症反应有利于组织的修复；而过度的炎症反应可形成全身炎症反应综合征(SIRS)，损害全身多个器官，如果进一步发生感染，可造成对机体的“二次打击”，甚至导致多器官功能障碍综合征(Deitch, 1992)。

创伤后，体内激素水平也发生相应改变。交感-肾上腺髓质系统兴奋，释放过多的儿茶酚胺(肾上腺素和去甲肾上腺素)，增加心率及心肌收缩力，并使皮肤、骨骼肌、胃肠道、肾血管收缩，从而维持心脏、脑等重要器官的血液供应。促肾上腺皮质激素(ACTH)通常会升高，促进肾上腺皮质激素的分泌，从而促进糖异生及脂肪分解；低血糖也会促进生长激素(GH)的释放；低血容量或血浆渗透压升高可促进抗利尿激素(ADH)的释放；血容量减少的同时促进肾素-醛固酮系统的分泌增强，促进远端肾小管减少钠离子的排出，减少水分流失；而胰岛素分泌则减少或其作用受到抑制(陈孝平等，2010)。

严重烧伤患者除有创伤的基本变化外，由于皮肤屏障的破坏，体液大量丢失，循环血量下降，热量大量消耗，电解质、蛋白质等营养素丢失，引起强烈的应激调节反应，多种血管活性物质的释放增加了毛细血管通透性，使体液随着渗出进一步减少，微循环衰竭进而发生休克。随着皮肤、黏膜屏障的受损，大量烧伤坏死组织的存在，加之机体免疫功能受到抑制，易发生全身性感染(付小兵等，2014)。

二、创伤、烧伤后机体的营养代谢改变

严重创伤、烧伤后的患者机体代谢改变包括以下几个方面：①高代谢状态；②蛋白质分解代谢加速；③糖、脂肪代谢紊乱；④维生素及微量元素代谢改变；⑤内分泌改变等。同时，机体对外源性的营养耐受

不良。烧伤患者尤其是中、重度烧伤患者，由于大面积创面的存在，水和电解质代谢的异常也较其他创伤患者更为显著(付小兵等，2014)。

高代谢状态的特征性表现为能量来源及消耗有所改变，静息能量消耗(rest energy expenditure, REE)在正常值的110%以上，创伤后一般增高20%～50%，严重烧伤患者增高可达100%～125%(顾景范等，2009；Wolfe et al., 1987)。对于烧伤患者，这种代谢改变在不同的组织间呈现不均一性，肝、骨骼肌、脂肪组织在烧伤后代谢改变最为明显(Abdullahi and Jeschke, 2014)。

创伤后蛋白质分解加速，主要源于骨骼肌分解释放氨基酸，后者转移至肝作为底物进行糖异生(Porter et al., 2013a)。创伤早期，蛋白质分解代谢超过合成代谢，尿氮排出量增加，机体呈现负氮平衡状态，且不易通过补充外源性蛋白来纠正。烧伤患者除尿氮排出外，创面渗液也丢失氮，丢失量与烧伤面积及深度相关，所以烧伤后会出现严重的负氮平衡。对于烧伤患者，其氧化利用氨基酸的速率比正常健康者要高50%左右(Wolfe et al., 1983)。

应激状态下，儿茶酚胺、糖皮质激素、胰高血糖素等释放增多，儿茶酚胺的升高及β-肾上腺素受体的增加可促进机体分解代谢反应(Dolecek, 1989)。糖代谢方面，肝、肌肉的糖原分解加快，糖无氧酵解增加，糖异生活跃，都使血糖升高，加之外周组织的胰岛素抵抗使高血糖表现更为突出。脂肪代谢方面，脂肪酶被激活，脂肪分解增加，将三酰甘油分解为游离脂肪酸和甘油，使血浆脂肪酸含量升高，而游离脂肪酸是烧伤患者重要的能量来源。脂肪酸和葡萄糖的氧化利用效率增加以满足机体需要(Wolfe et al., 1979)。

早期的高代谢是机体在创伤后的适应性反应，长期的血糖升高及负氮平衡可导致患者体重减轻，组织修复及伤口愈合迟缓，免疫功能低下，死亡率增加(Porter et al., 2013b; Wolfe, 2006)。

除糖、脂肪和蛋白质这些宏量营养素外，由于创面体液丢失和渗出，还伴随大量维生素及微量元素的丢失，其中维生素A缺乏损害免疫功能和胶原合成，维生素C的缺乏使免疫应答受损，毛细血管脆性增加，维生素C、E还具有抗氧化作用；有些微量元素如锌的缺乏会影响免疫功能，增加感染的风险，对改善代谢和创面修复起着重要作用(Quain and Khardori, 2015)。

水分在创伤后大量丢失，脱水使表皮变硬、真皮坏死，延迟伤口愈合，而水合作用可以促进细胞在离子和细胞因子等的作用下增殖和迁移(Dryden et al., 2013)。

三、创伤组织修复中细胞及细胞因子的作用

创伤后，组织修复和伤口的愈合大致要经历3个阶段：炎症反应；组织增生和肉芽形成；瘢痕形成与组织重塑。各个阶段间无明显界限，其间通过各种化学介质，如细胞因子、趋化因子和生长因子等，完成伤口的愈合。

炎症反应期可从伤后即刻持续至伤后6天左右，在此期间，血小板及凝血因子在伤口处形成纤维蛋白血凝块进行止血。血小板释放的血小板衍化生长因子(platelet derived growth factor, PDGF)和转化生长因子β(transforming growth factor-β, TGF-β)与白介素1(interleukin-1, IL-1)和肿瘤坏死因子α(tumor necrosis factor-α, TNF-α)等产生趋化作用，诱导中性粒细胞和单核细胞进入伤口，使伤口处血管通透性增加；中性粒细胞释放蛋白酶等清除坏死组织，并进一步分泌趋化因子，诱导单核细胞、成纤维细胞等趋化迁移，单核细胞到达损伤区后转化为巨噬细胞释放细胞因子，进一步移除细菌及坏死组织，并促进早期肉芽组织的形成。

组织增生及肉芽形成期从伤后3～5天开始，可持续2～3周。在此期间，主要变化为上皮生成、血管新生及肉芽生成。活化的血小板和巨噬细胞产生表皮生长因子(epidermal growth factor, EGF)、转化生长因子α(transforming growth factor-α, TGF-α)和胰岛素样生长因子(insulin-like growth factor, IGF)等，促进成纤维细胞趋化、增殖，自创面边缘和基底开始新生上皮。血小板和巨噬细胞分泌的血管内皮生长因子(vascular endothelia growth factor, VEGF)、EGF和TNF等促进血管生成，作用于内皮细胞使创面内的小静脉长出新的毛细血管。巨噬细胞释放胶原酶降解纤维蛋白及基质中的胶原以清理创面，同时释放的各类细胞因子促进成纤维细胞合成胶原纤维。新生的血管、增生的成纤维细胞、巨噬细胞及随意排列的胶原纤维构成了肉

芽组织，形成早期的屏障从而覆盖创面。

瘢痕形成与组织重塑期约从伤后 2 周开始，可持续 1～2 年。在此期间，成纤维细胞和毛细血管逐渐减少，胶原纤维增加。在生长因子的调控下，胶原合成、堆积，部分胶原被降解、再吸收，在这个平衡中胶原纤维逐步成熟并稳定，在创面形成张力强度较高、有一定收缩性和弹性的瘢痕组织。当胶原降解超过合成时，会发生伤口不愈合或者伤口裂开，营养不良是导致伤口迁延不愈的重要原因(付小兵等，2014；Dryden et al., 2013；陈孝平等，2010)。

第三节　创伤、烧伤患者的营养药物治疗

创伤、烧伤患者存在营养素大量丢失、高代谢高分解状态、代谢紊乱、免疫抑制及大面积开放性创面等与营养代谢相关的问题。基本营养支持的目标是为机体的高消耗提供充足的能量并预防创伤后营养不良，而进一步应用营养药物治疗的目标则是纠正代谢紊乱，调节炎症免疫反应和促进创伤愈合。

一、基本能量及营养支持

(一)常量营养素

营养支持分为肠内及肠外营养，可为机体提供必要的碳水化合物、脂肪、蛋白质及液体。肠外营养一般用于伤后最初几天，以及肠功能衰竭或伴有胃肠疾病的患者。由于肠内营养可以恢复和维持胃肠道的结构和功能，减轻创伤后的分解代谢，改善患者预后，对于需要营养支持的患者，肠内营养应优先于肠外营养。如果患者肠道可以耐受，应及时进行肠内营养(付小兵等，2014；韩春茂等，2009)。

应用营养支持前，可通过诸如身体测量、BMI、白蛋白和前白蛋白等指标对患者进行营养状态评估，也可以通过营养风险筛查 2002(NRS 2002)、营养不良通用筛查工具(MUST)等量表进行营养风险筛查(Dryden et al., 2013)，以确定是否需要给予营养支持治疗、营养支持的方式，并根据热能计算公式或间接测热法等确定热量和蛋白质供应量。

创伤患者每日能量的需求量为 30～35 kcal/kg，如果患者消瘦，可增至 40 kcal/kg。临床上常需要根据患者的年龄、合并症、体重、活动量、伤口大小、严重程度及愈合情况进行个体化调整。通常在急性期总热量摄入应为 REE 的 1.1～1.2 倍，恢复期增加至 REE 的 1.5～2.0 倍。蛋白质的建议摄入量为 1.5～2 g/(kg · d)，而蛋白质分解所提供的热量在总热量中占比较少，主要由碳水化合物和脂肪提供的非蛋白质热量(NPC)提供。一般推荐非蛋白质热量的 65%～70%由碳水化合物供给，30%～35%由脂肪供给，但不超过总热量的 30%。其中，碳水化合物的供给速度不超过 5 mg/(kg · min)。大量补充碳水化合物可加重糖代谢紊乱及脏器损害，因此对于危重患者，高脂摄入有利于控制血糖和二氧化碳的产生，减少对呼吸系统的负荷，脂肪用量可占 NPC 的 40%～50%(王晓枫等，2014)。

除能量补充外，机体大量失血失液后可发生低血容量性休克，体液的丢失及组织灌注不足可引起酸碱平衡紊乱，要及时补充相应的水分及电解质，维持水、电解质(钠、钾、镁、钙等)和酸碱平衡。水作为葡萄糖、微量营养素和废物的溶剂，可以改善组织灌注和氧合作用。有创面的患者建议液体补充量约为 1 mL/(kcal · d)，并且根据患者病情及时调整。

(二)微量营养素

1. 维生素

维生素在伤口愈合中的作用研究得比较广泛，很多维生素作为辅助因子参与组织修复的酶促反应。维生素 A 可刺激上皮细胞、成纤维细胞及基质的生长，因此可作为外用剂处理皮肤疾病(Molnar et al., 2014)。其在开放性伤口中还具有抗炎作用，可在炎症早期增加单核-巨噬细胞的量并易化上皮细胞的分化(Levenson et al., 1984)。维生素 A 缺乏可导致炎症期 B 淋巴细胞及 T 淋巴细胞的功能改变、抗体生成减少；在组织重

塑期降低胶原的合成。目前推荐的维生素 A 的补充剂量为 10 000～15 000 IU/d，最高为 25 000 IU/d。需要注意的是，维生素 A 的使用时间一般限制在 10～14 天以避免急性中毒反应(Stechmiller, 2010)。

维生素 C 在伤口愈合中的作用主要有促进胶原合成、免疫调控、抗氧化等。维生素 C 缺乏可导致免疫功能障碍、毛细血管脆性增加、胶原张力及合成下降，增加伤口裂开的风险。推荐剂量为每天 500～1000 mg，分多次给药。在严重创伤、烧伤患者中，剂量可为每天 1～2 g。

2. 微量元素

(1) 锌：目前已知有 200 多种含锌的酶参与伤口的愈合，其功能主要有抗氧化、调节细胞复制、核苷酸代谢及组织修复等。锌含量降低可导致自然杀伤细胞的细胞毒性降低，巨噬细胞及中性粒细胞吞噬功能障碍及粒细胞数量下降。同时，B 细胞前体及成熟 B 细胞减少(Ibs and Rink, 2003)。锌缺乏可影响伤口愈合的各个时期。在炎症期，机体免疫力降低，更容易感染；在增生期，胶原合成及张力下降；在重塑期，成纤维细胞增生、胶原合成及上皮形成受到抑制。另外，补充过量的锌会干扰其他阳离子(特别是铁和铜)的吸收。因此，一般只在锌缺乏时才予以补充。有研究比较了经胃肠及外用含锌制剂的功效，发现在伤口表面外用锌制剂能够促进伤口的愈合(Lansdown et al., 2007)。对于锌缺乏的患者，推荐补充剂量为 40 mg/d，最多可至 220 mg，每日 2 次，一般用药 10～14 天(Posthauer, 2005)。

(2) 硒：硒参与机体的抗氧化作用。评估高剂量静脉补充硒的大规模随机对照试验发现皮肤硒的浓度显著增高(Berger et al., 2007)。

(3) 铁：铁是胶原合成的辅助因子，铁缺乏可导致 T 淋巴细胞及吞噬细胞功能障碍，以及胶原合成和张力下降。之前认为补充铁有利于伤口的愈合，但是有研究发现，补充铁可延长炎症反应(Munoz et al., 2005)，目前尚没有证据表明补充铁有助于伤口愈合。

二、免疫调节类药物

免疫系统在创伤后发生了许多改变，从淋巴器官的萎缩到免疫细胞的破坏，免疫功能受损和免疫抑制都严重影响了创伤的恢复。有证据表明有些营养素能够显著改善免疫功能，纠正创伤后的免疫抑制，被称为免疫增强剂，包括氨基酸类的谷氨酰胺和精氨酸等，常通过肠内营养的方式补充。此外，生态免疫营养通过在肠内营养内添加黏膜重建要素成分，改善微生态平衡，防治肠源性感染，称为生态免疫营养剂，也称为合生元(synbiotics)，包括益生菌(probiotics)和益生元(prebiotics)。

(一) 免疫增强剂：谷氨酰胺及精氨酸

谷氨酰胺是肠黏膜细胞的主要供能物质，被认为是治疗重症患者的“必需氨基酸”，在创伤、感染等应激情况下，肠道对谷氨酰胺的摄取远超过其他任何一种氨基酸(王晓枫等，2014)。谷氨酰胺在机体中起着改善代谢、参与酶合成、抗氧化、免疫等多方面的作用(Soeters and Grecu, 2012)。谷氨酰胺通过诱导热休克蛋白的表达可降低炎性反应对组织的损伤(Wischmeyer, 2002)。代谢上，可增加胰岛素敏感性，通过产生还原型烟酰胺腺嘌呤二核苷酸磷酸(NADPH)或分解成谷氨酸及 α-酮戊二酸参与三羧酸循环，作为能量的来源。谷氨酰胺可合成谷胱甘肽，后者作为抗氧化剂，在维持细胞膜稳定、协助氨基酸跨膜转运及作为酶促反应的辅助因子等方面起着重要作用(Newsholme, 2001)。Ardawi(1988)发现相较于葡萄糖，中性粒细胞更多地利用谷氨酰胺作为能量来源。在严重创(烧)伤及感染情况下，补充谷氨酰胺可改善肠道黏膜屏障功能，减少细菌易位，降低感染并发症，提高胰岛素敏感性(Peng et al., 2005)。因谷氨酰胺在水溶液中不稳定，静脉补充可用丙氨酰或甘氨酰谷氨酰胺二肽，单独口服制剂有谷氨酰胺颗粒剂，建议每天补充 30 g(付小兵等，2014)。

精氨酸是一种半必需氨基酸，感染、创(烧)伤患者对精氨酸需求增加(Wu et al., 2011)。精氨酸可以增强 T 细胞的功能、激活巨噬细胞和自然杀伤细胞的功能。它是机体合成一氧化氮的前体，而后者参与伤口愈合的炎性反应与胶原的合成(Schaffer et al., 1999)。精氨酸也是脯氨酸合成的前体物质，脯氨酸同样参与胶原的合成。研究表明，补充精氨酸有助于增加伤口处胶原的含量。精氨酸与鸟氨酸能促进生长激素的产生与T细胞的活化(Kirk et al., 1993)。在保证足量蛋白质摄入的前提下，对于压疮或瘀伤患者，建议每日补充精氨酸4.5 g(Leigh et al., 2012)。

(二)生态免疫制剂：益生菌与益生元

益生菌是一类能调整肠道菌群、改善微生态平衡、对机体胃肠道微生物群产生有益作用的活的微生物添加剂；益生元是不被人体消化的纤维成分，能选择性刺激一种或几种生理性细菌在宿主肠道内的定植、生长或增殖，包括各种低聚糖和膳食纤维。前述的免疫增强剂常在小肠内被吸收，而细菌和内毒素移位主要发生在结肠，益生元则可以到达结肠并促进益生菌在结肠内生长。

益生菌通过定植在结肠形成生物屏障，抑制致病菌的生长与侵袭，激活肠道免疫系统，分泌大量抗体，增强肠黏膜抵抗力。益生元主要依靠促进益生菌生长而发挥作用，调节肠道微生态，降低致病菌对肠黏膜的附着能力。常用的益生菌包括植物乳杆菌、双歧杆菌、嗜热链球菌和保加利亚乳杆菌等。常用的益生元有菊粉、低聚果糖和果胶等。益生菌与益生元合称合生元，有研究显示创伤患者使用含合生元的肠内营养剂，能降低血清内炎性因子的水平，显著减轻创伤后全身性炎症反应(陆新等，2004)。有充分的证据表明，使用生态免疫制剂的创伤患者，创伤后脓毒血症及院内感染发生率显著减少，重症监护室住院时间缩短(Kotzampassi et al., 2006; Gu et al., 2013)。

我国《成人烧伤营养支持指南》建议添加合生元的肠内营养，有利于改善重度烧伤患者内毒素血症(韩春茂等，2009)。各项临床研究中使用的益生菌的剂量为10^9～10^{10} CFV/(g·d)，市场上有乳酸菌合生元制剂商品，内含4种乳酸菌，各10^{10} CFV，以及4种益生元纤维，各2.5 g。使用时机从创伤后开始到伤后15～21天(Gu et al., 2013；陆新等，2004)。

三、合成代谢调节药

对于严重创伤、烧伤患者，通过单纯的营养支持来改善负氮平衡和纠正高分解代谢状态往往不够充分，常常需要借助具有促进合成代谢作用的代谢调节药物，用以代偿骨骼肌分解代谢和血糖升高，临床上常用的药物主要有重组人生长激素、胰岛素、普萘洛尔、氧雄龙等。

(一)重组人生长激素

生长激素(growth hormone, GH)是垂体前叶分泌的一种肽类激素，主要作用是促进合成代谢和调节机体各个组织、器官的生长发育。临床中使用的重组人生长激素(recombinant human growth hormone, rhGH)是利用重组DNA技术合成的生长激素，与垂体分泌的内源性生长激素完全等效。

有临床研究表明使用rhGH可以减轻创伤后肌肉骨骼的分解代谢、改善应激后高代谢反应、促进烧伤患者的愈合、缩短住院时间(Gilpin et al., 1994; Hart et al., 2001)。rhGH主要通过胰岛素样生长因子-1(insulin-like growth factor-1, IGF-1)发挥其调节代谢的作用。用于创伤及烧伤患者，可以降低机体能量消耗，促进蛋白质合成及脂肪分解，改善负氮平衡，加快创面愈合；但它同时抑制葡萄糖利用、升高血糖。高血糖是rhGH使用中的主要不良反应，临床中使用胰岛素对症处理，所以也有研究者建议rhGH与胰岛素强化治疗联合应用(陈国贤和韩春茂，2005；柴家科等，2002)。

rhGH的使用已被纳入烧伤诊疗指南中，但应注意生长激素可造成机体糖代谢紊乱，使用时要监测血糖水平，另外对肿瘤患者也需谨慎用药(中华烧伤杂志编辑委员会, 2010)。通常建议伤后1～2周开始使用，多项临床研究中rhGH的使用剂量为0.2～0.3 U/(kg·d)，给药方式为皮下注射或肌内注射(陈国贤和韩春茂，2005；柴家科等，2002)。

(二)胰岛素

胰岛素是调节血糖稳定的主要激素，通过促进组织对葡萄糖的摄取、利用，使血糖水平下降。除了控制血糖代谢外，胰岛素还具有促进脂肪及肌肉合成代谢的作用。许多临床试验表明胰岛素用于烧伤患者能够降低蛋白质分解并改善胰岛素抵抗(Ferrando et al., 1999; Pidcoke et al., 2007)。

烧伤、创伤后患者因高代谢及应激反应导致的高血糖状态，不及时处理会使患者预后不良，伤后血糖控制差的患者感染风险增加、影响创面愈合、病死率明显增高(Gore et al., 2001, 2002; Mecott et al., 2010)。创伤早期高血糖及胰岛素抵抗可以通过使用外源性胰岛素予以纠正，后者不仅可以控制血糖水平，还能够提高肌肉蛋白合成(Jeschke et al., 2004a, 2004b)。

但在使用胰岛素中还需注意避免低血糖的发生，所以维持烧伤、创伤后患者的血糖水平至关重要。目前建议创伤患者在使用胰岛素的情况下，理想的血糖水平控制在 130～140 mg/dL(Jeschke et al., 2010)。

(三)氧雄龙

氧雄龙是睾酮类似物，具有雄激素的作用，但不良反应较小，是促合成代谢的类固醇激素。用于烧伤患者时，通过促进蛋白质合成来改善骨骼肌的分解代谢(Cochran et al., 2013)。临床上运用氧雄龙可以减少创伤、烧伤后急性期的体重降低并改善去脂体重(Demling and Orgill, 2000)。在一项双盲随机临床试验中，氧雄龙(10 mg，每日 2 次)可缩短住院时间并改善伤后死亡率(Wolf et al., 2006)。另一项双盲随机临床试验表明，氧雄龙(0.1 mg/kg，每日 2 次)可缩短住院时间、保持去脂体重并促进肝蛋白的合成(Jeschke et al., 2007)。尽管临床上使用氧雄龙的患者不良反应较小，但需注意的是氧雄龙能使转氨酶升高，并有导致肺纤维化的风险(Bulger et al., 2004)。

(四)普萘洛尔

普萘洛尔是β受体阻断剂，能够减慢心率、降低心肌耗氧量、减少心脏负荷，是烧伤患者有效的抗分解代谢药物。因为创伤应激后儿茶酚胺分泌过多是导致高代谢状态的主要因素，所以阻断儿茶酚胺受体能够改善高代谢引发的问题(Pereira et al., 2005)。在高代谢期，β受体过度激活，导致蛋白质分解增加、高血糖及脂肪分解。研究表明，烧伤患者急性期和长期使用普萘洛尔可减少肌肉的蛋白质分解，降低静息能量消耗，改善高代谢高分解状态，且长期使用也很少发生不良反应(Herndon et al., 2012, 2001)。普萘洛尔还可以降低脂肪分解并通过增加胰岛素敏感性，降低胰岛素抵抗来改善糖代谢(Brooks et al., 2012; Aarsland et al., 1996)。另外，普萘洛尔可以抑制游离脂肪酸的释放，增加肝排出脂肪酸的效率，减少烧伤导致的脂肪肝(Barrow et al., 2006)。

普萘洛尔的推荐剂量为儿童患者 4 mg/(kg · d)，每 6 h 给药一次，成人患者 10 mg，每日 3 次，可根据需要增加剂量从而将心率控制在 100 次/分以下(Herndon et al., 2012)。

四、创面的局部用药

创面愈合是创伤、烧伤后恢复的重要部分，创面愈合时间也是用于评价伤后康复的重要指标。全身因素和局部因素都有可能导致创面愈合的延迟。影响创伤愈合的局部因素有缺血、感染及异物等。创伤后，特别是严重烧伤患者，损伤面积大，创面局部组织的坏死和皮肤屏障的丧失也为细菌侵入和繁殖提供了条件，需及时合理地进行创面处理，防止或减轻感染，促进创面的早期愈合。因此，创面的局部用药显得尤为重要。

(一)锌制剂

创伤、烧伤后会丢失大量锌离子，作为多种酶合成的必需离子，锌缺乏不仅影响全身的恢复，还使皮肤成纤维细胞和胶原纤维减少，影响创面修复。锌离子可经创面吸收，创面补锌可以促进肉芽组织、毛细血管和成纤维细胞的生长，保护创面、促进创面愈合(郭振荣等，2001)。

锌制剂中常用磺胺嘧啶锌，遇体液后可缓慢分解为锌离子和磺胺嘧啶，抑制细菌生长、促进成纤维细胞增殖、促进胶原蛋白合成，起到杀菌和促进创面愈合的作用。临床中使用的复方磺胺嘧啶锌还含有银离子，杀菌范围广泛，对革兰氏阴性菌作用较强，对真菌也有一定的作用，可以预防及治疗创面感染。锌制剂中的氧化锌不仅可用作抗菌剂和保护剂，还具有局部酶解清创的效果(孙永华等，2015；Lansdown et al., 2007)。

(二)生长因子

在创伤后的修复过程中，有多种生长因子参与创面修复，研究证实外源性生长因子能够促进与创伤修复有关的细胞迅速增殖和分化，从而促进创面修复(邱学文等，2011；王志勇等，2008)。生长因子家族成员众多，目前临床中用于创面修复的主要有碱性成纤维细胞生长因子(bFGF)、重组人表皮细胞生长因子(rhEGF)和重组人粒细胞巨噬细胞集落刺激因子(rhGM-CSF)。研究表明，rhEGF能够显著缩短创面愈合时间，但其作用的发挥受创面局部坏死组织等影响较大(王世岭等，2002)；rhGM-CSF可以趋化中性粒细胞和单核细胞启动愈合，并刺激内皮细胞和成纤维细胞等的增殖与分化，促进创面的愈合(王志勇等，2008)。有研究比较了二者的疗效，认为rhGM-CSF较rhEGF更好地促进了创面毛细血管生成，增加创面成纤维细胞数量，促进烧伤后创面愈合的效果更佳(邱学文等，2013)。

第四节 小　　结

严重创伤、烧伤后机体代谢和免疫方面的改变使得营养支持与营养药物的使用成为不可或缺的治疗措施。需要注意的是，单纯的营养支持并不足以恢复患者的高代谢及负氮平衡状态，还需要结合其他临床治疗手段。另外，不合理的营养支持会使患者的免疫功能低下，伤口张力降低，胶原合成减少，死亡率明显增加。由于营养素的饮食摄取量与伤口愈合程度很难精确量化，目前尚缺少大规模、随机对照临床试验为临床治疗提供有力的证据支持。有些营养素只有在机体缺乏时才需要予以补充。虽然营养药物及代谢调节药物在临床上应用广泛，但是目前尚有一定的争议性。关于营养药物的安全性和有效性还需要进一步的临床研究。

（吉　恺）

主要参考文献

柴家科，郝岱峰，吴焱秋，等. 2002. 严重烧伤患者术后应用重组人生长激素的代谢效应. 中华外科杂志, 40(2): 107-111.

陈国贤，韩春茂. 2005. 重组人生长激素影响重度烧伤患者预后的前瞻性多中心研究. 中华烧伤杂志, 21(5): 347-349.

陈孝平，石应康，邱贵兴. 2010. 外科学. 2版. 北京：人民卫生出版社: 203-211.

付小兵，黄跃生，蒋建新. 2014. 创伤、烧伤与再生医学. 北京：人民卫生出版社: 138-149, 312-323.

顾景范，杜寿玢，郭长江. 2009. 现代临床营养学. 2版. 北京：科学出版社: 460-470.

郭振荣，李利根，赵霖，等. 2001. 锌营养状态对烧伤创面修复的实验研究. 中国临床营养杂志, 9(4): 242-244.

韩春茂，周业平，孙永华，等. 2009. 成人烧伤营养支持指南. 中华烧伤杂志, 25(3): 238-240.

陆新，韩春茂，余建新，等. 2004. 严重烧伤患者应用含合生元制剂的早期肠内营养初步观察. 中华烧伤杂志, 20(4): 198-201.

邱学文，王甲汉，杨磊，等. 2011. 重组人粒细胞巨噬细胞集落刺激因子治疗烧伤后残余创面. 实用医学杂志, 27(7): 1195-1197.

邱学文，王甲汉，杨磊，等. 2013. 烧伤后残余创面外用rhGM-CSF与rhEGF治疗的疗效比较. 广东医学, 34(6): 956-958.

孙永华，郇京宁，夏照帆，等. 2015. 关于复方磺胺嘧啶锌凝胶(创必宁)治疗烧烫伤及慢性创面临床共识(2014版). 中华损伤与修复杂志(电子版), (1): 94-95.

王世岭，马建丽，柴家科，等. 2002. 重组人表皮生长因子软膏对烧伤创面修复的促进作用. 中国修复重建外科杂志, 16(3): 173-176.

王晓枫，陈霞，吴艳燕. 2014. 165例烧伤患者营养支持药物使用分析. 中国医院用药评价与分析, (11): 998-1000.

王志勇，张勤，廖镇江，等. 2008. 重组人粒细胞巨噬细胞集落刺激因子对深Ⅱ度烧伤创面的治疗作用. 中华烧伤杂志, 24(2): 107-110.

中华烧伤杂志编辑委员会. 2010. 重组人生长激素在烧伤治疗中应用的共识. 中华烧伤杂志, 26(3): 236-239.

Aarsland A, Chinkes D, Wolfe R R, et al. 1996. Beta-blockade lowers peripheral lipolysis in burn patients receiving growth hormone. Rate of hepatic very low density lipoprotein triglyceride secretion remains unchanged. Ann Surg, 223: 777-787.

Abdullahi A, Jeschke M G. 2014. Nutrition and anabolic pharmacotherapies in the care of burn patients. Nutr Clin Pract, 29: 621-630.

Ardawi M S. 1988. Glutamine and glucose metabolism in human peripheral lymphocytes. Metabolism, 37: 99-103.

Barrow R E, Wolfe R R, Dasu M R, et al. 2006. The use of beta-adrenergic blockade in preventing trauma-induced hepatomegaly. Ann Surg, 243(1): 115-120.

Berger M M, Baines M, Raffoul W, et al. 2007. Trace element supplementation after major burns modulates antioxidant status and clinical course by way of increased tissue trace element concentrations. Am J Clin Nutr, 85: 1293-1300.

Brooks N C, Song J, Boehning D, et al. 2012. Propranolol improves impaired hepatic PI3K/Akt signaling post burn injury. Mol Med, 18: 707-711.

Bulger E M, Jurkovich G J, Farver C L, et al. 2004. Oxandrolone does not improve outcome of ventilator dependent surgical patients. Ann Surg, 240: 472-478; discussion 478-480.

Cochran A, Thuet W, Holt B, et al. 2013. The impact of oxandrolone on length of stay following major burn injury: a clinical practice evaluation. Burns, 39: 1374-1379.

Deitch E A. 1992. Multiple organ failure. Pathophysiology and potential future therapy. Ann Surg, 216: 117-134.

Demling R H, Orgill D P. 2000. The anticatabolic and wound healing effects of the testosterone analog oxandrolone after severe burn injury. J Crit Care, 15: 12-17.

Dolecek R. 1989. Endocrine changes after burn trauma—a review. Keio J Med, 38: 262-276.

Dryden S V, Shoemaker W G, Kim J H. 2013. Wound management and nutrition for optimal wound healing. Atlas Oral Maxillofac Surg Clin North Am, 21: 37-47.

Ferrando A A, Chinkes D L, Wolf S E, et al. 1999. A submaximal dose of insulin promotes net skeletal muscle protein synthesis in patients with severe burns. Ann Surg, 229: 11-18.

GBD 2016 Disease and Injury Incidence and Prevalence Collaborators. 2017. Global, regional, and national incidence, prevalence, and years lived with disability for 328 diseases and injuries for 195 countries, 1990-2016: a systematic analysis for the Global Burden of Disease Study 2016. Lancet, 390(10100): 1211-1259.

Gilpin D A, Barrow R E, Rutan R L, et al. 1994. Recombinant human growth hormone accelerates wound healing in children with large cutaneous burns. Ann Surg, 220(1): 19-24.

Gore D C, Chinkes D, Heggers J, et al. 2001. Association of hyperglycemia with increased mortality after severe burn injury. J Trauma, 51: 540-544.

Gore D C, Chinkes D L, Hart D W, et al. 2002. Hyperglycemia exacerbates muscle protein catabolism in burn-injured patients. Crit Care Med, 30: 2438-2442.

Gu W J, Deng T, Gong Y Z, et al. 2013. The effects of probiotics in early enteral nutrition on the outcomes of trauma: a meta-analysis of randomized controlled trials. J Parenter Enteral Nutr, 37(3): 310-317.

Hart D W, Herndon D N, Klein G, et al. 2001. Attenuation of posttraumatic muscle catabolism and osteopenia by long-term growth hormone therapy. Ann Surg, 233(6): 827-834.

Hart D W, Wolf S E, Ramzy P I, et al. 2001. Anabolic effects of oxandrolone after severe burn. Ann Surg, 233(4): 556-564.

Herndon D N, Hart D W, Wolf S E, et al. 2001. Reversal of catabolism by beta-blockade after severe burns. N Engl J Med, 345(17): 1223-1229.

Herndon D N, Rodriguez N A, Diaz E C, et al. 2012. Long-term propranolol use in severely burned pediatric patients: a randomized controlled study. Ann Surg, 256(3): 402-411.

Ibs K H, Rink L. 2003. Zinc-altered immune function. J Nutr, 133: 1452S-1456S.

Jeschke M G, Finnerty C C, Suman O E, et al. 2007. The effect of oxandrolone on the endocrinologic, inflammatory, and hypermetabolic responses during the acute phase postburn. Ann Surg, 246: 351-360.

Jeschke M G, Klein D, Bolder U, et al. 2004a. Insulin attenuates the systemic inflammatory response in endotoxemic rats. Endocrinology, 145: 4084-4093.

Jeschke M G, Klein D, Herndon D N. 2004b. Insulin treatment improves the systemic inflammatory reaction to severe trauma. Ann Surg, 239: 553-560.

Jeschke M G, Kraft R, Emdad F, et al. 2010. Glucose control in severely thermally injured pediatric patients: what glucose range should be the target? Ann Surg, 252(3): 521-528.

Kirk S J, Hurson M, Regan M C, et al. 1993. Arginine stimulates wound healing and immune function in elderly human beings. Surgery, 114: 155-159; discussion 160.

Kotzampassi K, Giamarellos-Bourboulis E J, Voudouris A, et al. 2006. Benefits of a synbiotic formula (Synbiotic 2000Forte) in critically Ill trauma patients: early results of a randomized controlled trial. World J Surg, 30(10): 1848-1855.

Lansdown A B, Mirastschijski U, Stubbs N, et al. 2007. Zinc in wound healing: theoretical, experimental, and clinical aspects. Wound Repair Regen, 15: 2-16.

Leigh B, Desneves K, Rafferty J, et al. 2012. The effect of different doses of an arginine-containing supplement on the healing of pressure ulcers. J Wound Care, 21: 150-156.

Levenson S M, Gruber C A, Rettura G, et al. 1984. Supplemental vitamin A prevents the acute radiation-induced defect in wound healing. Ann Surg, 200: 494-512.

Mecott G A, Al-Mousawi A M, Gauglitz G G, et al. 2010. The role of hyperglycemia in burned patients: evidence-based studies. Shock, 33: 5-13.

Molnar J A, Underdown M J, Clark W A. 2014. Nutrition and chronic wounds. Adv Wound Care (New Rochelle), 3: 663-681.

Munoz M, Romero A, Morales M, et al. 2005. Iron metabolism, inflammation and anemia in critically ill patients. A cross-sectional study. Nutr Hosp, 20: 115-120.

Newsholme P. 2001. Why is L-glutamine metabolism important to cells of the immune system in health, postinjury, surgery or infection? J Nutr, 131: 2515S-2522S; discussion 2523S-2524S.

Peng X, Yan H, You Z, et al. 2005. Clinical and protein metabolic efficacy of glutamine granules-supplemented enteral nutrition in severely burned patients. Burns, 31: 342-346.

Pereira C T, Murphy K D, Herndon D N. 2005. Altering metabolism. J Burn Care Rehabil, 26 (3): 194-199.

Pidcoke H F, Wade C E, Wolf S E. 2007. Insulin and the burned patient. Crit Care Med, 35: S524-S530.

Porter C, Herndon D N, Sidossis L S, et al. 2013a. The impact of severe burns on skeletal muscle mitochondrial function. Burns, 39: 1039-1047.

Porter C, Hurren N M, Herndon D N, et al. 2013b. Whole body and skeletal muscle protein turnover in recovery from burns. Int J Burns Trauma, 3: 9-17.

Posthauer M E. 2005. Do patients with pressure ulcers benefit from oral zinc supplementation? Adv Skin Wound Care, 18: 471-472.

Quain A M, Khardori N M. 2015. Nutrition in wound care management: a comprehensive overview. Wounds, 27 (12): 327-335.

Schaffer M R, Tantry U, Thornton F J, et al. 1999. Inhibition of nitric oxide synthesis in wounds: pharmacology and effect on accumulation of collagen in wounds in mice. Eur J Surg, 165: 262-267.

Soeters P B, Grecu I. 2012. Have we enough glutamine and how does it work? A clinician's view. Ann Nutr Metab, 60: 17-26.

Stechmiller J K. 2010. Understanding the role of nutrition and wound healing. Nutr Clin Pract, 25: 61-68.

Wischmeyer P E. 2002. Glutamine and heat shock protein expression. Nutrition, 18: 225-228.

Wolf S E, Edelman L S, Kemalyan N, et al. 2006. Effects of oxandrolone on outcome measures in the severely burned: a multicenter prospective randomized double-blind trial. J Burn Care Res, 27: 131-139; discussion 140-141.

Wolfe R R. 2006. The underappreciated role of muscle in health and disease. Am J Clin Nutr, 84: 475-482.

Wolfe R R, Durkot M J, Allsop J R, et al. 1979. Glucose metabolism in severely burned patients. Metabolism, 28: 1031-1039.

Wolfe R R, Herndon D N, Jahoor F, et al. 1987. Effect of severe burn injury on substrate cycling by glucose and fatty acids. N Engl J Med, 317: 403-408.

Wolfe R R, Shaw J H, Durkot M J. 1983. Energy metabolism in trauma and sepsis: the role of fat. Prog Clin Biol Res, 111: 89-109.

Wu G, Bazer F W, Burghardt R C, et al. 2011. Proline and hydroxyproline metabolism: implications for animal and human nutrition. Amino Acids, 40: 1053-1063.

第二十三章　免疫系统疾病营养药物

第一节　概　　述

一、免疫系统

所谓免疫，就是机体免疫系统对一切异物或抗原性物质进行非特异性或特异性识别和排斥、清除的一种生理学功能。免疫系统具有免疫监视、防御、调控的作用。这个系统由免疫器官(骨髓、脾、淋巴结、扁桃体、小肠集合淋巴结、阑尾、胸腺等)、免疫细胞[淋巴细胞、单核吞噬细胞、中性粒细胞、嗜碱粒细胞、嗜酸粒细胞、肥大细胞、血小板(因为血小板里有 IgG)等]，以及免疫活性物质(抗体、溶菌酶、补体、免疫球蛋白、干扰素、白细胞介素、肿瘤坏死因子等细胞因子)组成。

免疫系统分为固有免疫(又称非特异性免疫)和适应免疫(又称特异性免疫)，其中适应免疫又分为体液免疫和细胞免疫。免疫是机体的一种生理反应，其通过识别和排除抗原性异物维持机体内外环境的稳定。免疫反应可分为非特异性免疫反应和特异性免疫反应两种。当病原体侵入机体时，最先产生一种非特异性免疫反应(如炎症与吞噬反应、补体参与反应等)，该反应中的免疫细胞主要是吞噬细胞(单核细胞、巨噬细胞和嗜中性粒细胞)。除了具有杀伤力以外，这些吞噬细胞还具有趋化、吞噬和胞饮作用。巨噬细胞受激发时会经历一种“呼吸爆发”的过程，呼吸爆发过程中产生的活性氧是引起细胞损伤的潜在原因，当它们被释放到细胞外就会伤害动物机体细胞。与此种损伤机制相适应，机体同时还存在许多抗氧化防御机制，其中有一种抗氧化剂称为净化自由基的抗氧化剂，如维生素 C 和维生素 E 可以清除自由基抑制细胞损伤。这些抗氧化剂可以维持细胞结构和功能的完整性，以及机体的免疫力，保证动物的健康和正常的生产性能。如果非特异性免疫反应不能抵抗病原体的侵入，将会激发特异性免疫反应，特异性免疫产生抗体的免疫细胞是作为抗原呈递细胞的巨噬细胞、T 淋巴细胞和 B 淋巴细胞。T 淋巴细胞介导细胞免疫，B 淋巴细胞介导体液免疫，它们均为消灭病原体所必需的。从抗体反应被激发到血液循环中出现特异性抗体之间有一段时间，在这期间抗体被处理并由巨噬细胞引导进入 T 辅助细胞，进而刺激 B 淋巴细胞的分化和增殖，最终发展为长寿命的记忆 B 细胞，或者短寿命的分泌免疫球蛋白的浆细胞，而免疫球蛋白就可以结合或者杀死入侵的病原体。抗体与病原体的生物膜接触时还会激活补体系统，是消灭病原体所必需的反应。

二、免疫性疾病

免疫性疾病(immune disease)是免疫调节失去平衡影响机体的免疫应答而引起的疾病。广义的免疫性疾病还包括先天或后天原因导致的免疫系统结构或功能上的异常。免疫力由两大部分组成：一是细胞免疫；二是体液免疫。前者由 T 淋巴细胞组成，后者由免疫球蛋白组成。当异体物质，如细菌和各种异性蛋白侵入机体和危害机体健康时，免疫细胞就会将它们包围、分解、吞噬予以消灭和清除。在此过程中免疫球蛋白就会被大量制造，变成抗体从而加强对抗入侵者。这就是正常人的免疫力和免疫的方法方式表现。正常的免疫是适度的及时的，在高级神经中枢的调节控制下进行。如果调控失常，就会出现和发生不正常的免疫反应，这时不仅对机体无益，甚至会损害机体，形成新的疾病，称为自身免疫病(autoimmune disease, AID)。自身免疫病是免疫系统对自身机体的成分发生免疫反应，造成损害而引发的疾病。本来，正常情况下免疫系统只对侵入机体的外来物，如细菌、病毒、寄生虫及移植物等产生反应，消灭或排斥这些异物。在某些因素的影响下，机体的组织成分或免疫系统本身出现了某些异常，致使免疫系统误将自身成分当成外来物进行攻击。这时候免疫系统会产生针对机体自身一些成分的抗体及活性淋巴细胞，破坏自身组织脏器，导致疾病。如果不加以及时有效的控制，其后果十分严重，最终甚至危害生命。

(一) 系统性红斑狼疮

系统性红斑狼疮(systemic lupus erythematosus, SLE)在遗传因素、环境因素、雌激素水平等各种因素相互作用下，导致T淋巴细胞减少、T抑制细胞功能降低、B淋巴细胞过度增生，产生大量的自身抗体，并与体内相应的自身抗原结合形成相应的免疫复合物，沉积在皮肤、关节、小血管、肾小球等部位。在补体的参与下，引起急慢性炎症及组织坏死(如狼疮肾炎)，或抗体直接与组织细胞抗原作用，导致细胞破坏(如红细胞、淋巴细胞及血小板壁的特异性抗原与相应的自身抗体结合，分别引起溶血性贫血、淋巴细胞减少症和血小板减少症)，从而导致机体的多系统损害。该病多见于育龄女性，可以囊括所有结缔组织病的临床特征，表现为多器官系统受累，可有发热、面部红斑、关节痛、脱发、口腔溃疡等症状，可累及肾、血液系统、心血管及神经系统等。

(二) 类风湿性关节炎

类风湿性关节炎(rheumatoid arthritis, RA)的发病可能与遗传、感染、性激素等有关。RA的病理主要有滑膜衬里细胞增生、间质有大量炎性细胞浸润，以及微血管的新生、血管翳的形成及软骨和骨组织的破坏等。好发生于中老年女性，是全身性疾病，病变主要侵及关节。关节症状一般反复发作，随着发作次数的增多，关节破坏日益严重，最后导致程度不等的功能障碍和畸形。除关节外，皮肤类风湿结节、动脉炎、心包炎、巩膜炎、淋巴结炎、肝脾肿大、神经病变等也不少见。

(三) 系统性血管炎

系统性血管炎(systemic vasculitis, SV)是一组以血管的炎症与坏死为主要病理改变的炎性疾病，包括一系列以血管壁慢性炎症反应致血管壁受损为特征的病变，比较常见的是结节性多动脉炎。本病患者多为男性。病变主要侵及中等动脉和肌肉内的小动脉，导致管腔狭窄。肾和心脏是最常受侵犯的器官。病变也可侵犯消化道、周围神经、皮肤、肺、脑、肝、脾、睾丸等。初期症状常为发热、乏力、体重减轻和受侵器官出现症状。

(四) 硬皮病

硬皮病的病因仍不明确，可能在遗传、环境因素(病毒感染、化学物质如硅等)、女性激素、细胞及体液免疫异常等因素作用下，成纤维细胞合成并分泌胶原增加，导致皮肤和内脏的纤维化。以皮肤纤维组织的过度增生为特征，好发于女性。由于皮肤增厚变硬，因此外表紧绷而呈蜡样光泽，患者面容呆板，缺乏表情。硬皮病有两种类型：一种为局限型，皮损只限于皮肤；另一种为系统型，可有关节、胃肠、肾、心血管、肺等病变。关节活动障碍和吞咽困难是常见症状。

(五) 天疱疮

天疱疮的抗原主要是桥粒，抗体主要是IgG，可见4种IgG亚型，少数为IgA。抗体结合到表皮细胞上，导致棘刺松解。天疱疮抗原的cDNA序列与钙黏蛋白有明显的同源性，故天疱疮抗体也损害了表皮细胞间的粘连功能，导致棘刺松解。天疱疮是以皮肤表层大疱性病变为特征的皮肤病。从患者血液中可查到抗表皮棘细胞间物质的自身抗体。天疱疮有不同类型，有的病变有自限性，可以自行缓解；有的合并内脏病变，可迅速致命。

(六) 皮肌炎

皮肌炎是一种主要累及横纹肌，以淋巴细胞浸润为主的非化脓性炎症病变，可伴有或不伴有多种皮肤损害。临床上以对称性肢带肌、颈肌及咽肌无力为特征，常累及多种脏器，亦可伴发肿瘤和其他结缔组织病。皮肤炎是以皮肤受累和肌无力为特征的自身免疫病。由于肌肉萎缩，患者感到极度无力。另一特征是常伴随恶性病变，特别在老年患者中。

(七) 混合性结缔组织病

混合性结缔组织病(mixed connective tissue disease, MCTD)是 1972 年 Sharp 等提出的一种新的结缔组织病，其特征为临床具有类似于红斑狼疮(SLE)、系统性硬化症(SSC)、多发性肌炎和皮肌炎(PM/DM)及类风湿性关节炎(RA)的混合性表现，并有血清学高滴度的抗核糖核蛋白(RNP)抗体。血中有高滴度的抗核抗体和抗 U1RNP 抗体，而 Sm 抗体阴性，多数患者对皮质类固醇治疗反应良好，本病有发展为系统性硬皮病的趋势。

(八) 自身免疫性溶血性贫血

自身免疫性溶血性贫血(autoimmune hemolytic anemia, AIHA)是一种获得性溶血性疾患，由于免疫功能紊乱产生抗自身红细胞抗体，与红细胞表面抗原结合，或激活补体使红细胞加速破坏而致溶血性贫血。患者血清中含有针对自身红细胞的抗体。这些抗体有的可凝集红细胞，有的可与补体共同溶解红细胞。根据自身抗体作用的适宜温度，这类抗体可分为两大类：热抗体、冷抗体。所谓的热抗体表现为作用的最适宜温度是 37℃，患者贫血的程度不一，轻的临床症状不明显，重的可伴黄疸和急性失血症状。

(九) 自身免疫性甲状腺病

自身免疫性甲状腺病(autoimmune thyroid disease, AITD)包括格雷夫斯病、甲状腺炎和原发性甲状腺功能减退症。AITD 患者常为慢性病程，其体内可发现多种抗甲状腺自身成分的抗体，此外还可发现血清中存在其抗原和循环免疫复合物，故其伴发的肾脏病变又被称为甲状腺抗原介导的免疫复合物肾小球肾炎。一般认为，自身免疫性甲状腺疾病相关肾病患者最常见的病理类型为膜性肾病，还可有系膜增生性肾炎、局灶性肾小球硬化。

(十) 溃疡性结肠炎

溃疡性结肠炎(ulcerative colitis, UC)于 1875 年首先由 Willks 和 Moxon 描述，1903 年 Willks 和 Boas 将其命名为溃疡性结肠炎，1973 年世界卫生组织(WHO)医学科学国际组织委员会正式命名为慢性非特异性溃疡性结肠炎。病因尚未完全阐明，主要是侵及结肠黏膜的慢性非特异性炎性疾病，常始自左半结肠，可向结肠近端乃至全结肠以连续方式逐渐进展，多见于女性。主要累及直肠及乙状结肠，表现为浅溃疡。病情反复发作，致肠壁结缔组织增生。

三、营养与免疫

从字义上讲“营”的含义是“谋求”，“养”的含义是“养生”，“营养”就是“谋求养生”。其本质是机体摄入食物，经过消化、吸收、代谢和排泄，利用食物中的营养素和其他对身体有益的成分构建组织器官，调节各种生理功能，维持正常生长、发育和防病保健的过程。目前营养学界研究比较多且大多数学者报道较一致的是关于蛋白质、氨基酸、维生素 A、维生素 E、维生素 C、铁、锌等与免疫功能的关系。

20 世纪初，对于人类疾病的研究工作大都将重心放在研究对抗传染性疾病，如天花、脊髓灰质炎等的药物上。一直到 20 世纪后半期，人类主要的死亡原因，从传染性疾病变成慢性疾病，如心脏疾病、癌症和艾滋病，这时研究人员的注意力才转移到慢性疾病上。因为绝大多数的慢性疾病都与免疫系统有关，所以研究营养如何影响免疫系统的工作就显得特别重要，尤其是研究营养免疫与慢性疾病之间的关系。

人类身体的免疫系统有两项重要的功能：保护和修补。通常这两项功能是同时作用的。免疫系统使我们免于毒素、污染物质、肿瘤和疾病的频频攻击。与此同时，身体其他系统也需要免疫系统来发挥治疗的功用。许多研究结果显示，一个强有力的免疫系统主要得益于健康的饮食方法。科学研究同时证实，营养不良不但增加感染传染性疾病的概率，更增加了患病次数、严重程度及生病期。只有强化免疫系统才能预防疾病和加速治疗疾病的过程。一个健康的免疫系统是维持身心健康的根基。

第二节　调节免疫系统的营养药物

人类的健康面临着各种威胁，如食物污染、环境污染、癌症、艾滋病、非典型肺炎等疾病和致病因素。增加自身的免疫力以提高抵抗各种疾病的能力是我们在日常生活中应该做到而且是很容易选择的方法。人类已经认识到：免疫力的强弱决定着人体抵抗力的强弱，它对人体的健康程度及人类寿命的长短具有十分重要的作用。

免疫营养(immunonutrition)可定义为使用特定的营养元素以调节免疫系统从而改善损伤或疾病状态。此概念是 Philip 于 2003 年基于通过营养素调节动物的免疫系统功能提出的，这个概念更多地用于表示通过改变营养素的供给来调节炎症反应或免疫反应的情况(Calder, 2003；李宁，2001)。

一、氨基酸类

作为蛋白质组成基本单位的氨基酸对免疫功能有显著影响。临床研究及动物实验表明，单个必需氨基酸缺乏或者必需氨基酸平衡障碍均可直接影响免疫器官的生长发育，以及细胞免疫、体液免疫功能。精氨酸、谷氨酰胺虽然在正常情况下为非必需氨基酸，但是研究表明精氨酸、谷氨酰胺具有显著的免疫增强作用。

(一)谷氨酰胺

谷氨酰胺(glutamine, Gln)是血液和体内游离氨基酸池中含量最丰富的氨基酸，是淋巴细胞、肝细胞、肠黏膜细胞的主要能量来源。谷氨酰胺所含的酰胺态氮是所有细胞基质合成所必需的。细胞利用谷氨酰胺可合成嘌呤、嘧啶、氨基糖及其他氨基酸。谷氨酰胺是蛋白质代谢的重要因子，是机体在应激状态下的条件必需氨基酸。体内以快速增殖为特征的细胞对谷氨酰胺的摄取率很高，如肠黏膜细胞、淋巴细胞、成纤维细胞等。最初的研究认为，谷氨酰胺参与免疫是作为一种营养物质来修复肠上皮，维持肠黏膜屏障功能，防治肠道细菌和毒素进入体内，减少肠源性感染。近来研究表明，谷氨酰胺可被不同的免疫组织利用。

发生创伤和脓毒症时，淋巴细胞、巨噬细胞等对谷氨酰胺的需求增加，当机体对这一营养素的需求量超过其产出量时，血液和组织中谷氨酰胺浓度下降，使组织不能正常发挥免疫功能。研究表明，创伤、烧伤、脓毒症、大手术等应激状态下机体免疫功能活跃，早期伴随有肌肉和血浆谷氨酰胺浓度的显著下降。血浆浓度仅反映邻近毛细血管的淋巴细胞摄取浓度，随着细胞外液中谷氨酰胺被摄取，距毛细血管较远处细胞的周围环境中谷氨酰胺浓度会更低。例如，肝细胞周围组织液中谷氨酰胺浓度低于血浆中浓度，这是因为肝小叶窦状隙的排列不允许所有细胞直接参与血液循环。此外，肠道摄取的谷氨酰胺中一部分已供其自身利用，故流向肝门静脉血中的谷氨酰胺浓度降低。当谷氨酰胺浓度正常或处于更高水平时，免疫功能更完善；当谷氨酰胺浓度减少或处于更低水平时，免疫功能易受损伤。因此，应当补充外源性谷氨酰胺以增强机体免疫应答，提高营养支持的疗效。

(二)精氨酸

精氨酸(arginine, Arg)是鸟氨酸循环中的一个重要中间产物。它也是尿素循环的中间产物，是蛋白质、多胺、肌酸及生物合成的前体物质。含精氨酸的营养物质可以增加机体内氮驻留，促进肌肉蛋白的合成，控制蛋白的更新，改善机体氮平衡。精氨酸还可以刺激生长激素、胰岛素、胰高血糖素等激素的分泌。

此外，精氨酸具有促进创伤愈合的作用，还具有减轻大鼠创伤后胸腺萎缩的作用，一系列实验证明精氨酸具有显著的免疫增强作用。在创伤或烧伤情况下，精氨酸的免疫增强作用受蛋白质能量营养状况的影响，在蛋白质-能量营养不良状况下，精氨酸的免疫促进作用显著减弱或消失。

精氨酸还可增加细胞毒性 T 细胞和辅助性 T 细胞的产生，促进淋巴细胞增殖，显著提高淋巴细胞对有丝分裂原的反应性，使 CD4、CD4/CD8 水平升高；增强巨噬细胞的吞噬能力和自然杀伤细胞对肿瘤靶细胞的溶解作用。进一步研究表明，精氨酸对抗原性较强的肿瘤生长有显著的抑制作用，而对抗原性较弱的肿瘤生长无抑制作用，由此说明精氨酸抑制肿瘤生长的作用是通过增强肿瘤免疫力的途径来实现的。

二、肽及蛋白质类

蛋白质的合成是免疫反应或宿主防御的物质基础。据估计每天人体有数以千万计的免疫细胞需要更新，势必需要大量的营养物质。蛋白质是最基础也是最重要的影响免疫功能的营养素之一。不合成新的蛋白质，机体就无法进行基本的生命活动。

非特异性蛋白质-能量营养不良可引起机体淋巴组织广泛性萎缩，尤以胸腺、脾、扁桃体和淋巴结等免疫器官萎缩最为明显，T 淋巴细胞数量的降低非常明显，导致营养性获得性免疫缺陷（nutritional acquired immunodeficiency, NAID）。

虽然饥饿引起对感染的抵抗力降低早在历史上出现灾荒和瘟疫时就有记载。但首次报道蛋白质-能量营养不良引起免疫功能降低是在 1972 年。流行病学研究证明蛋白质-能量营养不良对患病率和死亡率的不良影响。

蛋白质-能量营养不良时血清免疫球蛋白抗体系统功能仍完好，但患者的抗体亲和力有所下降。大多数补体成分的水平和活性下降，最明显的有 C3、C5、B 因子和总的溶血活性下降。虽然吞噬作用仍完好，但整体机能降低使 IL-1、IL-2、γ-干扰素的合成与释放均降低。营养不良也影响 T 淋巴细胞对细胞因子的反应能力。

彭宏斌（2008）等通过对海洋短肽的研究表明，短期干预可以提高术后患者的免疫能力。

三、脂肪酸类

脂肪酸是人体中的一种重要的营养素，分为饱和脂肪酸及不饱和脂肪酸。其中不饱和脂肪酸根据双键的位置及功能不同分为 ω-3 系列和 ω-6 系列。ω-6 不饱和脂肪酸可以促进机体炎症因子的释放，而 ω-3 不饱和脂肪酸则具有相反的作用，可缓解并抑制炎症发生。

ω-3 不饱和脂肪酸属于必需脂肪酸，包括 α-亚麻酸、二十碳五烯酸（EPA）和二十二碳六烯酸（DHA）。α-亚麻酸作为 ω-3 族脂肪酸的前体，在体内经去饱和与延长反应生成 DHA、EPA 等，可促进蛋白质合成，维持氮平衡，降低代谢率。它可以减少肝中脂肪的合成，增加脂蛋白脂酶和肝脂酶的活性，从而增加血脂的分解及清除；还可以增加肌肉、脂肪等周围组织对葡萄糖的摄取，抑制病理状态下的糖酵解。

脂类对免疫功能的影响不仅取决于脂类的摄入量，还取决于摄入脂类的组成。研究同时发现，必需脂肪酸缺乏也使免疫功能减弱。但是，大量摄入不饱和脂肪酸对免疫功能有抑制作用，包括淋巴细胞转化反应减弱、皮试反应异常、NK 细胞功能下降等。

脂类对免疫功能的影响可能通过多种途径来实现，首先摄入脂类的组成可以影响免疫细胞细胞膜组成及其流动性、细胞膜受体数量及其分布，从而引起细胞功能的改变。以往一些研究进行淋巴细胞功能测定时，由于培养液中添加了胎牛血清，细胞膜的脂肪酸组成得到恢复，膳食脂肪酸造成的影响消失，因而得到了一些阴性结果。在培养液中添加了自体血清后，膳食脂肪酸对细胞膜脂肪酸组成保持正常，膳食脂肪酸对淋巴细胞功能造成的影响就明显表现出来了。摄入的脂类对脂蛋白也有显著影响，因而也间接影响免疫功能。不饱和脂肪酸摄入的增加，使机体对维生素 E 的需要量增多，如果不同时增加维生素 E 的摄入，势必造成维生素 E 的相对缺乏而影响免疫功能。此外，更为重要的是 ω-3 与 ω-6 不饱和脂肪酸为前列腺素、前列环素、血栓素、白三烯类物质合成的前体，这些物质是细胞内及细胞间信使样物质，具有调节炎症反应和免疫功能等作用。近来的研究还发现不饱和脂肪酸对细胞内参与信息传递的酶活性具有显著的调节作用。

四、维生素类

维生素(vitamin)，有时也译作维他命，但“维生素”是营养学上的正式称呼，是一系列有机化合物的统称。它们是生物体所需要的微量营养成分，而一般又无法由生物体自身产生，需要通过饮食等手段获得。维生素是机体维持正常代谢和功能所必需的一类低分子化合物，大多数必须从食物中获得，仅少数可在体内合成或由肠道细菌产生。人体每日对维生素的需要量非常少，但一旦缺乏，可引起一类特殊的疾病，称为“维生素缺乏症”。由于食物中缺乏维生素或用餐量减少，维生素摄入量不足，可引起原发性维生素缺乏症。机体吸收维生素的能力下降、机体维生素的需要量增加或一些药物的干扰作用都能引起继发性维生素缺乏症。

(一)维生素A

维生素A缺乏引起胸腺重量轻度下降，淋巴细胞对分裂原的增殖反应降低，抗原特异的抗体生成下降，促使细胞黏附于呼吸表皮的细胞增加。胡萝卜素有重要的免疫调节作用、包括T、B淋巴细胞增殖，自然杀伤细胞和巨噬细胞分化。也有文献报道表现为胸腺萎缩，外周血液中淋巴细胞减少，淋巴细胞转化反应减弱，皮试反应异常，中性粒细胞和单核巨噬细胞功能受损，NK细胞减少，细胞毒功能减弱，抗体应答反应减弱，呼吸道上皮纤毛数量减少，出现角化，细菌对呼吸道上皮的黏附力增强，其他皮肤黏膜上皮屏障作用也有减弱的表现(宋圃菊，2005)。

(二)维生素C

维生素C又名抗坏血酸，是合成人体内胶原、黏多糖等组分所必需的物质，对维持人体正常生理功能及健康具有相当重要的作用，能确保免疫系统的淋巴细胞正常运作。人体内缺乏合成维生素C所需要的古洛糖酸内酯氧化酶，不能自身合成维生素C，因此需要从外界获取。但研究证实，摄取过量的维生素C不但不能增强机体的免疫力，反而会破坏体内的淋巴细胞，大大降低疾病的抵抗力。

(三)维生素D

早年研究发现，1, 25-二羟基维生素D_3参与钙、磷骨骼代谢；近年又发现，其具有更广泛的生物学作用。研究证实维生素D不仅可提高单核-巨噬细胞系统的功能，还可促使激活的T淋巴细胞与单核-巨噬细胞一同分泌IL-1、IL-3、IL-2、IL-6及TNF-α。维生素D缺乏会导致外周血$CD3^+$ T细胞总数及$CD4^+$ T细胞比例下降，同时使B淋巴细胞的分化和成熟出现障碍，进一步使免疫球蛋白IgA、IgG、IgM水平明显下降，最终导致人体免疫功能下降(康春华等，2013)。

(四)维生素E

维生素E在免疫营养中主要通过抗氧化作用来体现生理效应。大于正常量的维生素E是重要的抗氧化剂，可明显降低创伤和感染动物的死亡率。对维生素E的抗氧化效能采用液相色谱质谱仪直接检测来证实自由基氧化时产生的类前列腺素物质，这种物质在糖尿病、高脂血症、冠心病及吸烟者的尿液中含量明显增加。它可由巨噬细胞、血管内皮细胞等经过氧化作用后产生，在泡沫细胞中含量也高。而在自愿受检的健康人中，补充维生素E后其尿中含量明显下降。结论是维生素E在防止动脉粥样硬化方面起重要作用，能有效降低冠心病的发生率和死亡率，并建议以维生素E与总胆固醇的比例为4.80～5.00为临界值，低于此值时应给予维生素E补充。目前，研究认为维生素E能降低白细胞介素的分泌和单核内皮细胞对血管壁的黏附；降低血小板的黏附及凝聚；抑制维生素E依赖性凝血因子；降低平滑肌细胞的增生；降低白细胞介素1受体活性的表达；阻止胶原合成并降低前胶原Ⅰ基因在成纤维细胞中的转录等。另外，微量元素与维生素E、维生素C和维生素A之间有协同作用，可确保机体处于较好的功能状态，所以供给患者“抗氧化物鸡尾酒”治疗的疗效远比大剂量供给一种抗氧化物为好。

（五）B 族维生素

B 族维生素包括维生素 B_1、维生素 B_2、维生素 B_6、维生素 B_{12}、烟酸、泛酸、叶酸等。B 族维生素是推动体内代谢，将糖、脂肪、蛋白质等转化成热量时不可缺少的物质。如果缺少维生素 B，则细胞功能马上降低，引起代谢障碍，这时人体会出现呆滞和食欲缺乏症状。

1. 维生素 B_1

维生素 B_1 即硫胺素，缺乏对免疫功能影响不明显，个别研究报告认为，大鼠缺乏维生素 B_1 后，抗体应答反应受到一定程度的影响。大剂量服用维生素 B_1，并不产生显著的免疫功能增强效应。

2. 维生素 B_6

维生素 B_6 包括吡哆醇、吡哆醛、吡哆胺及其磷酸化衍生物。缺乏直接影响 DNA、RNA 及蛋白质的合成。动物实验及人体观察资料显示，维生素 B_6 缺乏时细胞免疫功能与体液免疫功能均受到明显影响，包括胸腺萎缩、外周血液淋巴细胞减少、淋巴细胞转化反应减弱、皮试反应异常、抗体应答反应受损、单核巨噬细胞功能异常等。临床上，患有霍奇金病或者因肾功能不全而进行透析的患者一般均伴有维生素 B_6 不足或缺乏，补充维生素 B_6 后，患者免疫功能改善效果明显。

3. 维生素 B_{12}

维生素 B_{12} 即钴胺素，缺乏影响细胞内核酸合成及叶酸代谢，导致恶性贫血，患者外周血液中性粒细胞、淋巴细胞减少，淋巴细胞转化反应也受到一定程度的影响，补充维生素 B_{12} 后，上述异常表现得到相应改善。

五、核苷和核苷酸类

核苷和核苷酸是基因结构的必需组分，对细胞的蛋白质代谢非常重要。核苷和核苷酸大量存在于食物中，经胃肠道和肝吸收。传统的营养支持中未包括核苷和核苷酸。然而核苷酸不仅是 RNA 和 DNA 的组成单位，而且对免疫细胞，特别是淋巴细胞的正常成熟极其重要。给实验动物 2 周的无核苷酸饮食，其免疫功能下降，异物排斥反应延迟，体内外 T 依赖抗体形成明显下降，脾中 IgM、IgG 分泌细胞数量也明显下降。补充核苷或核苷酸复合物，可降低内毒素诱导下细菌易位的死亡率，显著提高小鼠对细菌的耐受性，增强皮肤迟发超敏反应及淋巴结反应；逆转营养不良、饥饿、应激所诱导的免疫抑制。目前认为，核苷和核苷酸作为生物反应调节物，在免疫营养中起着重要作用。

六、微量元素

微量元素虽然在人体内的含量不多，但对人的生命起着至关重要的作用。它们的摄入过量、不足、不平衡或缺乏都会不同程度地引起人体生理的异常或发生疾病。许多微量元素是机体新陈代谢过程中许多辅酶不可或缺的物质。

（一）铁

铁缺乏除了引起贫血外，对免疫功能也有显著影响。由于铁缺乏所造成的免疫系统改变的分子和细胞机制非常复杂，到目前为止还不十分清楚。最近几年，对铁与铁蛋白在淋巴细胞的生理与病理过程中的作用的研究发展很快。最近有研究表明轻微的缺铁可以激活巨噬细胞增加铁的摄取，从而竞争性地减少其他细胞内铁的含量，这样可使其他细胞内的病原微生物对铁的利用率下降，而有利于其清除。然而这样的机制也使其他免疫细胞铁的利用率下降，从而削弱了宿主的免疫反应。

（二）锌

研究表明锌缺乏时可促使 B 淋巴细胞凋亡，循环中 T 淋巴细胞减少、NK 细胞杀伤作用减弱，并导致

Th1 细胞因子分泌减少、Th2 细胞因子分泌增多。人类遗传性肠病性肢端皮炎由于锌吸收障碍，免疫功能受损严重，包括淋巴组织与器官萎缩、胸腺激素分泌减少、淋巴细胞转化反应减弱、皮试反应异常等，改善锌营养状况后效果明显。

（三）铜

铜具有许多重要的生物学作用，在体内作为亚铁氧化酶类、细胞色素 c 氧化酶、锌铜超氧化物歧化酶等酶的重要辅助因子，铜可能通过调节这些酶活性影响免疫功能。

（四）硒

硒在维持机体天然免疫及获得性免疫中起重要作用。硒缺乏可导致细胞数量及淋巴细胞增殖减少。补充硒可增强细胞反应，促进抗体产生，避免氧化所致免疫细胞损伤。

第三节　常见的免疫系统疾病营养药物

对于免疫系统疾病通常的药物治疗原则如下。

（1）应用细胞毒制剂以破坏迅速增生的细胞系。

（2）应用皮质类固醇以抑制自身免疫过程中产生的病理刺激。

（3）应用药物以拮抗自身免疫过程中释放出的药理活性物质的作用和造成的损害。

（4）如果有可能除去产生自身抗原的病灶，则手术也可作为治疗自身免疫病的一个手段。

免疫系统疾病的治疗有一个共同点，都需要用免疫抑制剂来抑制针对自身机体的免疫反应。最常用的是肾上腺皮质激素类制剂，如泼尼松、氢化可的松、地塞米松等，大家往往将其简称为“激素”。如果疗效不佳，还可能用环磷酰胺、氨甲蝶呤等细胞毒性药物，这些药物既可用来抑制免疫，又用于治疗癌症。所有免疫抑制剂有共同的不良作用，即不同程度地影响机体的抗感染、抗肿瘤免疫功能。因此，研究人员一直在研究其他治疗方法，已发现某些生物制剂和天然药物可抑制自身免疫反应，但对抗感染、抗肿瘤的免疫功能没有或少有不良影响（徐婧和张卓莉，2012）。

一、系统性红斑狼疮

系统性红斑狼疮（systemic lupus erythematosus, SLE）是一种累及全身多个系统的自身免疫性疾病，病因较复杂。SLE 患者机体免疫功能异常，T 淋巴细胞异常活化，刺激 B 淋巴细胞产生自体免疫抗体，形成免疫复合物沉积在各组织，导致皮肤、关节、肾、肺部、神经系统、浆膜和其他器官的损伤（Wallace and Daniel, 2013）。目前对于 SLE 的常规治疗主要还是以糖皮质激素和免疫抑制剂为主，皮质激素是全部治疗方案的基础；环磷酰胺是目前治疗重症狼疮肾炎的重要药物，但其不良反应限制了其临床使用（徐婧和张卓莉，2012）。目前新型的治疗药物如下。

（一）霉酚酸类

霉酚酸类是一种新型、选择性、非竞争性、可逆的次黄嘌呤单核苷酸脱氢酶抑制剂，它选择性地抑制活化的淋巴细胞和肾小球外系膜细胞，降低自身抗体和免疫球蛋白水平，较环磷酰胺更有效，明显减少对性腺的毒害和感染，安全性更高。实验表明对有膜性肾病变的 SLE 患者用霉酚酸酯进行为期 6 个月的治疗，效果良好（Dan et al., 2004）。

（二）来氟米特

来氟米特为异恶唑类免疫抑制剂，抑制二氢乳清酸脱氢酶的活性，同时抑制酪氨酸的磷酸化和嘧啶核苷酸的合成，从而抑制白细胞介素（interleukin, IL）-2 等的产生，阻断活化淋巴细胞的增生，减少抗体产生。

(三)B 细胞活化因子

B 细胞功能障碍被认为是 SLE 发病机制中最重要的一环，CD20 是 B 细胞特异的表面标志物。B 细胞活化因子(BAFF)是 1999 年发现的一种重要的细胞因子，属于肿瘤坏死因子(TNF)超家族成员。人 BAFF 全长为 285 个氨基酸，其中 47～67 氨基酸为跨膜区，68～285 氨基酸为胞外区，133～285 氨基酸为其发挥功能的主要区域。BAFF 有膜结合型和可溶性两种形式，两者均可诱导 B 淋巴细胞的增生、分化及延长存活，并可导致免疫球蛋白大量生成，而且参与 T 细胞的活化与应答。BAFF 缺乏可导致免疫功能低下，而 BAFF 过表达则密切参与多种自身免疫性疾病的发生和发展(Groom et al., 2002)。

1. 贝利单抗

贝利单抗(belimumab)是一种全人源化抗 BAFF 的单克隆抗体，能抑制 BAFF 的生物活性，从而降低 SLE 的抗体水平并控制 SLE 的病情发展。

2. 阿塞亚普

阿塞亚普是一种水溶性的全人源化重组融合蛋白，由 TACI 受体的胞外部分和 IgG 的 Fc 段组成。TACI 是 BAFF 和增殖诱导配体(APRIL)的共同受体。与 BAFF 作用类似，APRIL 有促进细胞增殖和调节免疫系统的作用(周立偲等，2014)。

3. Blisibimod

Blisibimod(A-623)是 BAFF 的 4 个结构域与人 IgG 的 Fc 段构建的融合蛋白。A-623 通过噬菌体展示技术筛选获得，是一种有效的 BAFF 抑制剂。A-623 可结合可溶性和细胞表面的 BAFF，阻断人和小鼠的 BAFF 与其受体的结合，抑制 BAFF 介导的 B 淋巴细胞增殖(周立偲等，2014)。

(四)阿贝莫司

阿贝莫司(IJP-394, abetimus sodium)是具有免疫调节功能的合成肽，是一种免疫调控物质，能特异性结合 B 淋巴细胞表面的抗双链 DNA 抗体，使特异性 B 淋巴细胞对免疫原无应答，不产生自身抗体，从而降低双链 DNA 抗体水平。主要作用机制有两个方面：一是降低自身免疫抗体及复合物的形成，以减少自身免疫复合体在肾小球的沉积；二是可以诱导淋巴细胞的凋亡。

(五)他克莫司

他克莫司是一种大分子肽，它阻止 T 细胞核中的核活化因子活化，从而抑制 IL-2、肿瘤坏死因子等细胞因子及转铁蛋白的表达，并抑制 IgE 介导的变态反应，免疫抑制作用为环孢素 A 的 10～100 倍。

(六)沙利度胺

沙利度胺具有抑制各种细胞因子(肿瘤坏死因子 α、IL-1、IL-6、IL-8、血管内皮生长因子、碱性成纤维细胞生长因子活化)和抑制中性粒细胞的趋化和吞噬，拮抗组胺和前列腺素 E 等作用。

二、类风湿性关节炎

类风湿性关节炎的严重程度及预后较差的因素包括：关节持续性肿胀、高滴度抗体、HLA-DR4/DR1 阳性、伴发贫血、类风湿结节、血管炎、神经病变或其他关节外表现者。

药物治疗主要包括非甾类抗炎药、慢作用抗风湿药、免疫抑制剂、免疫和生物制剂及植物药等。

(一)非甾类抗炎药

有抗炎、止痛、解热作用，是类风湿性关节炎治疗中最为常用的药物，适用于活动期等各个时期的患者。常用的药物包括双氯芬酸、萘丁美酮、美洛昔康、塞来昔布等。

(二)抗风湿药

抗风湿药又称为二线药物或慢作用抗风湿药物。常用的有甲氨蝶呤，口服或静注；柳氮磺吡啶，从小剂量开始，逐渐递增；以及羟氯喹、来氟米特、环孢素、金诺芬、白芍总苷等。

(三)云克

云克即锝[^{99}Tc]亚甲基二磷酸盐注射液，是一种非激发状态的同位素，治疗类风湿性关节炎起效快，不良反应较小。静脉用药，10天为一个疗程。

(四)糖皮质激素

不作为治疗类风湿性关节炎的首选药物。但在下述4种情况下可选用激素。

(1)伴随类风湿血管炎包括多发性单神经炎、类风湿肺及浆膜炎、虹膜炎等。

(2)过渡治疗的重症类风湿性关节炎患者，可用小量激素快速缓解病情，一旦病情控制，应首先减少或缓慢停用激素。

(3)经正规慢作用抗风湿药治疗无效的患者可加用小剂量激素。

(4)局部应用如关节腔内注射可有效缓解关节的炎症。总原则为短期小剂量(10 mg/d以下)应用。

(五)生物制剂

目前在类风湿性关节炎的治疗上，已经有几种生物制剂被批准上市，并且取得了一定的疗效，尤其在难治性类风湿性关节炎的治疗中发挥了重要作用。几种生物制剂在类风湿性关节炎中的应用如下。

1. 英夫利昔单抗

也称TNF-α嵌合性单克隆抗体，临床试验已证明对甲氨蝶呤等治疗无效的类风湿性关节炎患者用英夫利昔单抗(infliximab)可取得满意疗效。近年来强调早期应用的效果更好。用法为静点，3 mg/kg，分别于0周、2周、6周注射一次，之后每8周静注一次，通常使用3～6次为一个疗程。需与甲氨蝶呤联合应用，抑制抗体的产生。

2. 依那西普

依那西普(etanercept)及人重组TNF受体p75和IgGFc段的融合蛋白治疗类风湿性关节炎和强直性脊柱炎(AS)疗效肯定，耐受性好。目前国内有恩利及益塞普两种商品剂型。

3. 阿达木单抗

阿达木单抗(adalimumab)是针对TNF-α的全人源化的单克隆抗体，推荐的治疗剂量为40 mg，每2周1次，皮下注射。

4. 妥珠单抗

妥珠单抗(tocilizumab)为IL-6受体拮抗剂，主要用于中、重度类风湿性关节炎，对TNF-α拮抗剂反应欠佳的患者可能有效。推荐的用法是4～10 mg/kg，静脉输注，每4周给药1次。

5. 利妥昔单抗

抗CD20单抗治疗类风湿性关节炎取得了较满意的疗效。利妥昔单抗(rituximab)也可与环磷酰胺或甲氨蝶呤联合用药。

(六)植物药

目前，已有多种用于类风湿性关节炎的植物药，如雷公藤、白芍总苷、青藤碱等。部分药物对治疗类风湿性关节炎具有一定的疗效，但作用机制需进一步研究。

近年来，随着慢作用抗风湿药的早期联合应用，对关节外病变的治疗，以及新疗法的不断出现，类风湿性关节炎的预后已有明显改善。大多数类风湿性关节炎患者的病情可得到很好的控制，甚至完全缓解。

三、系统性血管炎

目前系统性血管炎的治疗药物主要有糖皮质激素和细胞毒药物两大类。一般都需要长期治疗，但这两类药物长期应用都会引起严重的不良反应。因此，既要有效地控制炎症反应，又要避免治疗药物所带来的严重并发症，是治疗血管炎应遵循的原则。许多临床医生往往只注意药物的治疗作用而忽视它们的毒副反应，致使许多血管炎患者由于药物的不良反应不能继续用药而导致治疗失败。常见的抗免疫反应及炎症反应药物如下。

(一) 糖皮质激素

糖皮质激素一般为系统性血管炎治疗的首选药物。治疗剂量因人因病而异，给药方式可以口服或静脉冲击治疗。对于少数危重者常需要超大剂量激素的冲击治疗(Guillevin and Dörner, 2007)。

(二) 细胞毒药物

在使用大剂量激素后仍不能控制疾病的活动或患者有重要脏器受累时应考虑加用细胞毒药物联合用药。因为长期使用中等以上剂量激素的毒副反应远远超过正规治疗的细胞毒免疫抑制剂的毒副反应，并且许多系统性血管炎单用激素不能缓解疾病。所以应强调激素与免疫抑制药的联合使用。最常用的治疗血管炎的细胞毒药物有环磷酰胺、甲氨蝶呤等。

(三) 环孢素 A

环孢素(ciclosporin A, CsA)是非细胞毒免疫抑制剂，由 11 个氨基酸组成的环状多肽组成，属于强效免疫抑制剂。临床上主要用于肝、肾及心脏移植的抗排异反应，也可与肾上腺皮质激素同用，治疗免疫性疾病。环孢素疗效优于甲氨蝶呤(de Groot et al., 2005)。

(四) 麦考酚酯

麦考酚酯(mycophcnolate mofetil, MMF)有促进肾功能恢复的作用，研究显示，在用于血管炎的诱导缓解上，MMF 比间断性使用环磷酰胺冲击疗法更为有效。但对于有肾衰竭的相关性系统性小血管炎(AASV)患者，MMF 表现出不良耐受且治疗维持阶段复发率较高。

(五) 羟氯喹

羟氯喹通过改变细胞溶酶体的 pH，减弱巨噬细胞的抗原提呈功能和 IL-1 的分泌，也能抑制淋巴细胞的活化。

(六) 沙利度胺

沙利度胺抑制溶酶体酶，稳定溶酶体膜，抑制中性粒细胞的趋化作用，具有免疫抑制作用。

(七) 雷公藤总苷及白芍总苷

抑制淋巴细胞增殖，抑制 T 细胞产生 IL-2 及 B 细胞产生免疫球蛋白，抑制前列腺素产生，有较强的抗炎和免疫抑制作用。

四、皮肌炎

该病属于慢性疾病，病程较长。常用的治疗药物为糖皮质激素和免疫抑制剂。

(一) 糖皮质激素

临床经验证明糖皮质激素治疗特发性炎性肌病疗效可靠，因而被视为治疗多发性肌炎和皮肌炎的首选药。轻者可早晨一次口服，重者最好分 3 次口服，一旦病情得到控制，再改为一次口服。一般疗程不少于 2 年，最后可停药。如 3 年不复发，则以后复发的可能性不大，如 5 年不复发，则基本可谓治愈。

(二) 免疫抑制剂

常用的为甲氨蝶呤和硫唑嘌呤。对于严重病例现在主张早期应用免疫抑制剂与糖皮质激素联合治疗。

甲氨蝶呤(methotrexate)成人一周一次，根据患者情况增加。待病情稳定后甲氨蝶呤剂量可酌减，用小剂量甲氨蝶呤维持用药数月至一年，若过早停药，可引起复发。甲氨蝶呤与糖皮质激素的联合用药可使肌力得到明显改善，还可减少激素的用量，从而减轻其不良反应，因而一般提倡早期应用。

硫唑嘌呤(azathioprine)与糖皮质激素联合用药疗效明显优于单用激素，且可减少激素的剂量。但该药起效慢，一般都在 3 个月以后。主要不良反应有骨髓抑制、胃肠道反应和肝酶升高等。

其他环磷酰胺(cyclophosphamide)、来氟米特、小剂量环孢素 A、抗疟药、免疫球蛋白等均可在难治性皮肌炎中发挥一定的作用。

第四节　免疫系统疾病治疗展望

自身免疫性疾病的治疗通常采用糖皮质激素、免疫抑制剂等，虽然有一定疗效，但长期使用都会产生严重的不良反应，且都只能减缓病情的发展，并不能根治疾病。

目前开发新型的理想免疫抑制剂是免疫疾病治疗药物的一个发展方向。理想的免疫抑制剂应具有选择性强、起效快、疗效明显、停药后作用可逆、不良反应少和不损伤机体正常免疫功能等特点，但迄今尚无一种免疫抑制剂具有上述全部特点。

单克隆抗体治疗自身免疫性疾病是另外一个热点方向，这些单克隆抗体通过不同的机制发挥作用，包括结合可溶性细胞因子和生长因子，调节受体和受体信号，以及通过抗体介导的细胞依赖的细胞毒作用、抗体介导的细胞吞噬作用、补体依赖的细胞毒作用耗竭异常的免疫细胞及介导细胞信号等。改造 IgG 的氨基酸序列或者对其蛋白质进行一些修饰，以及以多个不同的信号途径或者致病介质为靶标的双特异性抗体，是新型单克隆抗体药物研究的方向。

此外，新技术及靶标治疗技术也是一个新的研究方向。来自美国、英国、德国和爱尔兰的研究人员揭示出免疫系统的秘密。在这项新的研究中，研究人员证实在人类和小鼠 T 细胞中，这两种免疫反应的关键组分能够相互沟通和协同发挥作用。他们证实激活后的 T 细胞表达补体中的组分，导致 NOD 样受体(NOD-like receptor, NLR)家族蛋白 NLRP3 炎性小体组装，其中补体和 NLRP3 炎性小体是先天性免疫反应的关键组分，协助宿主细胞检测和消灭入侵的微生物。在 T 细胞中，补体和炎性小体相互合作，促进 T 细胞分化为在消灭胞内微生物中发挥着重要作用的特定 T 细胞亚群——辅助性 T 细胞 1(Th1)。这些结果提示着 T 细胞中的补体——NLRP3 炎性小体代表着调节自身免疫性疾病和微生物感染中 Th1 活性的一种新的治疗靶标(Arbore et al., 2016)。

(刘　旭)

主要参考文献

康春华, 叶毅桦, 谢志超. 2013. 维生素 D 佐治儿童社区获得性肺炎的临床研究. 海南医学, 24(2): 194-196.

李宁. 2001. 临床营养的新概念: 免疫营养. 中国实用外科杂志, 21(1): 7-9.

彭宏斌. 2008. 海洋胶原肽辅助降血糖和免疫营养功能的效果研究. 北京: 北京大学硕士学位论文.

宋圃菊. 2005. 营养与免疫. 北京: 儿童营养与健康学术研讨会: 27-44.

徐婧, 张卓莉. 2012. 环磷酰胺治疗自身免疫疾病中的不良反应及防治. 中华临床医师杂志(电子版), 6(15): 143-144.

周立偲, 田浤, 高向东, 等. 2014. 生物技术药物治疗系统性红斑狼疮的研究进展. 药学与临床研究, 22(3): 251-256.

Arbore G, West E E, Spolski R, et al. 2016. T helper 1 immunity requires complement-driven NLRP3 inflammasome activity in CD4+ T cells. Science, 352(6292): aad1210.

Calder P C. 2003. Immunonutrition. British Medical Journal, 327(7407): 117-118.

Dan N S, Tang Y, Rovin B H, et al. 2004. Mycophenolate therapy of SLE membranous nephropathy. Kidney International, 66(6): 2411-2415.

de Groot K, Rasmussen N, Bacon P A, et al. 2005.Randomized trial of cyclophosphamide versus methotrexate for induction of remission in early systemic antineutrophil cytoplasmic antibody-associated vasculitis. Arthritis & Rheumatism, 52(8): 2461-2469.

Groom J, Kalled S L, Cutler A H, et al. 2002. Association of BAFF/BLyS overexpression and altered B cell differentiation with Sjogren's syndrome. Journal of Clinical Investigation, 109(1): 59-68.

Guillevin L, Dörner T. 2007. Vasculitis: mechanisms involved and clinical manifestations. Arthritis Research & Therapy, 9(S2): 1-9.

Wallace, Daniel J. 2013. Dubois' lupus erythematosus and related syndromes. Saunders: Elsevier.

第二十四章　口腔疾病营养药物

口腔作为全身机体营养摄取的门户，其自身的健康状况直接影响机体对营养物质的摄取及吸收。由于口腔黏膜组织更新速度较快，其能源代谢较为活跃，对营养物质的需求便会更高。此外，不论是乳牙还是恒牙，早期的营养条件直接影响牙齿的发育是否健康，所以，口腔疾病的营养药物补充及预防显得尤为重要。

本章主要介绍几种常见因营养缺乏导致的口腔疾病，同时对于这些疾病如何应用营养药物进行预防及治疗作简要说明。

第一节　口腔溃疡类疾病的营养药物

研究报道，大约每 5 人中就有 1 人发作过口腔溃疡，且不论男女、任何年龄、任何人种均可发生。口腔溃疡种类繁多，最常见的口腔溃疡称为复发性口腔溃疡，又称复发性阿弗他溃疡(recurrent aphthous ulcer)。复发性口腔溃疡的特点是周期性、复发性、自限性。发病过程中患者疼痛明显，常常影响进食及休息，给患者生活造成极大痛苦。目前复发性口腔溃疡的病因及致病机制仍不明确，疑为多因素导致的疾病，其中包括免疫因素及营养因素(陈谦明和周曾同，2008)。研究表明，T 淋巴细胞在复发性口腔溃疡的发病中起重要作用，说明细胞免疫水平与复发性口腔溃疡的发作关系密切。同时，维生素 B_1、B_2、B_6、B_{12} 及叶酸等摄入不足，或血清中缺锌、缺铁等均与复发性口腔溃疡的发生有一定关系。

临床治疗中，复发性口腔溃疡的治疗原则主要包含以下几方面：全身治疗和局部治疗相结合，中医治疗及西医治疗相结合，生理治疗和心理治疗相结合，以消除病因、增强体质、对症治疗为主。治疗过程中一方面需要调节患者的免疫水平，同时需要全身支持疗法以补充机体所需的营养物质。免疫治疗包括免疫增强剂及免疫抑制剂的使用。其中白芍总苷胶囊具有明显的抗炎免疫调节作用，临床中能很好地调节患者的免疫功能。但服用此药后少部分患者会出现胃肠不适等症状，如果出现此类症状应立即停药并尽快就医。此外，营养药物的辅助治疗非常重要，如硫酸亚铁、叶酸、复合维生素 B、维生素 C、富马酸亚铁、锌制剂等维生素和微量元素的补充对于预防及治疗复发性口腔溃疡具有一定的作用。

推荐营养药物：白芍总苷胶囊、硫酸亚铁、叶酸、复合维生素 B、维生素 C、富马酸亚铁、锌制剂。

第二节　口腔黏膜感染类疾病的营养药物

一、单纯疱疹

单纯疱疹是由单纯疱疹病毒所致，多发于儿童，主要临床特征是呈簇集样小水疱，有自限性，易复发。发作于口腔的单纯疱疹主要发生部位位于口唇周围黏膜。单纯疱疹在机体劳累或抵抗力降低时容易发作，患者常常会伴有发烧症状，所以增强机体抵抗力对于预防此病有一定的效果。治疗中除全身抗病毒治疗外，全身支持疗法也很重要，病情严重者应卧床休息，保证饮水量，维持体液平衡，进食困难者可静脉补充维生素 B、维生素 C 等。

推荐营养药物：维生素 B、维生素 C。

二、带状疱疹

带状疱疹是由水痘-带状疱疹病毒所引起的，常见于胸腹部及腰部带状疱疹，亦可发作于口腔黏膜，口腔黏膜病损的临床特征为沿单侧周围神经分布的簇集样小水疱，患者疼痛明显，常常伴有神经痛。本病的治疗主要包括抗病毒治疗及免疫调节治疗，抗病毒治疗包括阿昔洛韦、伐昔洛韦、泛昔洛韦等；免疫调节药物包括胸腺肽肠溶片。此外，维生素 B_1 及维生素 B_{12} 常作为治疗本病的神经营养药物。

推荐营养药物：胸腺肽肠溶片、维生素 B_1、维生素 B_{12}。

三、白色念珠菌病

白色念珠菌病是由念珠菌感染引起的口腔黏膜病，是人类最常见的口腔黏膜真菌性疾病。临床表现为口腔黏膜出现白色绒状斑片，可擦去，擦去后暴露鲜红的黏膜。本病好发于儿童及佩戴义齿的老年人。本病的治疗以局部药物治疗为主，最常用的药物为2%～4%碳酸氢钠溶液，因白色念珠菌不适合在碱性环境中生长，用碳酸氢钠漱口可有效抑制白色念珠菌的生长，所以平时用2%～4%碳酸氢钠溶液漱口可有效防范及控制白色念珠菌病的发生。此外，因免疫力低下导致的口腔念珠菌病患者，可辅助服用增强或调节免疫力的药物进行治疗，如白芍总苷胶囊、胸腺肽、转移因子等。

推荐营养药物：小苏打漱口水、白芍总苷胶囊、胸腺肽肠溶片、转移因子。

第三节　口腔唇舌部疾病的营养药物

一、慢性唇炎

唇炎是发生于唇部的炎症性疾病。唇是口腔的门户，唇红是黏膜与皮肤的移行部分，独特的生理环境决定了唇部是口腔最易受到伤害的部位，而慢性唇炎是特发于唇部发病率最高的疾病。慢性唇炎致病因素复杂，包括温度、化学、机械性因素等长期持续性刺激。临床表现为唇黏膜脱屑或唇黏膜糜烂。治疗原则为去除局部刺激因素，可在医生指导下应用局部湿敷及微波理疗进行处理。此外，维生素 A 可改善上皮代谢，减少鳞屑。

推荐营养药物：维生素 A。

二、营养不良性口角炎

口角炎是发生于上下唇两侧联合处口角区的炎症，营养不良性口角炎主要是营养不良及缺乏维生素引起的，常继发于糖尿病、贫血、免疫功能异常等全身系统性疾病所致的营养不良，临床特征为口角皲裂、糜烂。针对营养不良性口角炎的致病因素，除治疗系统性疾病外，全身补充维生素、叶酸可辅助纠正营养不良。

推荐营养药物：复合维生素、叶酸。

三、地图舌

地图舌是一种舌黏膜浅表性炎症，临床特征为萎缩的舌乳头呈片状，边界清楚，类似于地图中的边界线，发病因素不明，报道显示维生素 B 缺乏、儿童缺锌可致地图舌疾病的发生。治疗方法主要包括避免不良刺激，补充维生素及微量元素。

推荐营养药物：复合维生素。

四、萎缩性舌炎

萎缩性舌炎是指舌黏膜的萎缩性改变，由多种全身因素引起，病因主要为以下几种。

(1) 贫血：铁缺乏引起的缺铁性贫血，多由饮食摄入不足或吸收障碍引起；维生素 B_{12}、维生素 B_6 或叶酸缺乏引起的为正色素性大细胞性贫血。

(2) 烟酸缺乏：维生素 B_1 和维生素 B_2 缺乏均可引起烟酸缺乏，因此该类维生素缺乏称为烟酸缺乏症，典型临床表现为舌炎，同时患者伴有口角炎，齿龈肿胀、溃疡和继发感染。

(3)干燥综合征：除口干、眼干外，同时伴有其他外分泌腺及腺体分泌异常；因口腔内湿润度较差，易导致舌炎及口腔黏膜真菌感染，患者自觉舌黏膜不适。

(4)念珠菌感染：口腔念珠菌病多见于口腔舌部黏膜，念珠菌的生长破坏舌乳头，致舌乳头萎缩，患者的典型临床表现为舌部可擦去的白色伪膜，同时舌黏膜疼痛不适异常明显。

萎缩性舌炎的临床表现为舌背丝状乳头萎缩，舌黏膜经辛辣刺激疼痛，有烧灼感，伴有味觉异常或丧失，烟酸缺乏者同时伴有类似疱疹样阿弗他浅表溃疡。

针对萎缩性舌炎的致病因素，可根据不同类型的贫血给予相应的治疗，补充铁剂，如硫酸亚铁、琥珀酸亚铁、富马酸亚铁；补充叶酸、维生素 B_{12}；烟酸缺乏可服用烟酸酰胺。同时为防止贫血，可服用阿胶浆补血口服液预防贫血。针对伴有念珠菌感染患者，临床应用碳酸氢钠漱口水可有效控制真菌的生长。

推荐营养药物：硫酸亚铁、琥珀酸亚铁、富马酸亚铁；叶酸、维生素 B_6、维生素 B_{12}；烟酸酰胺、阿胶浆补血口服液。

第四节　口腔其他疾病的营养药物

一、口腔扁平苔藓

口腔扁平苔藓发病率较高，其发作因素受多种因素影响，口腔扁平苔藓病损可发生于口腔黏膜的任何部位，包括舌、牙龈、两颊、口底、软硬腭等处黏膜。主要临床表现为口腔黏膜表面为线状、网状、斑片状的白色条纹，伴有充血、糜烂，同时有些患者的皮肤会伴有同样的病损。临床治疗以全身免疫治疗为主，同时辅助局部治疗(李秉琦和周曾同，2003)。免疫治疗除服用肾上腺皮质激素等免疫抑制剂外，还可以根据患者自身免疫状况适当选择免疫调节剂，临床常用的免疫调节剂有胸腺肽肠溶片、左旋咪唑、转移因子、多抗甲素、白芍总苷胶囊。

推荐营养药物：胸腺肽肠溶片、左旋咪唑、转移因子、多抗甲素、白芍总苷胶囊。

二、口腔味觉异常

味觉异常是很多老年人经常遇到的困扰，临床表现为进食无味、味觉减退甚或丧失。除自身味蕾退化之外，全身营养因素也是其致病因素，如锌及维生素缺乏。锌和维生素 A 都是味觉感受器中味细胞的重要合成物质，锌的缺乏导致味觉感受器内感受味觉的受体蛋白不能合成，而维生素 A 的缺乏会导致味细胞不能正常代谢合成，从而影响味细胞对味觉的感受。同时，有学者认为铁缺乏导致味蕾萎缩，受体数量减少，导致神经兴奋和信息传递减弱，导致味觉阈升高。

味觉异常治疗的关键是找出病因，纠正营养缺乏可服用维生素 A、锌制剂、铁制剂，同时可用维生素 B_1、维生素 B_{12}。

推荐营养药物：维生素 A、锌制剂、铁制剂、维生素 B_1、维生素 B_{12}。

三、牙齿发育异常

在儿童牙病中，牙齿发育异常很常见。病因包括遗传、环境、营养等因素。在牙齿发育期间，在牙基质形成或钙化过程中，各种营养缺乏可导致牙齿发育异常，并在牙体组织中留下永久性的缺陷或痕迹(石四箴，2008)。有实验证明，维生素 A、维生素 D 缺乏可导致成釉细胞萎缩，萎缩的成釉细胞不能形成正常釉质；维生素 C 缺乏可使牙本质发育停止，造釉细胞萎缩；以上最终表现为牙齿变色或牙釉质缺损。

推荐营养药物：维生素 A、维生素 C、维生素 D。

本章简述了几种与营养药物相关的口腔疾病，由于口腔疾病尤其是口腔黏膜类疾病的发生、发展、转归与机体的全身营养状态密切相关，因此在治疗口腔疾病的同时，全身系统性疾病的治疗及预防尤为重要。

本章对常见口腔疾病的病因及其机制进行了简要概述或从略，以较易理解的词汇来描述口腔疾病的临床特征及其预防及治疗中涉及的相关药物，尽可能让读者对易出现的口腔疾病有初步认识，通过营养药物的提前补充来达到预防或治疗口腔疾病的目的。随着医学的发展，口腔预防医学越来越受到人们的重视，口腔疾病相关营养药物在口腔疾病预防中的作用将会更加明显。

（赵厚明）

主要参考文献

陈谦明, 周曾同. 2008. 口腔黏膜病学. 3 版. 北京: 人民卫生出版社.

李秉琦, 周曾同. 2003. 口腔黏膜病学. 2 版. 北京: 人民卫生出版社.

石四箴. 2008. 儿童口腔医学. 3 版. 北京: 人民卫生出版社.

第二十五章　孕妇、乳母营养药物

第一节　引　　言

孕期和哺乳期妇女处于特殊时期，其生理状态和机体代谢均发生了改变。为了保证自身健康，以及胎儿和婴儿的正常生长发育，对能量和各种营养素的需要量均有所增加。维持合理的营养状况，不仅对于维持其自身的健康非常重要，而且对后代的身体健康和生长发育有显著影响。

孕期，也称妊娠期，是指从受孕到胎儿娩出的过程。从末次月经的第一天开始，全程大约为 40 周。孕期共分为 3 个时期：孕前期(孕 0～12 周)、孕中期(孕 13～27 周)和孕晚期(孕 28 周至分娩)。为了适应孕育胎儿的需要，孕期母体的生理状态及代谢水平发生较大的改变，对优质蛋白、糖类、脂类、钙、铁、锌、碘、维生素 A、维生素 B、维生素 C、维生素 D 等营养素的需要量比未孕时更多(让蔚清，2014)。孕妇能否得到充足的营养，将对妊娠结局有至关重要的影响。

哺乳期是指产妇用自己的乳汁喂养婴儿的时期，哺乳期妇女又称乳母。乳母既要逐步补偿妊娠、分娩时所消耗的自身营养素储备，促进各器官、系统功能的恢复，又要分泌乳汁、哺育婴儿，因此对能量和营养素的需求高于未哺乳的妇女(Mohammad et al., 2009)。哺乳期妇女(乳母)的营养状况不仅关系到分娩后产妇近期的生理调整、产后康复及远期营养与健康状况，也影响到新生儿和婴儿的生长发育(Mohammad et al., 2009; Allen, 2012)。

根据 2002 年中国居民营养与健康状况调查(育龄妇女、孕妇和乳母)，中国孕产妇的常见疾病主要有腓肠肌痉挛、妊娠高血压综合征、糖尿病和贫血(荫士安，2008)。其中，腓肠肌痉挛和妊娠高血压综合征主要是由体内缺钙或钙代谢异常引起的。贫血主要与缺铁或铁流失引起的缺铁性贫血有关。因此，对孕妇和乳母补充钙和铁尤为重要。

维生素是维持身体健康、促进生长发育、调节生理功能所必需的一组营养素。维生素的减少会对新生儿出生体重和总体健康水平造成不良影响。如维生素 A、维生素 B、叶酸等的缺乏可导致流产、畸胎、死胎、早产等，新生儿窒息和低体重儿发生率也较高(班清媚等，2010)。因此，孕妇和乳母应该及时补充足量的多种维生素。

第二节　孕妇和乳母的补钙药物

钙缺乏是孕期和哺乳期比较突出的问题。成熟胎儿体内含钙约 30 g，全部由母体供给，主要在孕中期和孕晚期积累。中国营养学会推荐孕中期、孕晚期和哺乳期妇女每天应摄入钙 1200 mg(中国营养学会，2014)。如果钙摄入量不足，母体要动员体内骨骼中的钙存量用于胎儿生长。母体骨矿物质的减少会增加软骨症和骨质疏松症的风险。孕期充足的钙营养还能降低母体高血压和先兆子痫的风险性(Bowman and Russell, 2006)。有研究报道，孕妇平均钙摄入量为 300 mg/d，乳母钙摄入量为 350～400 mg/d，远未达到推荐水平(荫士安，2008)。在钙摄入不足的情况下，妇女以牺牲自身骨骼钙质存量来为胎儿和婴儿供钙，其自身处于钙的负储备状态。

目前，国内外市场上有很多种补钙的药物，主要有无机钙盐、传统有机酸钙盐，以及具有生物活性结构的有机酸钙盐。制剂形式有片剂、口服(溶)液、注射液、胶囊、颗粒等。

无机钙盐有碳酸钙、磷酸氢钙、氯化钙等，价格便宜、取材方便。无机钙盐溶解度较差，需要消耗大量胃酸分解出钙离子，才能被吸收，易引起消化不良和腹胀气。建议饭后服用，或与橙汁、柠檬汁等酸性饮料一同服用。无机酸钙中，碳酸钙的使用最为广泛。

有机酸钙盐有乳酸钙、乙酸钙、葡萄糖酸钙、柠檬酸钙、马来酸钙等。有机钙盐的溶解性较无机钙盐好，对胃肠刺激性也较小，但含钙量较低，使用不便。

此外，还有一些具有生物活性结构的有机钙盐，如 L-苏糖酸钙、L-天冬氨酸钙、甘氨酸钙等。由于有机酸根的左旋结构和钙与酸根的络合结构，这类钙盐具有良好的脂溶性，不良反应也大大减少，但其价格大大高于前两类产品。

女性在妊娠期和哺乳期对于钙的需求量较高，孕妇和乳母可根据实际情况选择适合自己的钙制剂。应尽量选用钙元素含量较高、吸收较好的制剂，同时注意避免其不良反应带来的危害。妊娠期糖尿病孕妇应避免选择葡萄糖酸钙。妊娠期高血压孕妇应避免选择乙酸钙，因为乙酸钙不仅急性毒性较大，还易引起高血压、软组织钙化、肾结石等。碳酸钙制剂和蚝贝钙只在胃酸中有较高的溶解率，因此胃酸缺乏的孕产妇不宜选用。乳酸钙中的乳酸根易引起疲劳，不宜长期服用(王振纲，1998)。

第三节　孕妇和乳母的补铁药物

铁元素是人体必需的微量元素之一，在体内发挥着至关重要的作用。铁元素参与血红蛋白、肌红蛋白及细胞色素氧化酶等的合成；作为金属酶、辅助因子的必需成分，参与机体的代谢；参与激素合成，增强激素作用；催化嘌呤与胶原的合成；调节体温；维持机体正常的免疫功能；合成贮存铁，如血红素、铁蛋白等(Haas and Brownlie, 2001)。缺铁性贫血是孕期常见的营养缺乏症之一。妊娠期妇女体内红细胞质量、数量快速增加，以适应胎盘和胎儿的生长，铁的需求量很大。婴幼儿的快速生长也会迅速消耗体内贮存铁(赵聪等，2016)。研究统计表明，45%以上的孕妇患有营养元素缺失性贫血，其中缺营养元素铁造成的贫血情况最为常见(邹尧和竺晓，2012)。铁元素缺乏会导致疲劳、身体活动能力下降、气促、头晕、面色苍白等症状，还会引起口腔炎症、异食癖等疾病(Beard, 2001)。此外，缺铁还会引起一些妊娠并发症，易出现早产等现象，甚至导致婴幼儿产生认知功能障碍和运动行为障碍等(Pettit et al., 2011)。

补铁剂的主要成分有无机铁和有机铁两类。无机酸铁盐以硫酸亚铁为代表。硫酸亚铁的铁含量较高，价格便宜，但其化学性质很活泼，极易被氧化成不易被吸收的三价铁，并且严重刺激肠胃。有机铁主要是小分子有机酸铁盐络合物，有机酸铁盐络合物是铁与蛋白质及其衍生物(如乳清、酪蛋白、氨基酸)、其他配位体(如柠檬酸、富马酸、葡萄糖酸等)或合成络合剂[如乙二胺四乙酸(EDTA)]等结合而成的，如乳酸亚铁、葡萄糖酸亚铁、富马酸亚铁(延胡索酸亚铁)、天冬氨酸亚铁、甘氨酸亚铁、EDTA 铁钠等(展筱林等，2008)。目前国内应用的大多是乳酸亚铁。与无机酸铁盐相比，这类补铁剂避免了药物在胃中瞬间浓度过大，刺激作用大为减小，但仍然存在亚铁盐性质不稳定、颜色和腥味都较重的问题(赵聪等，2016)。这两类产品由于胃肠道刺激作用或者腥味较重，孕妇往往有较明显的胃肠道反应，导致依从性较差，能坚持服用者甚少，无法达到孕期补铁的理想效果。

目前市场上补铁剂的剂型主要有口服制剂和静脉注射液。口服制剂又有片剂、胶囊、颗粒、糖浆、混悬液、散剂等。主要从生物利用率、是否改变食物的颜色和味道、铁含量、成本、溶解度及卫生安全性能等方面来进行衡量。一般来说，二价铁比三价铁易于吸收，有机铁比无机铁易于吸收，且对肠胃刺激性小。注射液主要有右旋糖酐铁和蔗糖铁。

近年来涌现出了一些吸收性较好、不良反应较少的新型补铁制剂，如复方硫酸亚铁控释片通过控制离子的释放，能有效避免短时间内铁浓度过高所导致的胃肠刺激等不良反应的发生(冯玉军，2013)。以 Fe^{3+} 为核心、多糖为复合物的补血制剂称为多糖铁复合物，生产成本低，吸收效果好；无金属味，不会染黑牙齿；对肠道无腐蚀作用，不会引起恶心等不适反应；不会引起中毒，不影响胎儿的生长发育，适宜孕妇及哺乳期妇女服用(展筱林等，2008)。

国内外研究表明，在孕期补铁的同时，适当补充维生素 A、维生素 C 及叶酸等营养素，能有效促进孕妇对铁的吸收，显著降低不良反应发生率(Juarez et al., 2002；杨芳等，2005；王朝旭等，2008)。

第四节　孕妇和乳母补充维生素的药物

维生素是一种保证人体正常运转的重要元素，对于孕妇和乳母，维生素的补充十分重要。维生素A促进胎儿细胞生长，维持胎儿皮肤健康，对新生儿呼吸道感染也有一定的抵抗作用(曹建平等，2011)。B族维生素中的维生素B_1和维生素B_2与能量代谢有关，维生素B_1还可以预防新生儿脚气病。维生素B_6和维生素B_{12}可以辅助治疗早孕反应(让蔚清，2014)。叶酸参与胎儿的核酸生成，减少胎儿神经管发育畸形的概率(马晓旻，2014)。维生素C可以促进组织胶原蛋白合成，对于胎儿骨骼和牙齿的正常发育十分重要。维生素D可促进钙的吸收和钙在骨骼中的沉积。维生素E能减少孕妇孕期早产的概率，对防止胎儿出生缺陷有一定的作用。维生素K能减少胎儿消化道出血的概率。为了补充通过泌乳丢失的量，哺乳期妇女维生素的需要量增加，因此容易出现缺乏。维生素缺乏不仅影响乳母本身的营养与健康状况，还会影响分泌的乳汁中维生素的含量，影响母乳喂养婴儿的生长发育和认知能力发育(董彩霞和荫士安，2016)。

目前市场上的维生素补充剂有片剂、胶囊、注射液、丸剂、滴剂等，既有仅含A、B、C、D、E、K等单种维生素的制剂，也有含AD、EC等两种维生素的品种。由于孕妇和乳母体内多种营养元素缺乏，使用复合维生素更为方便。复合维生素按照人体所需，综合了多种维生素和矿物质、微量元素，其临床应用越来越广泛。剂型主要有片剂和胶囊，其中不仅包含了维生素A、B_1、B_2、B_6、B_{12}、C、D_2、叶酸等维生素，还有钙、铁、锌等矿物质，以及烟酰胺、生物素等生物活性物质。不同的复合维生素中，元素的数量为13～29种。

第五节　问题和展望

需要注意的是，营养素补充剂属于药物，根据《中华人民共和国药典》的含量标准执行，各种营养元素的含量普遍较大，适用于营养素严重或较严重缺乏的孕产妇短期服用，以快速补充缺失的维生素及矿物质。如果长期服用，可能会发生不良反应。例如，孕妇维生素A过量有可能导致新生儿出生缺陷；摄入过量的维生素D会发生中毒，或引发高钙血症及高尿钙症等(翟凤英和杨晓光，2006)。孕产妇在购买这类产品时应遵照医生的指导，在有相关缺乏指征的情况下服用。

(陈芳媛)

主要参考文献

班清媚，张晓萍，陈静. 2010. 妊娠期妇女膳食及营养与妊娠结局相关研究分析. 中国现代医生, 48(13): 21-23.
曹建平，林坦，赖永彬. 2011. 影响新生儿出生体质量的相关因素分析. 中国校医, 21(1): 4.
董彩霞，荫士安. 2016. 中国乳母营养状况10年回顾. 中华预防医学杂志, 50(12): 1108-1113.
冯玉军. 2013. 孕期缺铁性贫血的药物治疗进展. 中国基层医药, 20(8): 1243-1245.
李本明. 2014. 补钙制剂的合理选择. 黑龙江医药, 27(3): 611-614.
马晓旻. 2014. 孕妇营养指导的研究进展. 医学信息, 27(9): 670.
让蔚清. 2014. 妇幼营养学. 北京: 人民卫生出版社.
王朝旭，王小雪，武虹，等. 2008. 妊娠妇女补充核黄素、VA对缺铁性贫血影响. 中国公共卫生, 24(2): 147-148.
王振纲. 1998. 有关钙剂的分类及评价. 中国药学杂志, 9: 519.
杨芳，马爱国，张秀珍，等. 2005. 加服维生素A维生素B_2对补充铁-叶酸孕妇贫血的影响. 济宁医学院学报, 28(1): 49-50.
荫士安. 2008. 中国妇女营养与健康状况——2002年中国居民营养与健康状况调查. 北京: 人民卫生出版社.
翟凤英，杨晓光. 2006. 中国居民营养与健康状况调查报告之二2002膳食与营养素摄入状况. 北京: 人民卫生出版社.
展筱林，王凤山，王京端，等. 2008. 缺铁性贫血治疗药物研究进展. 齐鲁医学杂志, 23(5): 467-470.
赵聪，黄浩，陈贵堂. 2016. 缺铁性贫血与补铁剂研究概况. 食品安全质量检测学报, 7(8): 3216-3221.
中国营养学会. 2014. 中国居民膳食营养素参考摄入量. 北京: 中国标准出版社.

邹尧, 竺晓. 2012. 缺铁性贫血. 中国实用儿科杂志, 25 (2): 158-160.

Allen L H. 2012. B vitamins in breast milk: relative importance of maternal status and intake, and effects on infant status and function. Adv Nutr, 3 (3): 362-369.

Beard J L. 2001. Iron biology in immune function, muscle metabolism and neuronal functioning. J Nutr, 131: 568S-580S.

Bowman B A, Russell R M. 2006. Present Knowledge in Nutrition. 9 edition. Washington D.C.: International Life Science Institute Press.

Haas J D, Brownlie T. 2001. Iron deficiency and reduced work capacity: a critical review of the research to determine a causal relationship. J Nutr, 131: 676-688.

Juarez V J, Bonizzoni E, Scotti A. 2002. Iron plus is more effective than iron alone in the treatment of iron deficiency anaemia in pregnancy: a randomized, double clinical trial. BJOG, 109 (9): 1009-1014.

Mohammad M A, Sunehag A L, Haymond M W. 2009. Effect of dietary macronutrient composition under moderate hypocaloric intake on maternal adaptation during lactation. Am J Clin Nutr, 89 (6): 1821-1827.

Pettit K, Rowley J, Brown N. 2011. Iron deficiency. Paediatr Child Health, 21 (8): 339-343.

第二十六章　老年病营养药物

第一节　老年人的生理代谢特点与老年期的营养需求

一、老年人的生理代谢特点

(一)代谢功能降低

老年代谢组织的总量随着年龄的增长而减少。机体的基础能量代谢随年龄增大而降低，老年人基础代谢下降10%～20%，老年人食物特殊动力作用的能量消耗也减少。老年人的能量需求应根据情况进行相应调整。老年人蛋白质分解代谢逐渐增强，而合成代谢逐渐减弱，碳水化合物的代谢率下降，葡萄糖耐受性下降，同时脂肪分解代谢和脂肪廓清能力下降，老年人调节体液及酸碱平衡的能力降低，导致细胞功能下降。

(二)机体成分改变

随着年龄的增长，老年人的机体代谢发生各种变化，其机体组成也相应发生改变。老年人机体组成变化包括瘦组织群下降，内脏萎缩，体脂特别是腹腔内脂肪增加并从四肢转移至躯干，细胞量下降，骨质密度降低，组织水分减少。

(三)器官功能改变

老年人生理变化的特点是衰老，即机体的各器官、系统衰老退化，主要表现为：消化系统消化液、消化酶及胃酸分泌量的减少；心脏功能的降低及脑功能、肺功能、肾功能及肝代谢能力均随年龄增高而有不同程度的下降。

二、老年期的营养需求

(一)热能

由于基础代谢下降、体力活动减少和体内脂肪组织比例增加，老年人的热能需要量相对减少。60岁以后，应较青年时期减少20%，70岁后减少30%，推荐摄入量(RNI)：60岁以上组轻体力劳动，男7.94 MJ/d，女7.53 MJ/d。

(二)蛋白质

老年人由于分解代谢大于合成代谢，故易出现负氮平衡。因此蛋白质的摄入量应量足质优。蛋白质以占总热能的12%～14%为宜，RNI：70岁以上组，男75 g/d，女65 g/d。

(三)脂肪

老年人对脂肪的消化能力差，故脂肪的摄入不宜过多，一般脂肪供热占总热能的20%为宜，以富含多不饱和脂肪酸的植物油为主。

(四)碳水化合物

老年人糖耐量低、胰岛素分泌量减少且对血糖的调节能力低，易导致血糖升高。因此老年人不宜食用含蔗糖高的食品，以防止血糖升高进而血脂升高，也不宜多食用水果、蜂蜜等含果糖高的食品。应多吃蔬菜，增加膳食纤维的摄入，以利于增强肠蠕动，防止便秘(中华医学会老年医学分会，2015)。

(五)矿物质

1)钙

钙的充足对老年人十分重要。因为老年人对钙的吸收能力下降，体力活动减少又降低了骨骼钙的沉积，所以老年人易发生钙的负平衡，骨质疏松较多见。钙的适宜摄入量(AI)：50 岁以上为 1000 mg/d。

2)铁

因为老年人对铁的吸收利用能力下降，造血功能减退，血红蛋白含量减少，所以易发生缺铁性贫血。我国 AI：50 岁以上组 15 mg/d。应注意选择含血红素铁高的食物。

3)硒

硒为抗氧化剂，老年人应注意膳食补充。此外，微量元素锌、铜、铬也同样重要。

(六)维生素

为调节体内代谢和增强抗病能力，各种维生素的摄入量都应达到我国的推荐摄入量。维生素 E 为抗氧化的重要维生素。当缺乏维生素 E 时，体内细胞可出现一种棕色的色素颗粒，称为褐色素，是细胞某些成分被氧化分解后的沉积物，随着衰老过程在体内堆积，成为老年斑。补充维生素 E 可减少细胞内脂褐素的形成。老年人维生素 E 的 AI 为 14 mg/d。充足的维生素 C 可防止老年人血管硬化，使胆固醇代谢易于排出体外，增强抵抗力，因此应充分保证供应。老年人每日维生素 C 的 RNI 为 100 mg。此外，维生素 A、维生素 B_1、维生素 B_2 等也同样重要。

第二节　老年营养的重要性及老年营养不良导致的营养风险

截至 2015 年，我国 65 周岁及以上人口已达 1.36 亿，高龄人口超过 2300 万，至 2050 年老年人口将达到 4.3 亿，成为世界上老年人口最多的国家。随着老年健康问题的不断涌现，老年营养越来越受到重视。目前普遍认为，合理的营养是健康老龄化的基本保障，营养指标融合在健康老龄化的各个方面之中。老年人的营养状况影响着他们的健康、脑功能退化的进程，因此，合理营养对促进健康老龄化意义重大。适量摄取优质蛋白、不饱和脂肪酸、微量营养素可减缓衰老的进程。

一般来说，老年人群会因味觉、嗅觉敏感性衰退，口腔功能退化，疾病，药物，情绪等因素减少饮食摄入，从而导致营养不良。老年人是发生营养不良的高危人群。2013 年，上海、北京、广州、成都、重庆的综合医院、社区医院和养老机构老年人营养不良风险筛查项目的调查结果表明，五大城市老年人中营养不良和营养不良风险率分别为 16%、37%；低血红蛋白率为 52.5%；低白蛋白率为 25.1%。并且在养老机构、综合医院和社区医院 3 种机构中，养老机构的老年人营养状况最差，具有营养不良和营养不良风险的比例分别为 22%和 36%，其次是综合医院，两种情况的比例分别为 17%、40%，社区医院的营养状况相对较好，营养不良和营养不良风险比例分别为 8%、30%(孙建琴等，2013)。

营养不良是老年人健康失衡的综合体现，是躯体自然衰老、功能丧失、疾患影响、心理因素、社会经济等共同作用下的表现。老年人的营养不良与年龄、疾病状态和机体功能等相关。营养不良是老年人群中常见的临床综合征之一，其危险因素很多，尤其对老年合并慢性疾病的患者，营养不良不仅增加其患病率、降低其生活质量、延长住院时间，而且增加社会的负担和患者的病死率。

营养风险是指现存的或潜在的与营养因素相关的导致患者出现不良临床结局的风险。所谓“营养风险”并非指“营养不良的风险”。营养风险的一个重要特征是“与临床结局密切相关”。只有改善结局才能使老年患者真正受益，即有营养风险的老年患者由于营养因素导致不良结局的可能性较无风险患者大；同时，有营养风险的老年患者有更多机会从合理营养支持中受益。这就需要判定患者是否存在“营养风险”。对于存在营养风险的老年患者，应制定和实施营养支持计划，以改善结局，包括减少并发症发生率、缩短住院时间等。因此，有必要对每位老年患者进行营养风险筛查，评估其是否存在营养风险。承担此项工作的应当是病区主管医生、经过培训的护士和营养(医)师。

第三节　老年营养不良的识别

老年人营养状况筛查、评估是进行老年人营养不良干预的基础。早期评估老年患者的营养不良和营养风险，并及时给予营养支持，对防止细胞代谢紊乱，维持器官、组织的结构与功能，参与机体免疫功能的调控，加速组织修复，促进患者的康复有着积极作用。

为判定是否存在营养风险，需借助营养风险筛查工具。根据中华医学会肠外肠内营养学分会(CSPEN)《肠外肠内营养临床指南(2006)》和 ESPEN《营养筛查指南 2002 版》，推荐采用“营养风险筛查 2002(NRS 2002)”作为老年患者的营养风险筛查方法。目前，仅有 NRS 2002 是基于 128 个随机对照研究的循证基础发展而成的营养风险筛查工具。NRS 2002 内容包括：①营养状况受损评分(0～3 分)；②疾病严重程度评分(0～3 分)；③年龄评分(≥70 岁者，加 1 分)，总分为 0～7 分。评分≥3 分为具有营养风险，需根据老年患者情况，制定基于个体的营养计划，给予营养干预。而 NRS＜3 分者虽然暂时没有营养风险，但应每周重复筛查一次。对于筛查阳性的老年患者，应进行营养评定，以制定基于个体化的营养干预方案。

面对营养不良的老年人，评估时一定要考虑到以下因素：①用药(如地高辛、茶碱、氟西汀)；②情绪原因(抑郁)；③酒精中毒；④神经精神疾病；⑤吞咽困难；⑥口腔问题；⑦院内感染(结核、坚难梭状芽孢杆菌、幽门螺旋杆菌)；⑧徘徊和与痴呆相关的其他行为；⑨甲亢，高血钙，肾上腺功能减退；⑩肠道问题；⑪进食问题；⑫低盐、低脂膳食；⑬社会支持因素。

第四节　老年营养不良的干预

合理科学的饮食对于任何年龄的人都至关重要，但是对于老年人群尤其是高龄(85 岁以上)和衰弱的老年人群，要做到合理科学的饮食不是一件容易的事。老年人存在多种如疾病、生理功能活动受限等影响饮食的因素。老年人群中营养差或营养不良者占 15%～50%。此外，由于许多老年人多病共存，营养不良的表现往往被误认为其他一些疾病，如体重减轻、头晕、食欲缺乏、对时间地点等叙述不清等。其他原因也可导致许多老年人营养出问题，如药物可能影响食欲等。根据中国营养学会 2016 年修订的《中国老年人膳食指南》的推荐，建议老年人的膳食原则如下。

(1)食物多样，谷类为主，粗细搭配。一般来说，一个人每天从谷类及薯类、动物性食物、豆类及坚果、蔬菜、水果和菌藻类、纯能量食物七大类食物中摄取 15～20 种食物，被认为达到了食物多样化的要求。谷类为主是我国良好的膳食传统，是避免高能量、高脂肪、低碳水化合物膳食弊端的基本措施。粗粮指除大米、小麦以外的其他粮食，其中 B 族维生素和矿物质含量丰富，膳食纤维含量高，对老年人能量利用、利肠通便、控制体重、调节血糖、预防慢性病有不可替代的作用。建议老年人每天最好能吃谷薯类及杂豆 200～350 g，其中粗粮 50～100 g。要粮豆搭配，粗细搭配，荤素搭配，黑白搭配，正零搭配，尽量做到一天饮食中有米有面、有粗有细、有主有副、有菜有汤。

(2)多吃蔬菜、水果和薯类。首先蔬菜是一类低能量食物，能为人体提供大量微量营养素和有益的膳食成分，如维生素、矿物质、膳食纤维等，有助于老年人预防高血压、冠心病、脑卒中等慢性退行性疾病，薯类更是含有丰富的膳食纤维，可预防便秘。要求老年人每天吃蔬菜 300～500 g，最好深色蔬菜约占一半；水果 200～400 g。保证每餐有 1 或 2 种蔬菜，每天吃 2 或 3 种水果。

(3)每天吃奶类、大豆或其制品。老年人要坚持每天吃多种低脂奶或奶制品，如牛奶和酸奶各 150 g，或酸奶 150 g 和奶酪 20 g。还要从日常饮食中选用豆制品(豆腐、豆腐干等)含钙高的食物。牛奶与豆浆可提供优质蛋白和多种营养素。建议老年人两种都喝，对于患有心脑血管疾病的老年人或未绝经期妇女，建议多饮用豆浆和低脂牛奶；而对于体质虚弱和血脂不高的老年人，建议多饮用奶及奶制品。只喝豆浆而不喝牛奶，优质钙摄入量可能不够；只喝牛奶而不喝豆浆，脂肪摄入量可能过高而植物化学物摄入量不够，应该二者兼顾。

(4) 常吃适量鱼、禽、蛋、瘦肉。老年人消化功能逐渐减弱，食量逐渐减少，要保证每日摄入鱼虾类50～75 g，畜禽肉类 50～75 g，蛋类 25～50 g。肉类脂肪胆固醇含量高、能量密度大，不利于肥胖、血脂异常、动脉粥样硬化等老年性疾病的预防。禽肉，特别是鱼肉，不仅脂肪含量低，而且含较多的多不饱和脂肪酸，因此宜将鱼肉、禽肉作为老年人的首选肉品。

(5) 减少烹调用油，吃清淡少盐膳食。烹调油摄入量每日不要超过 25 g，老年人的消化系统、肾、心脏等器官有明显的退行性变化，不宜多吃咸食，烹调用食盐应控制在 5 g，其中包括酱油、咸菜、味精等高钠食品等。

(6) 食量适当，多做户外活动，维持健康体重。老年人基础代谢率降低，消化功能减退，应根据年龄、身体状况等调整自身的饮食和运动计划，维持健康体重，预防疾病发生，提高生活质量。

(7) 饮食安排要合理，食物松软易消化。依据平衡膳食的要求，根据个人情况安排一日三餐，进食时间有规律，以三餐为主，定时定量进餐，酌情加餐。选择易消化的食物，进食要细嚼慢咽，不宜饥一顿饱一顿。不偏食，不暴饮暴食。适当选择健康的零食，可提供一定的能量和营养素。合理的食材选择及烹饪方式有利于老年人的消化吸收。

(8) 预防营养不良，合理使用营养素补充剂。只有在食物摄取不足的情况下，才考虑使用营养素补充剂，以补充膳食中微量营养素摄入不足，但不能代替天然食物。应在医生和营养师的指导下，合理使用营养素补充剂。

(9) 足量饮水，限量喝酒。合理科学地饮水是健康生活方式中重要的组成成分。只有体内水分达到平衡时，才能保证进餐时消化液分泌充足，增进食欲，帮助消化，同时也有助于将有害物质排出体外，保障老年人健康。老年人每日饮水量应不低于 1200 mL，饮用白开水或淡茶水，在夏季和运动前后要喝水。老年人器官功能逐渐衰退，应尽量不喝酒，如饮酒应限量。我国建议成年男、女一天饮酒分别不超过 25 g、15 g 酒精量，相当于 50°白酒 50 g、30 g；38°白酒 65 g、40 g；葡萄酒 200 g、120 g；啤酒 625 g、375 g。以上饮酒量是老年人饮酒的最高限量。

(10) 吃新鲜卫生的食物。老年人免疫功能差，摄入被污染的食物，易引起胃肠道与全身的不良反应。因此，要注意购买新鲜卫生的食品，应注重营养和质量，而不应注重价格。烹调过程中，注意保持食物加工环境卫生、个人卫生和餐具及时消毒、生熟分开，避免食物交叉污染。现做现吃，尽量不吃剩菜，避免卫生隐患。

住院老年人的营养支持原则如下：①尽早纠正水、电解质及酸碱平衡紊乱。②根据年龄、BMI、是否禁食、原发病及同一疾病的不同病程、引流量和是否伴随心脏、肺及肾脏疾病，选择合适的营养支持途径、适量的能量和营养支持，制定个体化营养支持方案。③首选肠内营养，有利于维持肠道功能，实施方便，并发症少，易于长期应用。④纠正老年人营养不良不可操之过急，尤其处于严重营养不良时，警惕发生再喂养综合征。⑤同时控制原发疾病，才能更好地改善营养状态。

第五节　老年营养不良相关疾病的营养干预

一、肌少症

肌肉是我们全身最大的器官，几乎占体重的一半。我们全身的肌肉在 20～30 岁达到其功能和质量的巅峰，然后开始逐渐发生质和量的改变。到了中年以后，如果不进行运动和营养的干预，肌肉量会以每年1%的速度减少，到了 70 岁左右时，三四成的肌肉会消失。70 岁以后体重开始明显下降，下降速度愈快者寿命通常愈短，这是因为此时的体重下降通常与肌肉质量减少有关，此现象与肌力下降的现象合称为肌少症(sarcopenia)。无论男女，20～60 岁肌肉质量变化不大，而肌肉重量从 60 岁开始明显下降，70 岁后迅速减少。随着肌肉在量上的不断减少，肌肉的质也随之发生改变。其中非常重要的一点是肌肉中蛋白质的含量减少而脂肪增加。同时，肌肉的物理性质也随着脂肪的渗入而发生改变，即从具有良好的柔韧性和力量性逐渐变得僵硬且力量下降。

营养不良会加重肌少症，进而发生衰弱综合征，使老年人独立生活能力逐渐下降，同时还削弱老年人维护机体网络系统稳态的能力，降低其对应激的抵抗力。老年肌少症是目前国内外研究的热点。预防和减缓衰老相关的肌肉减少，已经成为一个重大的公共卫生问题。近年来国内营养和老年医学的专家跟踪国际前沿，更深入地认识到保证优质蛋白、某些微量营养素成分，尤其是抗氧化营养素(如维生素 E、维生素 C、胡萝卜素及微量元素硒)和活性物质的摄入，对保持老年人肌肉健康具有重要作用(奚桓等，2015)。

肌少症的治疗有以下两种方法。

(1)运动治疗。运动有确切的疗效。国内外专家推荐：老年人除了坚持每周 5 次有氧运动、总运动时间≥150 min/周外，每周至少还要进行 3 次持续 20～30 min 的抗阻运动；患有慢性病的老年患者则要根据自身健康情况尽可能多地活动。

(2)营养治疗。营养支持又称为营养治疗。

足够的热能摄入是保证肌肉质量的必要条件，尤其需要足量的优质蛋白。如果饮食中营养不足，或存在其他过度消耗因素时，应增加蛋白质或氨基酸营养补充治疗，特别是富含亮氨酸等必需氨基酸的乳清蛋白。富含亮氨酸的优质蛋白可以更好地促进蛋白质的合成，如牛奶等乳制品、鸡蛋、牛肉、鸡肉、花生、黄豆等食物。目前，一些老年人素食、认为“碱性体质可防癌”，这会造成体重减轻和肌肉质量流失。目前中国营养学会制定的标准，每天蛋白质摄入量男性是 75 g，女性是 65 g。蛋白质的最低摄入量是 0.8 g×体重(kg)/d。在预防和治疗肌少症方面，专家推荐能量供应 25～35 kcal/(kg·d)，应保持体重稳定，避免体重过重或过轻；蛋白质摄入量为 1.0～1.5 g/(kg·d)，最好为优质蛋白，分 3 餐均匀摄入。乳清蛋白和亮氨酸是乳清中一类营养价值极高的优质蛋白，富含乳球蛋白、乳白蛋白、牛血清蛋白、免疫球蛋白、乳铁蛋白、乳过氧化物酶等。乳清蛋白富含支链氨基酸，特别是亮氨酸；还能刺激肌肉蛋白的合成。老年人每天可在普通饮食的基础上补充 10～20 g 乳清蛋白，还可以补充蛋白粉，每天 10 g 加入日常饮食中使用。同时也要考虑蛋白质过量摄入引起肾脏系统疾病，导致患者肾衰竭。所以，蛋白质的补充需要结合患者其他疾病的患病情况，制定个体化治疗方案。

鉴于老年人常常存在营养问题，临床工作中，我们需要对老年人进行常规营养风险评估，了解老年人的食欲、咀嚼功能、饮食习惯、食物摄入量和体重的变化，以及是否存在其他影响进食的疾病，以便及早发现营养问题，及早干预，避免不良预后。对于有营养风险的老年人，应有针对性地干预。例如，咀嚼功能异常的要佩戴义齿、生活能力差的要予以家庭支持或使用送餐服务等来保证老年人有足够的能量摄入；对于能量摄入不足的老年人，应予以营养支持，推荐口服营养补充(ONS)。目前有多种市售的营养制剂，比普通食物能量密度高，营养全面、均衡，并且方便老年人根据个人需求随时取用，减少备餐工作。

在营养治疗中，还要强调补充维生素 D。维生素 D 的缺乏通常伴有乏力、肌肉无力。维生素 D 不足或缺乏在人群中普遍存在，尤其是不能经常进行户外活动的老年人更是如此。维生素 D 可增加骨骼健康，同时通过基因组和非基因组效益通路促进蛋白质合成，参与肌肉功能的维持，活性维生素 D 代谢物 1, 25-$(OH)_2D_3$ 可刺激成肌细胞的分化，从而增加肌肉量。维生素 D 也与肌肉量和肌肉质量有关。有研究表明，25 羟维生素 D[25(OH)D]水平低的老年人补充维生素 D 后能够改善肌力和功能，降低跌倒风险。《中国老年患者营养支持治疗专家共识 肌少症的营养支持》中提到，应该将补充维生素 D 作为肌少症的辅助治疗。预防和治疗肌少症，每日可补充维生素 D_3 800 IU，一周内补充 50 000 IU 是安全的，血清 25(OH)D 水平达到 75 nmol/L 以上，维持肌肉健康。吴永华等(2017)研究发现维生素 D 除了对骨骼的直接作用以外，对肌肉也具有重要的调节作用，补充维生素 D 对增加肌肉强度、预防跌倒和骨折更有意义。

(3)其他治疗。研究显示，老年人半胱氨酸高水平与股四头肌肌力低、步速慢、残疾相关，推测增加

维生素 B_{12} 和叶酸摄入可以增加肌力。应用肌酸、睾酮、雌激素、生长激素和血管紧张素转换酶抑制剂等，治疗肌少症效果有待进一步研究。

对于合并心肺功能不全、糖尿病、肿瘤、慢性阻塞性肺病、手术后的老年人，发生肌少症、衰弱的风险增高，及时给予营养评估和充分的营养支持更为重要。给予高蛋白、高能量的肠内营养更有助于提高老年人的骨骼肌含量和体力。

二、骨质疏松症

骨质疏松症是一种以骨量（骨密度）降低，骨组织微细结构破坏，导致骨脆性增加，易发生骨折为特征的全身性疾病。绝经后妇女（停经后骨质疏松）及老年人（老年性骨质疏松）发病率高。

1. 老年人膳食钙摄入与骨质丢失

影响老年人钙营养状况的主要因素有成年时期的骨钙峰值，日常钙的摄入量与吸收及其他如运动等因素。钙的吸收率随年龄增长而下降。婴儿为 60%，11～16 岁为 35%～40%，成年人为 20%～30%，老年人的钙吸收率最低，<20%。钙的吸收受多种因素影响，维生素 D 是主要因素，老年人皮肤合成维生素 D 原本就少于年轻人，如果户外活动少，则合成更少，而且老年人肾功能降低，使具有生理活性的 1, 25-$(OH)_2D_3$ 的合成减少。胃酸有利于钙的吸收，但老年人胃酸分泌减少。老年人由于食欲下降等因素造成膳食钙摄入量远远低于推荐摄入量标准，消化功能减弱又会影响吸收率。一般由肠道排出内源性钙约 100 mg/d，肾排出 100～240 mg/d。所以，老年人容易存在钙的负平衡。其他营养素如食物中的钙磷比例可影响钙的吸收与利用，蛋白质、维生素 A 等的营养状况影响骨有机质的代谢，对骨盐沉着有调节作用，如果缺乏也将导致骨质疏松症的发生。老年女性绝经后，雌激素、卵巢激素、甲状旁腺素、降钙素含量大大减少，使尿中钙排出量增加。以上因素综合影响老年人的钙营养状况（Rossini et al., 2016）。

2. 营养治疗

加强钙营养、科学合理地补钙。通过饮食补充钙、磷和维生素 D，可有效防治骨质疏松症。保证钙的充足摄入，每日保证 800～1000 mg。绝经后妇女和老人，每日钙的摄入量标准更高，为 1000～1500 mg/d（Compston et al., 2017）。

3. 食物补钙

按年龄阶段摄入充足的钙，多选择富含钙的食物。每天至少饮用牛奶、酸奶等奶制品 250 mL；其他含钙高的食物有豆类及其制品（黄豆、赤豆、豆腐、豆腐干）、虾米、虾皮、海带、紫菜、海鱼、黑芝麻、花生、胡桃、葵花籽、甘蓝菜、西兰花等。可以根据自己的喜好进行选择。

4. 适当摄入磷

膳食磷的适宜供给量为每天 700 mg，合适的钙磷比例有利于钙的利用和减慢骨钙丢失。如磷摄入过多可能会加重骨质疏松的危险性。磷的可耐受最高摄入量是 3000 mg/d，值得注意的是食物中普遍富含磷，一些食品在加工时添加多种含磷的添加剂。

5. 注意补充维生素

维生素 D 促进钙的吸收和利用，推荐摄入量为 10 μg/d，老年人应适量多晒太阳，以增加体内维生素 D 的合成。维生素 A 促进骨骼发育，维生素 C 促进骨基质中胶原蛋白的合成，故应足量供给。

6. 适量摄入蛋白质

蛋白质可促进钙的吸收和储存，但过量也会促使钙的排泄，故应适量供给。成人每天摄入 1.0～1.2 g/kg 体重的蛋白质比较合适。应动物蛋白与植物蛋白合理搭配，常吃富含胶原蛋白和弹性蛋白的食物（如牛奶、蛋类、核桃、鱼皮等）。

7. 科学烹调

清淡少盐，避免摄入高磷、高钠和过多的膳食纤维，注意烹调方法，谷类用发酵的方法，可减少植酸含量。菠菜含草酸较高，可以先在沸水中烫一下，除去部分草酸等。

8. 宜选食物

首先应选用含钙高的食物，如牛奶、鱼类、虾蟹、青菜、乳制品等。多选用含维生素 D 的食物，如沙丁鱼、鳜、青鱼、牛奶、鸡蛋等，也可以加用适量的鱼肝油，必须注意不能过量摄入。

9. 忌选食物

咖啡中含有的咖啡因能减少食物中钙的吸收，因此应防止咖啡的过量摄入。肝等脏器往往含有极高含量的磷。因此应禁食含高磷酸盐添加剂的食物包括内脏等。不吸烟、不酗酒，少喝浓茶和可乐。

10. 钙制剂补钙(可适量补充)

必要时可在医师指导下选用钙制剂。

11. 适量运动

经常晒太阳，多参加户外活动，可促进钙的吸收、利用及其在骨骼内的沉积。绝经后妇女和老年人群要选择适宜的运动项目，防止跌倒(Qaseem et al., 2017)。

(王志浩)

主要参考文献

孙建琴，黄承钰，莫宝庆，等. 2013. 中国五大城市老年人营养风险调查报告. 中国营养学会第十一次全国营养科学大会暨国际 DRIs 研讨会学术报告及论文摘要汇编(上册)——DRIs 新进展：循证营养科学与实践学术. 杭州.

吴永华，杨丽君，张俐. 2017. 老年衰弱、肌少症与营养. 实用老年医学, 31(4): 403-407.

奚桓，于普林，刘祥. 2015. 肌少症与衰弱综合征的关系. 中华老年医学杂志, 34(12): 1289-1292.

中华医学会老年医学分会. 2015. 老年医学(病)科临床营养管理指导意见. 中华老年医学杂志, 34(12): 1388-1395.

Compston J, Cooper A, Cooper C, et al. 2017. UK clinical guideline for the prevention and treatment of osteoporosis. Arch Osteoporos, 12(1): 43.

Qaseem A, Forciea M A, McLean R M, et al. 2017. Treatment of low bone density or osteoporosis to prevent fractures in men and women: a clinical practice guideline update from the American College of Physicians. Ann Intern Med, 166(11): 818-839.

Rossini M, Adami S, Bertoldo F, et al. 2016. Guidelines for the diagnosis, prevention and management of osteoporosis. Reumatismo, 68(1): 1-39.